Christian Deindl (Hrsg.)

Manual Ambulantes Operieren

Christian Deindl (Hrsg.)

Manual Ambulantes Operieren

Techniken, perioperative Verfahren und Management

DE GRUYTER

Herausgeber
Dr. med. Christian Deindl MBA
Kinderchirurgische Praxisklinik und Ambulantes OP-Zentrum
Laufertorgraben 6
90489 Nürnberg
E-Mail: kontakt@kinderchirurgie-deindl.de

ISBN 978-3-11-037867-2
e-ISBN (PDF) 978-3-11-037928-0
e-ISBN (EPUB) 978-3-11-038971-5

Library of Congress Cataloging-in-Publication data
A CIP catalog record for this book has been applied for at the Library of Congress.

Bibliografische Information der Deutschen Nationalbibliothek
Die Deutsche Nationalbibliothek verzeichnet diese Publikation in der Deutschen Nationalbibliographie; detaillierte bibliografische Daten sind im Internet über http://dnb.dnb.de abrufbar.

Satz: PTP-Berlin, Protago-TEX-Production GmbH, Berlin
Bildbearbeitung/Grafik: Dr. Martin Lay, Breisach a. Rh.
Druck und Bindung: Hubert & Co. GmbH & Co. KG, Göttingen
Einbandabbildung: Fuse/Thinkstock
∞ Gedruckt auf säurefreiem Papier
Printed in Germany

www.degruyter.com

Vorwort des Herausgebers

Seit mehr als einem Vierteljahrhundert wird in Deutschland regelmäßig und mit großem Erfolg ambulant in den verschiedensten Fachgebieten operiert.

Handelte es sich in den Anfangsjahren noch um Eingriffe im Rahmen der Tageschirurgie in ausgewählten Kliniken, so verlagerte sich das ambulante Operieren mit zunehmender Frequenz an Niederlassungen von operativ ausgebildeten und spezialisierten Fachärzten in den niedergelassenen Bereich. Parallel dazu ließen sich vermehrt Anästhesisten nieder. Diese Entwicklung führte zu einer seit Jahrzehnten bewährten Kooperation zwischen Narkoseärzten und ambulanten Operateuren in entsprechend dafür ausgestatteten Praxen, Praxiskliniken, ambulanten Operationszentren und in den inzwischen etablierten medizinischen Versorgungszentren unter Leitung von Chirurgen, Anästhesisten oder in gemeinsamer kooperativer Verantwortung. Dass immer mehr stationäre Eingriffe in den ambulanten Bereich übernommen werden konnten, geschah maßgeblich aus alleiniger ärztlicher Eigenmotivation und lange bevor Gesundheitspolitik und Ökonomie den Terminus stationsersetzend überhaupt kannten.

Die für das ambulante Operieren unerlässlichen hohen Qualitätsstandards und entsprechend große medizinische Expertisen werden von Patienten und ihren Angehörigen geschätzt und bundesweit täglich in Anspruch genommen.

Ambulante Operateure aus den beispielhaft in diesem Lehrbuch vertretenen Fachrichtungen sowie die mit ihnen zusammenarbeitenden Anästhesisten leisten einen sehr wichtigen medizinischen, wirtschaftlichen, gesellschaftlichen und gesundheitspolitischen Beitrag in unserem solidarischen Gesundheitswesen. Dazu zählt auch, dass durch ambulantes Operieren frei werdende klinische Bettenkapazitäten für neu hinzugekommene Bereiche der Patientenversorgung genutzt werden können. Deshalb macht es wenig Sinn, für jede ambulant durchgeführte Operation gleichzeitig eine Operation weniger im unmittelbar benachbarten Krankenhaus politisch einzufordern. Dieser immer noch vertretene und überholte Standpunkt zeugt von wenig Einsicht in die Komplexität unseres Gesundheitswesens und seines wichtigen Teilbereiches ambulantes Operieren.

War es vor 20 Jahren erklärter gesundheitspolitischer Wille, aus Gründen der erhofften Kostenersparnis im Kliniksektor bewusst mehr im niedergelassenen ambulanten Bereich zu operieren, so besteht ein identischer Wille gegenwärtig darin, vermehrt ambulantes Operieren wieder in die Kliniken zurückzuverlagern, um deren zwischenzeitlich unübersehbare defizitäre Finanzlage damit auszugleichen.

Die eigentlich im Mittelpunkt stehenden Menschen drohen damit als Patienten und als deren Ärzte und Pflegepersonal zur bloßen (gesundheits-)politischen Verfügungsmasse und zu Kostenfaktoren bzw. Fallpauschalen degradiert zu werden.

Unter diesen sozial- und gesundheitspolitischen Prämissen werden jährlich Millionen Patienten in Deutschland ambulant mit großem Erfolg und hoher Zufriedenheit operiert.

Deshalb ist es gerechtfertigt, den wenigen medizinischen Bibliographien über das Thema ambulantes Operieren ein weiteres Fachbuch hinzuzufügen.

Erklärtes Ziel von Herausgeber und Autoren ist es, den Lesern einen möglichst umfangreichen aktuellen Über- und Einblick in das fachspezifische Spektrum an ambulanten OP-Möglichkeiten zu verschaffen. Den operativ-chirurgischen Prozeduren werden Indikationsstellung sowie Klinik, Differenzialdiagnose, Diagnostik und fachspezifische perioperative Besonderheiten vorangestellt.

Denn ambulante Operationen reduzieren sich nicht auf die bloße „Schnitt-Naht-Zeit“, sondern beinhalten ein komplexes Gesamtpaket an hochspezialisierter prä-, peri- und postoperativer ambulanter Medizin.

Dazu gehört im Fachbereich Anästhesie deren Spezialdisziplin Kinderanästhesie. Ausführlich wird auf die Grundlagen und das Spektrum ambulanter Narkosen im Kindesalter einschließlich Schmerztherapie und der Problematik des postoperativen Erbrechens bei Kindern eingegangen. Bereits präoperativ gilt es, eventuelle Gerinnungsstörungen auszuschließen bzw. nachzuweisen, weshalb der Gerinnungsdiagnostik ein eigener Abschnitt gewidmet ist

Die Vielfältigkeit ärztlicher Kompetenzen unterstreichen weitere wichtige und für das ambulante Operieren unverzichtbare Teilaspekte wie die erforderlichen Kenntnisse um wichtige rechtliche Grundlagen, die Umsetzung aktueller Gesetze und Richtlinien für Hygiene, das sehr wichtige Thrombosemanagement und die Implementierung von Qualitätsmanagement, Qualitätssicherung und Zertifizierung. Bei der Optimierung der Patientensicherheit können wir Mediziner von der Luftfahrt enorm lernen, weshalb dieser Aspekt in einem eigenen Beitrag Beachtung findet.

Die gegenwärtigen Hauptrisiken beim ambulanten Operieren sind immer weniger medizinischer und zunehmend gesundheitsökonomischer sowie gesundheits- und sozialpolitischer Natur, weshalb mit einem eigenständigen gesundheitsökonomischen Kapitel und mit einem gesundheitspolitischen Überblick über Status quo und Zukunftsperspektiven des ambulanten Operierens aus fachärztlicher Perspektive der Schlusspunkt gesetzt wird.

Allen an diesem Buch beteiligten Autoren habe ich außerordentlich dafür zu danken, dass sie neben ihren intensiven und vielseitigen beruflichen Verpflichtungen mit ihren fachspezifischen Beiträgen zum Gelingen dieses Buchprojektes maßgeblich beigetragen haben. Ohne ihre langjährige Erfahrung und Expertise wäre das Buchprojekt in seiner vorliegenden Form nicht zu realisieren gewesen.

Mein besonderer Dank gilt dem Verlag de Gruyter und dessen Repräsentanten Herrn Dr. Till Meinert und Frau Dr. Yvonne Klisch, auf deren Initiative hin die Überlegung, ein Buch über ambulantes Operieren herauszugeben, zustande kam und mit deren Unterstützung dieses Lehrbuch konzipiert und realisiert werden konnte.

Frau Julia Reindlmeier und ihrem für die Koordinationsarbeit mit den Autoren und die Bearbeitung der Manuskripte verantwortlichen Verlagsteam möchte ich für die stets angenehme und effiziente Zusammenarbeit und das hohe Maß an Geduld und Verständnis danken.

Ein weiteres Dankeschön geht an mein Praxisteam, das mir im Praxisablauf die notwendigen Freiräume in dieser Projektphase verschafft hat.

Mein besonderer Dank richtet sich dabei an Frau Ingrid Volkamer für die zuverlässige und überpünktliche Erledigung der umfangreichen Korrespondenz mit Autoren und Verlag. Meiner Frau Margarete habe ich es zu verdanken, dass dieses Buchprojekt dank ihres umsichtigen Praxismanagements zwischen Sprechstunden, OP-Programmen und anderen beruflichen Verpflichtungen überhaupt (s)einen Platz finden konnte und nicht bloße Utopie blieb.

Der Deutschen Gesellschaft für Chirurgie, ihrem Vorstand und ihrem Präsidium möchte ich meinen aufrichtigen Dank dafür aussprechen, mich mit dem Vorsitz der Chirurgischen Arbeitsgemeinschaft ambulantes Operieren (CAAO) und der Vertretung der niedergelassenen Chirurgen in der DGCH betraut zu haben. So konnte ich mich über mein eigenes Fachgebiet hinaus mit der komplexen Thematik des ambulanten Operierens über Jahre hinweg intensiv beschäftigen und diese wichtigen Erfahrungen in dieses Buchprojekt über ambulantes Operieren miteinfließen lassen.

In diesem Zusammenhang ist Herrn Prof. Dr. Hartwig Bauer als langjährigem Generalsekretär der DGCH auch im Namen der niedergelassenen chirurgisch-operativ tätigen Fachärzte dafür zu danken, dass er sehr früh die Bedeutung des ambulanten Operierens als wichtige Säule in der chirurgischen Patientenversorgung erkannte und erfolgreich die Gründung der Chirurgischen Arbeitsgemeinschaft Ambulantes Operieren anregte.

Ambulantes Operieren besäße heute nicht den exponierten Stellenwert, den es in der medizinischen Versorgung unbestritten einnimmt, wenn nicht vor ca. 30 Jahren wenige sehr engagierte Kolleginnen und Kollegen die ersten richtungsweisenden Schritte in die Selbstständigkeit als ambulante Operateure oder Anästhesisten gewagt hätten. Ihnen und den nachfolgenden zahlreichen engagierten Mitstreitern in verschiedensten Arbeitsgemeinschaften, Berufsverbänden, Fachgesellschaften und in anderen Gremien auf dem Gebiet des ambulanten Operierens gelten deshalb unser gemeinsamer kollegialer Respekt und Dank.

Gleichzeitig erfahren diese Pionierleistungen ihre angemessene und überfällige Würdigung in dem vorliegenden Manual über ambulantes Operieren, welches auch auf den genannten, für unseren heutigen Kenntnisstand wichtigen Vorarbeiten und Erfahrungen basiert. Es möchte zur positiven Weiterentwicklung der Erfolgsgeschichte des ambulanten Operierens mit beitragen und mit seinen komplexen Inhalten dem Informationsbedarf über die Möglichkeiten und Grenzen des ambulanten Operierens dienen.

Nürnberg 2016 — Christian Deindl

Inhalt

Autorenverzeichnis

Dr. med. Klaus Bäcker
Medicaltex GmbH
Institut für Qualitätssicherungssysteme
Enhuber Str. 3 B
80333 München
E-Mail: mt@medicaltex.de

Dr. med. Jochen Baierlein
Oberender und Partner
Unternehmensberatung im Gesundheitswesen
Elsenheimerstr. 59
80687 München
E-Mail: jochen.baierlein@oberender-online.de

Prof. Dr. med. Jost Brökelmann
Ehrenpräsident Bundesverband Ambulantes Operieren (BAO)
Sterntorbrücke 1
53111 Bonn,
E-Mail: baobonn@operieren.de

Dr. med. Eva-Maria Baur
Praxis für Plastische Chirurgie und Handchirurgie
James-Loeb-Straße 13
82418 Murnau am Staffelsee
E-Mail: kontakt@baur-fromberg.de

Wolfram-Arnim Candidus
Präsident der Bürgerinitiative Gesundheit e.V.
Residenz am Deutschen Theater
Reinhardtstr. 29
10117 Berlin
E-Mail: info@buerger-initiative-gesundheit.de

Prof. Dr. med. Stefan Corvin
Fachzentrum für Urologie
Karl-Rolle-Str. 43
84307 Eggenfelden
E-Mail: urologischesfachzentrum@web.de

Dr. med. Christian Deindl MBA
Kinderchirurgische Praxisklinik und Ambulantes OP-Zentrum
Laufertorgraben 6
90489 Nürnberg
E-Mail: kontakt@kinderchirurgie-deindl.de

Dr. med. Gaby Fromberg
Praxis für Plastische Chirurgie und Handchirurgie
James-Loeb-Straße 13
82418 Murnau am Staffelsee
E-Mail: kontakt@baur-fromberg.de

Dr. jur. Ralf Großbölting
Justiziar Bundesverband für Ambulantes Operieren (BAO)
kwm rechtsanwälte
kanzlei für wirtschaft und medizin
Unter den Linden 24/ Friedrichstraße 155–156
10117 Berlin
E-Mail: berlin@kwm-rechtsanwaelte.de

Dr. med. Sven Herkenhoff
HNO-Zentrum Regensburg
Neupfarr Platz 12
93047 Regensburg

Dr. Martin Hinsch
Safe hospital medical network
Am Karpfenteich 60
22339 Hamburg
E-Mail: mh@safe-hospital.de

Dr. med. Verena Hoch
BZH Deutsches Beratungszentrum für Hygiene
Schnewlinstraße 10
79098 Freiburg/Breisgau
E-Mail: hoch@bzh-freiburg.de

Dr. med. Ulrich Hofmann
Abteilung für Kinderanästhesie
Kinderkrankenhaus St. Marien
Grillparzer Str. 9
84036 Landshut
E-Mail: ulrich.hofmann@st-marien-la.de

Prof. Dr. jur. Christoff Jenschke
kwm rechtsanwälte
kanzlei für wirtschaft und medizin
Unter den Linden 24/ Friedrichstraße 155–156
10117 Berlin
E-Mail: berlin@kwm-rechtsanwaelte.de

Dr. med. Johannes Jongen
Proktologische Praxis Kiel
Abteilung für chirurgische Proktologie
Park-Klinik
Beseler Allee 67
24105 Kiel
E-Mail: info@proktologie-kiel.de

Dr. med. Imme Kahl
Abteilung Anästhesiologie
Park-Klinik Kiel
Beseler Allee 67
24105 Kiel
E-Mail: i.kahl@park-klinik.de

Prof. Dr. med. Volker Kahlke
Proktologische Praxis Kiel
Abteilung für chirurgische Proktologie
Park-Klinik
Beseler Allee 67
24105 Kiel
E-Mail: info@proktologie-kiel.de

Dr. med. univ. Christoph Keßler
Ambulantes OP-Zentrum Ansbach
Schwabedastr. 1
91522 Ansbach
E-Mail: ch.kessler@op-zentrum.de

Prof. Dr. med. Jan Kiefer
HNO-Zentrum Regensburg
Neupfarr Platz 12
93047 Regensburg
E-Mail: prof.kiefer@hno-zentrum-regensburg.de

Prof. Dr. med. Jens Klinge
Klinik für Kinder und Jugendliche, Klinikum Fürth
Jakob-Henle-Str. 1
90 766 Fürth
E-Mail: Jens.Klinge@klinikum-fuerth.de

Dr. med. Andreas Koch
Chirurgische Praxis
Gerhart-Hauptmann-Str. 15
03044 Cottbus
E-Mail: koch@chirurgie-cottbus.com

Dr. med. Piet Koeppen
Klinik für Chirurgie-Sektion Kinderchirurgie
Klinikum Kempten
Robert-Weixler-Str. 50
87439 Kempten (Allgäu)
E-Mail: kinderchirurgie@klinikum-kempten.de

Dr. med. Klaus Leimkühler
Klinik für Anästhesiologie, Intensiv-, Notfall-,
Transfusionsmedizin und Schmerztherapie
Evangelisches Krankenhaus Bielefeld
Burgsteig 13
33617 Bielefeld
E-Mail: leimkuehler@mac.com

Dr. med. Ralph Lorenz
3CHIRURGEN
Klosterstraße 34/35
13581 Berlin
E-Mail: lorenz@3chirurgen.de

Dr. med. Dr. med. dent. Helge Martens
Praxisklinik für Mund- Kiefer- und
Gesichtschirurgie und Implantologie
Von-Brug-Str. 13
82467 Garmisch-Partenkirchen
E-Mail: info@mkg-gap.de

Dr. med. Steffi Otto
MVZ, OP-Zentrum Jena-Orthopädie-Chirurgie
Im Postcarré
Engelplatz 8
07743 Jena
E-Mail: info@jena-praxisklinik.de

Dr. med. Hans-Günter Peleikis
Proktologische Praxis Kiel
Abteilung für chirurgische Proktologie
Park-Klinik
Beseler Allee 67
24105 Kiel
E-Mail: info@proktologie-kiel.de

Dr. med. Martin Pöllath
Chirurgische Praxisklinik und Hernienzentrum
Obere Garten Str. 13
92237 Sulzbach-Rosenberg
E-Mail: poellath@surochir.de

Dr. med. Dipl.-Psych. Horst Poimann
MVZ für Neurochirurgie und
Rehabilitationsmedizin Würzburg
Schweinfurter Str. 1
97080 Würzburg
E-Mail: info@nchpraxis-wuerzburg.de

Anke Priestersbach
Oberender und Partner
Unternehmensberatung im Gesundheitswesen
Elsenheimerstr. 59
80687 München
E-Mail: Anke.Priestersbach@oberender-online.de

Jonas Schumacher
Proktologische Praxis Kiel
Abteilung für chirurgische Proktologie
Park-Klinik
Beseler Allee 67
24105 Kiel
E-Mail: info@proktologie-kiel.de

Priv.-Doz. Dr. med. habil. Christoph Sucker
Gerinnungszentrum Berlin Dr. Sucker
Tauentzienstr. 7 b/c
10789 Berlin-Charlottenburg
E-Mail: sucker@gerinnungszentrum-berlin.de

Dr. med. Dimitrios Tsantilas
Praxisklinik für Gefäßheilkunde, Gefäßchirurgie
und Phlebologie
Halder Str. 23
86150 Augsburg
E-Mail: pr-tsantilas@t-online.de

Prof. Dr. med. Jürgen Ußmüller
HNO-Zentrum Regensburg
Neupfarr Platz 12
93047 Regensburg

Dr. med. Stephan Wiens
Praxisklinik für Mund- Kiefer- und
Gesichtschirurgie und Implantologie
Von-Brug-Str. 13
82467 Garmisch-Partenkirchen
E-Mail: info@mkg-gap.de

Dr. med. Wolfgang Willauschus
alphaMED Bamberg
Kärnten Str. 2
96052 Bamberg
E-Mail: wolfgang.willauschus@alphamed-bamberg.de

Dr. med. Rainer Woischke
Chirurgische Praxisklinik
Luitpoldstraße 11
95326 Kulmbach
E-Mail: dr.woischke@t-online.de

Dr. med. Philipp Zollmann
MVZ Dr. Zollmann und Kollegen, OP Zentrum
Jena-Orthopädie-Chirurgie
Engelplatz 8
07743 Jena
E-Mail: info@jena-praxisklinik.de

Teil I: **Allgemein**

Kapitel 1

Jost D. Brökelmann

1.1 Einführung und Exkurs in die historische Entwicklung des ambulanten Operierens in Deutschland – Status quo im internationalen Vergleich

1.1.1 Tausendjährige Geschichte

Schon vor 12.000 Jahren haben Menschen Trepanationen durchgeführt. Diese ambulante Behandlung wird bei Naturvölkern bis in die heutige Zeit praktiziert und dauerte im Jahre 1958 zwischen drei und neun Stunden [1]. Vor 4.600 Jahren wirkte Imhotep, auch Vater der Medizin genannt, in Sakkara bei Kairo. Die chirurgischen Instrumente dieser Zeit können noch heute im Museum von Sakkara besichtigt werden.

Von Hippokrates wissen wir, dass er mit seinen chirurgischen Instrumenten in Griechenland umherwanderte und Wunden, Frakturen und Verrenkungen behandelte [2]. Ferner erfahren wir über die griechischen Chirurgen Herophilos und Erasistratos, dass vor etwa 2.300 Jahren in Alexandria Laparotomien, Beinamputationen und Star-Operationen vorgenommen wurden [3]. Letztere Augenoperationen wurden vor etwa 4.000 Jahren bereits in Babylonien durchgeführt [4]. Die Chirurgen von Alexandria kannten auch die Gefäßligatur und Gefäßnaht.

Vor 1.000 Jahren wirkte in Andalusien/Spanien El Zahrawi, bekannt als Albucasis. Er wird auch „Vater der operativen Chirurgie“ genannt [5]. Zusätzlich zu den oben genannten Operationen hat er u. a. Temporal-Arterien wegen Kopfschmerzen operiert, Urin in das Rektum abgeleitet, Reduktionsplastiken der Mammae durchgeführt und Blasensteine extrahiert.

Die Chirurgie stellte jahrtausendelang eine fast ausschließlich ambulante Behandlung dar. Erst um etwa 1800, also vor 200 Jahren, wurden in Deutschland Krankenhäuser zu „Reparaturwerkstätten“ umgewandelt [6]. Weniger bekannt ist allerdings, dass es in der alten arabischen Medizin schon Abteilungen für die stationäre und ambulante Versorgung der Patienten gab, je nachdem, ob sie schwer krank waren oder nicht. Um ein solches Hospital handelte es sich bei dem Tulun Hospital in Kairo, welches 872 n. Chr. erbaut wurde [7].

In der Neuzeit berichtete der Chirurg Nicoll aus Glasgow im Jahre 1909 über 9.000 ambulant durchgeführte kinderchirurgische Eingriffe [8]. 1916 entstand die erste Praxis für Anästhesie in Sioux City, Iowa, USA [9]. 1970 wurde das Surgi-Center in Phoenix, Arizona, USA, errichtet. Es war das erste “freistehende” Zentrum, das ausschließlich für ambulante Chirurgie geschaffen wurde [10]. Diese Art von Tageskliniken, gegebenenfalls mit angegliedertem Hotelbetrieb, breitete sich in den USA schnell aus [11].

1.1.2 Entwicklung in Deutschland

1.1.2.1 Mittelalter

Die Tätigkeiten der Chirurgen im Mittelalter wurden entscheidend durch den Beschluss des Laterankonzils in Rom im Jahre 1215 geprägt, der besagte: „Ecclesia abhorret a sanguine", d. h., die Kirche verabscheut das Blut [12]. Damit war die Chirurgie aus den damals neu entstandenen Universitäten verbannt. Chirurgische Behandlungen fanden nur ambulant statt. Wer das Star-Stechen erlernen wollte, musste in den Vorderen Orient reisen [13].

1.1.2.2 19. Jahrhundert

Um 1800 vollzog sich in den Krankenhäusern ein Übergang von der „Herberge zum lieben Gott“ in eine vom Landesherrn geförderte „Werkstätte zur Beseitigung fehlerhafter Körperzustände“ [14]. Operationen wurden nach Möglichkeit ambulant durchgeführt, und das sowohl in Praxen der Ärzte als auch in Krankenhäusern. So wissen wir, dass in der „Hospitalklinik“ der chirurgisch-augenärztlichen Klinik der Universität Bonn pro Jahr (1847/8) 120 Operationen stationär und 145 Operationen im „Poliklinikum“ ambulant durchgeführt wurden [15]. Unter den ambulanten Operationen befand sich auch eine „erfolgreich geheilte“ Amputatio mammae. Von Arztpraxen ist bekannt, dass der berühmte Berliner Augenarzt Albrecht von Graefe seine Augenoperationen ambulant in seiner Praxis vornahm und die Patienten bei beidseitigen Augenoperationen in einem gemieteten Zimmer unterbrachte [16].

Die Etablierung der Anästhesie an Krankenhäusern und die Ausweitung der hygienischen Maßnahmen machten Krankenhausneubauten ab etwa 1870 notwendig. Für die zunehmenden Aufgaben im Krankenhaus wurden Assistenzärzte angestellt und ab 1900 Oberärzte, die einem Chefarzt zugeordnet wurden. Dieses Chefarztsystem wurde ursprünglich in der Preußischen Militärakademie in Berlin, der sog. „Pipinière“, etabliert und breitete sich über die Charité auf ganz Deutschland, Österreich und darüber hinaus aus [17].

Begriffsbestimmung „ambulantes Operieren“

Ursprünglich wanderte der Chirurg herum (ambulare [lat.] = herumgehen), um Kranke zu behandeln; „ambulant“ bezog sich also auf den Chirurgen. Heute bezieht sich „ambulant“ auf den Patienten, der nach der Operation wieder nach Hause geht und die Nacht vor und nach dem Eingriff zu Hause verbringt.

1.1.2.3 20. Jahrhundert

Krankenhäuser

In Deutschland wurden die Krankenhäuser als Zentren der medizinischen Versorgung ausgebaut. Ihre Bedeutung nahm während des Ersten und Zweiten Weltkriegs zu. Die vorhandenen Polikliniken der Universitäten hingegen wurden nicht für ambulante Operationen neu gestaltet. Das Chefarztsystem etablierte sich landesweit. Nach 1960 und nach der Revolte von 1968 breitete sich unter den Assistenz- und Oberärzten eine zunehmende Frustration aus, in einem hierarchischen System zu dienen.

1970 veröffentlichten Bourmer und Hierholzer [18] erstmals ihre Erfahrungen mit ambulanten Operationen im Kindesalter und stießen damit bei chirurgisch tätigen Ärzten eine Bewegung hin zum ambulanten Operieren an [19]. Hecker veröffentlichte 1979 einen Artikel über ambulante Kinderchirurgie [20]. Bourmer war es auch, der 1979 das erste deutsche Symposion über „Ambulantes Operieren“ in Mainz durchführte [21].

Arztpraxen

Seit dem Unfallversicherungsgesetz vom 6. Juli 1884 gehört die medizinische Behandlung nach Betriebsunfällen zur gesetzlichen Krankenversicherung. Zu diesem Zweck drangen die Berufsgenossenschaften darauf, dass Verletzte bei Betriebsunfällen so bald wie möglich einem entsprechend geschulten Facharzt, einem „Durchgangsarzt“, zugewiesen wurden. Der Begriff „D-Arzt“ tauchte erstmals 1921 auf [22]. Über die Jahre wurde in Deutschland ein landesweites Netz von Unfallversorgungsärzten (D-Ärzten) in Kliniken und D-Arztpraxen aufgebaut. Zwei Drittel der D-Ärzte hatten eigene, speziell ausgerüstete D-Arzt-Praxen, ein Drittel der D-Ärzte arbeitete in Krankenhäusern. Die Vorschriften für den Ausbau einer D-Arzt-Praxis waren Vorbild für den Ausbau der Arztpraxen für ambulantes Operieren in den 70er und 80er Jahren des 20. Jahrhunderts. Pionier einer Praxis des ambulanten Operierens war der Chirurg Kurt Fritz [23]. Diese Praxen wurden Tageskliniken oder später Praxiskliniken genannt.

Durch die Verbesserung der anästhesiologischen Methoden und Medikamente sowie endoskopischen Techniken wurde es möglich, auch große Operationen in entsprechend eingerichteten Tageskliniken durchzuführen. Pioniertaten waren: 1976 erste ambulante operative Laparoskopie [24], 1982 laparoskopische Appendektomie [25], 1988 laparoskopische Ovarchirurgie (Dermoid) [26], 1989 vaginale Hysterektomie und Mammareduktionsplastiken [27].

Im Jahre 2011 wurden in Deutschland 71 % der ambulanten Operationen in Tageskliniken und 29 % in Krankenhäusern vorgenommen [28]. Damit ergibt sich eine ähnliche Verteilung der ambulanten Operationen wie bei der unfallchirurgischen Behandlung in D-Arzt-Praxen. Dieses Verhältnis 2 : 1 dürfte eine praktikable, flächendeckende Verteilung der chirurgischen Versorgungszentren im Lande widerspiegeln.

Die Vergütung der ambulanten Operationen erfolgte für gesetzlich Versicherte nach dem Einheitlichen Bewertungsmaßstab (EBM); sie galt bis 1992 als ausreichend, z. T. gut. Nach der Gesundheitsreform 1993 war sie überwiegend nicht mehr kostendeckend. Eine Ausnahme bildete die Zeit, in der Selektivverträge mit Krankenkassen ausgehandelt werden konnten.

Lehrbücher zum ambulanten Operieren

Brug E, Fritz K. Ambulantes Operieren in der Chirurgie. Deutscher Ärzte-Verlag Köln 1985.

Fritz, K. Ambulantes Operieren. Möglichkeiten, Probleme, Organisation. Deutscher Ärzte-Verlag 1992.

Lueken, RP, Gallinat A. Endoscopic Surgery in Gynecology. Demeter Verlag 1992.

Lellé, RJ, Dohnke H, Hoffmeister U. Ambulante Operationen in der Gynäkologie. Hippokrates Verlag Stuttgart 1992.

Brökelmann J. Ambulantes Operieren – Der neue Weg in der Gynäkologie. Thieme 1993.

Doench, K. Ambulante Operationen in Klinik und Praxis. Hippokrates Verlag Stuttgart 1997.

Reydelet, J. Ambulantes Operieren für Arzthelferinnen. Hippokrates 2001.

Lemos, P, Jarrett P, Beverly P. Day Surgery. Development and Practice. International Association for Ambulatory Surgery (IAAS) 2006.

Busse J, Standl T. Ambulantes Operieren. Rahmenbedingungen – Organisation – Patientenversorgung. Springer 2007.

Standl, T, Lussi C, Hrsg. Ambulantes Operieren. Rahmenbedingungen – Organisation – Patientenversorgung. Springer 2012.

1.1.2.4 Qualitätssicherung in Deutschland

Als es 1993 nach Zulassung der Krankenhäuser zum ambulanten Operieren zu einem Wettstreit zwischen diesen und den Tageskliniken kam, forcierten niedergelassene Ärzte eine Qualitätssicherung ambulanter Operationen. Die Argumentation der Klinikärzte lautete, dass im Krankenhaus die „bessere" chirurgische Erfahrung und eine größere Sicherheit der postoperativen Versorgung gewährleistet seien (mit der Behauptung „das Krankenhaus bietet die bessere Medizin"); gleichzeitig wurde die Sicherheit der Patientenversorgung in Arztpraxen bezweifelt. Um diese Ansicht zu widerlegen und gleichzeitig die Qualität ihrer Operationstätigkeit zu bestätigen, bauten die niedergelassenen Ärzte die Qualitätssicherung aus [29].

Patientenbefragungen

1990 wurde begonnen, alle operierten Patienten routinemäßig und anonym zu postoperativen Komplikationen zu befragen [30]. Patientenbefragungen wurden Teil des bundesweiten Qualitätssicherungsprogramms AQS1, das seit 2000 vom Bundesverband für Ambulantes Operieren (BAO) empfohlen wird. Mittlerweile sind über 1 Mio. Operationsfälle erfasst, die durchschnittlichen Komplikationsraten sind veröffentlicht und allen Interessierten zugänglich [31].

Aus Krankenhäusern wurden bislang keine systematisch erhobenen Komplikationsraten ambulanter Operationen gemeldet; deswegen konnte ein direkter Vergleich der Komplikationsraten ambulanter Operationen im Krankenhaus und in Arztpraxen noch nicht vorgenommen werden.

Die Wundinfektionsraten nach ambulanten Operationen beruhen bei AQS1 auf Angaben der Operateure, Anästhesisten und Patienten und erbrachten durchschnittliche Komplikationsraten von 1,8 %; von einer Praxis wurden sogar Komplikationsraten von 0,1 % veröffentlicht [32].

Die Komplikationsrate hängt im Wesentlichen von der Ausbildung und Erfahrung des Operateurs sowie des Anästhesisten ab. Besonders bewährt hat sich, wenn Operateur und Anästhesist die Patienten präoperativ selbst aufklären, sie auch postoperativ versorgen und die postoperative Versorgung mit dem Hausarzt koordinieren.

Prinzipien des ambulanten Operierens [33]
- so schonend wie möglich operieren
- so fein wie möglich operieren
- so fein wie möglich nähen
- so anatomisch wie möglich nähen
- Wunden brauchen Ruhe zum Heilen
- Prinzip der offenen Wundbehandlung
- so wenig Medikamente wie möglich

Indikationsstellung

Die Indikation zu einer Operation sollte streng gestellt werden, nach dem Motto: „Nur das operieren, was notwendig ist." Dies entspricht auch dem Ziel der gesetzlichen Krankenversicherung. „Die Leistungen müssen ausreichend, zweckmäßig und wirtschaftlich sein; sie dürfen das Maß des Notwendigen nicht überschreiten (Sozialgesetzbuch [SGB] V)".

Die Erfahrung lehrt, dass die Komplikationshäufigkeit mit jedem zusätzlichen Eingriff während der gleichen Narkose steigen kann. Die deutschen Operationsstatistiken wiederum belegen, dass durchschnittlich zwei Eingriffe (Prozeduren) pro Operationsfall abgerechnet werden. Ob dieses aus abrechnungstechnischen Gründen erfolgt oder medizinisch indiziert ist, ist nicht bekannt.

Für eine strenge Indikationsstellung spricht der Fall eines 3-jährigen Jungen mit Hydrozelen bds.: Bei der Vorbesprechung empfahl der Operateur nach der Untersuchung des Jungen, auch eine Phimose, die bislang keine Probleme bereitete, „mitzuoperieren", da sich das schnell in der gleichen Narkose machen ließe. Postoperativ haben dem Jungen eine Schwellung und Entzündung der Vorhaut über Tage große Schmerzen bereitet. Er schlug um sich, wenn Salbe auf den

Penis aufgetragen werden sollte. Die betreuende Mutter zog den Schluss, dass die Vorhaut-Operation nicht hätte vorgenommen werden sollen, da der Junge hinsichtlich der Phimose vorher keine Beschwerden hatte.

1.1.2.5 Internationaler Vergleich

Häufigkeit ambulanter Operationen

Die Rate der ambulant durchgeführten Operationen in einem Vergleichskollektiv betrug 2009 zwischen 43,5 % (Deutschland) und 74 % (Dänemark) [34]. Im Jahre 2013 setzte die International Association for Ambulatory Surgery (IAAS) ihre Untersuchungen zur Häufigkeit von 37 Standard-Operationen fort, diesmal aber nach OECD-Kriterien, d. h., die jeweiligen nationalen Statistiken mussten auf Operations<u>fällen</u> beruhen, nicht auf abgerechneten Prozeduren. Sechs europäische Länder qualifizierten sich für die Studie. Von den sechs Ländern fanden in fünf Staaten ambulante Operationen fast ausschließlich in Krankenhäusern statt; nur in Deutschland wurden zwei Drittel aller ambulanten Operationen in Arztpraxen (Tageskliniken) vorgenommen. Ergebnis: In Deutschland wurden von fast allen 37 Standardoperationen auffallend weniger ambulant und mehr stationär operiert als in den Vergleichsstaaten [35].

In Deutschland wurden 2011 etwa 50 % aller Operationsfälle ambulant durchgeführt, von diesen aber nur ein Drittel im Krankenhaus [36]. Daraus folgt, dass in Deutschland von den im Krankenhaus operierten Fällen etwa 79 % stationär und nur etwa 21 % ambulant durchgeführt werden. In Skandinavien ist das Verhältnis eher umgekehrt, dort erfolgt die Mehrzahl der Operationsfälle ambulant im Krankenhaus.

Häufigkeit der Operationsfälle pro 100.000 Einwohner (OP-Dichte)

Bis zum Ende des alten Einheitlichen Bewertungsmaßstabs (EBM) im Jahre 2004 konnte in Deutschland anhand der höchsten OP-Zuschlagsziffer noch die Zahl der OP-Fälle errechnet werden. Mit Hilfe der damaligen Zahlen der kassenärztlichen Vereinigungen wurde die OP-Dichte für die Jahre 2003 und 2004 ermittelt und auf die Bundesrepublik hochgerechnet [37,38].

Mit Einführung des neuen EBM im Jahr 2005 und der Einführung der OPS-Ziffern (Prozeduren) gab es zunächst keine Möglichkeit, die Zahl der OP-Fälle herauszufiltern. Dieses war erst 2014 möglich, nachdem die Organisation für wirtschaftliche Zusammenarbeit und Entwicklung (OECD) ihre Statistik von Prozeduren auf Operationsfälle umstellte und der Bundesverband für Ambulantes Operieren (BAO) gezielt bei der Kassenärztlichen Bundesvereinigung (KBV) die Berechnung von 37 Standardoperationen auf der Basis von OP-<u>Fällen</u> anforderte.

Im Vergleich der sechs europäischen Länder ist die Operationshäufigkeit pro 100.000 Menschen (OP-Dichte) in Deutschland auffallend hoch [39]. Da die Lebensverhältnisse in den verglichenen Ländern ähnlich ausfallen, dürfte diese erhöhte Operationsdichte am ehesten auf nichtmedizinische Gründe zurückzuführen sein [40].

Öffentliche Subventionen

Krankenhäuser erhalten vom jeweiligen Bundesland Investitionsförderungen, Arztpraxen hingegen nicht. Das bedeutet, dass es für den Bau eines ambulanten Operationszentrums öffentliche Subventionen geben kann, nicht jedoch für private Arztpraxen. Da die Vergütung ambulanter Operationen laut SGB V im Krankenhaus und in der Praxis gleich sein muss, führen die staatlichen Subventionen zu einer Wettbewerbsverzerrung zu Lasten der niedergelassenen Fachärzte. Ähnliche Verhältnisse sind in anderen europäischen Staaten ebenfalls zu beobachten.

Vergütung ambulanter Operationen

Ein internationaler Vergleich der Vergütung ambulanter Operationen erbrachte, dass in Deutschland – gemessen an der Vergütung für gleiche, jedoch stationär erbrachte Leistungen (nach DRG) – weltweit die Vergütungen für ambulante Operationen am niedrigsten sind [41,42].

Fazit
Über die Jahrhunderte und Jahrtausende war die persönliche Qualifikation des operierenden Arztes ausschlaggebend für den Erfolg einer Operation. Dieses wird u. a. von Ärzten der Organisation „Ärzte ohne Grenzen" bestätigt, die häufig kranke Menschen unter sehr einfachen Bedingungen operieren müssen. Ziel des Operierens sollte eine effiziente und kostengünstige, daher überwiegend ambulante Versorgung der Patienten sein.

Literatur

[1] Schwabe, H. Der lange Weg der Chirurgie. Strom-Verlag Zürich 1986; 29.
[2] Lichtentaeler, C. Geschichte der Medizin. Bd. I. Deutscher Ärzte-Verlag Köln 1987; 117.
[3] Schwabe, H. Der lange Weg der Chirurgie. Strom-Verlag Zürich 1986; 55.
[4] Pollak, K. Die Heilkunst der frühen Hochkulturen. Löwit Wiesbaden 1968; 223.
[5] Nabri, IA. El-Zahrawi (936–1013 AD), the father of operative surgery. Annals of the Royal College of Surgeons of England 1983; 65: 132–134.
[6] Jetter D. Das europäische Hospital. Von der Spätantike bis 1800. DuMont, Köln 1987.
[7] Syed, IB. Islamic Medicine: 1000 years ahead of its times. J Islam Med Assoc North America 2002; 2: 2–9.
[8] Nicoll JM. The surgery of infancy. BMJ 1909; 753–756.
[9] Wetchler BV. A quarter century of accepting the challenge while avoiding the pitfalls of ambulatory surgery. Amb Surg 5 1997; 101–104.

[10] Reed WA, Ford JL. The Surgicenter: an ambulatory surgical facility. Clin Obstet Gynecol 1974; 17: 217.
[11] Brökelmann J. Entwicklung und Bedeutung ambulanter Eingriffe im internationalen Vergleich. In: Busse J, Standl T (Hrsg.) Ambulantes Operieren. Rahmenbedingungen – Organisation – Patientenversorgung. Springer 2007; 2–7.
[12] Rüster, D. Alte Chirurgie. Deutscher Ärzte-Verlag Köln 1986; 103.
[13] Noah, G. Der Medicus. 1986.
[14] Jetter D. Das europäische Hospital. Von der Spätantike bis 1800. DuMont, Köln 1987.
[15] Wutzer, CW. Übersicht der in der stationären und in der ambulatorischen chirurgisch-augenärztlichen Klinik der K. Universität zu Bonn vom 1. Oct. 1847 bis Ende Sept. 1848 vorgekommenen Ereignisse. 29–32, 63–67.
[16] Jaeckel G. Die Charité Die Geschichte eines Weltzentrums der Medizin. Ullstein, Berlin 1994.
[17] Brökelmann J. Entwicklung und Bedeutung ambulanter Eingriffe im internationalen Vergleich. In: Busse J, Standl T (Hrsg.) Ambulantes Operieren. Rahmenbedingungen – Organisation – Patientenversorgung. Springer 2007; 2–7.
[18] Bourmer, H, Hierholzer E. Ambulant durchgeführte Operationen im Kindesalter. Dtsch. Ärztebl. 67, 1970; Heft 6; 399.
[19] Brug E., Fritz K. Ambulantes Operieren in der Chirurgie. Deutscher Ärzte-Verlag Köln 1985.
[20] Hecker, WCH. Ambulantes Operieren in der Kinderchirurgie, Kinderarzt 10, 1979; 1513–1519.
[21] Bourmer, H. Ambulantes Operieren. Symposion 26./27. Januar 1979 in Mainz. Schriftenreihe des Hartmannbundes 1979.
[22] Wickenhagen E (1980). Geschichte der gewerblichen Unfallversicherung, 2 Bde. Oldenburg, München, Wien.
[23] Brug E, Fritz K. Ambulantes Operieren in der Chirurgie. Deutscher Ärzte-Verlag Köln 1985.
[24] Dohnke H, Hoffmeister U. Ambulante Sterilisation der Frau. Erfahrungsbericht aus einer gynäkologischen Gemeinschaftspraxis. Niedersächs. Ärztebl. 14, 1977; 461.
[25] Schreiber JH (1990). Laparoscopic appendectomy in pregnancy. Surg. Endosc. 4 (2): 100–102.
[26] Lueken RP (1992). Laparoskopische Ovarchirurgie. In: Endoscopic Surgery in Gynecology. Lueken RP, Gallinat A, eds. Demeter, 46–61.
[27] Brökelmann J (1993). Ambulantes Operieren – Der neue Weg in der Gynäkologie. Thieme.
[28] Brökelmann, J. Vergleich von OECD-Daten durch die IAAS: Deutschlands OP-Statistik ist mangelhaft! Die Erfassung der ambulanten und stationären Operationsfälle in Krankenhäusern und Tageskliniken ist dringend zu verbessern. BAO-Depesche 32, 2014; 1–6.
[29] Brökelmann J, Dohnke H, Blumenroth, C. Komplikationen bei ambulanten Operationen – Ergebnisse der Qualitätssicherung 1989 bis 1990. Frauenarzt 5, 1991; 539–540.
[30] Brökelmann J. Leistungsberichte einer gynäkologischen Tagesklinik. ambulant operieren 1, 2003; 44–46.
[31] Patientenallee.de. Patientenallee – Patientenaufklärung [Internet]. 2015 [cited 18 November 2015]. http://www.patientenallee.de.
[32] Brökelmann J, Bung P. Komplikationsraten in der ambulanten operativen Gynäkologie. Frauenarzt 43, 2002; 1046–1051.
[33] Brökelmann J. Ambulantes Operieren – Der neue Weg in der Gynäkologie. Thieme 1993.
[34] Toftgaard C. Day Surgery Activities 2009. International Survey on Ambulatory Surgery conducted 2011. Ambulatory Surgery 17.3, 2012; 53–63.
[35] Brökelmann J, Toftgaard C. Survey on incidence of surgical procedures and percentage of ambulatory surgery in 6 European countries. ambulatory surgery 19.4, 2013; 116–120.
[36] Brökelmann J. Vergleich von OECD-Daten durch die IAAS: Deutschlands OP-Statistik ist mangelhaft! Die Erfassung der ambulanten und stationären Operationsfälle in Krankenhäusern und Tageskliniken ist dringend zu verbessern. BAO-Depesche 32, 2014; 1–6.

[37] Brökelmann J, Reydelet J. Zahl der Operationen in Deutschland 2003 – eine Annäherung. Ambulant operieren 2, 2005; 95–102.
[38] Brökelmann J, Reydelet J. Zahl der Operationen in Deutschland – im Krankenhaus und in der Praxis. Ambulant operieren 13, 3, 2006; 127–130.
[39] Brökelmann J, Toftgaard C. Survey on incidence of surgical procedures and percentage of ambulatory surgery in 6 European countries. ambulatory surgery 19.4, 2013; 116–120.
[40] Brökelmann J. Vergleich von OECD-Daten durch die IAAS: Deutschlands OP-Statistik ist mangelhaft! Die Erfassung der ambulanten und stationären Operationsfälle in Krankenhäusern und Tageskliniken ist dringend zu verbessern. BAO-Depesche 32, 2014; 1–6.
[41] Vescia F. Vergütung ambulant und stationär durchgeführter Operationen in Bayern. Angleichung an die Fallpauschalen der DRG erstrebenswert. ambulant operieren 4, 2008; A1782–6.
[42] Lemos P. Financing Day Surgery – An international Perspective. ambulatory surgery 18,2 2012; 29–38.

Ralf Großbölting und Christoff Jenschke

1.2 Rechtliche Grundlagen des ambulanten Operierens

Das folgende Kapitel gibt einen kurzen Überblick über die rechtlichen Grundlagen des ambulanten Operierens und setzt sich mit rechtlichen Problemen der Leistungserbringung in diesem Segment der Versorgung gesetzlich versicherter Patienten auseinander.

Unter einer ambulanten Operation ist eine bestimmte chirurgische Leistung zu verstehen, die in einer Arztpraxis oder im Krankenhaus ohne eine anschließende Übernachtung erbracht wird. Die Abgrenzung zwischen einer ambulanten und einer stationären Behandlung erfolgt dabei über das einzig transparente Abgrenzungskriterium – die geplante Aufenthaltsdauer. Demnach findet eine ambulante Operation nur dann statt, wenn der Patient weder die Nacht vor noch die Nacht nach dem Eingriff im Krankenhaus verbringt.[1]

Das ambulante Operieren hat im deutschen Gesundheitswesen mittlerweile seinen festen Platz neben der stationären und der ambulanten Behandlung. Vor allem die Krankenkassen werben mit den Vorteilen des ambulanten Operierens. So könnten die Patienten schnell zurück in ihre gewohnte Umgebung, um optimal zu genesen. Jedoch ist es auch die wirtschaftliche Attraktivität, welche dem ambulanten Operieren zum Erfolg verholfen hat, denn es bietet im großen Umfang die Möglichkeit von Kostenersparnissen gegenüber einer – aus medizinischer Sicht nicht indizierten – vollstationären Behandlung.

Ambulante Operationen wurden seit jeher durch niedergelassene Ärzte erbracht und über den Einheitlichen Bewertungsmaßstab (EBM) vergütet. Die zugelassenen Krankenhäuser erhielten erstmalig ab dem 01.01.1993 mit der Einführung des § 115b SGB V durch das Gesundheitsstrukturgesetz (GSG) vom 21.12.1992[2] die Möglichkeit, ebenfalls ambulante Operationen vorzunehmen.

Die Ausweitung des ambulanten Operierens zielte darauf ab, nicht notwendige vollstationäre Krankenhausbehandlungen zu vermeiden und eine patientengerechte und wirtschaftliche Versorgung zu sichern. Erklärtes vorrangigstes Ziel war die Kostensenkung im Gesundheitssektor.[3] Darüber hinaus sollten über das ambulante Operieren bessere Verzahnungs- und Kooperationsmöglichkeiten zwischen niedergelassenem und Krankenhausbereich geschaffen werden, einschließlich der gemeinsamen Nutzung von Operationskapazitäten im Krankenhaus.[4]

1 BSG, Urteil v. 08.09.2004 – B 6 KA 14/03, GesR 2005, 39.
2 BGBl. I, 2266.
3 BT-Drucksache 12/3608, 103.
4 AOP-Vertrag vom 08.04.2014, Grundsätze.

Vertragsärzte und Krankenhäuser sollen die Leistungen im Rahmen des ambulanten Operierens gleichberechtigt nebeneinander bzw. miteinander erbringen können. § 115b SGB V schafft hierfür die gesetzlichen Voraussetzungen.

1.2.1 Ambulantes Operieren im Krankenhaus

1.2.1.1 Die Regelung des § 115b SGB V im Überblick

Der Gesetzgeber delegiert über § 115b Abs. 1 S. 1 SGB V die Ausformung des ambulanten Operierens an die Versorgungsverantwortlichen: den Spitzenverband der Krankenkassen, die Deutsche Krankenhausgesellschaft und die Kassenärztliche Bundesvereinigung. Im Rahmen von dreiseitigen Verträgen sind ein Katalog ambulant durchführbarer Operationen und sonstiger stationsersetzender Eingriffe sowie die einheitlichen Vergütungen für Krankenhäuser und Vertragsärzte hinsichtlich des ambulanten Operierens festzulegen. Dieser nach § 115b Abs. 1 SGB V geschlossene dreiseitige Vertrag wird als AOP-Vertrag (Vertrag nach § 115b Abs. 1 SGB V – Ambulantes Operieren und sonstige stationsersetzende Eingriffe im Krankenhaus) bezeichnet. Der AOP-Vertrag wurde über die Jahre immer wieder geändert.[5] Er regelt zunächst die Grundsätze des Abrechnungsverfahrens. Als Anlage ist dem AOP-Vertrag ein abschließender Katalog von Operationen und sonstigen stationsersetzenden Eingriffen beigefügt, welche nach § 115b Abs. 1 SGB V ambulant im Krankenhaus durchgeführt werden dürfen. Sind im Katalog die Leistungen als in der Regel ambulant zu erbringen gekennzeichnet, so kann eine stationäre Behandlung erforderlich werden, wenn die allgemeinen Tatbestände der Anlage 2 zu den Gemeinsamen Empfehlungen zum Prüfverfahren nach § 17c Abs. 4 S. 9 KHG in der bis zum 31.07.2013 geltenden Fassung (sog. G-AEP-Kriterien)[6] (mit Ausnahme des Kriteriums C) vorliegen bzw. erfüllt sind (vgl. § 3 AOP-Vertrag).

Diese im AOP-Vertrag niedergelegten Leistungs- und Vergütungsbedingungen gelten jedoch nicht nur für die Krankenhäuser, sondern auch für die vertragsärztlichen Praxen. Dadurch entsteht zwischen diesen Akteuren ein Wettbewerbsverhältnis.[7]

Soll in einem Krankenhaus von den Regelungen des AOP-Vertrages Gebrauch gemacht werden, muss das Krankenhaus gemäß § 115b Abs. 2 S. 2 SGB V den Landesverbänden der Krankenkassen, der Kassenärztlichen Vereinigung und dem Zulassungsausschuss diejenigen Operationen mitteilen, die es in seinen Räumen durchzuführen

---

5 Die jeweils aktuellen Versionen des AOP-Vertrages und seiner Anlagen können auf den Internetpräsenzen der Kassenärztlichen Bundesvereinigung sowie der Deutschen Krankenhausgesellschaft abgerufen werden (www.kbv.de und www.dkgev.de).

6 Abrufbar ebenfalls auf der Internetpräsenz der Kassenärztlichen Bundesvereinigung (www.kbv.de).

7 *Szabados* in [1], § 115b SGB V, Rz. 2; BSG, Urteil v. 26.06.2002 – B 6 KA 6/01 R, SozR 3-2500, § 115b, Nr. 3.

beabsichtigt. Hierzu bedarf es nach § 1 Abs. 1 des AOP-Vertrages[8] einer maschinenlesbaren Mitteilung, mit der die Krankenhäuser ihre Teilnahme am ambulanten Operieren anzeigen, § 1 Abs. 2 AOP-Vertrag. Nach dem AOP-Vertrag ist hierfür das zwischen dem GKV-Spitzenverband und der Deutschen Krankenhausgesellschaft abgestimmte offizielle Meldeformular zu verwenden.

Allein durch diese schlichte Mitteilung erlangt das Krankenhaus qua Gesetz, d. h., ohne dass es eines weiteren Aktes wie einer Bestätigung durch den Zulassungsausschuss bedarf, die Zulassung zur Durchführung der von ihm benannten Operationen.[9]

Zu beachten ist jedoch, dass nach § 1 Abs. 1 des AOP-Vertrages Krankenhäuser zur Durchführung von ambulanten Operationen nur in dem Umfang zugelassen sind, in welchem sie auch stationäre Krankenhausbehandlungen erbringen, d. h., die Betätigung ist auf solche Bereiche beschränkt, für die das Krankenhaus einen Versorgungsauftrag hat. Nichtsdestotrotz bietet diese Form der Leistungserbringung für die Krankenhäuser eine Möglichkeit der Leistungsausweitung im ambulanten Bereich. Auch die ambulanten Operationen im Krankenhaus unterfallen nicht dem Krankenhausbudget.

Der Patient sollte das Krankenhaus in der Regel auf Veranlassung eines niedergelassenen Vertragsarztes unter Nutzung eines Überweisungsscheines zur ambulanten Durchführung einer Operation aufsuchen, allerdings ist dies keine Pflicht (vgl. § 2 Abs. 1 AOP-Vertrag).

Die Maßnahmen der Qualitätssicherung sollen sicherstellen, dass nur diejenigen Einrichtungen ambulant operieren, die die fachlichen, personellen, räumlichen, organisatorischen und hygienischen Voraussetzungen erfüllen.[10] Es gilt für die ambulant durchgeführten Operationen der Facharztstandard, § 14 AOP-Vertrag.[11]

1.2.1.2 Vergütungsfragen

Da Krankenhäuser und Vertragsärzte im Hinblick auf die Erbringung ambulanter Operationsleistungen untereinander in unmittelbarem Wettbewerb stehen, müssen nach § 115b Abs. 1 S. 1 Nr. 2 SGB V einheitliche Vergütungssätze vereinbart werden.[12] Gem. § 7 Abs. 1 AOP-Vertrag werden daher alle Leistungen, die nach den §§ 3–6 AOP-Vertrag erbracht wurden, auf der Grundlage des EBM abgerechnet. Vor dem Hintergrund des

8 In der aktuellen Fassung vom 08.04.2014, in Kraft getreten am 16.05.2014.

9 Konzept einer gesetzlichen, aber doch einer Mitteilung gemäß § 115 b Abs. 2 S. 2 SGB V bedürftigen Zulassung: so BSG, Urteil v. 23.03.2011 – B 6 KA 11/10 R, Rz. 53, zitiert nach juris; vgl. auch [2].

10 BSG, Urteil v. 26.06.2002 – B 6 KA 6/01 R, SozR 3–2500, § 115b, Nr. 3. Vgl. hierzu auch die Qualitätssicherungsvereinbarung ambulantes Operieren vom 28.11.2011.

11 BGHZ 88, 248 ff.; BGH NJW 1992, 1551; vgl. auch *Szabados* in [1], § 115b SGB V, Rn. 4.

12 Vgl. BSG, Urteil v. 11.04.2002 – B 3 KR 25/01 R, SozR 3–2500, § 115b, Nr. 2.

Gebots der einheitlichen Vergütung sollten die Leistungen der Vertragsärzte nicht budgetiert sein, da auch für die Krankenhäuser keine Mengenbegrenzungen bestehen.[13]

Der die ambulante Operation durchführende Arzt hat die vom überweisenden Arzt präoperativ erbrachten Leistungen zu beachten und eine Doppeluntersuchung zu vermeiden; ist sie medizinisch begründet, so ist sie bei der Abrechnung zu kennzeichnen und auf Nachfrage zu begründen (§ 4 Abs. 1 AOP-Vertrag). Folgt eine vollstationäre Aufnahme, so sind die diagnostischen Maßnahmen, die der Vorbereitung dieser stationären Behandlung dienen und innerhalb der Fristen nach § 115a Abs. 2 SGB V (längstens drei Tage in einem Zeitraum von fünf Tagen vor stationärer Aufnahme) erbracht werden, nicht als Eingriff nach § 115b SGB V abrechenbar (vgl. § 4 Abs. 2 AOP-Vertrag). Wird beispielsweise intraoperativ entschieden, dass ein Patient stationär aufzunehmen ist, entfällt nach § 7 Abs. 3 AOP-Vertrag eine Vergütung nach § 115b SGB V.

Hier entstehen regelmäßig Abgrenzungsschwierigkeiten, insbesondere, wenn die ambulante Operation durch einen Vertragsarzt im Krankenhaus auf eigene Rechnung vorgenommen wurde. Diese Fälle sollten detailliert dokumentiert werden, vor allem im Hinblick auf die Abgrenzung der Verantwortungsbereiche. Bei einer stationären honorarärztlichen Tätigkeit des unmittelbar zuvor ambulant operierenden Vertragsarztes vermuten Staatsanwaltschaften mitunter einen Abrechnungsbetrug aufgrund der Abrechnung einer nicht abrechnungsfähigen Leistung, weil eine stationäre Aufnahme am gleichen Tag erfolgt. Das BSG hat jedoch mit Urteil vom 27.11.2014, B 3 KR 12/13 R nochmals verdeutlicht, dass Leistungen, die in verschiedenen Sektoren erbracht wurden, auch jeweils in diesem Sektor abzurechnen sind. Es bedarf dafür einer punktgenauen Ermittlung der Schnittstelle, was durch eine genaue Dokumentation erreichbar ist. Wichtig ist, dass die folgende stationäre Aufnahme nicht geplant war, sondern erst durch den Notfall (Eintreten der Komplikation) erforderlich wurde. Zudem ist wichtig, dass die Leistungen der ambulanten Operation nicht Grundlage der Berechnung der DRG werden. Nichtsdestotrotz werden derartige Konstellationen bei einer Personenidentität kritisch betrachtet werden, weshalb ein besonderes Augenmerk auf die sorgfältige Planung derartiger Kooperationen gelegt werden sollte.

§ 9 Abs. 1 AOP-Vertrag bestimmt, dass die für die ambulant durchführbaren Operationen und sonstigen stationsersetzenden Eingriffe benötigten Arzneimittel, Verbandmittel, Hilfsmittel und Verbrauchsmaterialien vom Krankenhaus zur Verfügung gestellt und, wenn sie nicht Bestandteil des EBM sind oder gesondert abgerechnet werden können, mit einem pauschalen Zuschlag von 7 % auf die gesamte Honorarsumme abgegolten werden (§ 9 Abs. 3 AOP-Vertrag).[14]

Die Krankenhäuser sind es aus dem stationären Bereich gewohnt, die Vergütung der Leistungen direkt mit den Krankenkassen abzurechnen, was nach § 115b Abs. 2

13 Vgl. dazu [3, Rz. 34b].

14 Hierzu *Bogan* in BeckOK SozR, Stand: 01.06.2014, § 115b SGB V, [4, Rz. 9].

S. 4 SGB V auch für die ambulanten Operationen gilt.[15] Allerdings ist für die Überprüfung der Abrechnungen nicht das MDK-Prüfungsverfahren nach § 275 Abs. 1 SGB V zuständig.[16]

1.2.2 Kooperationsmöglichkeiten zwischen Vertragsärzten und Krankenhäusern

Für die Vertragsärzte stellt sich die Möglichkeit des Erbringens von AOP-Leistungen durch Krankenhäuser zunächst als Konkurrenz dar. Allerdings bestehen viele Gelegenheiten für Vertragsärzte, mit Krankenhäusern bei der AOP-Leistungserbringung zu kooperieren.

Der AOP-Vertrag entfaltet seine Wirkung nicht nur für die Krankenhäuser, sondern auch für die niedergelassenen Vertragsärzte.[17] Krankenhäuser begannen, mit Vertragsärzten auf verschiedene Weisen zu kooperieren. So wurden OP-Kapazitäten an Vertragsärzte im Rahmen eines Nutzungsverhältnisses vergeben, die dann eigene Leistungen im Krankenhaus als ausgelagerte Praxisstätte erbrachten. Darüber hinaus schlossen Krankenhäuser mit Vertragsärzten Dienstverträge, die vorsahen, dass die Vertragsärzte Leistungen für die Krankenhäuser im Rahmen der AOP erbringen, die in der Folge über die Krankenhäuser als eigene Leistungen abgerechnet wurden. Hiergegen wandten sich manche Krankenkassen und sprachen den Krankenhäusern das Recht ab, Leistungen, die nach diesem Muster erbracht worden sind, abzurechnen, da es sich nicht um Leistungen des Krankenhauses handelte.

Das BSG hatte diese Ansicht mit seinem viel beachteten Urteil vom 23.03.2011 (6 KA 11/10 R) bestätigt und entschieden, dass Krankenhäuser ambulante Operationen nicht abrechnen können, wenn der Operateur bzw. Anästhesist nicht Angestellter oder Beamter des Krankenhauses ist. Doch nicht einmal ein Jahr später war das Urteil bereits zur Rechtshistorie zu zählen, denn mit Inkrafttreten des GKV-Versorgungsstrukturgesetzes zum 01.01.2012 wurde der neu geschaffene § 115b Abs. 1 S. 4 SGB V eingefügt, der bestimmt, dass der AOP-Vertrag künftig Bestimmungen vorsehen müsse, die es ermöglichen, dass AOP-Leistungen im Rahmen einer vertraglichen Zusammenarbeit mit niedergelassenen Vertragsärzten auch im Krankenhaus ambulant erbracht und abgerechnet werden können.

Der Gesetzgeber begründete die Änderung des § 115b Abs. 1 SGB V insbesondere damit, dass eine Anpassung des AOP-Vertrages durch die Vertragsparteien nicht in Aussicht stand, eine Flexibilisierung der Kooperation zwischen Krankenhäusern und

---

15 *Szabados* in [1], § 115b SGB V, Rz. 1.

16 BSG, Urteil v. 01.07.2014 – B 1 KR 1/13 R, mit ablehnender Anmerkung von *Haag*, das krankenhaus 2014, 1078 [5].

17 *Szabados* in [1], § 115b SGB V, Rn. 2; BSG, Urteil v. 26.06.2002, B 6 KA 6/01 R, SozR 3-2500, § 115b, Nr. 3.

Vertragsärzten jedoch erwünscht sei, auch wenn diese keinen Belegarztstatus hätten. Eine gesetzliche Grundlage bietet darüber hinaus für alle Parteien Rechtssicherheit, insbesondere auch in Hinblick auf zu erwartende Rechtsprechung.

Mittlerweile hat sich eine fast unüberschaubare Vielfalt an Kooperationsformen zwischen Krankenhaus und niedergelassenen Vertragsärzten entwickelt. Dies ist für beide – Vertragsarzt und Krankenhaus – gleichermaßen attraktiv. Vor allem für den Vertragsarzt bietet sich jedoch in großem Umfang die Möglichkeit von Zuverdiensten.

1.2.2.1 Nutzung von Krankenhausstrukturen

Zunächst stehen dem Vertragsarzt die Krankenhausstrukturen häufig zur eigenen Nutzung über einen reinen Nutzungsvertrag zur Verfügung (ausgelagerte Praxisräume nach § 24 Abs. 5 Ärzte-ZV). Der Arzt operiert dabei seine eigenen Patienten im Krankenhausoperationssaal und leistet dem Krankenhaus im Gegenzug eine Vergütung für die Nutzungsmöglichkeit des Operationssaales ggf. nebst anderen Strukturen (z. B. Bestecke etc.). Der Behandlungsvertrag kommt zwischen dem Vertragsarzt und dem Patienten zustande. Die Vergütung für die ambulante Operation rechnet der Vertragsarzt gegenüber der Kassenärztlichen Vereinigung ab.

Möglich ist dabei auch eine Trennung der Leistungen Operation (Vertragsarzt) und Anästhesie (Krankenhaus).

1.2.2.2 Belegärztliche Tätigkeit

Der Vertragsarzt kann seine ambulanten Operationen auch im Rahmen eines Belegarztvertrages erbringen, wobei sich eine besondere Regelung hierzu empfiehlt. Er ist damit Vertragspartner seines Patienten. Die Abrechnung erfolgt über die Kassenärztliche Vereinigung (vgl. § 18 Abs. 3 S. 1 AOP-Vertrag). Das Belegkrankenhaus kann die Leistungen abrechnen, die der dort angestellte Anästhesist erbracht hat.

1.2.2.3 Honorarärztliche Tätigkeit im Krankenhaus

Nach der Einfügung des § 115b Abs. 1 S. 4 SGB V zum 01.01.2012 bieten sich auch keine rechtlichen Probleme mehr beim Einsatz von externen Ärzten im Rahmen von ambulanten Operationen im Krankenhaus (vgl. oben 2.). Es ist seitdem unstreitig möglich, dass Vertragsärzte über vertragliche Vereinbarungen Leistungen für das Krankenhaus erbringen. Niederschlag hat dies in § 7 Abs. 4 und § 18 Abs. 2 AOP-Vertrag gefunden. Die honorarärztlich tätigen Vertragsärzte erhalten für ihre Tätigkeit ein Honorar vom Krankenhaus, das angemessen sein muss. Es darf dabei nicht der Verdacht einer berufsrechtswidrigen Zuweisung gegen Entgelt entstehen. Vor diesem Hintergrund und einer möglichen Strafbarkeit wegen Korruption im Gesundheitswesen sollten sämtliche Kooperationsvereinbarungen auf dem rechtlichen Prüfstand stehen.

Das Krankenhaus rechnet in diesen Fällen die ambulante Operation mit der Krankenkasse ab (§ 18 Abs. 2 AOP-Vertrag). Zu beachten sind die besonderen arbeits- und sozialversicherungsrechtlichen Problematiken des Honorararztverhältnisses (Weisungsgebundenheit, Eingliederung in den Betrieb etc.), vgl. dazu z. B. [6]. Die Beteiligten müssen bei der vertraglichen und tatsächlichen Ausgestaltung der Kooperation darauf achten, dass keine Sozialversicherungspflicht eintritt. Eine freie Ausübung der Tätigkeit des Honorararztes ist zu gewährleisten.

1.2.2.4 Nutzung von Praxisstrukturen durch Krankenhäuser?

Mitunter haben auch Krankenhäuser aus verschiedensten Gründen Kapazitätsprobleme und können nur noch stationäre Operationen in eigenen Sälen durchführen. In Betracht gezogen wird dann ein Outsourcing der Leistungserbringung in ambulante OP-Zentren. Dies ist rechtlich nicht geklärt. Für Krankenhäuser sind ambulante Operationen nach einhelliger Meinung nur möglich, wenn sie im Krankenhaus erfolgen. Notwendig ist in jedem Fall, dass die ambulanten Praxisräume zu Krankenhausräumen werden, wofür eine entsprechende Betriebsgenehmigung erforderlich ist. Wenn eine solche Kooperation eingegangen wird, ist jedoch zu beachten, dass eine größtmögliche Transparenz bei der Umsetzung des Projekts gewahrt wird und sämtliche Beteiligte (insbesondere die Krankenhausplanungsbehörde, Krankenhausaufsicht, Krankenkassen(verbände)) eingebunden werden.

1.2.2.5 Nutzungsverträge von Operateuren mit ambulanten Operationszentren

Auch von Anästhesisten betriebene ambulante Operationszentren stellen Operateuren Infrastrukturen für ambulante Operationen gegen ein Nutzungsentgelt zur Verfügung. Jeder Leistungserbringer rechnet dabei seine Leistung selbst ab.

Die Verträge über die (Mit-)Nutzung der Infrastruktur zwischen AOZ und Operateur und ggf. Anästhesist sollten die notwendigen grundlegenden Regelungen enthalten. In der Praxis sind häufig noch Konstellationen anzutreffen, in denen es lediglich mündliche Verabredungen gibt. Im „Fall der Fälle“ – sei es bei einer Betriebsprüfung durch das Finanzamt, sei es bei einem Haftpflichtfall oder Streit der beteiligten Ärzte – sind die Probleme vorprogrammiert.

Neben der möglichst eindeutig zu treffenden Vereinbarung, welche Flächen, Gerätschaften, Materialien Personalkapazitäten etc. zu welchem Zeitpunkt verbindlich zur Verfügung stehen, und der Festlegung der fachlichen Tätigkeit sowie haftungsrechtlichen Verantwortlichkeit des Operateurs und der beteiligten Ärzte sollten transparente Vereinbarungen zur Vergütung der Leistung vereinbart werden. Vor dem

Hintergrund straf- und berufsrechtlicher Konsequenzen (Kick-Back-Verbot, strafbare Korruption) ist im Rahmen der Vereinbarung von Leistung und Gegenleistung stets auf die Angemessenheit dieses Verhältnisses zu achten.

Regelungen zu Ausfallhonoraren und Verantwortlichkeiten (Personal, Strahlenschutz, Hygiene etc.) und weitere Haftungsabgrenzungen (Haftpflichtfall, Schäden an Geräten etc.) sind ebenso von Bedeutung wie Kündigungs- und Sonderkündigungsrechte oder das Recht, Praxisnachfolger oder weitere Kollegen einzubinden.

1.2.3 Der Behandlungsvertrag beim ambulanten Operieren

Parteien des Behandlungsvertrages sind auf der einen Seite stets derjenige, der die Behandlungsleistung schuldet, und auf der anderen Seite der Patient, dessen Hauptpflicht darin besteht, die Leistung des Behandelnden zu vergüten, soweit nicht ein Dritter, z. B. eine Krankenkasse, dazu verpflichtet ist (vgl. § 630a BGB). Ist das Krankenhaus der Leistungserbringer (auch bei honorarärztlicher Tätigkeit), so ist allein das Krankenhaus Vertragspartner des Patienten.

Im Rahmen der beleg- und vertragsärztlichen Nutzung von Krankenhausstrukturen ist nur der Vertragsarzt Vertragspartner des Patienten. Wird jedoch ein Anästhesist des Krankenhauses bei der ambulanten Operation des Vertragsarztes tätig, so bietet es sich hier besonders an, klare vertragliche Regelungen zwischen Patient und Behandelnden zu treffen. Werden die Verträge lediglich mündlich oder schlüssig geschlossen, so ist nicht immer klar, ob der Anästhesist (bzw. das ihn anstellende Krankenhaus) selbst Vertragspartner des Patienten oder er lediglich sog. Erfüllungsgehilfe des Operateurs ist.

Grundsätzlich wird von einer Trennung der Leistungsbereiche ausgegangen werden können, doch ist eine klare Regelung notwendig, insbesondere, wenn der Patient erst im unmittelbaren Vorfeld der ambulanten Operation Kontakt mit dem Anästhesisten hat. Es sollte darüber aufgeklärt werden, dass zwischen Patient und Operateur bzw. Anästhesist jeweils eigene Verträge zustande kommen.

1.2.4 Haftungsfragen

Jedem medizinischen Eingriff wohnt ein Risiko inne. Schon das Reichsgericht hatte entschieden, dass es nur der Patient sein kann, der darüber verfügen könne, ob er sich diesem Risiko aussetzt. Dafür muss der Patient das Risiko kennen. Es bedarf vor dem Eingriff daher einer ausführlichen Aufklärung sowie einer darauf basierenden Einwilligung des Patienten. Diese Rechtsprechung hat sich über die Jahrzehnte verfestigt und zu einem eigenen Rechtsgebiet, dem Arzthaftungsrecht, als reines Richterrecht entwickelt. Erst zum 26.02.2013 trat das Patientenrechtegesetz in Kraft, mit welchem der Gesetzgeber dieses Richterrecht in das BGB inkorporierte. Behandlungen nach diesem Zeitpunkt müssen sich am Behandlungsvertragsrecht der §§ 630a ff. BGB messen lassen. Die dort niedergelegten Regeln gelten im Grunde nicht nur im Rahmen vertraglicher, sondern auch parallel im Rahmen der sog. deliktischen Haftung.

Rechtlich gesehen ist jeder ärztliche Eingriff eine Körperverletzung i. S. d. § 223 StGB, die erst mit der Einwilligung des Patienten gerechtfertigt wird, womit die Rechtswidrigkeit der Handlung entfällt. Eine wirksame Einwilligung kann jedoch nur erteilt werden, wenn der Patient vollumfänglich über die geplante Therapie, mögliche Risiken und alternative Therapiemöglichkeiten aufgeklärt worden ist. Im Rahmen des ambulanten Operierens kommt dabei der Einwilligung des Patienten und damit der ärztlichen Aufklärungspflicht eine besondere Bedeutung zu. Da die Aufklärung (§§ 630e und 630c Abs. 2 BGB) und die Einwilligung (§ 630d BGB) durch den Arzt zu beweisen sind (vgl. § 630h Abs. 2 BGB), sollten sie gut dokumentiert (vgl. § 630f BGB), ggf. schriftlich eingeholt werden.

In Bezug auf das ambulante Operieren kommt nun insbesondere der Therapiewahl im Rahmen der Behandlung eine besondere Bedeutung zu [7], denn in vielen Fällen gibt es zwei Methoden – die ambulante und die stationäre Operation und Behandlung [8]. Obwohl die Möglichkeit des ambulanten Operierens vielfach aus Kostengründen, d. h. auf Grund wirtschaftlicher Erwägungen, gewählt wird, muss die Feststellung, welche Behandlung für den Patienten am besten geeignet ist, immer aus medizinischer Sicht getroffen werden, um dem medizinischen Standard gerecht zu werden. Der Arzt hat in jedem Einzelfall zu prüfen, ob die Operation ambulant erbracht werden kann; zu berücksichtigen sind dabei die Art und Schwere des geplanten Eingriffs und der Gesundheitszustand des Patienten (vgl. § 2 Abs. 2 S. 2 AOP-Vertrag). Der Arzt hat diese Entscheidung zu dokumentieren (§ 2 Abs. Abs. 2 S. 4 AOP-Vertrag). Gleichzeitig hat sich der Arzt zu vergewissern und dafür Sorge zu tragen, dass der Patient nach Entlassung aus der unmittelbaren Betreuung des operierenden Arztes gleichfalls im häuslichen Bereich sowohl ärztlich als auch pflegerisch angemessen versorgt wird (§ 2 Abs. 2 S. 3 AOP-Vertrag). Die dafür vorliegenden Anhaltspunkte sollte der Arzt aufgrund des soeben Dargestellten ebenso dokumentieren.

Des Weiteren muss gerade im Hinblick auf den postoperativen Bereich eine umfangreiche Aufklärung des Patienten durch den Arzt erfolgen.[18] Insbesondere bezogen auf die Fahrtüchtigkeit und Geschäftsfähigkeit nach einer Anästhesie, aber auch auf das Verhalten bei auftretenden Komplikationen sollte sorgfältig informiert werden. Eine Aufklärung zur mangelnden Fahrtüchtigkeit sollte ggf. nach der Operation wiederholt werden.

Die Aufklärung muss so rechtzeitig vor dem Eingriff erfolgen, dass der Patient seine Entscheidung über die Einwilligung wohlüberlegt treffen kann (§ 630e Abs. 2 S. 1 Nr. 2 BGB). Bei ambulanten Eingriffen geht die herrschende Meinung davon aus, dass die Aufklärung am Tage des Eingriffs ausreiche. Stets sollte für den Patienten

18 Hierzu ausführlich [7].

eine Überlegungszeit eingeplant werden, in welcher er ausreichend das in der Aufklärung Erfahrene, insbesondere Nutzen und Risiken, gegeneinander abwägen kann. Bei besonders risikobehafteten Eingriffen, auch ambulanten, sollte dem Patienten eine mind. 24-stündige Bedenkzeit eingeräumt werden. Es ist ratsam, den Patienten bereits aufzuklären, wenn die ambulante Operation geplant wird. Liegt ein längerer Zeitraum zwischen dieser Aufklärung und dem tatsächlichen Operationstermin sollte die Aufklärung wiederholt werden.

Welcher Arzt (Operateur oder Anästhesist) im Rahmen der horizontalen Arbeitsteilung den Aufklärungspflichten nachkommen muss, bestimmt sich nach den allgemeinen Regeln. Es wird also stets der Anästhesist über die Anästhesie und der Operateur über die Operation und die jeweiligen Folgen und Risiken aufklären müssen. Selbstverständlich kann der Operateur auch über bestimmte Arten der Anästhesie (z. B. Sedierung oder Vollnarkose und ihre jeweiligen Vor- und Nachteile insbesondere in Hinblick auf die entsprechende Operation) unterrichten. Dies entbindet den Anästhesisten jedoch nicht davon, selbst aufzuklären, mindestens jedoch sicherzustellen, dass eine entsprechende ausreichende Aufklärung stattgefunden hat.

Entsprechend haften auch Anästhesist und Operateur für ihre jeweiligen Behandlungen allein.[19] Es gilt der Grundsatz, dass der Arzt im Rahmen der horizontalen Arbeitsteilung davon ausgehen kann, dass der fachfremde Kollege sein Aufgabenspektrum mit der notwendigen Sorgfalt erfüllt [9, Rz. A 253 m. w. N.]. Nichtsdestotrotz gibt es Fallgruppen, in welchen Anästhesist und Operateur gleichsam verantwortlich sind und bleiben, wie z. B. im Rahmen der postoperativen Überwachung des Patienten nach einer ambulanten Laparoskopie.[20] Darüber hinaus ist der Operateur bei sich aufdrängenden Fehlern des Anästhesisten gehalten, entsprechende Maßnahmen zu ergreifen [9, Rz. A 351].

In Bezug auf die gesamte Koordination und Organisation der ambulanten Operation haften aber Operateur und Anästhesist gesamtschuldnerisch. Es bedarf daher genauer Absprachen.[21]

1.2.5 Weitere Pflichten der Leistungserbringer

Schließlich sind von allen Beteiligten auf Leistungserbringerseite (Ärzte, Ambulantes Operationszentrum, Krankenhaus) insbesondere auch die rechtlichen Vorgaben zur Qualitätssicherung (§ 135a Abs. 2 SGB V, Qualitätssicherungsvereinbarung), zu Hygienestandards (z. B. aus § 23 IfSchG), der Medizinproduktebetreiberverordnung sowie des Arbeitsschutzes zu beachten.

19 Vgl. die verschiedenen Fallgruppen bei [9, Rz. A 340 ff.].
20 OLG Düsseldorf, Urteil v. 19.10.2000 – 8 U 183/99, VersR 2002, 1151.
21 BGH NJW 1999, 1779.

Literatur

[1] Spickhoff A (Hrsg.). Medizinrecht, 2. Aufl., München 2014, (zitiert: Bearbeiter in Spickhoff).
[2] Clemens T. „Ambulante und stationäre Operationen am Krankenhaus durch niedergelassene Ärzte (‚Honorarärzte')?", MedR 2011, 770–783.
[3] Clement R. „Ambulantes Operieren", in: Rieger HJ/Dahm FJ/Katzenmeier C/Steinhilper G (Hrsg.). Heidelberger Kommentar Arztrecht, Krankenhausrecht, Medizinrecht, Stand: 57. Ergänzungslieferung, Heidelberg u. a. 12/2014, Nr. 60.
[4] Rolfs C/Giesen R/Kreikebohm R/Udsching P (Hrsg.). Beck'scher Onlinekommentar Sozialrecht, München, Stand 01.06.2014 (zitiert: Bearbeiter in BeckOK SozR).
[5] Haag I. Urteilsanmerkung zum Urteil des Bundessozialgerichts v. 01.07.2014 – B 1 KR 1/13 R, das krankenhaus 2014, 1078.
[6] Porten S. Handbuch Honorararztrecht, Heidelberg u. a. 2014.
[7] Kern BR. „Haftungsrechtliche Fragen und Probleme des ambulanten Operierens", NJW 1996, 1561–1564.
[8] Reiling E. „Die Grundlagen der Krankenhaushaftung – Eine kritische Bestandsaufnahme", MedR 1995, 443–455.
[9] Martis R/Winkhart-Martis M. Arzthaftungsrecht, Fallgruppenkommentar, 4. Auflage, Köln 2014.

Rainer Woischke und Christian Deindl

1.3 Organisatorische Voraussetzungen: Struktur- und Prozessqualität. Bauliche, personelle und apparativ-technische Ausstattung

Christian Deindl

1.3.1 Einleitung

1.3.1.1 Anforderungsprofile beim ambulanten Operieren

Organisatorische und strukturelle Voraussetzungen für das ambulante Operieren gelten für Praxiskliniken und ambulant operierende Kliniken, MVZ und ambulante OP-Zentren gleichermaßen. Je konstanter und routinierter das jeweilige OP-Team agiert, umso höher ist der medizinisch sinnvolle Rationalisierungsgrad. Daraus erwachsen verlässliche Standards mit effektiven und effizienten Behandlungsabläufen. Dazu bedarf es einer begleitenden und beständigen Anpassung an jeweils neue Erkenntnisse und Anforderungen, Normen, Regelungen und Empfehlungen wie aktuell der Implementierung einer hygienebeauftragten Fachkraft und eines hygienebeauftragten und verantwortlichen Arztes sowie der Betreuung und Beratung durch einen Krankenhaushygieniker und eine Hygienefachkraft.

Von strukturellen Richtgrößen wird wiederum die Prozessqualität maßgeblich beeinflusst. Diese setzt sich aus Hauptprozessen, Neben-, Hilfs- bzw. Unterstützungsprozessen und Führungsprozessen zusammen. Die Prozessqualität verkörpert den zentralen Mittel- und Schwerpunkt der gesamten Praxisabläufe mit dem Ziel einer bestmöglichen und optimalen Behandlung und Betreuung sowie daraus resultierender Zufriedenheit des Patienten.

Aus Hilfsprozessen können Hauptprozesse hervorgehen, wie am Beispiel Hygiene eindrucksvoll als gelungenes Prozessmanagement zu demonstrieren ist. Aus einem anfänglich überschaubaren Hygieneplan und einigen regelmäßigen Tests bezüglich der Instrumentensterilisation entwickelte sich ein umfassendes Hygienemanagement, dessen Versäumnisse regelmäßig in den Medien nachzulesen sind. Das Anforderungsspektrum reicht von der auf kostenneutraler Selbstdisziplin beruhenden Händedesinfektion über eine fachgerechte Flächendesinfektion bis hin zur Aufbereitung von verschiedensten OP-Instrumentarien entsprechend ihrer Risiko-Klassifizierung. Dabei sind Selbstverständlichkeiten immer wieder in Erinnerung zu rufen und zu beachten, wie die Tatsache, dass Reinigung und Desinfektion wichtige Teilaspekte darstellen, aber nicht mit dem Gesamtbegriff Hygiene und schon gar nicht mit Sterilität verwechselt bzw. gleichgestellt werden dürfen. Reinigung bedeutet bloße Keimreduzierung und Reduzierung von Infektionsrisiken. Desinfektion beinhaltet die völlige Eliminierung von Keimen und das Ausschalten jeglicher Infektionsrisiken. Aber genau an solchen Begrifflichkeiten beginnt die eigentliche Prozessqualität.

Der Erfolg organisatorischer Maßnahmen ist messbar anhand der Ergebnisqualität und z. B. an der darin festgehalten Infektionsrate. Damit werden die Qualität in der operativen Medizin und der dafür erforderliche ökonomische Aufwand objektiv messbar, die zugrunde liegenden Qualitätskosten definierbar und ihre Erstattung durch Kostenträger als begründet und alternativlos gerechtfertigt. Denn Qualität in der Medizin und ihre einzelnen Prozesse verkörpern absolute Werte und sind schon gar nicht aus Kostengründen verhandelbar. Die eigentliche Frage muss vielmehr lauten: Welcher zusätzliche Ressourceneinsatz ist erforderlich, um eine verbesserte Struktur-, Prozess- und somit Ergebnisqualität zu erzielen?

Ein weiteres wichtiges Beispiel bezüglich einer optimalen Prozessqualität stellt die fachliche (Sub-)Spezialität (Kinder-)Anästhesie dar, die gerade beim ambulanten Operieren über den allgemeinen Facharztstandard hinausgehende Fähigkeiten voraussetzt. Hier sind klar definierte Qualitätsnachweise in apparativ-technischer sowie personell-fachlicher Hinsicht und altersbezogene Mindestzahlen vorgeschrieben. Werden Kinder ambulant operiert, dann gilt es, den noch immer nicht an allen Standorten berücksichtigten Kenntnissen gerecht zu werden, dass Kinder keine kleinen Erwachsenen sind. Dieser Merksatz trifft sowohl für Operateure als auch für Anästhesisten und Mitarbeiter beider Fachbereiche sowie für das Ambiente des unmittelbaren Umfeldes zu.

Unter Berücksichtigung der genannten Vorgehensweisen bedeutet ambulantes Operieren aus der Qualitätsperspektive ambulante Patientenversorgung aus einer und erster Hand ohne Informationsverluste. Ambulantes Operieren verkörpert per se die Prinzipien der integrierten Patientenversorgung fach- und sektorenübergreifend und beinhaltet ein hochwertiges, allumfassendes medizinisches Servicepaket für die behandelten Patienten inklusive einer 24-Stunden-Erreichbarkeit von Operateur und/oder Anästhesist. Von den verantwortlichen OP- Teams wird hierfür neben dem operativen Können eine hohe Kompetenz für eine zielgerichtete Kommunikation untereinander und mit den nach Hause zu entlassenden Patienten, deren Angehörigen oder Begleitpersonen vorausgesetzt.

1.3.1.2 Professionalität garantiert Qualität

Ärzte haben einen zunehmenden Spagat zwischen gesetzlich vorgegebener Eigenverantwortlichkeit (= Professionalität) und zunehmender staatlicher Ent- und Deprofessionalisierung bis hin zur fachlichen Entmündigung und diskutierten Abschaffung und somit indirekten Enteignung eigenfinanzierter und selbstständig geführter Praxiskliniken zu bewältigen.

Unter diesem Aspekt bedarf es einer kontinuierlichen Anpassung und Feinjustierung der eigenen Struktur- und Prozessqualitäten.

Professionelles ambulantes Operieren lässt sich unter dem Gesichtspunkt medizinischer und unternehmerischer Erfolge nur durch einen hohen Organisationsgrad bewerkstelligen, mit einem entsprechenden Praxis- und OP-Management im Sinne der Führung eines mittelständigen Unternehmens mit den Zielen: Kompetenz, medizinische Qualität, Leistung, Finanzen und Soziales.

1.3.1.3 Typische und vermeidbare Struktur- und Prozessdefizite

Effizienz und Effektivität von Qualitätsmanagement und Qualitätssicherung sind u. a. auch an den Ergebnissen von Praxisbegehungen abzulesen.

In deren Folge können sich die anschließenden Beispiele an typischen Qualitätsversäumnissen ergeben, die wiederum auf vorausgegangenen Struktur- und Prozessmängeln beruhen:

- Mängel bzw. Fehlen von regelmäßigen Gerätewartungen wie auch von Sterilisationseinheiten,
- Fehlen von Hygieneplänen sowie suboptimale Instrumentenaufbereitung,
- lückenhafte Sach- und Fachkundenachweise des Personals in Bezug auf Hygiene, Instrumentenaufbereitung und Röntgen,
- nicht regelkonforme Materiallagerung und Abfallbeseitigung sowie fehlende Unterscheidung zwischen Dienst- und Schutzkleidung.

Zu den genannten Punkten an Defiziten der Struktur- als auch Prozessqualität zählen auch fehlende regelmäßige Personalschulungen in fachspezifischen Qualifikationen, Lücken in der regelmäßigen Fortbildung für die Notfallversorgung sowie das Fehlen der betriebsärztlichen und sicherheitstechnischen Betreuung einer Praxisklinik bzw. eines ambulanten OP-Zentrums inklusive des regelmäßigen Elektro-Checks sämtlicher elektronisch betriebener Geräte und verschiedene andere Beispiele.

Ein jeweils praxisindividuell und fachspezifisch gelebtes und nicht nur in Papierform existentes Qualitätsmanagement mit entsprechender optimierter Struktur- und Prozessqualität entscheidet mittel- und langfristig auch über die Kostenstruktur einer ambulanten operativen Einheit. Hier gilt es, nicht nur medizinische Fehler zu vermeiden, sondern auch bereits Fehlentscheidungen in der Standortwahl sowie bei allen weiteren baulichen, personellen und apparativ-technischen Entscheidungen vorzubeugen.

Die Strukturqualität soll auf einen hohen technischen Standard ausgerichtet sein sowie höchste Hygienestandards gewährleisten. Technik unterstützt dabei, kann aber nicht die Umsetzung der eigentlichen Hygienemaßnahmen oder gar der chirurgisch-operativen Sorgfalt ersetzen.

1.3.1.4 Was ist bei der baulichen und technischen Ausstattung zu beachten?

Beides muss auf reibungslose Praxisabläufe (= Prozesse) inklusive kurzer Wegstrecken und Materiallieferung bzw. -entsorgung ausgerichtet sein. Vorausschauend sind bereits bauliche Vorbereitungen für spätere Innovationen zu treffen. Grundsätzlich gilt es zu bedenken, dass größere Umbaumaßnahmen in der Regel mit der Schließung des Praxis- bzw. Klinik- und OP-Betriebes einhergehen und währenddessen keine Erlöse erzielt werden können. Zudem bedürfen sie der vorherigen Genehmigung durch Gesundheitsamt und Gewerbeaufsicht.

Planung und Durchführung müssen unter Einhaltung aller gesetzlichen Vorschriften und Normen erfolgen, weshalb sich die Kooperation mit einem Praxisplaner empfiehlt, dessen Kompetenz mit entsprechenden Referenzen korrelieren sollte. Ebenso sind die Kontaktaufnahme, Rücksprache und ggf. Beratung mit der zuständigen Gesundheitsbehörde und dem Gewerbeaufsichtsamt vor jeder Umbaumaßnahme und nicht erst zur Inbetriebnahme Pflicht geworden.

Innenarchitektonische Glanzpunkte sind sicherlich positiv im Sinne von patienten- und mitarbeiterrelevanten Wohlfühlfaktoren zu bewerten, können aber nicht objektive Mängel ungeschehen machen. Sie stehen deshalb eher am Ende der baulichen Prioritätenliste.

Jede bauliche Maßnahme muss zusätzlich unter dem Gesichtspunkt der späteren Instandhaltung und der damit verbundenen Betriebskostenstruktur sowie einer aufwandsarmen Wartung erfolgen.

Es gilt abzuwägen zwischen technisch praktischen Lösungen und dem höheren Sicherheitsstandard bei aufwändigeren dezentralen Lösungen, wie am Beispiel der Wasser- und Trinkwasseraufbereitung anschaulich zu dokumentieren ist. Geschieht diese zentral, so gilt es, die Gefahr der Keimbesiedelung (z. B. Legionellen) zu bedenken und dieser präventiv zu begegnen. Wird hingegen einer Einzelplatzlösung der Vorzug gegeben, so entfällt dieser sehr entscheidende Gesichtspunkt.

Unabhängig davon, ob es sich definitionsgemäß um Eingriffsräume oder OP-Räume mit entsprechenden umfangreicheren Auflagen handelt – beide erfordern einen gemeinsamen Hygienebasisstandard.

Dieser schreibt die strikte Trennung zwischen Patienten und Personal hinsichtlich Umkleide und Toiletten vor, ferner eine ebenso strikte Abtrennung von Praxisräumen und OP-Abteilung sowie zwischen reiner und unreiner Seite bei Desinfektion und Sterilisation.

Ebenso ist eine Personalschleuse unerlässlich.

Die Materiallagerung muss geschlossen erfolgen und verlangt deshalb bereits in der Planung, entsprechende Schrankvorrichtungen in ausreichender Zahl und arbeitsergonomisch vernünftiger Erreichbarkeit sowie in Hinblick auf größere Lagerkapazitäten bei zukünftig höherem Materialbedarf.

Datenschutz im Interesse des einzelnen Patienten bedeutet allumfassenden Schutz vor unbefugter Einsichtnahme in Patientendaten und Befunde und vor den

Blicken und Ohren Dritter. Dementsprechend muss auch die Gestaltung der Räumlichkeiten und deren Zugänge in Hinblick auf die späteren Praxisabläufe geplant sein und realisiert werden.

Letztere sind auf das Patienten- und Behandlungsspektrum mit dem Ziel eines bestmöglichen Therapieerfolges und einer hohen Patientenzufriedenheit ausgerichtet. Es erweist sich erfahrungsgemäß in der Regel immer als die nur zweitbeste Option, wenn sich der spätere Praxisablauf suboptimal geplanten und nur schwerlich, aufwändig und deshalb kostenintensiv zu ändernden räumlichen Gegebenheiten anzupassen hat.

Nicht zu vergessen sind spezielle und gegebenenfalls unterschiedliche Vorgaben durch die jeweils zuständige KV und die Berufsgenossenschaft. Beides gilt es bereits am Beginn der Praxisplanung sorgfältig zu studieren und es ist bei den zuständigen Fachbereichsleitern nachzufragen. Die Schriftform dient dabei der späteren Beweisbarkeit.

Abschließend findet sich im Anhang (Tab. 1.3.1) zur besseren Übersicht eine Auflistung der gültigen Anforderungen an chirurgische Praxen und ambulante OP-Zentren, die es bei der Gründung, Planung, während der gesamten Bauphase und nach der Praxiseröffnung zu beachten gilt. Damit ist sicherlich noch nicht das gesamte Potenzial an Regulierungsmöglichkeiten endgültig ausgeschöpft.

Diese akribische Auflistung wurde von Herrn Dr. med. St. Dittrich vorgenommen, der sie dankenswerterweise dem Herausgeber und Verlag zum Abdruck zur Verfügung stellt.

Tab. 1.3.1: Ergänzende Zusammenstellung von Dr. St. Dittrich auf Basis der Inhaltsübersicht des Buches von Heinze, K. und Pfandzeller, R.: Regelung zum ambulanten Operieren – Erläuterungen der Gesetzlichen Grundlagen, Verordnungen, Richtlinien, Deutscher Ärzteverlag, Köln, 2012.

Anforderungen an eine chirurgische Praxis/ein ambulantes OP-Zentrum	
1	**Allgemeine rechtliche Anforderungen**
1.1	Sozialrecht (SGB V, SGB VII, Bundesmantelvertrag, Heil-, Hilfs, AM-Richtlinien)
1.2	Zivilrecht/Haftungsrecht
1.3	Strafrecht
1.4	Berufsrecht (Berufsordnung)
2	**Grundlegende rechtliche Anforderungen an ambulant operierende Ärzte**
2.1	Infektionsschutzgesetz (IfSG) – mit aktuellen Änderungen
2.2	Medizinproduktgesetz (MPG)
2.3	Medizinprodukte-Betreiberverordnung (MPBetreibV)
2.4	Medizinprodukte-Sicherheitsplanverordnung (MPSV)
2.5	Eichordnung (EO)
2.6	Arzneimittelgesetz (AMG)
2.7	Arzneimittelverschreibungsverordnung (AMVV)
2.8	Betäubungsmittelgesetz (BtMG)
2.9	Betäubungsmittel-Verschreibungsverordnung (BtMVV)

Tab. 1.3.1: Fortsetzung.

Anforderungen an eine chirurgische Praxis/ein ambulantes OP-Zentrum	
2.10	Gefahrstoffverordnung (GefStoffV)
2.11	Biostoffverordnung (BioStoffV)
2.12	Trinkwasserverordnung (TrinkwV 2001) – mit aktuellen Änderungen
2.13	Abwasserverordnung (AbwV)
2.14	Kreislaufwirtschafts- und Abfallgesetz (KrW-/AbfG)
2.15	Nachweisverordnung (NachwV)
2.16	Länderspezifische Regelungen – Gesetz über den öffentlichen Gesundheitsdienst
2.17	Datenschutzgesetz
3	**Rechtliche Anforderungen an ambulant operierende Ärzte mit spezieller Ausrichtung**
3.1	Röntgenverordnung (RöV)
3.2	Strahlenschutzverordnung (StrlSchV)
3.3	Gesetz zum Schutz vor nichtionisierender Strahlung bei der Anwendung beim Menschen (NiSG)
3.4	Transfusionsgesetz (TFG)
3.5	Transfusionsgesetz-Meldeverordnung (TFGMV)
3.6	Transplantationsgesetz (TPG)
4	**Regelungen, die den Stand der Technik definieren**
4.1	Empfehlung der Kommission für Krankenhaushygiene und Infektionsprävention des Robert Koch-Instituts
4.2	Berufsgenossenschaftliche Vorschriften und Regelwerke
4.3	Technische Regeln
4.3.1	Technische Regeln für Gefahrstoffe
4.3.2	Technische Regeln für biologische Arbeitsstoffe
4.4	Normen (DIN-Normen – z. B. zur Aufbereitung von Medizinprodukten)
5	**Sozialrechtliche Vorgaben**
5.1	Vertrag nach § 115b Abs. 1 SGB V – Ambulantes Operieren und stationsersetzende Eingriffe im Krankenhaus (AOP-Vertrag)
5.2	Vereinbarung von Qualitätssicherungsmaßnahmen nach § 135 Abs. 2 SGB V zum ambulanten OP – Qualitätssicherungsvereinbarung Ambulantes Operieren – Qualitätssicherungsmaßnahme Arthroskopie
5.3	Qualitätssicherungsrichtlinie Sonographie
6	**Bauliche Voraussetzungen**
6.1	Richtlinien der Bundesärztekammer zur Qualitätssicherung ambulanter Operationen
6.1.1	Bauliche Anforderungen
6.1.2	Apparativ-technische und sonstige Anforderungen
6.1.3	Hygienische Anforderungen
6.2	RKI-Empfehlungen
6.3	Vorgaben der Berufsgenossenschaft BGR250/TRBA250 – Biologische Arbeitsstoffe im Gesundheitswesen und in der Wohlfahrtspflege, BGR181 – Fußböden in Arbeitsräumen und Arbeitsbereichen mit Rutschgefahr
6.4	Bauliche Maßnahmen beim Einsatz von Lasern
6.5	Ausstattung eines anästhesiologischen Arbeitsplatzes

Tab. 1.3.1: Fortsetzung.

Anforderungen an eine chirurgische Praxis/ein ambulantes OP-Zentrum	
7	**Rechtliche Vorgaben an den ambulant operierenden Arzt als Arbeitgeber**
7.1	Arbeitsschutzgesetz
7.2	Arbeitsschutzverordnung zu künstlicher optischer Strahlung
7.3	Arbeitsstättenverordnung
7.4	Bildschirmarbeitsverordnung
7.5	Lastenhandhabungsverordnung
7.6	Verordnung zur Übersicherheit und zum Gesundheitsschutz bei der Benutzung persönlicher Schutzausrüstungen bei der Arbeit
7.7	Verordnung zur arbeitsmedizinischen Vorsorge
7.8	Gesetz über Betriebsärzte, Sicherheitsingenieure und andere Fachkräfte für Arbeitssicherheit
7.9	Verordnung über Sicherheit und Gesundheitsschutz bei der Bereitstellung von Arbeitsmitteln und deren Benutzung bei der Arbeit, über Sicherheit beim Betrieb überwachungsbedürftiger Anlagen und über die Organisation des betrieblichen Arbeitsschutzes (Betriebssicherheits-verordnung)
7.10	Arbeitszeitgesetz
7.11	Allgemeines Gleichbehandlungsgesetz
7.12	Mutterschutzgesetz
7.13	Verordnung zum Schutze der Mütter am Arbeitsplatz
7.14	Jugendarbeitsschutzgesetz

Rainer Woischke

1.3.2 Gesetzliche Grundlagen und ihre praktische Umsetzung für die Struktur- und Prozessqualität

1.3.2.1 Definition ambulante Operation

Der Begriff **„ambulante Operation"** ist nach allgemeiner Übereinstimmung definiert als Bezeichnung für diejenigen operativen Eingriffe, **bei denen der Patient die Nacht vor und nach der Operation zuhause verbringt**.

Daneben existieren vielfältige andere Definitionen, die zum Teil auch andersartige Prozessabläufe charakterisieren. Gleichzusetzen mit dem Begriff der ambulanten Operation sind dabei die Abläufe, die unter den Bezeichnungen **Tageschirurgie, day surgery, praxisambulante Operation** definiert sind.

Abweichend davon wird auch die **kurzzeitstationäre Chirurgie oder short stay surgery** unter dem Oberbegriff des ambulanten Operierens angeführt. Letztere ist aber nicht zuletzt auch wegen der grundsätzlich anderen wirtschaftlichen Rahmenbedingungen sowohl auf der Kostenseite als auch vor allem auf der Erlösseite mit der eigentlichen ambulanten Operation **nicht vergleichbar** [1].

1.3.2.2 Definition Praxisklinik – Tagesklinik

(a) Haftpflichtversicherung von Operateuren oder Anästhesisten
Wichtig ist hierbei die richtige Darstellung gegenüber der Arzt-Haftpflichtversicherung des Operateurs und Anästhesisten, weil es für die Versicherung ein erheblicher Unterschied ist, ob eine Praxisklinik oder eine Tagesklinik besteht, was sich natürlich in den Kosten bemerkbar macht.

Eine passende Erklärung findet sich bei der Landesärztekammer Baden-Württemberg mit ihren Bezirksärztekammern unter dem Merkblatt über den Internetauftritt von Ärztinnen und Ärzten (Stand: August 2013):

(b) Tagesklinik
Mit dem gesetzlich nicht definierten, von der Rechtsprechung aber wiederholt behandelten **Begriff „Tagesklinik"** können medizinische Einrichtungen dann bezeichnet werden, wenn eine stationäre Unterbringung grundsätzlich – wenn auch nicht über den Tag hinaus – möglich ist.

Tageskliniken sind Einrichtungen der teilstationären Patientenversorgung. Oftmals werden die Patienten nach einem bestimmten Konzept über einen längeren Zeitraum tagsüber behandelt (bpsw. im Rahmen einer Psychotherapie).

Ob für eine Tagesklinik eine Konzession gemäß § 30 GewO erforderlich ist, ist strittig, denn einige Gewerbeämter sind der Auffassung, es handele sich nicht um Krankenanstalten i. S. d. GewO.

(c) Praxisklinik
Mit dem Begriff „Praxisklinik" bietet das ärztliche Berufsrecht niedergelassenen Ärzten die Möglichkeit, ihre Praxis unter bestimmten Voraussetzungen

- u. a. mindestens zwei Krankenpflegebetten, Sicherstellung der adäquaten ärztlichen und pflegerischen Betreuung, Beachtung der einschlägigen Qualitätssicherungsregelungen, insbesondere der Richtlinien der Bundesärztekammer zur Qualitätssicherung bei ambulanten Operationen

zusätzlich anzukündigen.

Eine Praxisklinik nach der Berufsordnung der Landesärztekammer Baden-Württemberg ist **keine konzessionspflichtige Krankenanstalt i. S. d. Gewerbeordnung,** sondern eine um vorsorglich vorgehaltene Einrichtungen **erweiterte bzw. aufgerüstete Praxis eines niedergelassenen Arztes**. Eine regelhafte (voll- bzw. teil-)stationäre Versorgung der Patienten erfolgt hier nicht.

Zu unterscheiden ist die Praxisklinik im Sinne des Berufsrechts von der Praxisklinik i. S. d. § 115 Abs. 2 Nr. 1 SGB V (siehe unten).

Näheres hierzu findet sich unter: www.aerztekammer-bw.de/10aerzte/40merkblaetter/10merkblaetter/praxisklinik.pdf

Eine praktikable Erklärung ist auch der Internetseite der BLAEK zu entnehmen: BayBO 27.06.2013, Seite 1, Erläuterungen zum Vollzug der Bestimmungen der Berufsordnung für die Ärzte Bayerns zur Darstellung des Arztes in der Öffentlichkeit [3]:

„Praxisklinik“ ist ein organisatorischer Hinweis, der über eine besondere Versorgungsweise und Ausstattung **einer Arztpraxis** informiert. Der Hinweis darf **nicht in einer Weise** erfolgen, **die eine Verwechslungsgefahr mit einer konzessionierten Privatkrankenanstalt nach § 30 Gewerbeordnung** (z. B. durch Firmierungen wie „Augenklinik“, „XY-Klinik“) **oder** öffentlich-rechtlichen Krankenhäusern bzw. deren besonderen Versorgungsformen, **wie z. B. Tagesklinik**, begründen würde.

Er darf also laut BayBO 27.06.2013, Seite 11, nicht den Eindruck einer vom Arzt unabhängigen, rechtlich selbstständigen Institution erwecken (vgl. auch § 18 Abs. 2 des Handelsgesetzbuches analog – Näheres hierzu siehe unten). Dieser organisatorische Hinweis „Praxisklinik“ sollte zur Vermeidung einer Irreführungsgefahr unseres Erachtens also nicht dem Arztnamen vorangestellt werden!

1.3.2.3 Richtlinien der BÄK und des RKI, 3-seitige Verträge und SGB V

Richtlinie der Bundesärztekammer zur Qualitätssicherung ambulanter Operationen (13. April 1994) [2]

1 Begriffsdefinition

Die **ambulante Operation** ist dadurch gekennzeichnet, dass **der Patient** im Allgemeinen **die Nacht vor und nach dem Eingriff zuhause verbringt**. ...

2 Ziel

Das Ziel ist sicherzustellen, dass der Patient durch den ambulant durchgeführten Eingriff während der prä-, peri- und postoperativen Behandlung **keinem höheren Risiko** (auch im Zusammenhang mit der postoperativen Betreuung) **ausgesetzt sein darf als bei einer Behandlung unter stationären Bedingungen.**

3 Anforderungen

3.1 Qualitätssicherung in den einzelnen Fachgebieten

3.2 Strukturqualität

3.2.1 Persönliche Qualifikation der ambulant operierenden Ärzte/Anästhesisten

3.2.2 Qualifikation des Assistenzpersonals

3.2.3 Räumliche, apparative und hygienische Anforderungen

3.2.4 Allgemeine organisatorische Anforderungen

→ siehe unten § 135 SGB V

3.3 Prozessqualität In jedem Fall sind durchzuführen und zu dokumentieren:

3.3.1 Präoperative Diagnostik und Therapie

1. Indikation zur Operation sicherstellen, in dem zu dokumentierenden Beratungsgespräch mit dem Patienten zu erörtern sind
Notwendigkeit und Möglichkeiten der Nachbetreuung: ... das regionale Umfeld, in dem die Nachsorge gesichert werden muss ..., z. B.: Fähigkeit und Bereitschaft der Angehörigen zur häuslichen Hilfe, Wohnverhältnisse, Sprachprobleme, Telefon) ...
3. Der für die Operation verantwortliche Arzt entscheidet über Art und Umfang der Operation.
Dies ist in dem zu **dokumentierenden Aufklärungsgespräch rechtzeitig und ausführlich mit dem Patienten zu erörtern.**

Praktische Anmerkung: Juristische Faustregel: Patient(in) soll wenigstens „die Nacht überschlafen" bis zur OP – außer bei Notfällen!

3.3.2 **Ambulante Operationen/Anästhesien**

3.3.3 **Behandlung nach der Operation**

1. Der Operateur/Anästhesist hat durch eine zu dokumentierende **Abschlussvisite** sicherzustellen, dass der Patient ohne erkennbare Gefahr in die ambulante Behandlung und Betreuung entlassen werden kann.

2. Nachbehandlung

3.4 **Ergebnisqualität**

ANLAGE 1: Mindestanforderungen an die bauliche, apparativ-technische und hygienische Ausstattung

Weiteres dazu steht in der jetzt aktuellen Version: **§ 4 Organisatorische Voraussetzungen § 135 SGB V**

Vereinbarung von Qualitätssicherungsmaßnahmen beim ambulanten Operieren gemäß § 14 des Vertrages nach § 115 b Abs. 1 SGB V, Stand: 13.06.1994 [4]

zwischen

1. dem AOK-Bundesverband, Bonn; dem Bundesverband der Betriebskrankenkassen, Essen; dem IKK-Bundesverband, Bergisch Gladbach; der See-Krankenkasse, Hamburg; dem Bundesverband der landwirtschaftlichen Krankenkassen, Kassel; der Bundesknappschaft, Bochum; dem Verband der Angestellten-Krankenkassen e. V., Siegburg; dem AEV-Arbeiter-Ersatzkassen-Verband e. V., Siegburg und
2. der Deutschen Krankenhausgesellschaft, Düsseldorf sowie
3. der Kassenärztlichen Bundesvereinigung, Köln.

bestehen „3-seitige Verträge"

Anforderungen der Hygiene bei Operationen und anderen invasiven Eingriffen [5]

Mitteilung der KRINKO am RKI
Bundesgesundheitsbl. 43 (2000): 644–648 [6]

Hier werden nicht nur Richtlinien für baulich-funktionelle Anforderungen, sondern v. a. für 2.2 Betrieblich-organisatorische Anforderungen vorgegeben [5].

Diese Inhalte sind immer noch aktuell!

Qualitätssicherungsvereinbarung nach § 115b SGB V (01.10.06)

Vereinbarung von Qualitätssicherungsmaßnahmen bei ambulanten Operationen und stationsersetzenden Eingriffen einschließlich der notwendigen Anästhesien gemäß § 115b Abs. 1 Satz 1 Nr. 3 SGB V

Diese enthält vieles Wichtige aus den drei vorhergehenden Vorschriften: Den Richtlinien der BÄK, den 3-seitigen Verträgen und den Richtlinien des RKI, und wurde abgelöst von **QS-Maßnahmen § 135 Abs. 2 SGB V (**siehe unten).

zusätzlich enthalten und **immer noch aktuell:**

Anlage 1 C

zur Vereinbarung von Qualitätssicherungsmaßnahmen bei ambulanten Operationen und stationsersetzenden Eingriffen gemäß § 115b Abs. 1 SGB V: **Qualitätssicherungsvereinbarung (01.10.06)**

zur Durchführung von Arthroskopien im Krankenhaus gemäß § 1 Abs. 2 der Vereinbarung von Qualitätssicherungsmaßnahmen bei ambulanten Operationen und stationsersetzenden Eingriffen einschließlich der notwendigen Anästhesien gemäß § 115b Abs. 1 Satz 1 Nr. 3 SGB V

Grundlage: Qualifikationsvoraussetzungen gemäß § 135 Abs. 2 SGB V zur Ausführung und Abrechnung arthroskopischer Leistungen **(Arthroskopie-Vereinbarung vom 08.09.1994)**

§ 1 Inhalt
Diese Vereinbarung regelt die Voraussetzungen für die Ausführung und Abrechnung von arthroskopischen Leistungen im Zusammenhang mit der Erbringung von Leistungen nach § 115b SGB V durch Ärzte in Krankenhäusern nach Maßgabe des Einheitlichen Bewertungsmaßstabes (EBM).

§ 2 Fachliche Befähigung

(1) Die fachliche Befähigung für die Ausführung und Abrechnung von arthroskopischen Leistungen gilt gegenüber der Landeskommission gemäß

§ 9 der Qualitätssicherungsvereinbarung als nachgewiesen, wenn der Arzt

1. diese fachliche Befähigung nach Maßgabe der fakultativen Weiterbildung **Spezielle Orthopädische Chirurgie im Gebiet Orthopädie** erworben hat oder

2. für die arthroskopische Behandlung posttraumatischer Krankheitszustände nach Maßgabe der Weiterbildungsordnung berechtigt ist, die **Schwerpunktbezeichnung Unfallchirurgie** zu führen. Ärzte mit der Berechtigung zum Führen der Schwerpunktbezeichnung Unfallchirurgie, die über diese Krankheitszustände hinausgehende arthroskopische Behandlungen durchführen wollen, müssen unter Anrechnung der auf Grund der Weiterbildungsordnung für diese Schwerpunktbezeichnung geforderten Untersuchungszahlen die in Abs. 2 festgelegten fachlichen Anforderungen erfüllen.

(2) Soweit eine Weiterbildung nach Abs. 1 nicht stattgefunden hat, gilt die fachliche Befähigung für die Ausführung und Abrechnung von arthroskopischen Leistungen als nachgewiesen, wenn der die Eingriffe durchführende Arzt die Berechtigung zum Führen der Gebietsbezeichnung Chirurgie oder Orthopädie nachweisen kann und insgesamt **mindestens 180 arthroskopische Operationen** selbständig unter der Anleitung eines zur Weiterbildung nach dem Weiterbildungsrecht befugten Arztes durchgeführt hat. Davon müssen mindestens **jeweils 30 der nachfolgend aufgeführten arthroskopischen Operationen** durchgeführt worden sein:

- arthroskopische Operation mit Meniskus-(Teil-)Resektion, Plica-(Teil-) Resektion, (Teil-)Resektion des Hoffaschen Fettkörpers und/oder Entfernung freier Gelenkkörper,
- arthroskopische Operation mit Knorpelglättung(en), Pridie-Bohrung(en), Patella-Shaving, Lateral-Release und/oder Entfernung eines Meniskusganglions,
- arthroskopische Operation mit Synovektomie, gelenkplastischer Abrasio, Fixierung von Knorpeldissekaten, Patellazügelung, Meniskusdraht, Meniskusrefixation, Bandnaht, Bandraffung und/oder plastischem Ersatz eines Bandes.

Von den 180 arthroskopischen Operationen können anstelle der Arthroskopien nach a–c auch mindestens jeweils 30 der nachfolgend aufgeführten arthroskopischen Operationen durchgeführt werden:

- resezierende arthroskopische Operation und/oder arthroskopische Kapsel-Band-Spaltung und/oder arthroskopisch-instrumentelle Entfernung freier Gelenkkörper und/oder (sub-)totale Synovektomie,
- rekonstruktive arthroskopische Operation.

§ 3 Räumliche und apparative Voraussetzungen

Über die in der Vereinbarung von Qualitätssicherungsmaßnahmen bei ambulanten Operationen und stationsersetzenden Eingriffen einschließlich der notwendigen Anästhesien gemäß § 115b Abs. 1 SGB V festgelegten Anforderungen **hinaus, sind folgende Voraussetzungen zu erfüllen:**

... zusätzlich **Fernsehkette.**

Gemeinsame Erklärung der Partner des Vertrages gemäß § 115b Abs. 1 SGB V zur Qualitätssicherung beim ambulanten Operieren (28.11.11):

Der GKV-Spitzenverband, (Spitzenverband Bund der Krankenkassen) K.d.ö.R., Berlin, die Deutsche Krankenhausgesellschaft e.V., Berlin und die Kassenärztliche Bundesvereinigung, K.d.ö.R., Berlin geben als Partner des Vertrages gemäß § 115b Abs. 1 SGB V zur Qualitätssicherung beim ambulanten Operieren gemeinsam folgende Erklärung ab:

Durch das Gesetz zur Stärkung des Wettbewerbs in der gesetzlichen Krankenversicherung (GKV-WSG) **vom 26.03.2007 ist die Möglichkeit einer dreiseitigen Vereinbarung von Maßnahmen der Qualitätssicherung durch die Vertragspartner auf Bundesebene in § 115b Abs. 1 SGB V entfallen.**

Gemäß § 137 Abs. 1 Satz 1 Nr. 1 SGB V in der seit dem 01.07.2008 geltenden Fassung bestimmt der Gemeinsame Bundesausschuss (G-BA) durch Richtlinien ... die verpflichtenden Maßnahmen der Qualitätssicherung nach § 115b Abs. 1 Satz 3 SGB V.

Vor diesem Hintergrund erklären die Vertragspartner hiermit gemeinsam, dass die Strukturqualitätsanforderungen der Qualitätssicherungsvereinbarung vom 01.10.2006 (dort §§ 3 bis 7) so lange weiterhin zur Anwendung kommen sollen, bis der G-BA für diesen Bereich Regelungen getroffen hat.

Zur Sicherstellung der Verbindlichkeit haben die Partner der Bundesmantelverträge die **Geltung der Strukturqualitätsanforderungen der Qualitätssicherungsvereinbarung vom 01.10.2006 (dort §§ 3 bis 7) in einer Vereinbarung nach § 135 Abs. 2 SGB V (dort §§ 3 bis 6)** geregelt. Diese Vereinbarung nach § 135 Abs. 2 SGB V gilt nur so lange, bis der G-BA die ihm zugewiesene Aufgabe aus § 137 Abs. 1 Satz 1 Nr. 1 SGB V wahrgenommen hat.

Folglich unterliegt QS beim ambulanten Operieren nicht mehr § 115b Abs. 1 SGB V, sondern § 135 Abs. 2 SGB V:

Somit gilt aktuell die Vereinbarung von Qualitätssicherungsmaßnahmen nach § 135 Abs. 2 SGB V zum ambulanten Operieren (Qualitätssicherungsvereinbarung ambulantes Operieren) vom 28.11.2011:

Abschnitt A Allgemeine Bestimmungen

§ 1 Ziel und Inhalt

Diese Vereinbarung ist eine Maßnahme zur Qualitätssicherung, mit welcher die Qualität ambulanter Operationen in der vertragsärztlichen Versorgung gesichert werden soll. **Die Vereinbarung regelt die fachlichen, organisatorischen, hygienischen, räumlichen und apparativ-technischen Voraussetzungen für die Ausführung und Abrechnung von Leistungen nach Kapitel 31.2 EBM,** die Leistungen in **Anlage 1 Abschnitt 1** zum Vertrag nach § 115b SGB V betreffen, sowie die für die Ausführung und Abrechnung von in **Anlage 1 Abschnitt 2 und 3** zum Vertrag nach § 115b SGB V genannten EBM-Leistungen (im Folgenden „Eingriffe nach § 115b SGB V") (**Näheres hierzu siehe unten).**

§ 2 Genehmigung

(1) **Die Ausführung und Abrechnung von Eingriffen gemäß § 115b SGB V** im Rahmen der vertragsärztlichen Versorgung durch die an der vertragsärztlichen Versorgung teilnehmenden Ärzte **ist erst nach Erteilung der Genehmigung durch die Kassenärztliche Vereinigung zulässig.** Die Genehmigung ist zu erteilen, wenn der Arzt die Voraussetzungen nach den §§ 3 bis 6 vollständig erfüllt. Hiervon unberührt bleibt eine mögliche zusätzliche Genehmigungspflicht aufgrund anderer fachspezifischer Qualitätssicherungsvereinbarungen gemäß § 135 Abs. 2 SGB V.

(2) Die Erfüllung der in Absatz 1 genannten Voraussetzungen ist gegenüber der Kassenärztlichen Vereinigung nachzuweisen. Das Verfahren richtet sich nach Abschnitt C dieser Vereinbarung in Verbindung mit der Rahmenvereinbarung für Qualitätssicherungsvereinbarungen nach § 135 Abs. 2 SGB V sowie mit den Richtlinien der Kassenärztlichen Bundesvereinigung für Verfahren zur Qualitätssicherung nach § 75 Abs. 7 SGB V.

Abschnitt B Genehmigungsvoraussetzungen

§ 3 Fachliche Befähigung

(1) **Eingriffe gemäß § 115b SGB V** werden nach dem jeweilig zum Behandlungszeitpunkt geltenden **Facharztstandard** erbracht. Danach sind die Eingriffe gemäß § 115b SGB V **nur von Fachärzten, unter Assistenz von Fachärzten oder unter deren unmittelbarer Aufsicht und Weisung mit der Möglichkeit des unverzüglichen Eingreifens zu erbringen.**

(2) Ist für bestimmte Eingriffe gemäß § 115b SGB V über das Recht zum Führen einer Facharztbezeichnung hinaus nach den jeweils gültigen Weiterbildungsordnungen der Erwerb einer Schwerpunktbezeichnung, einer Fachkunde und/oder der Abschluss einer fakultativen Weiterbildung Voraussetzung, können solche Eingriffe nur erbracht werden, wenn der erfolgreiche Abschluss dieser zusätzlichen Weiterbildung durch entsprechende Zeugnisse und/oder Bescheinigungen nachgewiesen worden ist (Protokollnotiz: Zeugnisse und Bescheinigungen gemäß der früheren (Muster-) WBO (vor 2003) gelten weiter).

§ 4 Organisatorische Voraussetzungen

(1) Die organisatorischen Voraussetzungen sind:

- **ständige Erreichbarkeit der Einrichtung oder des Operateurs bzw. behandelnden Arztes für den Patienten**
- Dokumentation der ausführlichen und umfassenden Information des Patienten über den operativen Eingriff und die ggf. notwendige Anästhesie (alternative Möglichkeiten der Durchführung und Nachbehandlung)
- geregelter Informations- und Dokumentenfluss zwischen den beteiligten Ärzten
- **sind der vorbehandelnde Arzt und der Operateur bzw. behandelnde Arzt nicht identisch, muss eine Kooperation für die Weiterbehandlung gewährleistet sein**
- sind der Operateur bzw. behandelnde Arzt und der nachbehandelnde Arzt nicht identisch, muss eine Kooperation für die Nachbehandlung gewährleistet sein
- geregelte Abfallentsorgung entsprechend den gesetzlichen Bestimmungen
- Die Einrichtung, in der Eingriffe gemäß § 115b SGB V durchgeführt werden, muss über einen Organisationsplan für Notfälle/**Notfallplan** für Zwischenfälle verfügen. Das Personal muss an regelmäßigen **Fortbildungen im Notfall-Management** teilnehmen. Entsprechend dem Leistungsspektrum ist die **Durchführung geeigneter Reanimationsmaßnahmen** zu gewährleisten. Einrichtungen, die Eingriffe gemäß § 115b SGB V erbringen, müssen die Notfallversorgung sicherstellen.

Regelungen für OP-Assistenz:

- Ist bei Eingriffen gemäß § 115b SGB V ärztliche Assistenz erforderlich, so hat der Arzt sicherzustellen, dass hinzugezogene Assistenten über die bei jedem individuellen Eingriff erforderliche Erfahrung und den medizinischen Kenntnisstand verfügen.

Falls keine ärztliche Assistenz bei Eingriffen nach § 115b SGB V erforderlich ist, muss mindestens **ein qualifizierter Mitarbeiter mit abgeschlossener Ausbildung in einem nichtärztlichen Heilberuf oder im Beruf als Medizinische Fachangestellte als unmittelbare Assistenz** anwesend sein.

Springertätigkeit:

Weiterhin muss eine Hilfskraft (mindestens in Bereitschaft) sowie, falls medizinisch erforderlich, auch für Anästhesien ein Mitarbeiter mit entsprechenden Kenntnissen anwesend sein.

(2) siehe Vereinbarung

§ 5 Hygienische Voraussetzungen

Die hygienischen Voraussetzungen sind:

- Anwendung fachgerechter Reinigungs-, Desinfektions- und Sterilisationsverfahren
- sachgerechte Aufbereitung der Medizinprodukte
- Dokumentationen über Infektionen nach Infektionsschutzgesetz (IfSG)
- Hygieneplan nach IfSG

§ 6 Räumliche und apparativ-technische Voraussetzungen

(1) Die Eingriffe gemäß § 115b SGB V gliedern sich nach Ausmaß und Gefährdungsgrad auf der Grundlage der Empfehlungen des Robert Koch-Institutes (Veröffentlicht im Bundesgesundheitsblatt 8/2000 (S. 644–648) und 4/2002 (S. 412–414)) in:

1. Operationen,
2. kleinere invasive Eingriffe,
3. invasive Untersuchungen, vergleichbare Maßnahmen und Behandlungen,
4. Endoskopien.

(2) Die Voraussetzungen an die räumliche und apparativ-technische Ausstattung sind:

1. Operationen

a. Räumliche Ausstattung

- Operationsraum,
- Personalumkleidebereich mit Waschbecken und Vorrichtung zur Durchführung der Händedesinfektion,
- Raum für die Aufbereitung von Geräten und Instrumenten, Entsorgungsübergaberaum für unreine Güter, Raum für Putzmittel. Eine Kombination dieser drei Räume ist möglich,
- Räume oder Flächen für das Lagern von Sterilgut und reinen Geräten,
- ggf. Ruheraum/Aufwachraum für Patienten,
- ggf. Umkleidebereich für Patienten.

b. Apparativ-technische Voraussetzungen

i. Operationsraum

- Raumoberflächen (z. B. Wandbelag), Oberflächen von betrieblichen Einbauten (z. B. Türen, Regalsystem, Lampen) und Geräteoberflächen müssen problemlos feucht gereinigt und desinfiziert werden können, der Fußbodenbelag muss flüssigkeitsdicht sein,
- Lichtquellen zur fachgerechten Ausleuchtung des Operationsraumes und des Operationsgebietes mit Sicherung durch Stromausfallüberbrückung, auch zur Sicherung des Monitorings lebenswichtiger Funktionen oder durch netzunabhängige Stromquelle mit operationsentsprechender Lichtstärke als Notbeleuchtung,
- Entlüftungsmöglichkeiten unter Berücksichtigung der eingesetzten Anästhesieverfahren und der hygienischen Anforderungen.

ii. Wascheinrichtung
- zweckentsprechende Armaturen und Sanitärkeramik zur chirurgischen Händedesinfektion.

iii. Instrumentarium und Geräte
- Instrumentarium zur Reanimation und Geräte zur manuellen Beatmung, Sauerstoffversorgung und Absaugung,
- Geräte zur Infusions- und Schockbehandlung,
- OP-Tisch/-Stuhl mit fachgerechten Lagerungsmöglichkeiten,
- fachspezifisches, operatives Instrumentarium mit ausreichenden Reserveinstrumenten,
- ggf. Anästhesie- bzw. Narkosegerät mit Spezialinstrumentarium (kann auch vom Anästhesisten gestellt werden).

iv. Arzneimittel, Operationstextilien, Verband- und Verbrauchsmaterial
- Notfallmedikamente zu sofortigem Zugriff und Anwendung,
- Operationstextilien bzw. entsprechendes Einmal-Material, in Art und Menge so bemessen, dass ggf. ein Wechsel auch während des Eingriffs erfolgen kann,
- Infusionslösungen, Verband- und Nahtmaterial, sonstiges Verbrauchsmaterial.

2. Kleinere invasive Eingriffe

a. Räumliche Ausstattung
- Eingriffsraum,
- Umkleidemöglichkeit für das Personal (einschließlich der Möglichkeit zur Händedesinfektion und zur Entsorgung), getrennt vom Eingriffsraum,
- Fläche für die Lagerung, Entsorgung und Aufbereitung von Geräten bzw. Verbrauchsmaterial,
- ggf. Ruheraum für Patienten,
- ggf. Umkleidebereich für Patienten.

b. Apparativ-technische Voraussetzungen

i. Eingriffsraum
- Raumoberflächen (z. B. Wandbelag), Oberflächen von betrieblichen Einbauten (z. B. Türen, Regalsystem, Lampen) und Geräteoberflächen müssen problemlos feucht gereinigt und desinfiziert werden können, ggf. flüssigkeitsdichter Fußbodenbelag.

ii. Wascheinrichtung
- zweckentsprechende Armaturen und Sanitärkeramik zur chirurgischen Händedesinfektion.

Darüber hinaus sind nach Art und Schwere des Eingriffs und dem Gesundheitszustand des Patienten entsprechend folgende Voraussetzungen zu erfüllen:
iii. Instrumentarium und Geräte
- fachspezifisches, operatives Instrumentarium mit ausreichenden Reserveinstrumenten,
- Geräte zur Infusions- und Schockbehandlung,
- Anästhesie- bzw. Narkosegerät mit Spezialinstrumentarium (kann auch vom Anästhesisten gestellt werden),
- Instrumentarium zur Reanimation und Geräte zur manuellen Beatmung, Sauerstoffversorgung und Absaugung.

iv. Arzneimittel, Operationstextilien, Verband- und Verbrauchsmaterial
- Notfallmedikamente zu sofortigem Zugriff und Anwendung,
- Operationstextilien bzw. entsprechendes Einmal-Material, in Art und Menge so bemessen, dass ggf. ein Wechsel auch während des Eingriffs erfolgen kann,
- Infusionslösungen, Verband- und Nahtmaterial, sonstiges Verbrauchsmaterial.

3. Invasive Untersuchungen, vergleichbare Maßnahmen und Behandlungen + 4. Endoskopien,
+(3) Für Laserbehandlungen außerhalb der Körperhöhle (siehe in der Vereinbarung),
(4) Leistungen siehe Ausnahmen, siehe Anlage der Vereinbarung,
(5) Die ordnungsgemäße Erfüllung der organisatorischen, baulichen, apparativtechnischen und hygienischen Anforderungen wird insbesondere dann angenommen, wenn die Empfehlungen der Kommission für Krankenhaushygiene und Infektionsprävention am Robert Koch-Institut beachtet werden.
(6) ...

AOP-Vertrag 16.5.14

Vertrag nach § 115b Abs. 1 SGB V – Ambulantes Operieren und sonstige stationsersetzende Eingriffe im Krankenhaus – zwischen dem GKV-Spitzenverband, Berlin, und der Deutschen Krankenhausgesellschaft e. V., Berlin, sowie der Kassenärztlichen Bundesvereinigung, Berlin.

Welche Bestimmungen und Regelungen fallen unter den Katalog gemäß § 115b SGB V? Von sehr großer Wichtigkeit ist dabei Anlage 1 zum Vertrag nach § 115b Abs. 1 SGB V = Katalog ambulant durchführbarer Operationen und sonstiger stationsersetzender Eingriffe gemäß § 115b SGB V im Krankenhaus, Stand: 19.01.2015:

Abschnitt 1: Ambulant durchführbare Operationen und sonstige stationsersetzende Eingriffe gemäß § 115 b SGB V aus Anhang 2 zu Kapitel 31 des EBM

Die Zuordnung der jeweils zutreffenden EBM-Leistung erfolgt laut gültigem Anhang 2 des EBM.

Abschnitt 2: Ambulant durchführbare Operationen und sonstige stationsersetzende Eingriffe gemäß § 115 b SGB V außerhalb Anhang 2 zu Kapitel 31 des EBM

Die Zuordnung der zutreffenden EBM-Leistung zu den einzelnen OPS-Codes ist diesem Abschnitt 2 zu entnehmen.

Abschnitt 3: Ambulant durchführbare Operationen und sonstige stationsersetzende Eingriffe gemäß § 115b SGB V des EBM ohne OPS-Zuordnung

Anmerkungen zum AOP-Katalog 2015 entsprechend Protokollnotiz zur Sitzung der AG Katalog nach § 115b SGB V am 03.11.2006:

Ad Abschnitt 2

beinhaltet ambulant durchführbare Operationen und sonstige stationsersetzende Eingriffe gem. § 115 b SGB V, die im EBM außerhalb des Anhanges 2 zu Kapitel 31 aufgeführt sind. Hier finden sich im Gegensatz zu Abschnitt 1 neben dem OPS und den Kategorien auch Angaben über die dazugehörigen EBM-Leistungen. Dies ergibt sich aus dem Umstand, dass für diese Leistungen im EBM keine eindeutige Zuordnung von OPS-Codes zu EBM-Ziffern existiert. Für die Operationen und Eingriffe des Abschnittes 2 gilt die Leistungsbeschreibung des OPS.

Ad Abschnitt 3

enthält ambulant durchführbare Operationen und sonstige stationsersetzende Leistungen gem. § 115 b SGB V ohne OPS-Zuordnung. Das heißt, hier werden ausschließlich EBM-Leistungen aufgeführt. Aufgrund inhaltlicher Differenzen in der Leistungsbeschreibung von EBM und OPS wurde auf eine Zuordnung von OPS-Codes zu den einzelnen EBM-Leistungen verzichtet. Für die Operationen und Eingriffe des Abschnittes 3 gilt die Leistungsbeschreibung des EBM.

Es werden folgende Kategorien unterschieden:

Leistungen, die in der Regel ambulant erbracht werden können, sind mit der Ziffer **„1“** gekennzeichnet.

Leistungen, bei denen sowohl eine ambulante als auch eine stationäre Durchführung möglich ist, sind mit der Ziffer **„2“** gekennzeichnet.

Bei Vorliegen bzw. Erfüllung der Kriterien der allgemeinen Tatbestände gem. § 3 Abs. 3 des Vertrages nach § 115 b Abs. 1 SGB V kann bei Leistungen mit der Ziffer „1“ jedoch eine stationäre Durchführung dieser Eingriffe erforderlich sein.

Zu einigen OPS-Codes existiert eine z. B. nach Alter oder Diagnose differenzierte Zuordnung der Kategorie, die den entsprechenden Kategorie-Feldern im Einzelnen zu entnehmen ist.

IfSG, MedHygV und Verordnungen der Gesundheitsämter

Diese drei Instanzen regeln in absteigender Hierarchie die Umsetzung der Vorschriften beim ambulanten Operieren bis ins kleinste Detail [3].

Gesetz zur Verhütung und Bekämpfung von Infektionskrankheiten beim Menschen (Infektionsschutzgesetz – IfSG)

20.07.2000, wesentliche Änderung 17. Juli 2009 (BGBl I S. 2091) und 28.07.2011 (BGBl I S. 1622), letzte Änderung 31.08.15 (BGBl. I S. 1474) (IfSG15)

Vorgabe des Bundesgesundheitsministeriums: Alle Bundesländer werden zum Handeln verpflichtet, Verordnungen zur Infektionshygiene und zur Prävention von resistenten Krankheitserregern in medizinischen Einrichtungen zu erlassen **(IfSG § 23 (8))**.

IfSG § 23 Nosokomiale Infektionen; Resistenzen; Rechtsverordnungen durch die Länder

(7) Die mit der Überwachung beauftragten Person/en (Gesundheitsamt) ist/sind befugt, Geschäfts- und Betriebsräume

- zu betreten, zu besichtigen,
- in die Bücher usw. Einsicht zu nehmen,
- hieraus Ablichtungen anzufertigen,
- sonstige Gegenstände zu untersuchen,
- Proben zur Untersuchung zu fordern oder zu entnehmen. **(IfSG15)**

Hygieneverordnungen der einzelnen Bundesländer

Staatsministerium der Bundesländer stellvertretend Bayern, andere analog:

Verordnung zur Hygiene und Infektionsprävention in medizinischen Einrichtungen (MedHygV) vom 01.12.2010, Stand (mehrfach geändert) 01.09.12, **Bayerisches Staatsministerium** für Umwelt und Gesundheit (StUmuG)

§ 1 Regelungsgegenstand, Geltungsbereich

(2) Diese Verordnung gilt für

1. Krankenhäuser,
2. Einrichtungen **für ambulantes Operieren**! ...

Hierzu exemplarisch § 5 Ausstattung mit Fachpersonal

(1) Einrichtungen nach § 1 Abs. 2 Nrn. 1 bis 5 haben nach Maßgabe der §§ 6 bis 8 **Krankenhaushygienikerinnen** und **Krankenhaushygieniker** zu beschäftigen oder sich von diesen beraten zu lassen sowie **Hygienefachkräfte** zu beschäftigen und **hygie-**

nebeauftragte Ärztinnen und **hygienebeauftragte Ärzte** und **Hygienebeauftragte in der Pflege** zu bestellen.

(Im Folgenden wird der Übersichtlichkeit halber nur die männliche oder weibliche Form genannt)

§ 6 Krankenhaushygieniker
(1) Aufgaben u. a. führt gemeinsam mit der Hygienefachkraft entsprechend § 23 Abs. 4 IfSG die Erfassung und Bewertung nosokomialer Infektionen und der Daten zu Art und Umfang des Antibiotika-Verbrauchs durch,
(2) In den Einrichtungen nach § 1 Abs. 2 Nrn. 1 bis 5 ist sicherzustellen, dass eine Beratung durch eine Krankenhaushygienikerin oder einen Krankenhaushygieniker gewährleistet ist.

§ 7 Hygienefachkräfte
(2) 1 Die Qualifikation besitzt, wer über eine Erlaubnis zum Führen der Berufsbezeichnung Gesundheits- und (Kinder-)Krankenpfleger(in) und über eine mindestens dreijährige Berufserfahrung verfügt.

§ 8 Hygienebeauftragter Arzt
(2) ... wer eine Anerkennung als Facharzt erhalten hat, weisungsbefugt ist und an einer strukturierten curricularen Fortbildung zum hygienebeauftragten Arzt im Umfang von mindestens 40 Stunden teilgenommen hat.

§ 9 Hygienebeauftragte in der Pflege
(2) darf nur bestellt werden, wer über die Erlaubnis zum Führen der Berufsbezeichnung, Gesundheits- und (Kinder-)Krankenpfleger(in) und über eine dreijährige Berufserfahrung verfügt.

§ 14 Überwachung
(1) **Einrichtungen für ambulantes Operieren** (§ 1 Abs. 2 Nr. 2) **haben bei Aufnahme ihrer Tätigkeit diese dem lokalen Gesundheitsamt anzuzeigen**, auch Einrichtungen, die bei Inkrafttreten der MedHygV ihre Tätigkeit schon aufgenommen haben.

Vorschriften der Gesundheitsämter der einzelnen Bundesländer

In Bayern ist für deren Umsetzung das **LGL (= Bayerisches Landesamt für Gesundheit und Lebensmittelsicherheit)** zuständig. Darunter fällt der Aufgabenbereich nach **§ 8 Überwachung in Form von Begehungen durch Gesundheitsämter**

Beispiel für eine Bundesland (Bayern) -Regelung zusammen mit der Landes-Kassenärztlichen Vereinigung (KVB = Kassenärztliche Vereinigung Bayerns):

Gemäß der bayerischen Verordnung zur Hygiene und Infektionsprävention in medizinischen Einrichtungen (MedHygV) haben

Kategorie A „Einrichtungen für ambulantes Operieren, in denen eine den Krankenhäusern vergleichbare medizinische Versorgung erfolgt“

im Gegensatz zu

Kategorie B „Einrichtungen für ambulantes Operieren“ folgende Verpflichtung:
- **Bestellung eines hygienebeauftragten Arztes,**
- **Bestellung eines Hygienebeauftragten in der Pflege,**
- Bewertung von Bauvorhaben durch einen **Krankenhaushygieniker.** (LGL14.2 S.14)

Für beide Einrichtungen sind die Beratung durch einen Krankenhaushygieniker und die Beratung durch eine Hygienefachkraft (gemäß KRINKO) vorgeschrieben.

Der vertraglich geregelte Umfang der Beschäftigung einer Hygienefachkraft kann je nach Bedarf der Einrichtung zwischen wenigen Stunden im Monat bis zur Festanstellung von Vollzeitkräften schwanken. Ein schriftlicher Vertrag über den Umfang der Beratung muss vorhanden sein.

Die hygienebeauftragten Ärzte/Ärztinnen bzw. Hygienebeauftragten in der Pflege müssen eine entsprechende Qualifizierung vorweisen können. (LGL14.2 S.14 + 15)

Während der **Übergangszeit bis zum 31.12.2016** kann nach § 5 Abs. 3 MedHygV fachlich geeignetes Personal auch dann die Aufgaben
- als Krankenhaushygieniker/-in oder
- als hygienebeauftragter Arzt oder
- als Hygienefachkraft oder
- als Hygienebeauftragte/-r in der Pflege

wahrnehmen, wenn die Anforderungen an die Qualifikation nach der MedHygV nicht erfüllt sind.

Dementsprechend können während der Übergangszeit auch andere Berufsgruppen wie z. B. Medizinische Fachangestellte bei einer entsprechenden Qualifikation für die Bestellung einer Hygienebeauftragten in der Pflege akzeptiert werden. Hierbei ist auch auf die KRINKO-Empfehlung zur Personalausstattung zu verweisen. (LGL14.2 S.15)

Kategorie C „Arztpraxis mit kleineren invasiven Eingriffen" (aus LGL14.2)
Für Arztpraxen und Einrichtungen, die ausnahmslos invasive Eingriffe entsprechend Kategorie C vornehmen, stellt die MedHygV keine Forderung nach Hygienefachpersonal und es besteht auch keine Meldeverpflichtung beim Gesundheitsamt (11.04.14 KVB Info-Brief nach Abklärung mit LGL).

Die Einteilung der operativen Maßnahmen erfolgt in drei Kategorien:
Diese ist der **Liste** zur Umsetzung der Bayerischen MedHygV: Maßnahmen in Einrichtungen für ambulantes Operieren Stand: April 2014 zu entnehmen www.lgl.bayern.de/downloads/gesundheit/hygiene/doc/liste_operative_massnahmen_kategorisierung.pdf

Zum besseren Verständnis dienen folgende anschauliche Beispiele:

Kategorie A: Amb. OP – Einrichtung mit Krankenhaus vergleichbarer medizinischer Versorgung (Operationen)
- Arthroskopien,
- Leistenhernien,
- Dupuytren,
- Excision großer Tumor subfascial.

Kategorie B: Amb. OP-Einrichtung (operative Eingriffe)
- CTS
- Excision großer Tumor epifascial

Kategorie C: Arztpraxis (invasive Eingriffe)
- Excision große Geschwulst dermal,
- Wundversorgung.

Nachfolgend wurde dabei folgende exakte Festlegung getroffen hinsichtlich der
1. Forderungen der Medizinischen Hygieneverordnung (MedHygV) an Einrichtungen für ambulantes Operieren der Kategorie A
   www.kvb.de/fileadmin/kvb/dokumente/Praxis/Praxisfuehrung/Hygiene/KVB-Uebersicht-Anforderungen-MedHygV-Kategorie-A.pdf
2. Forderungen der Medizinischen Hygieneverordnung (MedHygV) an Einrichtungen für ambulantes Operieren der Kategorie B
   www.kvb.de/fileadmin/kvb/dokumente/Praxis/Praxisfuehrung/Hygiene/KVB-Uebersicht-Anforderungen-MedHygV-Kategorie-B.pdf
3. Forderungen der Medizinischen Hygieneverordnung (MedHygV) an Einrichtungen, die invasive Eingriffe der Kategorie C durchführen
   www.kvb.de/fileadmin/kvb/dokumente/Praxis/Praxisfuehrung/Hygiene/KVB-Uebersicht-Anforderungen-MedHygV-Kategorie-C.pdf

Rechtlich bindend sind dabei selbstverständlich nur der Originaltext der MedHygV (siehe www.kvb.de in der Rubrik Praxis/Qualität/Infektionen und Prävention/Hygiene und Medizinprodukte/Medizinische Hygieneverordnung) und die

LGL: Checkliste_Einrichtungen_ambulantes_operierenMai14
www.lgl.bayern.de/.../Checkliste_Einrichtungen_ambulantes_operieren

Erläuterungen zur Checkliste „Einrichtungen für ambulantes Operieren" (LGL14.2)
www.lgl.bayern.de/downloads/gesundheit/hygiene/doc/begleittext_einrichtungen_ambulantes_operieren.pdf

Barrierefreies Bauen

Der Abdruck der folgenden Zitate und Abbildungen erfolgt mit der freundlichen Genehmigung von Herrn Schmid vom 19.10.15:

Barrierefrei Bauen
Baurechtliche und planerische Informationen
Text und Zeichnungen: Johannes Schmid
Gestaltung: Barbara Opitsch
Herausgeber
Referat für Stadtplanung und Bauordnung Lokalbaukommission
Zentrale Dienste Blumenstraße 28 b
80331 München www.muenchen.de/lbk
Juni 13

Für bereits bestehende Gebäude ist wichtig zu wissen:
Die Pflicht zum barrierefreien Ausbau betrifft zunächst nur den Neubau. Bereiche, die an- oder umgebaut werden, müssen ebenfalls die Anforderungen berücksichtigen. Allerdings enthält die BayBO eine Ausnahmeregelung, wonach die Anforderungen an das barrierefreie Bauen nicht gelten, „soweit die Anforderungen wegen schwieriger Geländeverhältnisse, wegen ungünstiger vorhandener Bebauung oder im Hinblick auf die Sicherheit der Menschen mit Behinderung oder alten Menschen oder bei Wohnungen auch wegen des Einbaus eines sonst nicht erforderlichen Aufzugs nur mit unverhältnismäßigem Mehraufwand erfüllt werden können". Im Übrigen gilt der sogenannte Bestandsschutz. Das bedeutet, dass die Behörde bei Gebäuden, die irgendwann rechtmäßig errichtet wurden, nur unter sehr engen Voraussetzungen nachträglich Anpassungen verlangen kann.

Was bedeutet barrierefrei zugänglich und nutzbar?
Die nachfolgenden Beispiele nennen nur die wichtigsten Vorschriften und geben nicht den vollständigen Inhalt der DIN wieder.

Diese wichtigsten Vorschriften gelten bundesweit!

1. Wege

Der Weg von der öffentlichen Verkehrsfläche bis zum Gebäudeeingang ist barrierefrei. Bei öffentlich zugänglichen Gebäuden gilt dies darüber hinaus auch für alle anderen Wege auf dem Grundstück, die für den Besucher- und Benutzerkreis zugänglich sind. Der Hauptzuweg zum Gebäude ist mindestens 1,50 m breit. Bei Nebenwegen genügt eine Breite von 1,20 m, wenn Wendemöglichkeiten vorhanden sind. Es ist ein fester und ebener Bodenbelag gewählt, der auch mit Rollstuhl oder Rollator sicher und erschütterungsfrei benutzt werden kann.

Spätestens nach 15 m sind Ausweichflächen von mindestens 1,80 m × 1,80 m vorgesehen. Querneigungen betragen nicht mehr als 2,5 %, Längsneigungen nicht mehr als 3 %. Neigungen von bis zu 6 % sind auf einer Länge von maximal 10 m möglich. Darüber hinaus sind Rampen vorgesehen. Für blinde oder stark sehbehinderte Personen gibt es seitliche ertastbare Randbegrenzungen und nach Möglichkeit taktil erfassbare Wegführungen. Die Wege und Zugänge sind gut beleuchtet und durch die Wahl von kontrastreichen Materialien gut erkennbar.

2. Rampen

Rampen haben eine Steigung von maximal 6 %. Auf beiden Seiten befinden sich Handläufe und Radabweiser. Am Anfang und am Ende ist ein Podest sowie alle 6 m eine ebene Verweilfläche von je mindestens 1,50 m Länge. Der Belag ist griffig.

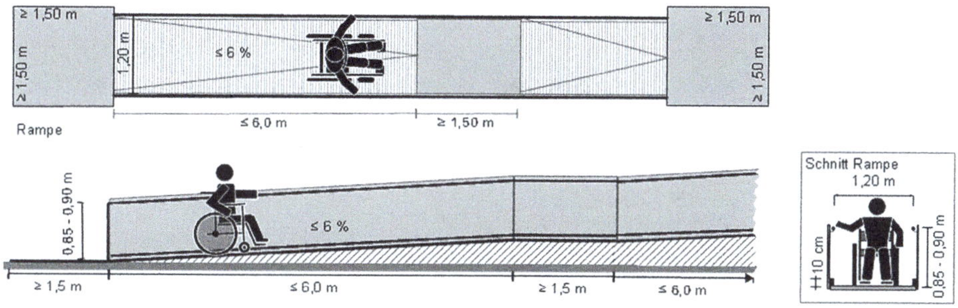

Abb. 1.3.1

3. Aufzüge

In Gebäuden mit mehr als 13 m Höhe sind Aufzüge vorgeschrieben. Davon ist mindestens ein Fahrkorb so groß, dass er Kinderwagen, Rollstühle oder Krankentragen aufnehmen kann (1,10 m × 2,10 m). In niedrigeren Gebäuden genügt als barrierefreier Zugang ein Fahrkorb mit einer Grundfläche von 1,10 m × 1,40 m. Diese Aufzüge können von allen Wohnungen und von der öffentlichen Verkehrsfläche aus stufenlos erreicht werden.

Die lichte Durchgangsbreite von Aufzugtüren beträgt mindestens 0,90 m. Vor Aufzügen ist eine ausreichende Bewegungs- und Wartefläche vorhanden, die gegebenenfalls auch die Möglichkeit des Transports einer Krankentrage berücksichtigt (mindestens 1,50 m × 1,50 m). Aufzugtüren liegen nicht gegenüber abwärts führenden Treppen. Sind sie dort nicht zu vermeiden, ist ein Abstand von mindestens 3 m eingehalten.

In öffentlich zugänglichen Gebäuden wird die allgemeine Verkehrsfläche durch die Bewegungs- und Warteflächen nicht eingeschränkt. Ein mindestens 0,90 m breiter Durchgang wird freigehalten.

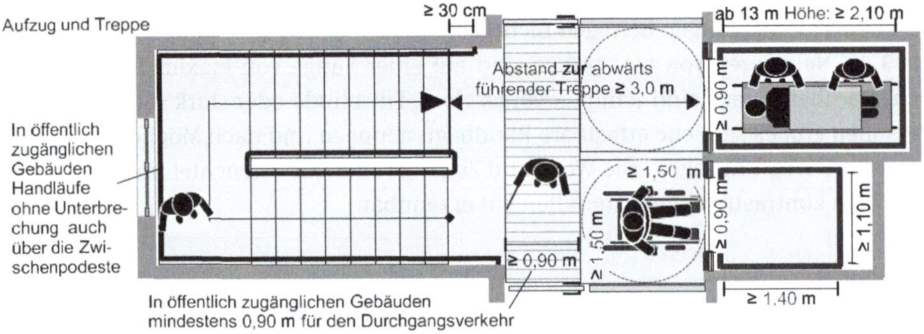

Abb. 1.3.2

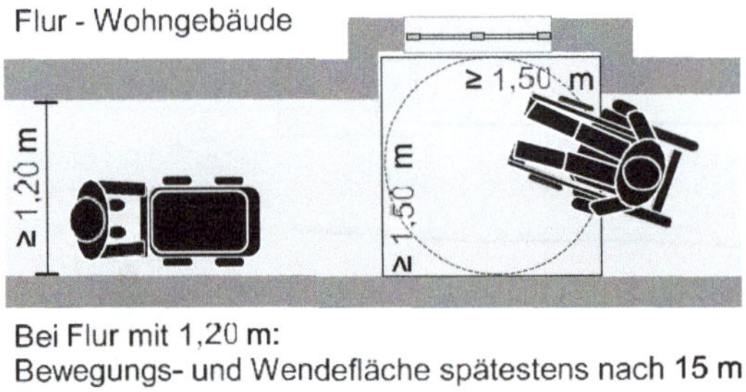

Abb. 1.3.3

4. Flure

Flure in öffentlich zugänglichen Gebäuden sind mindestens 1,50 m breit.

In Wohngebäuden ist eine Mindestbreite von 1,20 m vorhanden. In diesem Fall gibt es spätestens nach 15 m eine Bewegungs- und Wendefläche von 1,50 m × 1,50 m. Die Bewegungsflächen vor den Eingangstüren sind zusätzlich berücksichtigt.

Glasflächen im Verkehrsbereich werden für sehbehinderte Menschen durch kontrastreiche Sicherheitsmarkierungen gekennzeichnet.

5. Türen

Damit Türen keine Barrieren darstellen, werden sie so ausgeführt, dass sie deutlich wahrnehmbar, leicht zu bedienen und sicher zu passieren sind. Es gibt weder Schwellen noch untere Türanschläge. Nach Möglichkeit werden automatische Türen eingebaut, ansonsten können die Türen mit geringem Kraftaufwand geöffnet und geschlossen werden. Auf beiden Seiten der Türen sowie seitlich zum Drücker sind ausreichende Bewegungsflächen für Menschen mit Rollstuhl oder Gehhilfen vorhanden. Die lichte Durchgangsbreite beträgt mindestens 0,90 m. Befinden sich gegenüber der Tür fest eingebaute Teile (Wände, Brüstungen, Geländer etc.), beträgt der Abstand dazu mindestens 1,50 m.

Türen

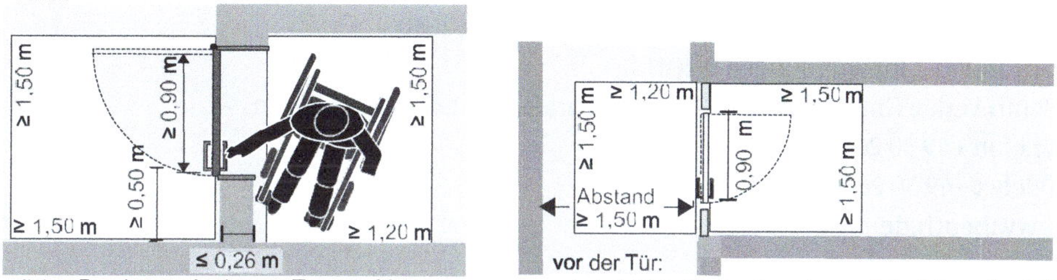

•lichte Durchgangsbreite von Türen ≥ 90 cm
•seitlicher Abstand zum Türdrücker ≥ 50 cm
•Türlaibung im Griffbereich ≤ 26 cm

mind. 1,50 m Abstand zu einem rückwärtigen Bauteil

Abb. 1.3.4

6. Öffentlich zugängliche Toiletten und Sanitärräume

Sind in einem öffentlich zugänglichen Gebäude Toiletten für Besucher und Benutzer vorhanden, so ist mindestens eine dieser Toiletten entsprechend der DIN 18040-1 barrierefrei. Das bedeutet unter anderem eine Bewegungsfläche von 1,50 m × 1,50 m, neben dem WC auf beiden Seiten ein seitlichen Abstand von mindesten 0,90 m, damit dort mit dem Rollstuhl angefahren werden kann. Die Vorderkante des WC ist mindestens 0,70 m von der Wand entfernt, damit ein Wechsel vom Rollstuhl aus möglich ist. Es sind seitliche Stützklappgriffe vorhanden. Die Spülung ist mit einer Hand oder dem Arm bedienbar, ohne dass die Sitzposition verändert werden muss.

Waschtische können unterfahren werden. Türen schlagen nicht in den Raum auf und können notfalls von außen entriegelt werden.

Sofern zum Beispiel in Sportstätten oder Schwimmbädern öffentlich zugängliche Duschen eingebaut werden, so sind auch hier barrierefreie Duschplätze mit Dusch-Klappsitzen vorgesehen. Armatur und Handbrause sind leicht erreichbar (0,85 m über dem Fußboden). In 0,85 m Höhe sind waagrechte und zusätzlich senkrechte Haltegriffe vorhanden. Für Menschen, die in ihrer Mobilität eingeschränkt sind, wird ein ausreichend großer Raum mit Liege ausgestattet, um das Umkleiden zu erleichtern.

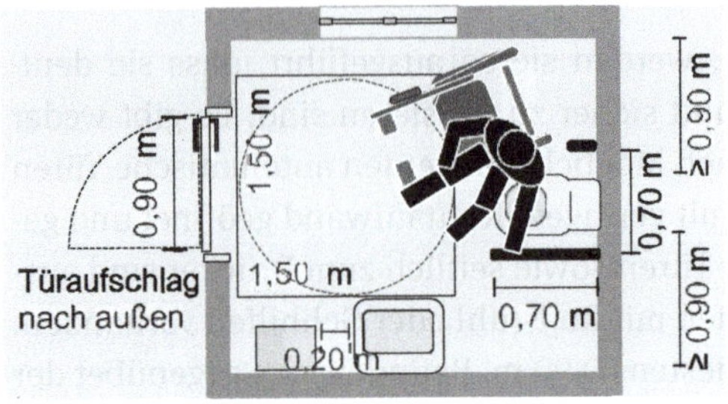

Abb. 1.3.5

Wichtige Literatur:
DIN 18040-1 für öffentlich zugängliche Gebäude 10/2010
DIN 18040-2 für Wohnungen 9/2011
Beuth Verlag GmbH, Am DIN-Platz, Burggrafenstraße 6, 10787 Berlin
Telefon +49 30 2601-2260
Telefax +49 30 2601-1260
www.beuth.de

VDI 6000: VDI-Richtlinien zu Sanitärräumen – Anforderungen an Sanitärräume in Wohnungen oder öffentlichen Gebäuden
VDI 6008: Barriefreie und behindertengerechte Lebensräume
barrierefreie Produkte Fachbericht 124
Arbeitstättenverordnung, Heimmindestbauverordnung, Heimgesetz, HOAI

Gesetz zur Gleichstellung behinderter Menschen
(Behindertengleichstellungsgesetz – BGG) zuletzt geändert 19.12.07
hwww.gesetze-im-internet.de/bundesrecht/bgg/gesamt.pdf
www.juris.de

Internet:
www.nullbarriere.de
www.gesetze-im-internet.de
www.barrierefreiheit.de
www.einfach-fuer-alle.de

Grundsätze Ambulantes Operieren in der gesetzlichen Unfallversicherung (GUV) in der Fassung vom 1. Januar 2013

1. Anwendung des Kataloges ambulant durchführbarer Operationen und stationsersetzender Eingriffe

Zur Entscheidung, ob eine Operation unter ambulanten oder stationären Bedingungen durchzuführen ist, wird der „Katalog ambulant durchführbarer Operationen und stationsersetzender Eingriffe" nach Anlage 1 des Vertrages nach § 115b Abs. 1 SGB V – Ambulantes Operieren und stationsersetzende Eingriffe im Krankenhaus – (Stand 1.01.2004) für Versicherte der gesetzlichen Unfallversicherung entsprechend zu Grunde gelegt.

2. Berechtigung zur Durchführung ambulanter Operationen

Zur Durchführung ambulanter Operationen in der GUV berechtigt sind in Praxis niedergelassene oder an Krankenhäusern tätige Durchgangsärzte, die als solche bis zum 31.12.2010 von einem Landesverband beteiligt worden sind, andere nur, wenn sie über die Schwerpunktbezeichnung „Unfallchirurgie" bzw. über die Zusatzbezeichnung „Spezielle Unfallchirurgie" verfügen, bzw. Augen- und HNO-Ärzte und Handchirurgen nach § 37 Abs. 3 des Vertrages Ärzte/UVTr. sowie Hautärzte bei Verletzungen bzw. Erkrankungen auf dem jeweiligen Fachgebiet und Ärzte für Anästhesie, wenn sie hierzu von der zuständigen Kassenärztlichen Vereinigung zugelassen sind und/ oder die Erklärungen nach § 3 der „Vereinbarung von Qualitätssicherungsmaßnahmen bei ambulanten Operationen und bei sonstigen stationsersetzenden Leistungen gemäß § 15 des Vertrages nach § 115b Abs. 1 SGB V" abgegeben haben, die fachlichen und räumlich-apparativen Voraussetzungen erfüllen und die notwendigen Pflichten anerkennen ...

Anforderungen der gesetzlichen Unfallversicherungsträger nach § 34 SGB VII zur Beteiligung am Durchgangsarztverfahren (in der Fassung vom 1. Januar 2011)

3. Personelle Ausstattung

Es müssen mindestens zwei medizinische Assistenzkräfte ständig anwesend sein, davon mindestens eine mit abgeschlossener Ausbildung.

4. Sächliche Ausstattung

4.1. Die hygienischen Anforderungen an die baulich-funktionelle und betrieblich-organisatorische Gestaltung richten sich entsprechend der besonderen Aufgabenstellung in der unfallchirurgischen Versorgung nach den Bestimmungen des Infektionsschutzgesetzes (**IfSG**) und den auf seiner Grundlage entwickelten „Anforderungen der Hygiene bei Operationen und anderen invasiven Eingriffen" des Robert Koch-Instituts, Berlin (**RKI**-Empfehlungen) (S. 644 ff. Bundesgesundheitsblatt 8/2000).

Zu beachten ist Punkt 5 (Ambulante Operationen) der RKI-Empfehlungen:

Dieser entspricht den o. g. Darstellungen

Für die Mindestanforderungen an die bauliche, apparativ-technische und hygienische Ausstattung gilt ergänzend die „Richtlinie der Bundesärztekammer zur Qualitätssicherung ambulanter Operationen“ in der jeweils gültigen Fassung.

4.2. Die Praxis muss für nicht gehfähige Unfallverletzte zugänglich und entsprechend ausgestattet sein.

4.3. Neben ausreichenden Untersuchungs- und Behandlungsräumen müssen mindestens vorhanden sein:

4.3.1. Zwei Eingriffsräume für invasive Eingriffe, getrennt für Eingriffe bestimmten Kontaminationsgrades, wobei einer dieser Räume als OP-Raum im Sinne der Qualitätssicherungsvereinbarung nach § 115 b SGB V genutzt werden kann.

4.3.2. Umkleidemöglichkeit für das Personal mit Waschbecken und Möglichkeit zur Händedesinfektion und zur Entsorgung (in Zuordnung zu den Eingriffsräumen)

4.3.3. Geräte-, Vorrats- und Sterilisationsraum (mit normenentsprechender Sterilisationsmöglichkeit), Aufbereitungsbereich

4.3.4. Umkleidebereich für Patienten

4.3.5. Ruheraum für Patienten

4.3.6. Röntgenraum mit einer Röntgenanlage mindestens der Anwendungsklasse II der Röntgen-Apparate-Richtlinien der Kassenärztlichen Vereinigung

4.3.7. Wartezone

4.3.8. ausreichende Einrichtungen zur Archivierung

Örtliche Bauvorschriften, Bebauungsplan

Es gibt zusätzlich überall einen Bebauungsplan und örtliche Bauvorschriften, die man kennen muss!

Es empfiehlt sich daher, schon in der Planungsphase über den Bebauungsplan zu informieren und Kontakte mit der örtlichen Bauverwaltung aufzunehmen, damit entsprechende Auflagen rechtzeitig eingeplant werden können.

Maßgebend sind auch die weiteren Gesetze, Verordnungen, Richtlinien des RKI und die vielen DIN-Vorschriften, auf die auch im Kapitel Kostenstruktur eingegangen wird.

Hinweise zur Literatur

Alle Informationen und Inhalte, die nicht mit einer Literaturangabe versehen sind, finden sich im Internet, indem die Überschriften eingegeben oder direkt wichtige Internetseiten aufgerufen werden wie
www.kbv.de
www.rki.de
www.dguv.de
www.baek.de
www.blaek.de

Von Relevanz sind die Ausführungen der obersten Gesundheitsbehörden der Länder, wobei über MedHygV direkt der Zugang zu den Verordnungen der Länder gefunden werden kann: Beispiel www.stmgp.bayern.de

Ebenso wichtig sind oberste Gesundheitsämter der Länder wie www.lgl.bayern.de, www.gesundheitsamt-bw.de/lga

und die Internetseiten der Krankenkassen wie unter www.aok.de
www.aok-gesundheitspartner.de/bund/krankenhaus/ambulant_versorgung/amb_operieren/index.html oder www.barmer-gek.de
www.barmer-gek.de/barmer/web/Portale/Versicherte/Rundum-gutversichert/Pflege/Pflegeinformationen/Gesetze/A-Z-Gesetze/SGB-V.html

Einschlägige Gesetzestexte finden sich unter
www.dejure-org.de, www.gesetze-im-internet.de oder www.bmg.bund.de

Literaturverzeichnis

[1] Rüggeberg JA. Ambulantes Operieren – gescheitertes Experiment, Chirurg, BDC, Springer-Verlag, Heidelberg 1997, 36, 260.
[2] BÄK. Richtlinie der Bundesärztekammer zur Qualitätssicherung ambulanter Operationen, Deutsches Ärzteblatt 1994, 91, 2509–2511.
[3] http://www.blaek.de/pdf_rechtliches/haupt/BayBO2003Ver5_0.pdf
[4] KBV. Vereinbarung von Qualitätssicherungsmaßnahmen beim ambulanten Operieren gemäß § 14 des Vertrages nach § 115 b Abs. 1 SGB V, Stand 13.6.94, Deutsches Ärzteblatt 1994, 91, 2124–2127.
[5] Anforderungen der Hygiene bei Operationen und anderen invasiven Eingriffen, Mitteilung der KRINKO, Bundesgesundheitsbl – Gesundheitsforsch – Gesundheitsschutz, Springer-Verlag, 2000, 43: 644–648.

Weitere Hinweise finden sich auch im Literaturverzeichnis 1.5 Hygienezuschlag

Verena Hoch

1.4 Aktuelle Hygienestandards beim ambulanten Operieren: Gesetze, Richtlinien und Empfehlungen

Ambulantes Operieren hat in den letzten Jahren immer mehr an Bedeutung gewonnen. Neben der von den Patienten als besonderen Vorteil beurteilten Tatsache, dass sowohl die Nacht vor als auch die nach der Operation im vertrauten häuslichen Bereich verbracht werden kann, sind natürlich die ökonomischen Aspekte wichtige Gründe für den steigenden Anteil ambulanter Eingriffe. Aufgrund optimierter Operationstechniken (kleinere, minimal-invasive chirurgische Zugänge, kürzere Operationszeiten etc.) und lokalisierter Narkosemethoden (z. B. Leitungs-/Plexusanästhesie etc.) entfallen längere postoperative Überwachungszeiten, ohne dass die Sicherheit der Patienten dadurch beeinträchtigt wird.

Rein rechtlich unterliegt der Bereich des ambulanten Operierens verschiedenen gesetzlichen Bestimmungen. Neben dem Infektionsschutzgesetz [1] und den Hygieneverordnungen der jeweiligen Bundesländer [2] kommen unter anderem das Sozialgesetzbuch (SGB V) [3], das Medizinproduktegesetz (MPG) [4] und die Medizinproduktebetreiberverordnung (MPBetreibV) [5] zur Anwendung, außerdem die Unfallverhütungsvorschriften.

Aus hygienischer Sicht gelten exakt dieselben Vorgaben, Empfehlungen und Richtlinien wie bei der stationären Versorgung von Patienten in operativen Fachbereichen.

Im Folgenden werden die für das ambulante Operieren relevanten Gesetze, Richtlinien und Empfehlungen vorgestellt.

1.4.1 Gesetze

1. Infektionsschutzgesetz IfSG

Das Infektionsschutzgesetz (IfSG) ist das maßgebliche Gesetz zur Infektionsprävention in Deutschland und hat 2001 das Bundesseuchengesetz (BSeuchG) von 1961 abgelöst. 2011 erfolgte die Novellierung des IfSG, mit der unter anderem die Verpflichtung der Bundesländer zum Erstellen einer Landeshygieneverordnung festgelegt wurde.

Das Ziel des IfSG besteht darin, übertragbaren Krankheiten vorzubeugen, Infektionen frühzeitig zu erkennen und die Verbreitung zu verhindern.

Das IfSG beinhaltet in Abschnitt 3 detaillierte Angaben zum **Meldewesen**, das dazu dient, epidemiologische Besonderheiten zu erkennen (z. B. Ausbruchsgeschehen, besondere Eigenschaften von Krankheitserregern) und dadurch die Weiterverbreitung zu verhindern (§§ 6–15).

Arztmeldepflichten

Hierunter fallen nach § 6 IfSG

- die „Meldepflichtigen Krankheiten“, bei denen Verdacht, Erkrankung und Tod namentlich an das zuständige Gesundheitsamt zu melden sind:
  - Botulismus,
  - Cholera,
  - Diphtherie,
  - humane spongiforme Encephalopathie, außerfamiliär-hereditäre Formen,
  - akute Virushepatitis,
  - enterohepatisches hämolytisch-urämisches Syndrom (HUS),
  - virusbedingtes hämorrhagisches Fieber,
  - Masern,
  - aviäre Influenza beim Menschen,
  - Meningokokkenmeningitis/-sepsis,
  - Milzbrand,
  - Poliomyelitis,
  - Pest,
  - Tollwut,
  - Typhus abdominalis/Paratyphus,
  - Erkrankung und Tod an einer behandlungsbedürftigen Tuberkulose, auch wenn ein bakteriologischer Nachweis nicht vorliegt.
- Akute infektiöse Gastroenteritiden bei Personen, die in der Herstellung/Verbreitung von Lebensmitteln tätig sind,
- Krankheitsverdacht und Erkrankung an einer mikrobiell bedingten Lebensmittelvergiftung,
- gehäuftes Auftreten nosokomialer Infektionen, bei denen ein epidemiologischer Zusammenhang wahrscheinlich ist oder vermutet wird.

Des Weiteren hat eine namentliche Meldung zu erfolgen bei

- Verweigerung/Abbruch einer Behandlung einer behandlungspflichtigen Lungentuberkulose,
- Auftreten einer lebensbedrohlichen Erkrankung, z. B. schwer verlaufenden Clostridium difficile-assoziierten Diarrhoe,
- Verdacht auf Impfschäden,
- Verletzung durch ein tollwutverdächtiges/-krankes oder ansteckungsverdächtiges Tier oder die Berührung eines solchen Tieres/Tierkörpers.

Die Meldung muss innerhalb der ersten 24 h erfolgen.

Labormeldepflichten

Unter § 7 IfSG ist namentlich bei verschiedenen Krankheitserregern, soweit nicht anders bestimmt, der direkte oder indirekte Nachweis zu melden, soweit die Nachweise auf eine akute Infektion hinweisen; dazu gehören unter anderem Nachweise von Noro-, Rota- oder Masernviren oder auch darmpathogenen Campylobacter spp. sowie Enteritis-Salmonellen. Die vollständige Liste dieser Erreger ist im IfSG (3. Abschnitt) zu finden.

Nach § 7 IfSG ist außerdem der Nachweis von methicillin-resistenten Staphylococcus-aureus-Stämmen (MRSA) aus Blut oder Liquor seit Juli 2009 meldepflichtig.

In **Abschnitt 4** des IfSG wird die Verhütung übertragbarer Krankheiten geregelt. Dieser Abschnitt stärkt in der novellierten Fassung von 2011 die Gewichtung der Empfehlungen der Kommission für Krankenhaushygiene und Infektionsprävention beim Robert Koch-Institut (KRINKO). Außerdem ist hier der Verweis auf die neu gegründete Kommission Antiinfektiva, Resistenz und Therapie (ART) angesiedelt, mit der **Verpflichtung zur Erfassung** von Antibiotikaverbräuchen sowie zur Erfassung von Erregern mit besonderen Resistenzen oder Multiresistenzen und der Bewertung der Ergebnisse im Hinblick auf die Surveillance nosokomialer Infektionen und die daraus zu ziehenden Schlussfolgerungen in Bezug auf den Einsatz von Antibiotika, was im Bereich ambulantes Operieren vor allem die perioperative Antibiotikaprophylaxe betrifft. Grundsätzlich gehören ambulant operierende Einrichtungen ebenso wie Krankenhäuser zu den Einrichtungen, die von den Vorgaben dieses Abschnittes des IfSG betroffen sind.

Weitere Punkte in diesem Abschnitt sind die Hygieneorganisation in den Einrichtungen, wobei hier Bezug auf die Empfehlungen der KRINKO genommen wird, sowie die Verpflichtung zur Erstellung von Hygieneplänen. Außerdem wird auf die **Erfassungspflicht** bestimmter **nosokomialer Infektionen** im Rahmen der **Surveillance** eingegangen. Im Bereich ambulantes Operieren stellt die Erfassung der postoperativen Wundinfektionen anhand einer geeigneten Indikatoroperation sicher die aussagekräftigste sinnvoll erfassbare nosokomiale Infektion dar.

In diesem Abschnitt ist außerdem die Verpflichtung der Landesregierungen, **Hygieneverordnungen** zu erlassen, festgeschrieben.

Die Einhaltung und Umsetzung der Vorgaben des IfSG werden von der Überwachungsbehörde (Gesundheitsamt) kontrolliert.

Achtung: Die Vorgaben für die Meldepflichten und die Infektionserfassung/Surveillance können von Bundesland zu Bundesland unterschiedlich sein.

2. Hygieneverordnungen der Bundesländer (Beispiel Bayern: MedHygV)

Die Verordnung regelt „... *die erforderlichen Maßnahmen zur Verhütung, Erkennung, Erfassung und Bekämpfung von nosokomialen Infektionen und Krankheitserregern mit Resistenzen in medizinischen Einrichtungen*“. Sie gilt, wie das IfSG, sowohl für Krankenhäuser als auch für ambulant operierende Einrichtungen und legt unter anderem fest, dass die Leiter der aufgeführten Einrichtungen verpflichtet sind, dass „... *die dem jeweiligen Stand der medizinischen Wissenschaft entsprechenden personell-fachlichen, betrieblich-organisatorischen sowie baulich-funktionellen Voraussetzungen für die Einhaltung der allgemein anerkannten Regeln der Hygiene und Infektionsprävention geschaffen und die nach dem Stand der medizinischen Wissenschaft erforderlichen Maßnahmen getroffen werden, um nosokomiale Infektionen zu verhüten und die Weiterverbreitung von Krankheitserregern, insbesondere solcher mit Resistenzen, zu vermeiden".*

Entsprechend ist hier festgelegt, wie die Ausstattung mit Fachpersonal in den jeweiligen Einrichtungen zu erfolgen hat. Mitbeeinflusst wird diese Personalentscheidung im Bereich ambulantes Operieren auch von den kassenärztlichen Vereinigungen und deren Zuordnung der jeweiligen Einrichtung zu unterschiedlichen Kategorien.

3. Medizinproduktegesetz (MPG) und Medizinproduktebetreiberverordnung (MPBetreibV)

Diese beiden Gesetze betreffen vor allem den Umgang mit Medizinprodukten (Aufstellung, Inbetriebnahme etc.) und die Aufbereitung derselben sowohl auf der Seite der Hersteller als auch der Betreiber, um für Sicherheit, Eignung und Leistung der Medizinprodukte sowie die Gesundheit und den Schutz der Patienten, Anwender und Dritter zu sorgen.

Für die Aufbereitung von Medizinprodukten wird in der MPBetreibV auf die RKI-Richtlinie „Anforderung an die Hygiene bei der Aufbereitung von Medizinprodukten" verwiesen und dieser in Verbindung mit der gesetzlichen Festlegung ein besonderes Gewicht verliehen.

Festgelegt ist hier zum Beispiel, dass validierte Verfahren zum Einsatz kommen müssen, dass das Personal entsprechend ausgebildet sein muss und die räumlichen Anforderungen an eine Aufbereitungseinheit erfüllt sein müssen.

Die Einhaltung dieser Gesetze wird in Bayern durch das Gewerbeaufsichtsamt überprüft, meist in Zusammenarbeit mit dem jeweiligen Gesundheitsamt.

4. Sozialgesetzbuch V

Im SGB V sind vor allem in § 115 b, Abs. 1. neben baulichen sowie apparativ-technischen Voraussetzungen auch hygienische und personelle Anforderungen mit Verweis auf IfSG- und MPBetreibV-Inhalte gefordert. 2003 wurden Hygienestandards für operativ tätige Praxen verbindlich eingeführt. Auch in diesem Gesetzeswerk wird die Erstellung von Hygieneplänen in den Einrichtungen vorgeschrieben (wie bereits im IfSG).

Die Überwachung der Einhaltung und Umsetzung erfolgt hier durch die kassenärztlichen Vereinigungen und den Medizinischen Dienst der Krankenkassen.

5. Biostoffverordnung und TRBA 250 (früher: Unfallverhütungsvorschriften)

Die Biostoffverordnung (BioStoffV) [6] gilt für Tätigkeiten mit biologischen Arbeitsstoffen und regelt die Maßnahmen zum Schutz von Sicherheit und Gesundheit der Beschäftigten beim Umgang mit diesen Stoffen.

Die Verordnung legt unter anderem fest, dass eine Gefährdungsbeurteilung des Arbeitsplatzes durchgeführt werden muss und entsprechende Schutzmaßnahmen vorhanden sein müssen.

Die TRBA 250 (technische Regel für biologische Arbeitsstoffe) [7] gibt Hinweise für die in den Einrichtungen erforderlichen Präventionsmaßnahmen zum Schutz der Beschäftigten im Umgang mit biologischen Arbeitsstoffen.

Zu diesen Präventionsmaßnahmen gehören auch sämtliche betriebsärztlichen Untersuchungen und die Immunisierung der Mitarbeiter gegen die im Rahmen der Tätigkeit erwerbbaren Infektionskrankheiten.

1.4.2 Kommission für Krankenhaushygiene und Infektionsprävention KRINKO

Neben den erläuterten gesetzlichen Vorgaben bilden die Empfehlungen der KRINKO eine wichtige Grundlage für die Organisation einer effektiven Infektionsprävention in medizinischen Einrichtungen. Obwohl sie als Empfehlungen beschrieben sind, ist ihre Gewichtung durch die Neuerungen im IfSG erhöht. Je nach Studienlage sind insbesondere die neueren bzw. neu überarbeiteten KRINKO-Empfehlungen mit je nach Wertung der wissenschaftlichen Evidenz zugeordneten Kategorien versehen und weisen damit eine unterschiedliche Relevanz je nach Art und Größe einer Einrichtung, nach Patientenklientel und Leistungsspektrum auf. Empfehlungen der Kategorie IA und IB kommt dabei neben Kategorie IV, die für gesetzliche Vorgaben steht, die höchste Wertigkeit zu.

Folgende KRINKO-Empfehlungen sind in Einrichtungen für ambulantes Operieren besonders relevant:

- Empfehlungen zur Händehygiene [8],
- Anforderungen der Hygiene bei Operationen und anderen invasiven Eingriffen [9],
- Prävention postoperativer Infektionen im Operationsgebiet [10],
- Prävention Gefäßkatheter-assoziierter Infektionen [11],
- Anforderungen an die Hygiene bei Punktionen und Injektionen [12],
- Surveillance nosokomialer Infektionen sowie die Erfassung von Krankheitserregern mit speziellen Resistenzen und Multiresistenzen [13],
- Anforderungen an die Hygiene bei der Aufbereitung von Medizinprodukten [14],
- Anforderungen an die Hygiene bei der Reinigung und Desinfektion von Flächen [15],
- personelle und organisatorische Voraussetzungen zur Prävention nosokomialer Infektionen [16].

Im Folgenden sollen für das ambulante Operieren nur einzelne wesentliche Aspekte zur **Prävention postoperativer Infektionen im Operationsgebiet** beschrieben werden, da die KRINKO-Empfehlungen im Internet frei zugänglich sind und in einzelnen Kapiteln des Buches darauf eingegangen wird:

1.4.2.1 Präoperative Risikofaktoren

Im Rahmen des ambulanten Operierens sind weniger Risikofaktoren gegenüber stationär zu versorgenden Patienten zu berücksichtigen, weil einzelne Faktoren bereits von vornherein wegfallen:
- keine präoperative Verweildauer,
- Einschränkung auf bestimmte Elektiveingriffe,
- Vermeidung von Eingriffen bei Patienten mit schweren Vorerkrankungen, die ein erhöhtes Narkoserisiko bergen,
- in der Regel nur Eingriffe der ersten beiden Wundkontaminationsklassen (saubere bzw. sauber kontaminierte Eingriffe).

Bezüglich des Verhaltens des Personals und der Standardhygienemaßnahmen besteht jedoch **KEIN** Unterschied zwischen ambulantem Operieren und stationärer Versorgung!

Wichtigste Maßnahmen beim Personal sind daher:
- konsequente Einhaltung der **Händehygiene**, insbesondere der hygienischen bzw. chirurgischen Händedesinfektion,
- Tragen von Handschuhen nur bei entsprechender Indikation,
- **Verbot des Tragens von Schmuck** an Händen und Unterarmen einschließlich Ehe- und Schmuckringen, Armbändern, Uhren, künstlichen und Gelfingernägeln sowie Nagellack. Diese Gegenstände können die Wirksamkeit der Händedesinfektion deutlich einschränken! Dies gilt für die Mitarbeiter aller Berufsgruppen gleichermaßen,
- Tragen optisch sauberer Bereichskleidung im OP-Bereich,
- Geschlossenhalten der OP-Türen während der Eingriffe und Reduzieren der Gespräche auf das Notwendigste,
- korrektes Tragen eines chirurgischen Mund-Nasen-Schutzes **aller im OP-Saal anwesenden Personen** (mit Ausnahme des Patienten!) vom Zeitpunkt des Herrichtens der sterilen Instrumente bis zum vollendeten Wundverband.

Maßnahmen bei Patienten:
- Je nach Art und Lokalisation des Eingriffs ist es aus hygienischer Sicht nicht erforderlich, dass der Patient immer seine Privatkleidung vollständig ablegt. Insbesondere bei Augenoperationen oder aber bei Eingriffen an den oberen Extremitäten kann darauf verzichtet werden. Stattdessen sollte der Bereich mit einem

keimarmen Tuch abgedeckt werden, bevor dann die eigentliche sterile OP-Abdeckung erfolgt.
- Der Patient kann den OP-Saal mit seinen Schuhen betreten, Plastiküberschuhe sind aus hygienischer Sicht nicht erforderlich!
- Der Patient sollte vor Betreten des OP zur hygienischen Händedesinfektion angeleitet werden.
- Die präoperative Haarentfernung im OP-Gebiet ist aus hygienischer Sicht nicht erforderlich. Sollte aus OP-technischen Gründen eine Haarentfernung erforderlich sein, sollte sie auf keinen Fall durch Rasur erfolgen, sondern nur mittels sog. Clipper, die die Haare 1–2 mm oberhalb des Hautniveaus abschneiden und somit keine Läsionen der obersten Hautschicht verursachen, die zu einer Erhöhung der postoperativen Wundinfektionsrate führen können.
- Perioperative Antibiotikaprophylaxe sollte auch im ambulanten Bereich bei entsprechender Indikation 30 min vor Hautschnitt gegeben werden. Die Gabe sollte als Single-Shot erfolgen, eine Anpassung bei übergewichtigen Patienten wird empfohlen.

Zwischenreinigung im OP-Saal:
- Horizontale Oberflächen und Flächen mit Hautkontakt sind nach jedem Eingriff zu desinfizieren.
- Je nach Eingriff, z. B. nach Carpaltunnel- oder Katarakt-Operationen ist die Reinigung des Fußbodens nicht nach jedem Eingriff zwingend erforderlich, sondern nur am Ende des Programms.
- Aus hygienischer Sicht sind keine Ruhezeiten von OP-Räumen nach sog. septischen Eingriffen oder nach Operationen bei Patienten, die eine Besiedelung mit multiresistenten Erregern aufweisen, erforderlich. Sobald die desinfizierten Flächen von selbst vollständig abgetrocknet sind, kann der Saal wieder benutzt werden.

Literaturverzeichnis

[1] Gesetz zur Verhütung und Bekämpfung von Infektionskrankheiten beim Menschen (Infektionsschutzgesetz – IfSG). www.gesetze –im-internet.de/bundesrecht/ifsg/gesamt.pdf.
[2] Verordnung zur Hygiene und Infektionsprävention in medizinischen Einrichtungen (MedHygV). www.gesetzebayern.de/jportal/?quelle=jlink&docid=jlrMedHygVBYrahmen&psml=bsbayprod.psml&max=true&aiz=true.
[3] Sozialgesetzbuch (SGB) Fünftes Buch (V).www.gesetze-im-internet.de/bundesrecht/sgb_5/gesamt.pdf.
[4] Medizinproduktegesetz (MPG). www.gesetze-im-internet.de/mpg/index.html.
[5] Medizinproduktebetreiberverordnung (MPBetreibV). www.gesetze-im-internet.de/mpbetreibv/index.html.

[6] Verordnung über Sicherheit und Gesundheitsschutz bei Tätigkeiten mit Biologischen Arbeitsstoffen (Biostoffverordnung – BioStoffV). www.gesetze-im-internet.de/bundesrecht/biostoffv_2013/gesamt.pdf.
[7] TRBA 250 Biologische Arbeitsstoffe im Gesundheitswesen und in der Wohlfahrtspflege. Ausschuss für Biologische Arbeitsstoffe – ABAS – www.baua.de/abas Ausgabe März 2014 GMBl 2014, Nr. 10/11 vom 27.03.2014, Änderung vom 22.05.2014, GMBl Nr. 25, Änderung vom 21.07.2015, GMBl Nr. 29.
[8] Händehygiene. Bundesgesundheitsbl – Gesundheitsforsch – Gesundheitsschutz. Springer-Verlag 2000, 43:230–233.
[9] Anforderungen der Hygiene bei Operationen und anderen invasiven Eingriffen. Bundesgesundheitsbl – Gesundheitsforsch – Gesundheitsschutz. Springer-Verlag 2000, 43:644–648.
[10] Prävention postoperativer Infektionen im Operationsgebiet. Bundesgesundheitsbl – Gesundheitsforsch – Gesundheitsschutz. Springer Medizin Verlag 2007, 50:377–393 DOI 10.1007/s00103-007-0167-0.
[11] Prävention Gefäßkatheterassoziierter Infektionen. Bundesgesundheitsbl – Gesundheitsforsch – Gesundheitsschutz. Springer-Verlag 2002, 45:907–924 DOI 10.1007/s00103-002-0499-8.
[12] Anforderungen an die Hygiene bei Punktionen und Injektionen. Bundesgesundheitsbl. Springer-Verlag 2011, 54:1135–1144 DOI 10.1007/s00103-011-1352-8.
[13] Surveillance nosokomialer Infektionen sowie die Erfassung von Krankheitserregern mit speziellen Resistenzen und Multiresistenzen. Bundesgesundheitsbl. Springer-Verlag Berlin Heidelberg 2013, 56:580–583 DOI 10.1007/s00103-013-1705-6
[14] Anforderungen an die Hygiene bei der Aufbereitung von Medizinprodukten. Bundesgesundheitsbl. Springer-Verlag 2012, 55:1244–1310 DOI 10.1007/s00103-012-1548-6.
[15] Anforderungen an die Hygiene bei der Reinigung und Desinfektion von Flächen. Bundesgesundheitsbl – Gesundheitsforsch – Gesundheitsschutz, Springer Medizin Verlag 2004, 47: 51–61 DOI 10.1007/s00103-003-0752-9.
[16] Personelle und organisatorische Voraussetzungen zur Prävention nosokomialer Infektionen. Bundesgesundheitsbl. Springer-Verlag 2009, 52:951–962 DOI 10.1007/s00103-009-0929-y Online publiziert: 20. August 2009.

Rainer Woischke

1.5 Hygienezuschlag beim ambulanten Operieren und die zugrundeliegende Kostenanalyse

1.5.1 Warum ist ein Hygienezuschlag gerechtfertigt und notwendig?

Um diese Frage zu beantworten, gilt es eingangs festzustellen, welchen Berechnungsumfang für Hygiene das bisherige Abrechnungssystem nach dem EBM mit Gültigkeit vom 01.04.2005 enthält.

Für Hygiene waren demnach folgende vorgeschriebenen apparativ-technische Leistungen einberechnet:
- Ultraschallgerät,
- Einschweißgerät,
- Sterilisator mit einfachem Bowie-Dick-Test am Morgen und mit den einfachen Chemostrips zum Nachweis der durchgeführten Sterilisation.

Die aktuelle Abrechnungsgrundlage nach EBM (= Einheitlicher Bewertungsmaßstab) gilt seit dem 01.04.2005. Danach sind viele neue, umfangreichere und aufwändigere Hygienevorschriften in Kraft getreten, die für Ärzte allgemein und im Besonderen für ambulante Operateure bzw. Anästhesisten in ihrer Funktion als Betreiber von ambulanten OP-Zentren einen deutlich vermehrten finanziellen Aufwand bedeuteten [19,42]. Obwohl die Anforderungen an die Hygiene – nachweislich und gut dokumentiert – rasant und drastisch gestiegen sind, werden die Kosten für Hygiene in der Kalkulation hinsichtlich ausreichender Hygienestandards für die Patientensicherheit weiterhin unverändert mit dem alten EBM seit 01.04.2005 abgegolten; die neuen Anforderungen an die Hygiene allgemein und insbesondere beim kostenintensiven ambulanten Operieren wurden und werden weiterhin nicht vergütet.

1.5.2 Maßgebende neue Hygiene-Vorschriften

RKI: Durch neue maßgebliche Richtlinien entstehen immer wieder neue Auflagen wie folgende Beispiele belegen:

Anforderungen an die Hygiene bei der Aufbereitung von Medizinprodukten [27,28]

Empfehlung der Kommission für Krankenhaushygiene und Infektionsprävention **(KRINKO)** beim Robert Koch-Institut (RKI) und des Bundesinstitutes für Arzneimittel und Medizinprodukte **(BfArM)** [8,29–34]

Gesetz zur Verhütung und Bekämpfung von Infektionskrankheiten beim Menschen (Infektionsschutzgesetz – IfSG) 20.07.2000, letzte Änderung 31.08.15 [21,42]

Hygieneverordnungen der einzelnen Bundesländer: stellvertretend Fassung aus Bayern, in anderen Bundesländern analog:

Verordnung zur Hygiene und Infektionsprävention in medizinischen Einrichtungen vom 1. Dezember 2010 [26]

Hierzu Vorschriften der Gesundheitsämter der einzelnen Bundesländer am Beispiel Bayern:

- LGL (Bayerisches Landesamt für Gesundheit und Lebensmittelsicherheit) mit Erläuterungen zur Checkliste „Einrichtungen für ambulantes Operieren", Sachbereich Infektionshygiene GE1.1 1/29, Februar 2014 [25]

Begehungen durch Gesundheitsämter und Gewerbeaufsichtsämter [28]

KREMMEL, Michael (ehem. Leiter des GAA Augsburg):
Technischer Aufsichtsbeamter bei der bayerischen Gewerbeaufsicht [28]
Aufbereitung von Medizinprodukten [23]

DIN Deutsches Institut für Normen e.V., Berlin, mit **vielen** DIN- und DIN EN-Normen, z. B. DIN EN ISO 15883-ff Reinigungs-Desinfektionsgeräte [12,13]

AWMF (Arbeitsgemeinschaft der Wissenschaftlichen Medizinischen Fachgesellschaften e.V., 1962 gegründet) Leitlinien und vieles mehr [2–7]

Die finanziellen Anforderungen an operierende Fächer sind in Folge wachsender Verordnungen und deren Umsetzung immens gestiegen, ohne dass den betroffenen Ärzten von den gesetzlichen Krankenkassen ein finanzieller Ausgleich dafür gewährt wurde. Gleiches gilt für den privat ärztlichen Bereich [9–11,14,24,37].

1.5.3 Welche genauen und detaillierten Kosten entstehen durch die neuen Gesetze und Vorschriften? – Was ist neu nach der Einführung des EBM seit dem 01.04.2005?

1.5.3.1 Geräte

a) neu anzuschaffendes (und teures) RDG = Reinigungs-Desinfektions-Gerät mit Wartung, Kalibrierung, Reparaturen und Validierung (Abb. 1.5.1) [38,39,41]

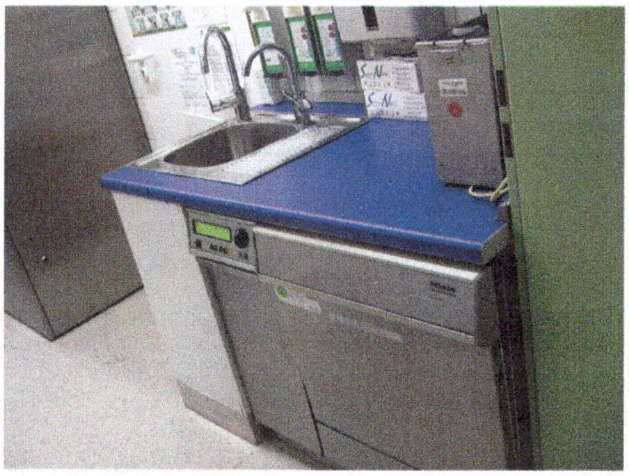

Abb. 1.5.1: Reinigungs-Desinfektions-Gerät (RDG).

b) Regenerationssystem durch Patrone mit regenerierfähigen Mischbett-Harzen mit entsprechender weiterer Rohrleitungsanlage zusätzlich für das RDG = Reinigungs-Desinfektions-Gerät mit mehr Wasserverbrauch für voll entsalztes Wasser (früher nur erforderlich für den Sterilisator)

c) validierbares Siegelgerät (Abb. 1.5.2)
z. B. validierbares Durchlaufsiegelgerät, validierbares Balkensiegelgerät mit Wartung, Kalibrierung, Reparaturen und Validierung [46]

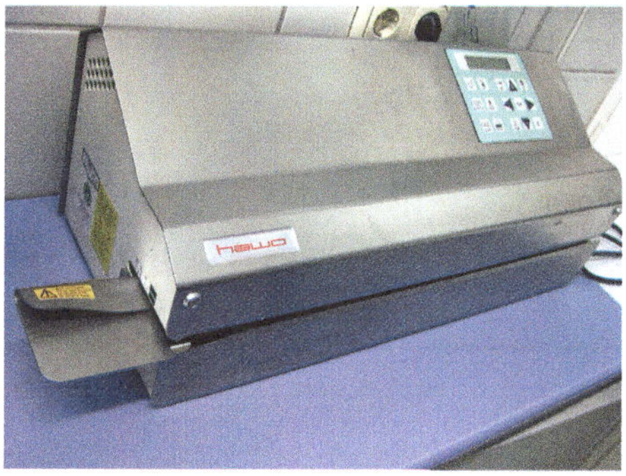

Abb. 1.5.2: Validierbares Siegelgerät.

Die jeweilige Lebensdauer dieser Geräte beträgt hochgegriffen ca. zehn Jahre.

d) zur vorschriftsmäßigen regelmäßigen Wartung und Überprüfung zusätzliche Validierung des Sterilisators, der als Geräteleistung bereits im EBM mit berücksichtigt war.

Tab. 1.5.1: Zusammensetzung der Anschaffungskosten (Firmen beispielhaft).

Angebot	Erstanschaffung	ohne MWSt	mit MWSt
Miele			
25.07.2014	RDG PG 8535	16.524,00 €	19.663,65 €
24.07.2014	Erstvalidierung	1.559,00 €	
Thermofisher			
25.07.2014	Ionenaustauschersystem		
	und notw. Meßgeräte	2.574,40 €	3.063,54 €
Kaltwasser	und Warmwasser		
Entsalztes	Wasser		
Abwasser	jeweils Anschlüsse		
Strom	jeweils Anschlüsse		
Abdeckung	Ummantelung u. Einbau		
	Gesamt	5.000,00 €	
Gutschein 10	Regenerationspatronen		
3 in 10 Jahren	730 x 3	2.190,00 €	
HAWO			
25.07.2014	Durchlaufsiegelgerät 880	3.290,00 €	
	Erstkalibrierung	280,00 €	
	Erstvalidierung	120,00 €	
		31.537,40 €	37.529,51 €
bei 10 Jahren	Lebensdauer pro Jahr		3.752,95 €
			ca. 3.750,00 €

1.5.3.2 Neu hinzugekommene laufende Kosten

Die Instandhaltungsverträge beim RDG können für zehn Jahre abgeschlossen werden, nicht aber beim Durchlaufsiegelgerät.

Diese neu angeschafften teuren Geräte erzeugen Folgekosten für Wartung, Kalibrierung und Reparaturen.

Darüber hinaus müssen zusätzlich jährliche Validierungen für folgende Geräte durchgeführt werden:

- Reinigungs-Desinfektions-Gerät,
- validierbares Siegelgerät und
- Sterilisator.

Tab. 1.5.2: Übersicht laufender Gerätekosten (Firmen beispielhaft).

Jährliche	Kosten Validierung RDG	ohne MWSt	mit MWSt
und HAWO	Strom, Wasser, Abwasser		
Miele	Validierung	1559 €	
	Instandhaltung	1299 €	
	Dosiermodul	72 €	
Betriebsmittel	Grob- und Feinfilter		
Kleinteile	Verbrauchsstoffe		
Salz	Aufnahmedüsen	500 €	
Strom und	Wasser und Abwasser	1020 €	
HAWO	Wartung + Teile	250 €	
Einschweiß-	Kalibrierung	280 €	
gerät	Validierung	120 €	
	Porto 3x	100 €	
Strom		200 €	
Steri	Validierung	1600 €	
		7000 €	8330 €

Weitere kontinuierliche und umfangreiche Kosten entstehen vor allem wegen eines erheblichen zusätzlichen Aufwands an Arbeitszeit der mit dem Hygienemanagement beauftragten und weitergebildeten Mitarbeiter für neue vorgeschriebene laufende Prüfungen der Ultraschall-, Desinfektions-, Spül-, Versiegelungs- und Sterilisationsgeräte und -prozesse und des desinfizierenden Waschens sowie die umfangreiche Dokumentation aller genannter Tätigkeiten.

1.5.3.3 Personalfolgekosten

Die daraus resultierenden zusätzlichen Kosten für die Arbeitszeit der mit diesen Aufgaben vertrauten Mitarbeiter (ohne Kostenberechnung für Ärzte) errechnen sich aus der Summe folgender Tätigkeiten:

den wichtigsten vorbereitenden Arbeiten am Morgen:

täglich vor der ersten Chargen-Routinekontrolle

1. RDG = Reinigungs-Desinfektions-Gerät
   - Prüfung und ggf. Reinigung Kammersiebe und Pumpensumpf,
   - Drehbarkeit der Dreharme,
   - Düsen,
   - Spülkammer auf Sauberkeit und Ablagerungen überprüfen,
   - Anschlüsse des Beschickungswagens und der MIC-Anschlüsse
2. Prüfung Leitfähigkeit und Temperatur, zusätzliches Leitfähigkeitsmessgerät für das RDG, mit ggf. zusätzlich Wechsel der erschöpften Patrone für voll entsalztes Wasser
3. Validierbares Durchlaufsiegelgerät mit Drucker
   - Überprüfung Siegelparameter = Seal Check,
   - Peeltest, Prüfung der Siegelnähte [40].

Die Ergebnisse sind zu dokumentieren [40].

wöchentlich Montag vor der ersten Chargen-Routinekontrolle

4. Ultraschallgerät, z. B. Bandelin
   - Überprüfung Ultraschallleistung durch SonoCheck.

Hygiene-Arbeiten während der Dauer:

1. beim RDG und bei der Sterilisation neu vorgeschriebene umfangreiche Kontrollen (siehe unten)
2. neu und sehr wichtig: aufwändige Dokumentation der Rückverfolgbarkeit:

   Die Ergebnisse sind so zu dokumentieren, dass durch die Kennzeichnung des Sterilgutes und die Dokumentation im Sterilisationsbuch eine Rückverfolgbarkeit auf die jeweilige Charge bei Medizinprodukten der Gruppen kritisch A und kritisch B gewährleistet ist [32,42].

   Die schriftlich hinterlegte Verantwortlichkeit liegt in den Händen des dafür ausgebildeten Mitarbeiters.

   Dazu zählen folgende drei Komponenten:

   a. die Kennzeichnung des Sterilisierguts,
   b. die Dokumentation im Sterilisationsbuch/Sterilisationstagebuch,
   c. die Übertragung auf die Patientenakte.

   Das Sterilisiergut wird standardisiert mit den beschrifteten Chemostrips oder auf andere Art und Weise gekennzeichnet, die entweder vom Container auf das OP-Protokoll oder bei Sets für Wundversorgungen, Punktionen, Emmert-Plastiken oder Nagelextraktionen usw. aus dem inneren Sterilisationsbogen oder aus der

Sterilisierfolie auf die Karteikarte dieses Patienten geklebt oder eingescannt werden (alternativ ebenfalls auf das OP-Protokoll, z. B. bei digitaler Karteikarte).

Durch diese umfangreichen Maßnahmen ist eine Rückverfolgbarkeit von der jeweiligen OP eines Patienten über das Sterilisationsbuch auf die jeweilige Charge gewährleistet.

3. Neue Vorschriften beim IfSG
   1. bezüglich nosokomialer Infektionen auch für ambulante Einrichtungen,
   2. neue umfangreiche Regelungen für Surveillance nosokomialer Infektionen und
   3. neue umfangreiche Regelungen für Surveillance Antibiotikaverbrauch.

Praktikable Lösungen zur Umsetzung:
1. Teilnahme an AMBU-KISS oder ARS am RKI [2],
2. CDC-Klassifikation der Infektionen, notwendig für Operateure und für AMBU-KISS,
3. Beispiel für Lösung in der Praxis: Dokumentationsbogen ambulantes Operieren, z. B. eigenes „MedHygV-Formular“ (siehe Amb. OP-QM): Dokumentation zu jeder OP und dem jeweiligen postoperativen Verlauf,
4. Vorgaben der Gesundheitsämter stellvertretend in Bayern, andere Bundesländer analog dazu: Bayerisches Landesamt für Gesundheit und Lebensmittelsicherheit Erläuterungen zur Checkliste „Einrichtungen für ambulantes Operieren“,
5. regelmäßig (Team)-Besprechungen einschließlich Ärzte zum „Feedback“ und halbjährliche Dokumentation der Ergebnisse der Infektionsstatistik und des Antibiotikaverbrauchs.

Tab. 1.5.3: Berechnung des zeitlichen und personellen Mehraufwandes aus der zusätzlichen Arbeitszeit pro Tag für Kontrollen und Einhaltung von Vorschriften.

Arbeit am RDG	2 Std. tgl.
Arbeit am Siegelgerät	1 Std. tgl.
neue Kontroll-Arbeiten am Morgen, tagsüber und am Abend	1 Std. tgl.
Durchführung der neu vorgeschrieben Prüfungen/Tests	durchschnittl. 0,5 Std. tgl.
Dokumentation der Prüfungen/Tests und Dokumentation gemäß Vorschriften MedHygV, Besprechung Infektionsstatistik und Antibiotikaverbrauch (Surveillance) mit allen in der Praxis Tätigen	durchschnittl. 1,5 Std. tgl.
insgesamt	6 Std. tgl.

Dies entspricht mit Urlaubs- und Krankheitstagen eines Mitarbeiters folgenden jährlichen Personalkosten:

pro Monat 2.200 € Bruttogehalt,

plus Arbeitgeberanteil = 2.500 €/Mon.,

jährliche Kosten 30.000 €.

Mit einem 13. Monatsgehalt ergeben sich mit 32.500 € die zusätzlichen Arbeitszeitkosten pro Jahr ausschließlich durch die neuen Hygienevorschriften.

Diesen erheblichen zusätzlichen Aufwand an Personalarbeitszeit bezahlen ambulante Operateure und Anästhesisten nur zur Erfüllung der neuen Hygienevorschriften, ohne bisher jemals einen finanziellen Ausgleich dafür erhalten zu haben. Dabei ist der zusätzliche **zeitliche ärztliche Mehraufwand nicht miteingerechnet!**

1.5.3.4 Kosten für den Zeitraum ab Gültigkeit des EBM vom 01.04.2005 für neu vorgeschriebene zusätzliche Prüfverfahren und Tests

Erheblich zu Buche schlagen die neu vorgeschriebenen Prüfungen für RDG und Sterilisator gemäß RKI, DIN, DGSV usw., siehe Hygieneplan oder Qualitätssicherung in der ZSVA – Leitfaden zur Prüfung der Reinigungswirkung in Reinigungs- und Desinfektionsgeräten (RDG) [39].

Beispiele:
Sterilisation bei **Kritisch B:**
- **Helix,** z. B. **BAG-HeliPac** Chargenkontrollsystem für die Dampfsterilisation bei 134 °C, 121 °C oder 134 °C/18 Min.,
- **HeliPac** Indikatoren für die Parameter Dampfeinwirkung, Temperatur und Zeit, Nachweis, dass die Sterilisiergüter den geforderten Bedingungen unterzogen waren,
- + Dichtigkeitsindikator/**LEAK-Test**: selbst-überprüfendes System: bei Bedienfehlern schlägt der Indikator von blau nach schwarz um oder neu,
- z. B. BAG-TwinTube 2 in 1 – Testsystem.

Beim RDG
Durchführung wöchentlich Montag + jeweils Dokumentation im QM-Ordner RDG-Protokolle
- z. B. **TOSI** = **Test** mit Reinigungsindikatoren zur Überprüfung der Reinigungswirkung des RDG, Durchführung mit einem TOSI pro Sieb und Ebene,
- **TOSI-LumCheck** = Test zur Überprüfung der Reinigungswirkung des RDG in Hohlkörpern/MIC-Instrumenten.

Pyromol-Test = Test Kit zum qualitativen Nachweis von Proteinen auf chirurgischen Instrumenten und Oberflächen (Klemme empfehlenswert).

Bio-Indikatoren = DEWA-Test zur Überprüfung von Desinfektionsverfahren, halbjährlich, z. B. jeweils am 15.11. und 15.05,

Test mit Prüfkeim Enterococcus faecium ATCC-Stamm 6057, nach Entnahme aus dem RDG werden die sechs BAG-DEWA-Test-Briefe in ein mikrobiologisches Labor zur Inkubation und Auswertung eingesandt {www.bag-healthcare.com; www.mtl-be.de}.

Hinzu kommen spezielle aufwändige Verfahren zur Überprüfung der Reinigung im RDG:
mit Schafsblut angeschmutzte Crile-Klemmen (mit Prüfanschmutzung nach Standardarbeitsanweisung mit Verwendung heparinisierten Schafbluts) als Test auf vorhandene Rückstände an den Instrumenten, z. B. Fa. SMP, Tübingen (SMP) Kosten von 300 €/Jahr {www.smpgmbh.com}.

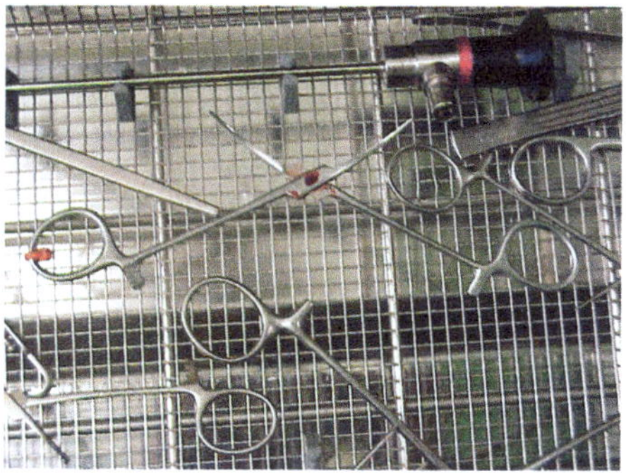

Abb. 1.5.3: Crile-Klemmen.

Die an Griffen mit den bunten "Fähnchen" gekennzeichneten Klemmen weisen die Testverschmutzung an den besonders schwierig zu reinigenden Stellen wie an den Gelenken auf.

neu: halbjährliche Prüfung der Textilwaschmaschine(n):

Für die OP-Wäsche sind Tests mit z. B. SIMICON TEX Bioindikatoren TS TEX 10 (Fa. SIMICON) erforderlich mit Kosten von 120 € + MWSt./Prüfung/Maschine, bei vier Maschinen ergeben sich Gesamtkosten von 1150 € pro Jahr.

SIMICON TEX Bio-Indikatoren enthalten Enterococcus faecium (ATCC 6057) als Testkeim in einer Prüfanschmutzung nach ISO 15883 [35,36].

Statt handelsüblicher Waschmittel müssen vom RKI geprüfte bzw. VAH-gelistete Waschmittel zum Einsatz kommen, wie z. B. ELTRA (Eco12.9, Eco14.5) mit Kosten von 36 €/6 Kg-Pckg. und Gesamtkosten von 1.000 €/Jahr [15,16].

Tab. 1.5.4: Zusatzkosten für Indikatoren und Waschmittel.

		pro Jahr
BAG	Kontrollchargen u. Tests	2.600 €
SIMICON	Bioindikatoren	1.000 €
SMP	Crile-Klemmen Schafsblut	300 €
ELTRA	desinf. Waschmittel	1.000 €
Kosten	Tests u. desinf. Waschmittel	4.900 €

1.5.3.5 Neue Mehrkosten durch Fachpersonal in 4-facher Form

1. Krankenhaushygieniker,
2. Hygienefachkraft,
3. hygienebeauftragter Arzt,
4. Hygienebeauftragter in der Pflege gemäß

MedHygV (Verordnung zur Hygiene und Infektionsprävention in medizinischen Einrichtungen) stellvertretend für Bayern, andere Bundesländer analog.

Tab. 1.5.5: Zusatzkosten für Hygiene Fachpersonal.

KH-Hygieniker		**pro Jahr**
Kosten/Std	200 €	
Beratung	1 Std./Mon	2.400 €
Begehung	1/Jahr	
4 Std. +	2 Std. Fahrt	1.200 €
Pflegefachkraft		
Kosten/Std.	50 €	
Beratung	1 Std./Mon	600 €
Begehung	1/Jahr	
4 Std. +	2 Std. Fahrt	300 €
		4.500 €

Tab. 1.5.6: Vorgeschriebene Kurse für hygienebeauftragten Arzt und Kurse Mitarbeiter.

für 10 Jahre	berechnet		pro Jahr
Hygienebeauftrager	Kursgebühr	850 €	
	Unterbringung	540 €	
Arzt	Fahrtkosten	210 €	
4 Tage	Vertreter	2.400 €	
		4.000 €	400 €
1 MFA	Kursgebühr		
	Unterbringung		
	Fahrtkosten	1.250 €	
2 × 2 MFA	in 10 Jahren	5.000 €	500 €
			900 €
oder teurer	Fachkunde		
Kosten wie	Hygb.Arzt		

1.5.3.6 Hochrechnung Zusatzkosten durch die neuen Vorschriften

Tab. 1.5.7: Hochrechnung Zusatzkosten durch die neuen Vorschriften.

		bei 1000	Kosten pro
Anschaffung	RDG u. validierbares Durchlaufsiegelgerät	Eingriffen pro Jahr	Eingriff
jährlich	umgerechnet	3.750,00 €	
deren	Validierung, Strom		
	Wasser Abwasser	8.330,00 €	
jährliche	Tests und desinf.		
Kosten	Waschmittel	4.900,00 €	
KH-Hygieniker	u. Hyg.PflegeFK	4.500,00 €	
	Kurskosten Praxis	900,00 €	
Teilsumme	Kosten/Jahr und	22.380,00 €	22 €
zusätzliche	Arbeitszeit MFA/Jahr	32.500,00 €	33 €
Gesamtkosten		54.880,00 €	55 €

Die errechneten und mit einer detaillierten Kostenanalyse hinterlegten Mehrkosten pro ambulantem Eingriff betragen 55 € und beziehen sich ausschließlich auf die neuen gesetzlichen Hygienekosten. Daraus resultiert die legitime Forderung eines Hygienezuschlages in Höhe des errechneten Betrages von 55 €. Dieser ist wiederum aus den genannten Gründen zukünftigen weiteren Hygieneverordnungen und -gesetzen und deren Folgekosten unverzüglich anzupassen.

Literaturverzeichnis

Hinweis zur Literatur: Nicht mit einer Literaturangabe versehene Angaben und Inhalte lassen sich im Internet finden (siehe Angaben zum Literaturverzeichnis 1.2 Organisatorische Voraussetzungen). Das folgende Verzeichnis enthält viele der Vorschriften, Gesetze, Richtlinien, Leitlinien usw., die jetzt von den Ärzten zusätzlich gefordert werden, auch wenn im Text kein Hinweis erfolgt. Auch sind Beispiele weiterer Firmen genannt.

[1] 3M Medica Zweigniederlassung der 3M Deutschland GmbH, 3M Deutschland GmbH, Carl-Schurz-Str. 1, 41453 Neuss, www.3mdeutschland.de.

[2] www.nrz-hygiene.de/surveillance/kiss/ambu-kiss.

[3] AWMF Leitlinie Infektionsstatistik-Erfassungsbogen, Arbeitskreis „Krankenhaus- & Praxishygiene“ der AWMF Stand: 06.2010 AWMF-Leitlinien-Register Nr. 029/002 Entwicklungsstufe 1+IDA, www.awmf.org.

[4] AWMF Leitlinie OP-Kleidung und Patientenabdeckung, Arbeitskreis „Krankenhaus- & Praxishygiene“ der AWMF Stand: 01.2011 AWMF-Leitlinien-Register Nr. 029/012 Entwicklungsstufe 1+IDA, www.awmf.org.

[5] AWMF Leitlinie S1 Hygieneanforderungen ambulantes Operieren 01 Arbeitskreis „Krankenhaus- & Praxishygiene“ der AWMF Stand: 01.2011 AWMF-Leitlinien-Register Nr. 029/014 Entwicklungsstufe 1+IDA, www.awmf.org.

[6] AWMF Leitlinie Anforderungen an Raumlufttechnische Anlagen (RLTA) in medizinischen Einrichtungen, Arbeitskreis „Krankenhaus- & Praxishygiene“ der AWMF Stand: 02.2013 AWMF-Leitlinien-Register Nr. 029/020 Entwicklungsstufe 1+IDA, www.awmf.org.

[7] AWMF Leitlinie Händedesinfektion und Händehygiene. Arbeitskreis „Krankenhaus- & Praxishygiene“ der AWMF Stand: 01.06.2008 AWMF-Leitlinien-Register Nr. 029/027 Entwicklungsstufe 1+IDA, www.awmf.org.

[8] Anforderungen der Hygiene bei chronischen und sekundär heilenden Wunden. Arbeitskreis „Krankenhaus- & Praxishygiene“ der AWMF 1/14, Ersterstellung: 01/2014, AWMF-Leitlinien-Register Nr. 029/042 Entwicklungsstufe 1+IDA, www.awmf.org.

[9] BAG Health Care GmbH, Amtsgerichtsstraße 1–5, 35423 Lich, Tel.: +49 (0) 6404/925 -0, Fax: +49 (0) 6404/925-250 E-Mail: info@bag-healthcare.com, Hygienmonitoring-Chargenkontrollsysteme.

[10] Borer Chemie AG, Gewerbestraße 13, 4528 Zuchwil/ Switzerland, Tel. +41 32 686 56 00 Fax +41 32 686 56 90, office@borer.ch, www.borer.ch.

[11] Definitionen nosokomialer Infektionen (CDC-Definitionen), Nationales Referenzzentrum für Surveillance von nosokomialen Infektionen, Herausgeber Robert Koch-Institut, Berlin 7. Auflage, Berlin 2011, Satz Fotosatz Voigt, Berlin, Druck Mercedes-Druck, Berlin www.nrz-hygiene.de.

[12] DGKH, März 2010, RLT-Anlagen beim ambulanten Operieren Teil 1, 01.03.2010 www.krankenhaushygiene.de.

[13] DGKH, April 2010, RLT-Anlagen beim ambulanten Operieren Teil 2, 01.04.2010 www.krankenhaushygiene.de.

[14] DGKH, Oktober 2013, Planung und Abnahme von RLT-Anlagen für OP-Räume, 01.10.2013 www.krankenhaushygiene.de.

[15] DIN Deutsches Institut für Normen e.V., Berlin, Beuth Verlag GmbH, Berlin, AM DIN-Platz, Burggrafenstr.6, 10787 Berlin, Tel. +49 30 2601-2666, Fax +49 30 2601-42666 www.beuth.de.

[16] DIN 1946-4:2008,12, Raumlufttechnik – Teil 4: Raumlufttechnische Anlagen in Gebäuden und Räumen des Gesundheitswesens, DIN Deutsches Institut für Normen e.V., Berlin, Beuth Verlag GmbH, Berlin, AM DIN-Platz, Burggrafenstr. 6, 10787 Berlin, Tel. +49 30 2601-2666, Fax +49 30 2601-42666, www.beuth.de.

[17] Institut für Arbeitsschutz der Deutschen Gesetzlichen Unfallversicherung (IFA), www.dguv.de/ifa/Praxishilfen/Schutzhandschuhe.
[18] Eltra Produktinfo_09-2012, Ecolab Deutschland GmbH, Ecolab-Allee 1, 40789 Monheim am Rhein,Tel.: +49-2173-599-1900, Fax: +49-2173-599-89299, www.ecolabhealthcare.de.
[19] Ecolab Healthcare_Produktkatalog_05-2014, Ecolab Deutschland GmbH, Ecolab-Allee 1, 40789 Monheim am Rhein, Tel.: +49-2173-599-1900, Fax: +49-2173-599-89299, www.ecolab-healthcare.de.
[20] Dr. Früh Control GmbH, Bettina-von-Arnim-Straße 3, 61476 Kronberg im Taunus, Geschäftsführer Birgit Früh, Dr. Reinfried Früh, Tel 06173-999705, Fax 06173-320690 www.frueh-co.de.
[21] gke-GmbH, Auf der Lind 10, D-65529 Waldems, Tel.: +49 6126-9432-0, Fax: +49 6126-9432-10, Geschäftsführer: Dr. Ulrich Kaiser www.gke.de.
[22] Heinze K Pfandzelter R. Regelungen zum ambulanten Operieren, Deutscher Ärzte Verlag, Köln, 2012.
[23] Gesetz zur Verhütung und Bekämpfung von Infektionskrankheiten beim Menschen (Infektionsschutzgesetz - IfSG), „Infektionsschutzgesetz vom 20. Juli 2000 (BGBl. I S. 1045), letzte Änderung am 31. August 2015 (BGBl. I S. 1474), www.gesetze-im-internet.de/bundesrecht/ifsg/gesamt.pdf, www.juris.de.
[24] Kappstein I. Nosokomiale Infektionen, Prävention, Labordiagnostik, Georg Thieme 2009, S.134.
[25] Kiessling T. 9. Steri Fach-Forum, 1. März 2011, Klinikum der Universität München – Großhadern.
[26] Kremmel M. Technischer Aufsichtsbeamter bei der bayerischen Gewerbeaufsicht: Aufbereitung von Medizinprodukten, Herstellung und Verlag: Books on Demand GmbH, Norderstedt, 1. Auflage 2007.
[27] Bund/Länder-Arbeitsgemeinschaft Abfall, Vollzugshilfe zur Entsorgung von Abfällen aus Einrichtungen des Gesundheitsdienstes, Überarbeitung: Stand Januar 2015, www.laga-online.de.
[28] Bayerisches Landesamt für Gesundheit und Lebensmittelsicherheit, Erläuterungen zur Checkliste „Einrichtungen für ambulantes Operieren", Sachbereich Infektionshygiene GE1.1 1/29, Februar 2014, www.lgl.bayern.de/downloads/gesundheit/hygiene.
[29] Legionellen – die am häufigsten gestellten Fragen, Dokument aktualisiert am: 07.04.2014, Autor: Dr. Schreff AM – Bayerisches Landesamt für Gesundheit und Lebensmittelsicherheit, Dr. Schindler P – Bayerisches Landesamt für Gesundheit und Lebensmittelsicherheit, Nickel S – Bayerisches Landesamt für Gesundheit und Lebensmittelsicherheit, www.lgl.bayern.de/downloads/gesundheit/hygiene.
[30] Verordnung zur Hygiene und Infektionsprävention in medizinischen Einrichtungen (MedHygV) vom 1. Dezember 2010, Stand: letzte berücksichtigte Änderung: mehrfach geänd. (V. v. 09.08.2012, 424), Inkrafttreten 01.09.12, Bayerisches Staatsministerium für Umwelt und Gesundheit (StUmuG), Fundstelle: GVBl 2010, S. 817, www.gesetze-bayern.de.
[31] Gesetz über Medizinprodukte (Medizinproduktegesetz – MPG) „Medizinproduktegesetz in der Fassung der Bekanntmachung vom 7. August 2002 (BGBl. I S. 3146), das zuletzt durch Artikel 278 der Verordnung vom 31. August 2015 (BGBl. I S. 1474) geändert worden ist"; www.juris.de www.gesetze-im-internet.de.
[32] Verordnung über das Errichten, Betreiben und Anwenden von Medizinprodukten, „Medizinprodukte-Betreiberverordnung in der Fassung der Bekanntmachung vom 21. August 2002 (BGBl. I S. 3396), die zuletzt durch Artikel 3 der Verordnung vom 11. Dezember 2014 (BGBl. I S. 2010) geändert worden ist, www.juris.de, www.gesetze-im-internet.de.
[33] Mikrobiologisches Testlabor GmbH Bad Elster, Brambacher Straße 17, 08645 Bad Elster – OT Mühlhausen, Geschäftsführerin: Dipl.-Biol. Elvira Schneider, Tel.: +49 (0)37437 2208, Fax: +49 (0)37437 2418, www.mtl-be.de.

[34] Prävention postoperativer Infektionen im Operationsgebiet, Empfehlung der KRINKO, Bundesgesundheitsbl – Gesundheitsforsch – Gesundheitsschutz Springer-Verlag 2007, 50:377–393, www.rki.de.
[35] Mitteilung der Kommission für Krankenhaushygiene und Infektionsprävention (KRINKO), Kommentar der KRINKO zur DIN 1946-4 (2008), 1. Februar 2010/Nr. 4, HRSG Robert Koch-Institut, Nordufer 20, 13353 Berlin, Tel.: 030 18 754-0, Fax: 030 18 754-23 28, E-Mail: EpiBull@rki.de, Epid Bull 2010,15: S. 31–38.
[36] Anforderungen an die Hygiene bei Punktionen und Injektionen. Empfehlung der Kommission für Krankenhaushygiene und Infektionsprävention beim Robert Koch-Institut (RKI), 9/10.2011. Bundesgesundheitsbl – Gesundheitsforsch – Gesundheitsschutz Springer-Verlag 2011, 54:1135–1144, www.rki.de.
[37] Anforderungen an die Hygiene bei der Aufbereitung von Medizinprodukten, 10.2012. Bundesgesundheitsbl – Gesundheitsforsch – Gesundheitsschutz. Springer-Verlag 2012, 55:1244–1310, www.rki.de.
[38] Richtlinien für Krankenhaushygiene und Infektionsprävention. Herausgegeben vom Robert Koch-Institut, Berlin, Elsevier, Urban & Fischer.
[39] Empfehlungen zur Prävention und Kontrolle von Methicillinresistenten *Staphylococcus aureus*-Stämmen (MRSA) in medizinischen und pflegerischen Einrichtungen. Empfehlung der KRINKO, 6.1014, Bundesgesundheitsbl – Gesundheitsforsch – Gesundheitsschutz. Springer-Verlag Berlin Heidelberg 2014, 57:696–732, www.rki.de.
[40] Simicon Tex Anleitung zur biologischen Leistungsprüfung von Waschverfahren für Textilien. Simicon GmbH Siegmund-Riefler-Bogen 19, 81829 München, Tel. 089-673366-0, Fax 089-673366-22, www.simicon.de.
[41] Simicon Tex Produktinformation. Simicon GmbH Siegmund-Riefler-Bogen 19, 81829 München, Tel. 089-673366-0, Fax 089-673366-22, www.simicon.de, Vertretungsberechtigter Geschäftsführer: Herr Simon PG.
[42] www.smpgmbh.com, SMP GmbH, Prüfen; Validieren; Forschen, Hechingerstraße 262, D-72072 Tübingen, Geschäftsführer: Klaus Roth, Dr. Ludger Schnieder.
[43] Verordnung über die Qualität von Wasser für den menschlichen Gebrauch (Trinkwasserverordnung – TrinkwV 2001), „Trinkwasserverordnung in der Fassung der Bekanntmachung vom 2. August 2013 (BGBl. I S. 2977), die durch Artikel 4 Absatz 22 des Gesetzes vom 7. August 2013 (BGBl. I S. 3154) geändert worden ist", www.juris.de.
[44] Roth K, Michels W. Ringversuch zur Prüfung der Mindestreinigungsleistung nach der Leitlinie von DGKH, DGSV und AKI; Zentralsterilisation 2005 13 (2): 106 ff.
[45] Leitlinie von DGKH, DGSV und AKI für die Validierung und Routineüberwachung maschineller Reinigungs- und thermischer Desinfektionsprozesse für Medizinprodukte und zu Grundsätzen der Geräteauswahl, 3. Auflage 2008, Zentralsterilisation 2008, Supplement 2., offizielles Mitteilungsorgan Deutsche Gesellschaft für Sterilgutversorgung e. V.
[46] Leitlinie für die Validierung der Verpackungsprozesse nach nach DIN EN ISO 11607-2, Autoren der Leitlinie: Deutsche Gesellschaft für Sterilgutversorgung, DGSV e. V.: Peißker M, Schlepp A, Lüttenberg M, Carter A, Jones A 1, Amann B, Wiese K. Zentralstelle der Länder für Gesundheitsschutz, ZLG: Dr. Johmann A, mhp-Verlag GmbH, Geschäftsführer/CEO Klein A, Marktplatz 13, D-65183 Wiesbaden. Tel.: +49 (0)611/505 93-31, Fax: -11, E-Mail: info@mhp-verlag.de.
[47] Leitlinie zur Validierung maschineller Reinigungs- und Desinfektionsprozesse zur Aufbereitung thermolabiler Endoskope, Offizielles Mitteilungsorgan Deutsche Gesellschaft für Sterilgutversorgung e.V., Zentralsterilisation, HRSG: Heeg P, Tübingen (D), Renders W, Brugge (B), Spencer W, Selby (GB), Talon D, Paris (F), MHP Verlag GmbH 2011(Suppl. 3), 19: 6–16.
[48] Zinn, GC. Ernst TABORI; Weidenfeller P. Ambulantes Operieren – Praktische Hygiene, Verlag für medizinische Praxis, Zapf Media Group GmbH & CO KG, 86932 Pürgen, 2012.

Christian Deindl

1.6 Hygienestandards: Gemeinsame Aufgabe von Ordnungspolitik, Kostenträgern und Ärzten

1.6.1 Einführung

Wie dem vom Bundesverband für Ambulantes Operieren (BAO) in Auftrag gegebenen und von Dr. R. Woischke erstellten und von ihm am 01.03.2015 offiziell vorgestellten Gutachten zu entnehmen ist, sind die aktuellen neuen Hygienegesetze und -bestimmungen gleichzeitig mit einem rapiden Anstieg der damit verbundenen Kosten beim ambulanten Operieren verbunden. Gleiches gilt für den klinischen Sektor. Dieser Effekt eines zusätzlichen finanziellen Ressourcenbedarfs stellt nach den Gesetzen der Logik keine unerwartete Überraschung dar. Und dennoch scheinen Politik als Auftraggeber und Kostenträger als indirekte Nutznießer von der wirklichkeitsfernen Annahme einer Kostenneutralität und somit Freistellung von jeglichen weiteren Qualitätskosten auszugehen. Deshalb ist für ambulante OP-Einheiten eine bis in jeden Teilschritt detaillierte Aufstellung ihrer Hygienekosten existentiell wichtig. Eigentlich gehören Intention und Inhalte des Gutachtens in den Aufgabenbereich der kassenärztlichen Selbstverwaltung und ihrer kostenintensiven Strukturen. Zum wiederholten Mal bleiben die berechtigten Erwartungen und Anforderungen an die KBV und Landes-KVen unerfüllt, so dass wie bereits in der Vergangenheit mit dem Gutachtenauftrag an Prof. Oberender über ambulantes Operieren ein Hygienekosten-Gutachten von einem Berufsverband in Auftrag gegeben und finanziert werden musste, um erstmals und einmalig eine allumfassende Kostenanalyse vorzunehmen und somit den nötigen Überblick der eigentlichen Hygienekosten zu erlangen. Als ökonomische Landmarke gilt dabei das Datum des 01.04.2005, an dem der bis in die Gegenwart gültige EBM in Kraft trat. Wie bereits vor 2005 sind seither die Erfüllung der jeweils aktuellen Hygienevorschriften und Empfehlungen der KRINKO weiterhin unverzichtbarer Inhalt einer erfolgreichen Zertifizierung. Diese Tatsache wird wie bereits in der Vergangenheit weiterhin von den Patienten und deren Angehörigen im Sinne einer bestmöglichen Patientensicherheit sehr geschätzt. Dennoch basiert die Kostenkalkulation für den Hygieneaufwand und dessen Niederschlag in der kassenärztlichen Vergütung auf völlig veralteten und schon lange nicht mehr zeitgemäßen Hygienestandards. Der daraus resultierende Differenzbetrag geht weiterhin vollständig auf Kosten ambulanter Operateure und Anästhesisten als in medizinischen, juristischen und ökonomischen Belangen alleine verantwortliche und persönlich haftende Betreiber ambulanter OP-Einrichtungen.

1.6.2 Ist-Zustandsanalyse über Erstattung von Hygiene- Kosten im GKV-System

Wenn bekanntlich 2005 erstmals Hygienefaktoren kalkulatorisch in die Honorarberechnung eingeflossen sind, dann kann davon ausgegangen werden, dass bis dato in der Punktwertermittlung dieser betriebswirtschaftliche Aspekt vernachlässigt und der Bereich Hygiene unberücksichtigt blieben.

Einziger Lichtblick waren sogenannte Strukturverträge zwischen ambulanten Operateuren und gesetzlichen Krankenkassen, welche ein implementiertes Qualitätsmanagement zur Bedingung hatten. Kurzfristig konnte die Kassenärztliche Vereinigung Bayerns (KBV) durch eine wissenschaftliche Qualitätsstudie die Vorteile des ambulanten Operierens überzeugend darlegen, mit der positiven Folge, dass für ausgewählte ambulante Operationen ein zusätzlicher Qualitätszuschlag erstattet wurde. Voraussetzung dafür waren OP-Mindestzahlen sowie die obligatorische Teilnahme an dem Patientensicherheitsfragebogen AQS1 als transparente Qualitätssicherungsmaßnahme. Durch einen Wechsel innerhalb der KVB-Führung wurde dieses Qualitätsprojekt ersatzlos gestrichen. Diejenigen ambulanten OP-Zentren, welche die Kriterien für die besagten Qualitätszuschläge erfüllten, mussten sich wieder in die graue Masse des (unter-)durchschnittlichen KV-Kollektiv-Systems einreihen. Dieser qualitätsverneinende Einschnitt der ärztlichen Selbstverwaltung in eine aus medizinischer und ökonomischer Sicht sinnvolle und leistungsgerechte Qualitätsvergütung geschah nicht ohne Zustimmung durch die verantwortliche Gesundheitspolitik.

Als Kontrast zu dieser Vorgehensweise sei betont, dass Medizin per se eine Qualitätswissenschaft darstellt und medizinischer Fortschritt dem Nutzen der Patienten dient und auf kontinuierlich erfolgenden qualitativen Verbesserungen beruht. Diese Maxime gilt gerade auf dem Gebiet der Hygiene, auf dem der Gesetzgeber immer wieder explizit tätig wird und entsprechende Vorschriften und Gesetze erlässt. Parallel dazu werden, dem aktuellen Wissensstand angepasst, fortlaufend neue Hygiene-Richtlinien und Empfehlungen durch das RKI und seine Kommission für Krankenhaushygiene und Infektionsprävention (KRINKO) veröffentlicht. Ferner gelten die Empfehlungen des Bundesinstitutes für Arzneimittel und Medizinprodukte (BfArM). Die logische Folge daraus ist selbstredend und ohne jegliche Verzögerungstaktik die Kostenübernahme für zusätzliche Investitionen und Folgekosten im Rahmen eines aktualisierten Hygienemanagements durch die gesetzlichen Kostenträger aber auch durch private oder sonstige Kostenträger. Diese Vorgehensweise ist alternativlos und trotzdem bleibt diese Anpassung an den gesteigerten finanziellen, zeitlichen und personellen Ressourceneinsatz für Hygiene beim ambulanten Operieren und in anderen Bereichen seit über einem Jahrzehnt aus. So ist der Verdacht nicht von der Hand zu weisen, dass die verantwortlichen Kostenträger verbesserte Hygienemaßnahmen als dem vagen Bereich der individuellen Gesundheitsleistungen (sogenannte IGEL-Leistungen) zugehörig sehen. In ihren eigentlichen Verantwortungsbereich fallen die Aufgabe und Verpflichtung, Hygienekosten als unverzichtbaren Bestandteil in der chirurgisch-operativen ambulanten Behandlung ihrer Versicherten mit dem erklärten Ziel der bestmöglichen Patientensicherheit zu begleichen.

Aus ökonomischer Sicht und aus der Perspektive eines freiheitlich-demokratischen Gesundheitswesens mit dem unverzichtbaren Qualitätsmerkmal Transparenz ist dieses Verhalten von Gesundheitspolitik und den eng mit ihr verbundenen gesetzlichen Krankenkassen gerade auf dem Sektor Hygiene begründet zu kritisieren. Dies trifft umso mehr mit dem Wissen zu, dass bereits bei der Kalkulation des noch gültigen EBM vom 01.04.2005 eklatante handwerkliche Fehler bei der Ermittlung fixer und variabler Kosten einer operativ tätigen Facharztpraxis unterlaufen sind. So wurde geflissentlich übersehen, dass die Tilgung der umfangreichen Investitionen für Praxen und ambulante OP-Einheiten bekanntlich erst aus dem versteuerten Einkommen, ergo aus privaten Geldmitteln, erfolgt. Damit relativieren sich selbstredend die in politisch gezielt eingesetzten Neiddebatten veröffentlichten Einkommen gerade von selbstständigen, niedergelassenen und freiberuflich tätigen Fachärzten. Auch die ärztliche Selbstverwaltung muss sich in diesem Punkt den Vorwurf von Fahrlässigkeit und Fehlen eines ausreichenden Fundus an betriebswirtschaftlichen Kenntnissen einmal mehr gefallen lassen.

Basierend auf dieser ökonomischen Ausgangsposition wurden und werden gegenwärtig immer noch von ambulanten Operateuren zusätzlich die stetig steigenden Hygienekosten getragen und finanziert, und zwar ohne jegliche Refinanzierung durch ärztliche Selbstverwaltung (KBV) oder gesetzliche Krankenkassen (GKV). Beide Institutionen profitieren fast kostenlos und mit erheblichem eigenen Imagegewinn davon, dass gerade zertifizierte ambulante OP-Einrichtungen bereits sehr frühzeitig freiwillig und im vollen Umfang die jeweils aktuellen Hygieneempfehlungen als Add on zu den bereits bestehenden gesetzlichen Bestimmungen lückenlos umsetzen. Weil Hygiene im Rahmen der Zertifizierung einen der unverzichtbaren Hauptprozesse darstellt, wird sie einer sehr genauen Überprüfung unterzogen. Diese kontinuierlich optimierten Hygienestandards lagen jahrelang weit über dem Qualitätsverständnis von kassenärztlichen Vereinigungen, die erst durch die neueste Gesetzgebung nachgebessert und ihren Hygienestandard aktualisiert haben – allerdings mit der erklärten politischen Maßgabe, dies habe weiterhin kostenneutral zu erfolgen.

1.6.3 Aktuelle Gesetzesgrundlage und ihre Auswirkungen auf das ambulante Operieren

Bundesweit wird das 2011 novellierte Gesetz zur Verhütung und Bekämpfung von Infektionskrankheiten bei Menschen (= IfSG) mittels Hygieneverordnung der einzelnen Bundesländer umgesetzt. Dabei besteht wie in anderen gesellschaftlichen Bereichen auch keine vollständige bundesweite Übereinstimmung. Somit sind ambulante Operateure in verschiedenen Bundesländern unterschiedlichen Pflichten und daraus erwachsenden Mehrkosten ausgesetzt. Dies erlaubt die berechtigte Frage: Wo geschieht zu viel, wo das richtige Maß und wo wiederum zu wenig für Hygiene beim ambulanten Operieren?

Hinzu kommt die Verordnung zur Hygiene- und Infektionsprävention in medizinischen Einrichtungen (MedHygV). Die Überprüfung der Umsetzung der beiden genannten gesetzlichen Verordnungen erfolgt über die öffentlichen Gesundheitsbehörden der einzelnen Bundesländer. Im Bundesland Bayern ist dafür das Bayerische Landesamt für Gesundheit und Lebensmittelsicherheit zuständig. In Zusammenarbeit mit dem Bayerischen Staatsministerium für Gesundheit und Pflege und der Kassenärztlichen Vereinigung Bayerns sowie dem Landesverband ambulantes Operieren (LAOB) sowie anderen Berufsverbänden wurde eine Checkliste der Einrichtungen für ambulantes Operieren erstellt. Seither finden regelmäßige gemeinsame Begehungen durch Gesundheits- und Gewerbeaufsichtsämter statt. Insgesamt werden 350 ambulant operativ tätige Einrichtungen begutachtet. Die dabei einzuhaltenden Auflagen übertreffen bei weitem die Inhalte des bisherigen Hygieneplans und erfordern ein regelrechtes hochdifferenziertes sowie zeit-, personal- und kostenintensives Hygienemanagement.

1.6.4 Soll-Zustandsanalyse aktuelles Hygienemanagement

Zu den bisher gültigen und überschaubaren sowie im EBM abgebildeten Hygienemaßnahmen beim ambulanten Operieren sind umfangreiche Qualitätsverbesserungen für Hygiene hinzugekommen. Grundsätzlich ist dabei jede Einzelmaßnahme sowie die Kausalkette Patient – Instrumentarium – eingesetzte Geräte und verantwortlicher Mitarbeiter zu begrüßen, und zwar analog der Lebensmittelsicherheit bezüglich der Garantie von Herkunftsoffenlegung und vorschriftsmäßiger Verarbeitung.

Nur sind solche Unterstützungsprozesse für ein Höchstmaß an Hygienequalität nicht zum Nulltarif erhältlich, zumal die dafür notwendigen finanziellen Ressourcen im Gesundheitsfonds ausreichend vorhanden sind.

Gerade die Hygienedebatten um die politisch zu verantwortenden Hygieneskandale bestätigen immer wieder die nicht mehr junge Erkenntnis aus der Qualitätsforschung, dass die Folgekosten von Qualitätsfehlern zunehmend höher ausfallen als die primär anfallenden Kosten mit dem Ziel einer Fehlervermeidung

1.6.5 Betriebswirtschaftliche Kostenanalyse für Hygiene beim ambulanten Operieren

Bereits an dieser Stelle lässt sich als Zwischenfazit festhalten, dass den Patienten seit Jahren gerade im Bereich des ambulanten Operierens in Facharztpraxen und ambulanten OP-Zentren ausschließlich durch verantwortliche Ärzte eigenfinanzierte sehr hohe Qualitätsstandards bei der chirurgisch- operativen Behandlung angeboten und garantiert werden. Diese Tatsache ist sicher auch mitverantwortlich für die extrem niedrigen Infektionsquoten beim ambulanten Operieren. Da zertifizierte Einrichtungen einmal jährlich einem externen Überprüfungsaudit unterzogen werden und alle drei Jahre zusätzlich das Zertifikat auf einen noch intensiveren Prüfstand gestellt wird, ergibt diese Art von Qualitätssicherung in ihrer Außendarstellung für Patienten und ihre Angehörigen ein transparentes Qualitätssiegel und bedeutet gleichzeitig eine objektive Hilfestellung bei der Auswahl von Operateuren und Anästhesisten ihres Vertrauens.

Hygienedefizite im Klinikbereich hingegen sind nicht Ärzten und Pflegekräften anzulasten, sondern vielmehr als unvermeidbare Konsequenzen aus gesundheitspolitisch verordneter und bürokratisch umgesetzter Kostenersparnis und Qualitätsreduktion zu benennen.

Die unter Tab.1.5.1 erfolgte Auflistung anfallender Investitionskosten inklusive Mehrwertsteuer belegt mit dem Passus inklusive Mehrwertsteuer unmissverständlich, dass freiberuflich tätige Ärzte mit ihrer obligatorischen Einkommensteuer und den betrieblichen Sozialsteuerabgaben über die bei jeder Investition anfallende und nicht absetzbare Mehrwertsteuer erhebliche Verbrauchsteuern zahlen. Diese offensichtliche Tatsache wird immer wieder bewusst bei politischen Debatten verschwiegen und durch den nicht wahrheitsgemäßen Hinweis ersetzt, Freiberufler – also auch niedergelassene Ärzte – würden im Gegensatz zu Gewerbetreibenden keine Steuern zahlen. Neben den erwähnten Anschaffungskosten sind auch die jährlich laufenden Betriebskosten mit dem herkömmlichen Höchstsatz an Mehrwertsteuer belegt.

Völlig negiert werden bei den KV-Berechnungen die zusätzlich anfallenden Personalkosten, die erfahrungsgemäß in den meisten medizinischen Einrichtungen den größten Anteil an Kosten ausmachen.

Darüber hinaus müssen Aufzeichnungen, wie über die Aufbereitung von Medizinprodukten, mindestens fünf Jahre aufbewahrt werden. Die dafür anfallenden Ablage- und Archivierungskosten sind ebenfalls in die Kalkulation mit einzubeziehen. Darüber hinaus müssen Rücklagen für die noch restliche Aufbewahrungszeit nach Beendigung der Praxistätigkeit des bisher verantwortlichen Arztes gebildet werden.

1.6.6 Resümee und konkrete Forderungen an Gesundheitspolitik und Kostenträger

Die dargelegte Kostenanalyse für Hygiene und die sich daraus ergebende Unterfinanzierung von derzeit 55,00 € pro ambulante Operation (Stand 2011–2016) bestätigen, dass vertragsärztlich tätige ambulante Operateure und Anästhesisten die modifizierten Patienten- und Hygieneschutzgesetze aktiv und präzise umsetzen und dies freiwillig und eigenverantwortlich nicht nur erst seit Inkrafttreten der neuesten Bestimmungen, sondern nachweislich und bei entsprechend akkreditierten Zertifizierungsunternehmen einsehbar seit einem Jahrzehnt und länger tun. Damit waren sie Gesetzgeber und ärztlicher Selbstverwaltung bereits um einige Qualitätsschritte und Qualitätsjahre voraus. Es wäre bereits zu einem früheren Zeitpunkt eine faire Geste und Anerkennung für diesen wichtigen Beitrag zum Patientenwohl und zur proaktiven und nicht erst reaktiven, weil verspätet eingesetzten Infektionsprophylaxe gewesen. Bei fehlender Rechtsgrundlage konnten sich Kostenträger und Gesundheitspolitik auf die Freiwilligkeit dieser Maßnahmen und somit auf die fehlende Erstattungspflicht durch die GKV berufen. Ethisch-moralisch mag dieses Verhalten fragwürdig erscheinen; verwaltungstechnisch war es bisher nicht anfechtbar.

Wenn nun aber der Gesetzgeber zur Verbesserung der Hygiene im deutschen Gesundheitswesen via Bundesgesetz eindeutig tätig wird und dies zudem über das zuständige Bundesgesundheitsministerium noch medienwirksam und somit parteipolitisch vorteilhaft der breiten Öffentlichkeit kundtut, dann allerdings besteht nach den Regeln unseres Rechtsstaates die staatliche Pflicht, für die Erstattung der dadurch anfallenden Mehrkosten ab dem Zeitpunkt des Inkrafttreten des Gesetzes Sorge zu tragen. Diese Forderung ist umso leichter umsetzbar, da der Gesetzgeber über eine lange Reihe von Jahren und Beispielen bewiesen hat, in das Gesundheitssystem jederzeit und beliebig regulativ einzugreifen. Darüber hinaus werden Kliniken gegenwärtig finanzielle Sondermittel zugebilligt, die ausschließlich für die Verbesserung der Hygiene Verwendung finden. Dies ist einerseits auch durch ambulante, vom Hygienegesetz betroffene Ärzte zu begrüßen. Andererseits zeigt diese einseitige und späte Förderung wiederum, dass der Gesetzgeber seit Jahren seine Verpflichtungen zur Daseinsfürsorge – und darunter zählt zu einem Land der 1. Welt gerade Hygiene – vernachlässigt und wohlgemeinte begründete Hinweise beharrlich negiert. Bezüglich ambulanter Operationen wurde in offiziellen Schreiben an gesundheits- und sozialpolitisch Verantwortliche immer wieder auf die steigenden Hygieneanforderungen und Hygienekosten hingewiesen.

Da nun der Gesetzgeber gleichzeitig in § 115b SGB V festgelegt hat, dass Patienten beim ambulanten Operieren die gleichen Qualitätsstandards wie unter klinisch-stationären Bedingungen zuteilwerden, ist es nur recht und billig sowie im Sinne des genannten Paragrafens, dass die vollständige Erstattung der außerhalb der Morbidität bedingten Gesamtvergütung analog dem ambulanten Operieren, Kapitel 31 im EBM, zur vollständigen Durchführung der gesetzlich vorgeschriebenen Hygienemaßnahmen zu erfolgen hat.

Die geltend gemachten Ansprüche durch ambulante Operateure und Anästhesisten beziehen sich rückwirkend auf den Zeitpunkt, ab dem alle gesetzlich vorgeschriebenen Maßnahmen nachweislich, sprich dokumentiert, umgesetzt wurden. Begehungen von ambulanten chirurgischen Praxen und ambulanten OP-Einrichtungen dienen somit nicht nur der Überprüfung zur Einhaltung der gesetzlichen Hygienenormen, sondern auch als Legitimation dafür, dass sich der Staat als erklärter Auftraggeber dieser Hygieneoffensive um die ausreichende Allokation der notwendigen finanziellen Ressourcen zu kümmern hat und darüber hinaus für die Folgefinanzierung weiterer kontinuierlicher Hygieneoptimierungen Sorge trägt.

Kapitel 2

Christoph Sucker

2.1 Thromboserisiko und aktueller Stand der ambulanten Thromboseprophylaxe

2.1.1 Epidemiologie

Venöse Thrombosen stellen sehr häufige Krankheitsbilder dar und treten in der westlichen Welt mit einer durchschnittlichen Inzidenz von 0.1 % pro Jahr im mittleren Lebensalter auf; das Thromboserisiko fällt bei Kleinkindern mit etwa 0.01 % pro Jahr sehr gering aus und steigt mit dem Lebensalter an [1–4].

Operative Eingriffe gehen mit einer passageren Erhöhung des Thromboserisikos einher, wobei sich das Risiko erheblich zwischen verschiedenen Eingriffen unterscheidet (Abb. 2.1.1). Unter den thrombotischen Ereignissen stellen tiefe Beinvenenthrombosen sowie Lungenarterienembolien als schwerwiegende Komplikationen die entscheidenden klinisch relevanten Entitäten dar. Allerdings muss berücksichtigt werden, dass sich auch bei Thrombophlebitiden (oberflächliche Venenthrombosen) durch Ausbreitung in das tiefe Venensystem tiefe Venenthrombosen mit dem Risiko einer Lungenarterienembolie entwickeln können. Thrombosen der oberen Extremitäten sind mit einem Anteil von nur 10 % unter den venösen thrombotischen Ereignissen deutlich seltener als Thrombosen der unteren Extremität und von untergeordneter Bedeutung; im Gegensatz zu Beinvenenthrombosen finden sich bei Thrombosen der oberen Extremitäten häufiger lokale Ursachen [1–4].

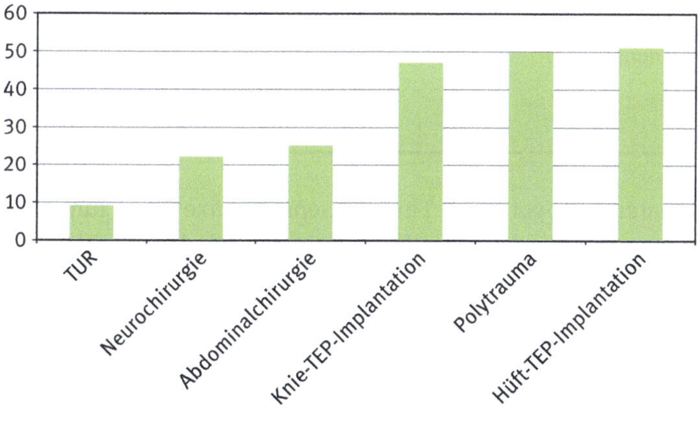

Abb. 2.1.1: Häufigkeit von Beinvenenthrombosen bei ausgewählten chirurgischen Eingriffen ohne medikamentöse Thromboseprophylaxe (TUR = transurethrale Prostataresektion).

2.1.2 Abschätzung des Thromboserisikos bei operativen Eingriffen

Das individuelle Thromboserisiko, auch im Rahmen operativer Eingriffe, wird durch dispositionelle und expositionelle Risikofaktoren bestimmt. Hierbei entspricht die Disposition der Veranlagung des Patienten für thrombotische Ereignisse, während das expositionelle Risiko im Rahmen operativer Eingriffe durch Art und Größe des jeweiligen Eingriffes bestimmt wird. Relevante dispositionelle und expositionelle Risikofaktoren sind in Tabelle 2.1.1 aufgeführt [1–4].

Tab. 2.1.1: Risikofaktoren für perioperative thrombotische Ereignisse in absteigender Relevanz [1–2] (*stark abhängig von der Art und Schwere der Thrombophilie; **Abhängigkeit von der Art und Ausbreitung der malignen Grunderkrankung).

dispositionelle Risikofaktoren	**expositionelle Risikofaktoren**
frühere tiefe Venenthrombose/Lungenembolie	Art und Größe des operativen Eingriffes
Vorliegen einer Thrombophilie*	Komplikationen des Eingriffes
maligne Grunderkrankung**	
höheres Lebensalter (> 60 Jahre)	
belastete Familienanamnese bzgl. thrombotischer Ereignisse (betroffene Angehörige 1. Grades)	
chronische Herzinsuffizienz, abgelaufener Herzinfarkt	
Adipositas (BMI [„body mass index"] > 30 kg/m^2	
akute Infektionen und Entzündungen	
Immobilität	
Therapie mit Sexualhormonen (orale Kontrazeption, Hormon(ersatz)therapie (HRT), antihormonelle Therapie	
Schwangerschaft und Postpartalperiode (erhöhtes Risiko über ca. 6 Wochen nach Entbindung)	
nephrotisches Syndrom	
Varikosis	

Zur Festlegung der adäquaten perioperativen Thromboseprophylaxe muss zunächst eine Risikostratifikation vorgenommen werden. Hierbei richtet sich die Abschätzung des perioperativen Thromboserisikos primär nach der Art und Größe des durchzuführenden Eingriffes (Tab. 2.1.2); bei Vorliegen einer besonderen Disposition für thrombotische Ereignisse (Risikofaktoren siehe Tab. 2.1.1) muss ggf. eine Einordnung des betreffenden Patienten in eine höhere Risikokategorie erfolgen [1–4].

Tab. 2.1.2: Risikostratifikation für perioperative thrombotische/thromboembolische Ereignisse in Abhängigkeit von der Art des operativen Eingriffes (CAVE: bei Vorliegen einer besonderen Disposition für thrombotische Ereignisse erfolgt eine Einordnung des Patienten in eine höhere Risikogruppe).

Niedriges Risiko	Intermediäres Risiko	Hohes Risiko
kleine operative Eingriffe Verletzung ohne oder nur mit geringem Weichteilschaden	länger dauernde Operationen gelenkübergreifende Immobilisation der unteren Extremität arthroskopisch-assistierte Gelenkchirurgie der unteren Extremitäten	größere Eingriffe im Bauch-, Becken- oder Thoraxbereich, insbesondere bei Tumoren oder entzündlichen Prozessen Polytrauma, Verletzungen der Wirbelsäule, des Beckens und der unteren Extremitäten größere orthopädische Eingriffe (Wirbelsäule, Becken, untere Extremitäten)

Da Hochrisikoeingriffe stets unter stationären Bedingungen durchgeführt werden, weisen Patienten bei ambulanten Eingriffen aufgrund des Operationsspektrums zumeist ein niedriges oder intermediäres Risiko für perioperative thrombotische Ereignisse auf. Wie bereits oben ausgeführt, werden Patienten jedoch bei Vorliegen dispositioneller Risikofaktoren in eine höhere Risikogruppe eingestuft [1–4], so dass hinsichtlich der Festlegung der adäquaten Thromboseprophylaxe eine Erfassung der dispositionellen Risikofaktoren des jeweiligen Patienten unbedingt erforderlich ist, um die inkorrekte Zuordnung zu einer Risikogruppe zu vermeiden.

In Abhängigkeit von der Einteilung in die drei Risikogruppen mit niedrigem, mittlerem und hohem Risiko ergeben sich unterschiedliche Häufigkeiten für die Risiken für perioperative Thrombosen und Thromboembolien (Tab. 2.1.1); diese Einteilung bildet die Grundlage für die Festlegung der adäquaten perioperativen Thromboseprophylaxe [1–4]. Betont werden muss, dass sich die Einteilung zwar primär auf stationäre Eingriffe bezieht, aber auch im ambulanten Versorgungsbereich Anwendung findet.

Tab. 2.1.3: Häufigkeit für thrombotische Komplikationen bei Patienten mit niedrigem, intermediärem oder hohem Risiko [1–4].

	niedriges Risiko	intermediäres Risiko	hohes Risiko
Häufigkeit einer distalen Venenthrombose	< 10 %	10–40 %	40–80 %
Häufigkeit einer proximalen Venenthrombose	< 1 %	1–10 %	10–30 %
Häufigkeit einer Lungenembolie	< 0.1 %	0.1–1 %	> 1 %

2.1.2.1 Thromboseprophylaxe bei ambulanten operativen Eingriffen

Grundlagen

Aufgrund der hohen Inzidenz thrombotischer Ereignisse im Rahmen operativer Eingriffe kommt der perioperativen Thromboseprophylaxe eine hohe klinische Relevanz zu. Der Festlegung der adäquaten Thromboseprophylaxe liegt hierbei eine Zuordnung des Patienten zu einer entsprechenden Risikogruppe (siehe Tab. 2.1.3) zugrunde. Durch die Etablierung der Thromboseprophylaxe als festen Bestandteil des perioperativen Managements konnte das perioperative Thromboserisiko in den letzten Jahrzehnten drastisch reduziert werden [1–4].

Grundsätzlich werden hierbei nichtmedikamentöse ***Basismaßnahmen*** und ***medikamentöse Thromboseprophylaxe*** unterschieden. Während Basismaßnahmen in allen Risikogruppen zur Thromboseprophylaxe nach operativen Eingriffen einzusetzen sind, ist eine medikamentöse Thromboseprophylaxe in der Niedrigrisikogruppe nicht erforderlich, sondern wird nur bei Vorliegen eines intermediären oder hohen Ereignisrisikos durchgeführt [1–4]. Anzumerken ist, dass sich offizielle Empfehlungen zur perioperativen Thromboseprophylaxe insbesondere auf hospitalisierte Patienten beziehen; für die Thromboseprophylaxe im ambulanten Versorgungsbereich sollten nach Möglichkeit dieselben Prinzipien angewendet werden.

Basismaßnahmen

Zu den nichtmedikamentösen ***Basismaßnahmen*** der perioperativen Thromboseprophylaxe zählen insbesondere postoperative Frühmobilisation, Bewegungsübungen und ausreichende Hydrierung des Patienten; diese Maßnahmen können bereits zu einer deutlichen Reduktion des perioperativen Thromboserisikos beitragen und sollten daher unabhängig von einer zusätzlichen eventuellen medikamentösen Thromboseprophylaxe stets nach operativen Eingriffen eingesetzt werden. Zusätzlich zu den genannten Basismaßnahmen können auch medizinische Kompressionsstrümpfe eingesetzt werden, um das perioperative Thromboserisiko zu reduzieren. Für Eingriffe bzw. für Patienten mit niedrigem perioperativen Thromboserisiko werden Basismaßnahmen in der Regel als ausreichend für eine perioperative Thromboseprophylaxe angesehen [1–4].

Medikamentöse Thromboseprophylaxe

Für Patienten mit einem mittleren oder hohen perioperativen Thromboserisiko wird zusätzlich zu den oben genannten Basismaßnahmen eine medikamentöse Thromboseprophylaxe durchgeführt, da durch Basismaßnahmen alleine hier keine ausreichende Prävention bzw. Reduktion thrombotischer Ereignisse erzielt wird. Durch die medikamentöse Thromboseprophylaxe wird in Abhängigkeit von klinischer Konstellation und Durchführung der medikamentösen Thromboseprophylaxe in Studien eine perioperative Absenkung des Thromboserisikos um mindestens 50 %, aber manchmal auch bis zu 80–90 %, erzielt. Über die Durchführung einer medikamentösen Thromboseprophylaxe, insbesondere deren Nutzen und Risiken, ist der Patient entsprechend aufzuklären [1–4,6].

Einen problematischen Aspekt der medikamentösen Thromboseprophylaxe im ambulanten Bereich stellt sicherlich die eingeschränkte Compliance bzw. Adherence der Patienten dar. In Studien zeigte sich, dass beispielsweise bis zu einem Drittel der Patienten nach orthopädischen Eingriffen die empfohlene medikamentöse Thromboseprophylaxe nicht konsequent durchführen [5]. Der Patient ist daher gerade auch bei ambulanten Eingriffen ggf. über die Bedeutung und Wichtigkeit einer empfohlenen medikamentösen Thromboseprophylaxe aufzuklären und die Aufklärung ist schriftlich zu dokumentieren.

Für die medikamentöse perioperative Thromboseprophylaxe stehen heute verschiedene Medikamentengruppen zur Verfügung – niedermolekulare Heparine (NMH, LMWH [„low-molecular weight heparins"]), Pentasaccharide (einziger Vertreter: Fondaparinux), das Heparinoid Danaparoid und direkte orale Antikoagulanzien (DOAK).

Niedermolekulare Heparine (NMH) Heparine sind gerinnungsaktive Glykosaminoglykane, die aus einer variablen Anzahl von Aminozuckern bestehen und ein mittleres Molekulargewicht von etwa 15 kDalton aufweisen. Hierbei werden unfraktionierte Heparine (UFH) von niedermolekularen Heparinen (NMH) unterschieden, die aus UFH durch verschiedene chemische Verfahren gewonnen werden und ein mittleres Molekulargewicht um 5 kDalton zeigen. NMH stellen heute den Standard der medikamentösen Thromboseprophylaxe, auch im Rahmen ambulanter operativer Eingriffe, dar. In dieser Indikation haben NMH aufgrund ihrer hohen Effektivität hinsichtlich der Prävention thrombotischer Ereignisse bei geringer Komplikationsrate und guter Verträglichkeit die unfraktionierten Heparine (UFH) nahezu vollständig verdrängt, so dass UFH heute nicht mehr zur medikamentösen Thromboseprophylaxe bei ambulanten operativen Eingriffen eingesetzt werden sollten. Der antithrombotische Effekt der NMH beruht auf einer Komplexbildung mit körpereigenem Antithrombin, wodurch die hemmende Wirkung von Antithrombin auf verschiedene plasmatische Gerinnungsfaktoren gesteigert wird; letztlich kommt es zu einer Hemmung der Fibrinbildung, worauf die Reduktion thrombotischer Ereignisse beruht [1–4,6].

In der Thromboseprophylaxe erfolgt die Verabreichung der NMH in der Regel durch einmal tägliche subkutane Applikation. Die Verträglichkeit ist gemeinhin sehr gut, zu den häufigsten Nebenwirkungen gehören allergische Reaktionen im Bereich der Injektionsstelle, die sich häufig nach Umstellung auf ein anderes NMH zurückbilden. Weitere klinisch relevante Nebenwirkungen sind ein möglicher Anstieg der Leberwerte, die Induktion eines vermehrten Haarausfalls sowie eine Steigerung des Blutungsrisikos. Bei schwerer Niereninsuffizienz ist ggf. eine Dosisreduktion der NMH erforderlich [6].

Im Zusammenhang mit der Applikation von Heparinen kann es zu einer Thrombozytopenie kommen. Hierbei wird die klinisch irrelevante Heparin-assoziierte Thrombozytopenie (HAT; früher als HIT Typ 1 bezeichnet) von der Heparin-induzierten Thrombozytopenie (HIT; früher als HIT Typ 2 bezeichnet) abgegrenzt. Bei der HAT handelt es sich um eine milde Thrombozytopenie (Thrombozytenzahlen > 100.000/µl), die wenige Tage nach Behandlungsbeginn auftritt, symptomlos verläuft und nach wenigen Tagen spontan remittiert; eine Therapie bzw. eine Beendigung der Heparinisierung ist nicht erforderlich. Hingegen handelt es sich bei der HIT um ein potenziell bedrohliches Krankheitsbild, das mit schwerwiegenden thrombotischen bzw. thromboembolischen Komplikationen einhergehen kann; typischerweise tritt hier die Thrombozytopenie mit zeitlicher Latenz (zumeist zwischen dem 5.–14. Tag) nach Beginn der Heparinisierung auf. Die Thrombozytenzahl fällt hierbei auf unter 100.000/µl oder auf unter die Hälfte der Plättchenzahlen vor Einleitung der Heparinisierung ab. Entscheidende Maßnahmen sind die Beendigung der Heparinisierung und die Einleitung einer alternativen Antikoagulation. Bei Patienten mit anamnestisch durchgemachter oder vermuteter HIT ist die Gabe von unfraktionierten und niedermolekularen Heparinen stets kontraindiziert. Prinzipiell ist anzumerken, dass die HIT unter niedermolekularen Heparinen (NMH) im Gegensatz zur Verabreichung von unfraktionierten Heparinen (UFH) sehr selten ist. Zudem tritt die HIT in der Regel nach großen orthopädischen, kardialen oder vaskulären Ereignissen auf, so dass die Wahrscheinlichkeit bei ambulanten Eingriffen als gering einzustufen ist.

Tab. 2.1.4: Dosierung parenteraler Antikoagulanzien für die medikamentöse Thromboseprophylaxe bei operativen Eingriffen.

	Substanzgruppe	**Standarddosierungen zur perioperativen Thromboseprophylaxe***
Enoxaparin	NMH	1 x 20 mg/d s. c. (erhöhtes Risiko: 1 x 40 mg/d s. c.)
Reviparin	NMH	1 x 1432 IE/d s. c. (erhöhtes Risiko: 1 x 3.436 IE/d s. c.)
Dalteparin	NMH	1 x 2.500 IE/d s.c. (erhöhtes Risiko: 1 x 5.000 IE/d s. c.)
Nadroparin	NMH	1 x 2.850 IE/d s. c.
Tinzaparin	NMH	1 x 3.500 IE/d s. c.
Certoparin	NMH	1 x 3.000 IE/d s. c.
Fondaparinux	Pentasaccharid	1 x 2.5 mg/d s. c. –
Danaparoid	Heparinoid	2 x 750 IE/d s. c.

*eine Dosisanpassung gemäß Fachinformation ist zu berücksichtigen, insbesondere bei Vorliegen einer Niereninsuffizienz

Derzeit sind in Deutschland verschiedene NMH (Enoxaparin, Reviparin, Dalteparin, Nadroparin, Tinzaparin, Certoparin) für die medikamentöse Thromboseprophylaxe verfügbar; diese unterscheiden sich hinsichtlich ihrer Pharmakologie und in manchen Fällen hinsichtlich der arzneimittelrechtlichen Zulassung zur Thromboseprophylaxe. Eine Übersicht über die Dosierungen der genannten NMH zur medikamentösen Thromboseprophylaxe zeigt Tabelle 2.1.1. Bezüglich der arzneimittelrechtlichen Zulassung in Einzelfällen wird auf die entsprechenden Fachinformationen verwiesen [7–8].

Ein routinemäßiges Monitoring der NMH durch einen Labortest ist nicht erforderlich. Bei Bedarf (z. B. Überprüfung der Compliance, Erfassung einer Restwirkung etc.) kann eine Bestimmung des Effektes des niedermolekularen Heparins durch Messung der Anti-Xa-Aktivität am Peak der Heparinwirkung, also etwa drei bis vier Stunden nach Applikation, durchgeführt werden. Wie die unfraktionierten Heparine (UFH) können auch niedermolekulare Heparine, zumindest partiell, mit Protamin antagonisiert werden, was beim prophylaktischen Einsatz jedoch nicht erforderlich ist.

Pentasaccharide (Fondaparinux) Das synthetisch hergestellte Pentasaccharid Fondaparinux als einziger Vertreter der Pentasaccharide ist über die Inhibition des aktivierten Gerinnungsfaktors X (Faktor Xa) antithrombotisch wirksam; der Effekt wird durch die Bindung von Fondaparinux an Antithrombin vermittelt. Chemisch betrachtet besteht Fondaparinux aus einem Fünferzucker, der genau die Heparinsequenz beinhaltet, welche für den antithrombotischen Effekt von Heparinen verantwortlich zeichnet [7–9].

Fondaparinux ist unter anderem zur Prophylaxe thrombotischer Ereignisse bei Patienten mit allgemeinchirurgischen und orthopädischen Eingriffen zugelassen [7–9]. Im Gegensatz zu niedermolekularen Heparinen kann durch Fondaparinux keine Heparin-induzierte Thrombozytopenie (HIT) ausgelöst werden; Fondaparinux ist im Gegensatz zu niedermolekularen Heparinen zur Thromboseprophylaxe bei Patienten mit abgelaufener Heparin-induzierter Thrombozytopenie (HIT) zugelassen. Ferner stellt Fondaparinux aufgrund der guten lokalen Verträglichkeit eine geeignete Alternative dar, wenn eine Unverträglichkeit gegenüber NMH besteht.

Die Standarddosierung zur Thromboseprophylaxe beträgt 2.5 mg einmal täglich subkutan. Da die Elimination von Fondaparinux stark von der Nierenfunktion abhängig ist, kann es bei einer Niereninsuffizienz zu einer starken Kumulation mit Blutungsrisiko kommen; daher ist die Dosis bei einer Kreatinin-Clearance unter 50 ml/min auf 1.5 mg/d zu reduzieren, unterhalb einer Kreatinin-Clearance von 20 ml/min ist Fondaparinux kontraindiziert.

Ein routinemäßiges Monitoring durch einen Labortest ist bei der Anwendung von Fondaparinux nicht erforderlich. Bei Bedarf (z. B. Überprüfung der Compliance, Erfassung einer Restwirkung etc.) kann wie bei den NMH eine Bestimmung des Effektes durch Messung der Anti-Xa-Aktivität, kalibriert auf Fondaparinux, durchgeführt werden. Aufgrund des Kumulationsrisikos bei Niereninsuffizienz ist eine Niereninsuffizienz vor bzw. unter der Behandlung ggf. durch eine entsprechende Diagnostik auszuschließen.

Heparinoide (Danaparoid): Danaparoid ist der einzige zugelassene Vertreter der Heparinoide und besteht aus einer Mischung von Heparansulfat, Dermatansulfat und Chondroitinsulfat. Der Einsatz zur Thromboseprophylaxe ist weitgehend auf eine Heparinunverträglichkeit bzw. auf Patienten mit einer anamnestisch vorliegenden Heparin-induzierten Thrombozytopenie (HIT) beschränkt. Hierbei wurde allerdings Danaparoid inzwischen weitgehend durch Fondaparinux verdrängt.

Direkte orale Antikoagulanzien (DOAK): Das Spektrum antithrombotischer Medikamente wurde in den letzten Jahren durch die Entwicklung und Markteinführung direkter oraler Antikoagulanzien (DOAK), früher als neue orale Antikoagulanzien (NOAK) bezeichnet, bereichert. Die derzeit verfügbaren und in Deutschland arzneimittelrechtlich zugelassenen DOAKs können aufgrund ihres Wirkungsmechanismus zwei Gruppen direkter oraler Antikoagulanzien (DOAK) zugeordnet werden: Der direkte orale Thrombininhibitor (DTI) Dabigatran-Etexilat hemmt den Gerinnungsprozess durch Komplexbildung mit Thrombin; die direkten oralen Xa-Inhibitoren Rivaroxaban, Apixaban und Edoxaban hemmen den Gerinnungsprozess durch selektive Inaktivierung des aktivierten Gerinnungsfaktors X (Faktor Xa). Im Bereich der perioperativen Thromboseprophylaxe ist der Einsatz direkter oraler Antikoagulanzien (DOAK) im Gegensatz zu NMH durch eine sehr schmale Zulassung stark eingeschränkt [10]: Die Zulassung im Bereich der Thromboseprophylaxe ist derzeit beschränkt auf die Durchführung eines operativen Hüft- und Kniegelenksersatzes (Hüft-TEP, Knie-TEP). Für alle anderen operativen Eingriffe, auch alle anderen Eingriffe im Bereich des Hüft- und Kniegelenkes sowie für Arthroskopien, sind die DOAK derzeit nicht zur Thromboseprophylaxe zugelassen. Für die medikamentöse Thromboseprophylaxe bei ambulanten operativen Eingriffen besitzen DOAK aufgrund des ambulanten Operationsspektrums keine Bedeutung.

Literatur

[1] Antithrombotic Therapy and Prevention of Thrombosis (9th edition). American College of Chest Physicians Evidence-Based Clinical Practice Guidelines, 2012.

[2] S3 Leitlinie: Prophylaxe der venösen Thromboembolie (VTE). Version vom 18.03.2009. AWMF Leitlinien-Register Nr. 003/001.

[3] Valsami S, Asmis LM. A brief review of 50 years of perioperative thrombosis and hemostasis management. Semin Hematol 2013; 50: 79–87.

[4] Pruthi RK. Review of the American College of Chest Physicians 2012 Guidelines for Anticoagulation Therapy and Prevention of Thrombosis. Semin Hematol 2013; 50: 251–258.

[5] Wilke T, Müller S. Nondadherence in outpatient thromboprophylaxis after major orthopedic surgery: a systematic review. Expert Rev Pharmacoucon Outcomes Res 2010; 10: 691–700.

[6] Parenteral anticoagulants: Antithrombotic Therapy and Prevention of Thrombosis, 9th ed: American College of Chest Physicians Evidence-Based Clinical Practice Guidelines. Garcia DA, Baglin TP, Weitz JI, Samama MM; American College of Chest Physicians. Chest 2012; 141 (Suppl 2); 24–43.

[7] Fachinformationen Clexane, Clivarin, Fragmin P/P Forte, Fraxiparine, Innohep, Mono-Embolex, Orgaran, Arixtra, Eliquis, Pradaxa, Xarelto, Lixiana.
[8] Rote Liste 2015, 55. Ausgabe. Rote Liste® Service GmbH, Frankfurt/Main.
[9] Walenga JM, Jeske WP, Samama MM, Frapaise FX, Bick RL, Fareed J. Fondaparinux: a synthetic heparin pentasaccharide as a new antithrombotic agent. Expert Opin Investig Drugs 2002; 11: 397–407.
[10] Messerschmidt C, Friedman RJ. Clinical experience with novel oral anticoagulants for thromboprophylaxis after elective hip and knee arthroplasty. Arterioscler Thromb Vasc Biol 2015; 35: 771–778.

Jens Klinge

2.2 Perioperative Gerinnungsdiagnostik bei Kindern

2.2.1 Einleitung

Das Gerinnungssystem des Menschen ist durch ein komplexes Zusammenwirken prokoagulatorischer, d. h. gerinnungsfördernder, und antikoagulatorischer, d. h. gerinnungshemmender Faktoren gekennzeichnet. Ziel ist ein hämostaseologisches Gleichgewicht, das zum einen unter Normalbedingungen die Fließfähigkeit des Blutes gewährleistet, zum anderen aber nach Verletzung auch die Gerinnbarkeit und damit letztendlich die Wundheilung ermöglicht.

Neben den oft als „die Gerinnung" bezeichneten Gerinnungsproteinen (sog. Gerinnungsfaktoren) spielen in dem Gesamtprozess von Thromboseverhinderung und Wundverschluss die Blutgefäße mit ihrem Endothel, die Blutströmung und insbesondere die Blutplättchen und andere Blutzellen eine wichtige Rolle. Nur bei idealem Zusammenwirken dieser einzelnen Komponenten kann eine wirksame Blutgerinnung erfolgen.

Während im Kindesalter eher die zu einer gesteigerten Blutungsneigung führenden Fragestellungen und Störungen im Vordergrund stehen, nimmt mit höherem Alter die Gefahr einer Thrombose v. a. durch eine operationsbedingte Immobilisierung zu.

2.2.2 Grundlagen der Hämostase – Ablauf der Gerinnung

Bei einer Verletzung laufen mehrere Prozesse z. T. nacheinander oder aber auch gleichzeitig ab.

2.2.2.1 Vasokonstriktion

Der erste Schritt ist eine Vasokonstriktion der verletzten Gefäße, wodurch der Blutstrom verlangsamt und damit der Blutverlust verringert wird.

2.2.2.2 Thrombozytenadhäsion und Thrombozytenaggregation

Durch die Verletzung des Gefäßendothels kommen Thrombozyten in Kontakt mit subendothelialen Strukturen, wie z. B. Kollagen, und können über bestimmte Glykoproteinrezeptoren an diese anhaften (Thrombozytenadhäsion). In einem zweiten Schritt findet eine Formänderung der Thrombozyten („shape change") mit Freisetzung verschiedener Proteine (sog. Freisetzungsreaktion) statt. Dadurch bilden sich zunehmend Kontakte zwischen den Thrombozyten aus, wodurch ein erster noch instabiler „Plättchenthrombus“ entsteht und das verletzte Gefäß verschlossen wird (Thrombozytenaggregation).

2.2.2.3 Plasmatische Gerinnung

Die Aktivierung der plasmatischen Gerinnungskaskade erfolgt ebenfalls über Gewebefaktoren (z. B. Gewebsthromboplastin, „tissue factor“), die unter Normalbedingungen nicht im Blut vorhanden sind. Der Prozess mündet letztendlich in der Bildung unlöslicher und stabiler Fibrinpolymere, wodurch das Thrombozytengerinnsel verfestigt und die Verletzung damit im Idealfall dauerhaft verschlossen wird.

Aus didaktischen Überlegungen wurde und wird ein intrinsisches, endogenes von einem extrinsischen, exogenen System unterschieden, die in eine gemeinsame Endstrecke der Gerinnung münden. Zudem wird die Aktivierung der Gerinnungsfaktoren in mehreren Schritten dargestellt, obwohl diese Systeme in vivo so eng vernetzt sind, dass eine Trennung kaum mehr möglich ist [1].

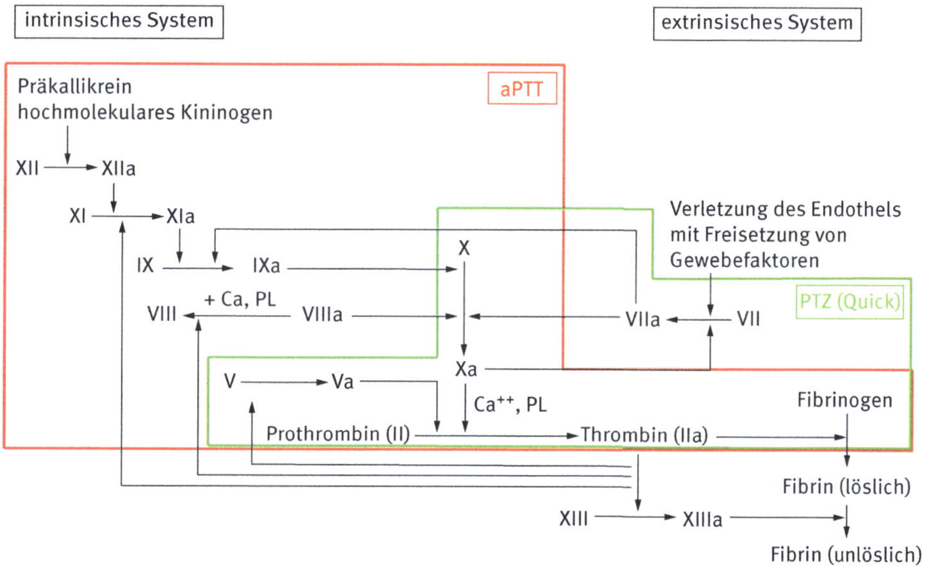

Abb. 2.2.1: Schema der plasmatischen Gerinnung und Erfassung der Gerinnungsfaktoren durch die Globalteste Quick (grüner Rahmen) und aPTT (roter Rahmen) nach [1].

Anamnesefragebogen zur Erfassung des Blutungsrisikos bei Kindern und Jugendlichen

Name des Kindes ____________________

Geburtsdatum ____________________ Datum der Untersuchung ____________________

Eigenanamnese des Kindes	ja	nein
1. Hat Ihr Kind vermehrt Nasenbluten ohne erkennbaren Grund?	☐	☐
2. Treten bei Ihrem Kind vermehrt blaue Flecken (Hämatome) auf, insbesondere auch am Körperstamm oder ungewöhnlichen Stellen?	☐	☐
3. Traten bei Ihrem Kind nach dem Impfen deutlich erkennbare blaue Flecken an der Impfstelle auf?	☐	☐
4. Haben Sie bei Ihrem Kind Zahnfleischbluten ohne erkennbare Ursache festgestellt?	☐	☐
5. Wurde Ihr Kind schon einmal operiert?	☐	☐
Wenn ja. Kam es während oder nach einer Operation zu verstärkten oder anhaltendem Bluten?	☐	☐
6. Hat Ihr Kind schon einmal Blutkonserven oder Blutprodukte erhalten?	☐	☐
7. Kam es bei ihrem Kind bei Abfall des Nabels zu einer Blutung?	☐	☐
8. Kam es beim Zahnwechsel oder beim Zahnziehen zu längerem oder verstärktem Nachbluten?	☐	☐
9. Hat Ihr Kinder in den letzten Tagen Schmerzmittel, wie z.B. Aspirin genommen? Wenn ja, welche ____________________?	☐	☐
10. Bekam oder bekommt Ihr Kind Medikamente? Wenn ja, welche ____________________?	☐	☐
11. Ist bei Ihrem Kind eine Grunderkrankung bekannt, wie z.B. eine Leber- oder Nierenerkrankung? Wenn ja, welche ____________________?	☐	☐

Zusatzfragen für die Mutter	ja	nein
1. Haben Sie den Eindruck, dass die Monatsblutungen verlängert (mehr als 7 Tage) und /oder verstärkt sind oder waren?	☐	☐
2. Kam es bei oder nach Geburt eines/mehrerer Kinder bei Ihnen zu verstärkten Blutungen?	☐	☐

Familienanamnese, getrennt für Mutter und Vater	ja	nein
1. Haben Sie vermehrt Nasenbluten auch ohne erkennbaren Grund?	☐	☐
2. Treten bei Ihnen vermehrt blaue Flecken (Hämatome) auf, auch ohne sich zu stoßen?	☐	☐
3. Haben Sie bei sich Zahnfleischbluten ohne ersichtlichen Grund festgestellt?	☐	☐
4. Haben Sie den Eindruck, dass Sie bei Schnittwunden (z.B. beim Rasieren) länger nachbluten?	☐	☐
5. Gab es bei Ihnen nach Operationen längere oder verstärkte Nachblutungen?	☐	☐
6. Gabe es bei Ihnen beim Zahnziehen längere oder verstärkte Nachblutungen?	☐	☐
7. Haben Sie schon einmal Blutkonserven oder Blutprodukte erhalten?	☐	☐
8. Gibt oder gab es in Ihrer Familie Fälle von vermehrter Blutungsneigung?	☐	☐

Abb. 2.2.2. Anamnesefragebogen nach [2,5].

2.2.3 Präoperatives Vorgehen

2.2.3.1 Strukturierte Anamnese

In zahlreichen Studien konnte gezeigt werden, dass eine routinemäßig präoperativ durchgeführte Gerinnungsdiagnostik keinen zusätzlichen Nutzen für die Abschätzung einer intra- oder postoperativen Blutungsgefahr erbringt [2–4].

Daher ergibt die Anamnese für die Beurteilung einer Gerinnungsstörung präoperativ den wichtigsten Parameter. Je älter die Kinder sind, desto aussagekräftiger ist hierbei die Eigenanamnese, bei Neugeborenen und Säuglingen hat demgegenüber die Familienanamnese eine größere Bedeutung. Es ist sinnvoll, standardisierte Fragebögen zu verwenden, damit die wichtigsten Fragen zuverlässig beantwortet werden [2,5]. Ein weiterer Vorteil besteht darin, dass diese Fragebögen bereits während der Wartezeit durch die Eltern ausgefüllt werden, so dass sie bei der Untersuchung schon vorliegen. Verschiedene Fragebögen sind im Internet frei verfügbar (z. B. unter www.netzwerk-von-willebrand.de).

Ergibt sich aus der strukturierten Anamnese kein Hinweis für eine Gerinnungsstörung, so sind Laboruntersuchungen vor ambulanten Operationen **nicht** erforderlich. Dies wurde in einer gemeinsamen Stellungnahme der Deutschen Gesellschaft für Anästhesiologie und Intensivmedizin e.V., der Deutschen Gesellschaft für Kinder und Jugendmedizin e.V. und der Deutschen Gesellschaft für Hals-Nasen-Ohren-Heilkunde, Kopf- und Hals-Chirurgie e.V. entsprechend formuliert [6].

Sollte sich aus dem Fragebogen der Verdacht auf eine Gerinnungsstörung ergeben oder sollte eine Anamnese aufgrund sozialer oder sprachlicher Gründe nicht möglich sein, ist eine Untersuchung des Gerinnungssystems erforderlich.

2.2.3.2 Laboruntersuchungen

Thrombozyten

Da der primäre Gefäßverschluss über die Adhäsion und Aggregation von Thrombozyten gewährleistet wird, sind sowohl Zahl als auch Funktion von Bedeutung. Die Zählung der Thrombozyten erfolgt dabei meist automatisiert im Rahmen der Untersuchung des Blutbildes.

Eine weit verbreitete Screening-Methode für die Untersuchung der Thrombozytenfunktion bildet die PFA100®-Verschlusszeit. Grundsätzlich ist diese Methode zum Nachweis der wichtigsten Thrombozytenfunktionsstörungen (wie z. B. Bernhard-Soulier-Syndrom) geeignet, bedarf bei auffälligen Befunden aber einer weitergehenden Diagnostik.

Die Standarduntersuchung der Thrombozytenfunktion ist die Aggregometrie nach Born. Hierbei wird die Gerinnung des Blutes nach Zugabe unterschiedlicher Gerinnungsaktivatoren – z. B. Kollagen oder Ristocetin – gemessen. Die sich aus der Reaktion auf diese Aktivatoren ergebende Befundkonstellation lässt oft eine Diagnose der wichtigsten Thrombozytopathien (z. B. Thrombasthenie Glanzmann, Bernard-Soulier-Syndrom) zu [7].

Plasmatische Gerinnung

Für die Erstbeurteilung einer möglichen plasmatischen Gerinnungsstörung stehen mehrere Globalteste zur Verfügung. Die wichtigsten sind die Prothombinzeit (= Thromboplastinzeit, „Quick-Wert") und die aktivierte partielle Thromboplastinzeit (aPTT), mit denen die meisten Störungen erfasst werden können (s. a. Abb. 2.2.1).

Zu beachten ist jedoch, dass eine – häufige – milde Von-Willebrand-Erkrankung u. U. nicht zu einer Verlängerung der aPTT führt, so dass bei klinischem Verdacht eine Einzelfaktoranalyse des Von-Willebrand-Faktors erforderlich ist. Gleiches gilt auch für den Faktor XIII. Ein sehr seltener Mangel wird weder durch die aPTT noch durch die Prothrombinzeit erfasst, so dass auch hier eine Einzelfaktoranalyse notwendig ist. In Abbildung 3 sind die wichtigsten Differentialdiagnosen bei Störungen von Prothrombinzeit und aPTT dargestellt.

Prothrombinzeit (Quick-Wert)	aPTT: normal	aPTT: verlängert
normal	Von Willebrand-Erkrankung Faktor XIII-Mangel Thrombozytopathie	Hämophilie A/B Von Willebrand-Erkrankung Faktor XI, XII-Mangel
erniedrigt	Faktor VII-Mangel	Faktor II-Mangel Faktor V-Mangel Faktor X-Mangel

Abb. 2.2.3: Wichtige Differentialdiagnosen bei Veränderungen von Prothrombinzeit und aPTT.

Zusammenfassung
- Vor ambulanten Operationen ist eine strukturierte Anamnese mit einem Fragbogen ausreichend. Eine Routineblutabnahme ist nicht erforderlich.
- Bei Auffälligkeiten oder nicht durchzuführender Anamnese sollten die Screening-/Globalteste der Gerinnung und die Von-Willebrand-Diagnostik erfolgen.
- Bei auffälligen Globaltesten ist eine Einzelfaktoranalyse bzw. eine differenzierte Untersuchung der Thrombozytenfunktion in einem Gerinnungszentrum erforderlich.

Literatur

[1] Hiller E, Riess H, Kurnick K. Hämorrhagische Diathese und Thrombose: Grundlagen, Klinik, Therapie; ein praxisbezogener Leitfaden für Ärzte und Studierende. 3., überarbeitete und erweiterte Auflage, Stuttgart, Wiss. Verl.-Ges., 2002, 9.

[2] Eberl W, Wendt I, Schroeder H-G. Präoperatives Screening auf Gerinnungsstörungen vor Adenotomie und Tonsillektomie. Klin Pädiatr 2005, 217, 20–24.

[3] Klinge J, Eberl W, Lischetzki G. Die präoperative aPTT-Verlängerung. Diagnosen und klinische Bedeutung. Päd Praxis 2004, 57.

[4] Zaher G, Al-Noury K., The value of routine preoperative testing in the prediction of operative hemorrhage in adenotonsillectomy. Indian J Oolaryngol Head Neck Surg 2014, 66(suppl 1), S. 30–36.

[5] Bidlingmaier C, Olivieri M, Kurnik K. Hautblutungen bei Kindern – Ist es eine Gerinnungsstörung. Monatsschr Kinderheilkd 2012, 160, 538–544.

[6] Hörmann K. Gemeinsame Stellungnahme zur Notwendigkeit präoperativer Gerinnungsdiagnostik vor Tonsillektomie und Adenotomie bei Kindern. Laryngo-Rhino-Otol, 2006, 85, 580–581.

[7] Streif W, Knöfler R, Eberl W. Leitlinie – Thrombozytopathie, AWMF-Regsiter Nr. 086-003, Klasse S2K, Version 4.1, 2012.

Ulrich Hofmann

2.3 Besonderheiten der ambulanten Kinderanästhesie

2.3.1 Einleitung

Aus ganz unterschiedlichen Blickwinkeln betrachtet stellt das ambulante Vorgehen beim Kind die optimale Maßnahme dar. Bei Kindern handelt es sich meist um gesunde Patienten, die ein geringes Narkoserisiko hinsichtlich des geplanten Eingriffs mitbringen. Es gibt im Kindesalter viele Operationen, die wenig belasten und so gut im ambulanten Umfeld durchgeführt werden können. Zudem erholen sich Kinder nach operativen Eingriffen meist rasch und können so im häuslichen Umfeld gut versorgt werden. Das Kind hat ein hohes Bedürfnis nach Geborgenheit, daher ist eine möglichst kurze Abwesenheit aus der gewohnten Umgebung von Kind und Eltern erwünscht und trägt zur allgemeinen Zufriedenheit bei. Für die Betreuung zuhause ist keine spezielle Pflegekraft erforderlich, da die Eltern diese Funktion ohnehin innehaben. So ist es sehr gut verständlich, dass das ambulante Vorgehen von Eltern und Betreuungspersonen nachgefragt und gerne angenommen wird. Auf der anderen Seite verknüpfen die Eltern mit dem operativen Vorgehen hohe Erwartungen an Sicherheit und perioperatives Setting (Tab. 2.3.1). Unabhängig davon fordern auch die Kostenträger zunehmend ein ambulantes Vorgehen, da es mit deutlich geringeren Kosten verbunden ist. Um Kinder im ambulanten Umfeld optimal betreuen zu können, sind jedoch eine Reihe von Voraussetzungen notwendig, die im Interesse von Kindern und Eltern beachtet werden sollten.

Tab. 2.3.1: Erwartungen von Eltern an perioperatives Vorgehen.

– Kindgerechte Versorgung
– Komfort und Sicherheit
– Höchstmaß an Kompetenz
– Anwesenheit bis Kind schläft
– Operation ohne Komplikationen
– Geringe Belastung für das Kind
– Anwesenheit wenn Kind aufwacht
– Rasche Erholung nach Operation
– Nur kurzes Verlassen der gewohnten Umgebung

2.3.2 Standards in der ambulanten Kinderanästhesie

Bezüglich des ambulanten Vorgehens bei Kindern hat der Wissenschaftliche Arbeitskreis Kinderanästhesie der Deutschen Gesellschaft für Anästhesie 2007 eine Empfehlung formuliert [1,2]. Diese orientiert sich an den 2006 veröffentlichen „Empfehlungen für die anästhesiologische Versorgung von Kindern in Europa“ durch die Europäische Gesellschaft für Kinderanästhesie (FEAPA) [3].

Eine grundlegende Forderung lautet hierbei, dass Kinder nur in Einrichtungen operiert werden, die über entsprechende Erfahrung in der Versorgung von Kindern verfügen. Gerade im ambulanten Bereich sind ein erfahrener Chirurg und Anästhesist besonders wichtig, da bei Problemen kompetente Unterstützung meist nicht sofort verfügbar ist. Vor allem bei kleinen Kindern sind Mortalität und Komplikationsrate eng mit der Erfahrung des betreuenden Teams verknüpft. Wo diese Erfahrung nicht vorhanden ist, sollten Kinder nicht anästhesiert werden. Die FEAPA empfiehlt hier eine zwölfmonatige Weiterbildung in einem spezialisierten pädiatrischen Zentrum. Hier kann sowohl ein breites Spektrum an operativen Fällen betreut als auch Erfahrungen in der Notfallversorgung von Kindern gesammelt werden. Innerhalb dieses Zeitraums wird auch eine 1- bis 2-monatige Weiterbildung auf einer pädiatrischen Intensivstation empfohlen, um einen Einblick in die Grundlagen der pädiatrischen intensivmedizinischen Versorgung zu bekommen (Tab. 2.3.2). Die Ausbildung sollte unter kontinuierlicher Supervision stehen, wobei bei Kindern unter einem Jahr die Überwachung durch den Ausbilder am intensivsten erfolgt.

Eine ambulante OP-Einheit kann ganz unterschiedliche Strukturen besitzen. So kann ambulant im Krankenhaus operiert werden, es kann sich um ein größeres OP-Zentrum oder eine fachärztliche Praxis mit entsprechenden Räumlichkeiten handeln. Je nach Größe der Einheit sind unterschiedliche Anforderungen an das Umfeld zu stellen. Wo befindet sich die nächste (Kinder-)Klinik, in der das Kind bei auftretenden Komplikationen adäquat betreut werden kann? Bestehen geeignete Räumlichkeiten, um Kinder und Eltern nach der Operation zu betreuen? Diese sollten idealerweise getrennt oder abtrennbar vom Erwachsenenaufwachraum verfügbar sein. Für die Ausgestaltung und Ausstattung der Operationsräume sei auf die Leitlinien der deutschen und europäischen Fachgesellschaften verwiesen [1–4].

Anästhesieausrüstung und sämtliches Zubehör müssen bei der Betreuung von Säuglingen und Kindern angepasst an die Altersklasse vorgehalten werden. Um eine Hypothermie zu vermeiden, muss eine aktive Wärmezufuhr möglich sein (Wärmematte, Wärmesystem) und die Raumtemperatur an die kleinen Patienten angepasst werden (Tab. 2.3.3).

Durch die Erstellung abteilungsinterner Standards sollten Zuständigkeiten geklärt und Abläufe optimal gestaltet werden.

Tab. 2.3.2: Anästhesisten, die einen kinderanästhesiologischen Schwerpunkt anstreben.

- **12 Monate Weiterbildung in spezialisiertem pädiatrischen Zentrum**
  - Breites Spektrum operativer Fälle
  - Notfallversorgung
- **1–2 Monate Weiterbildung auf pädiatrischer Intensivstation**
  - Grundlagen der pädiatrischen intensivmedizinischen Versorgung

Tab. 2.3.3: Forderungen für ambulante Kinderanästhesie [3].

- Mindestanzahl an Eingriffen
  - > 200 Kinder < 3 Jahre, > 400 Kinder < 5 Jahre
- Mindestmaß an kinderanästhesilogischer Ausbildung
  - Empfehlungen der FEAPA
- Kinder-Anästhesieambulanz
- Kindgerechte Umgebung
- Arbeitsplatz für die Versorgung von Kindern geeignet
  - Geräte und Zubehör (Respirator, Atemgasmonitor, Defibrillator, Gesichtsmasken, Laryngoskopspatel, Endotrachealtuben, Güdeltuben)
  - Infusionslösungen bei Kindern < 1 Jahr: VE mit 1 % Glukose
  - Material für intraossären Zugang
  - Aktives Wärmemanagementsystem
- Einbeziehung der Bezugspersonen
  - Prämedikation, Einleitung, Aufwachraum
- Akuter Schmerzdienst
- Erstellung abteilungsinterner Standards, Dosierungstabellen

2.3.3 Patientenauswahl

Bezüglich einer Altersgrenze von Säuglingen existieren aktuell keine evidenzbasierten Empfehlungen. Es ist jedoch allgemein anerkannt, dass unter einem Alter von 60 Wochen nach Konzeption ein erhöhtes Apnoerisiko bestehen kann. Auch können angeborene Erkrankungen nach der Geburt eine gewisse Zeit bis zur Manifestation unerkannt bleiben und so das perioperative Risiko erhöhen (Tab. 2.3.4). Daher wird bei Säuglingen, die jünger als vier bis sechs Monate sind, ein ambulantes Vorgehen nicht empfohlen. Zudem werden Kinder in diesem Alter durch eine fremde Umgebung noch wenig beeinträchtigt, so dass eine stationäre Versorgung nicht als große Beeinträchtigung empfunden wird [5]. Die Entscheidung, bis zu welcher Altersklasse ambulant operiert werden kann, sollte auch von der Erfahrung der betreuende Ärzte sowie vom Umfeld der Einrichtung (Anbindung an Kinderklinik) abhängig gemacht werden und in die grundsätzlichen Überlegungen mit einbezogen werden.

Tab. 2.3.4: Befunde und Erkrankungen mit einer erhöhten Komplikationsrate bei Säuglingen nach [5].

- Ehemalige Frühgeborene, Gestationsalter < 60. Woche
- Entwicklungsverzögerung
- Pulmonale Erkrankungen
  - Bronchopulmonale Dysplasie
  - Congenitaler Stridor (Laryngo-, Tracheo- oder Bronchomalazie)
- Neurologische Erkrankungen
- Kardiale Erkrankungen
- Endokrine und metabolische Erkrankungen
- Akute Störungen der Homöostase
  - Hypoxie
  - Hypoglykämie
  - Hypokalzämie
  - Hypothermie
  - Sepsis
- Obstruktives Schlafapnoesyndrom
- Apnoen in der Anamnese
  - Near missed SIDS (sudden infant death syndrome)
  - SIDS bei Geschwistern

Chronische Vorerkrankungen stellen nicht von vorneherein ein Ausschlusskriterium für ein ambulantes Vorgehen dar. Es gibt jedoch eine Reihe von Erkrankungen, die nur im stationären Umfeld mit der nötigen Sicherheit zu betreuen sind. Dazu zählen schwere Lungenerkrankungen, Muskelerkrankungen, bei denen durch Stress oder Narkose eine maligne Hyperthermie ausgelöst werden kann, sowie eine zu erwartende schwierige Intubation bei kraniofazialen Missbildungen oder einem primär zu erwartenden schwierigen Atemweg (Anamnese). Auch Kinder mit Stoffwechselerkrankungen, die zur Dekompensation neigen, sollten postoperativ stationär betreut werden. Bei Kindern mit einem schweren obstruktiven Schlafapnoe-Syndrom kann es postoperativ zu Atemstörungen kommen, auch hier ist eine stationäre postoperative Überwachung anzuraten (Tab. 2.3.5).

Tab. 2.3.5: Chronische Erkrankungen, die ein ambulantes Vorgehen ausschließen nach [5].

- Schwere broncho-pulmonale Erkrankungen
- Schwere Herz- oder Kreislauferkrankungen mit relevanter Einschränkung
- Muskelerkrankungen
- Vor allem schwieriger Atemweg, kraniofaziale Missbildungen
- Stoffwechselerkrankungen mit Neigung zur Entgleisung
  - schwer einstellbarer Diabetes mellitus
  - Glykogenspeichererkrankungen
  - Glukose-6-Phosphat-Dehydrogenasemangel
- Erhöhtes Apnoerisiko
  - Schweres Obstruktives Schlafapnoe-Syndrom
- Seltene Erkrankungen mit Vorliegen geringer Anästhesieerfahrungen

Eine Reihe von Faktoren sollten weiter berücksichtigt werden, damit ein Eingriff mit der optimalen Sicherheit für das Kind durchgeführt werden kann. Eine Zusammenstellung ist Tab. 2.3.6 zu entnehmen. Ein entscheidender Faktor besteht darin, dass eine Betreuung durch die Eltern im heimischen Umfeld sichergestellt ist und die Eltern damit nicht überfordert sind. Bestehen hier Zweifel, so ist eine stationäre Therapie immer sicherer.

Tab. 2.3.6: Zusatzforderungen für ambulanten Eingriff im Kindesalter.

– Eingriff ins „normale Tagesprogramm" des Kindes einbauen
– Operationsdauer nicht länger als 2–3 Stunden
– Periphere Eingriffe ohne Eröffnung von Körperhöhlen (Thorax/Abdomen)
– Risikoklasse bis ASA II (in Ausnahmefällen ASA III) (Tab. 2.3.7)
– Postoperative Betreuung durch die Eltern muss gewährleistet sein
– Entfernung von Zuhause < 50 km, Fahrzeit < 30–45 min

Tab. 2.3.7: ASA-Klassifikation.

ASA 1	Gesundes Kind
ASA 2	Kind mit leichter Systemerkrankung, z B. chronische Bronchitis
ASA 3	Kind mit schwerer Systemerkrankung und Leistungseinschränkung
ASA 4	Kind mit schwer beeinträchtigender, konstant lebensbedrohlicher Erkrankung
ASA 5	Moribunder Patient, bei dem eine Lebenserwartung unter 24 h erwartet wird, unabhängig davon, ob der operative Eingriff durchgeführt wird oder nicht
ASA E oder	Kind , das notfällig operiert werden muss
ASA 6	– ASA 6 steht für Notfälle mit der Klassifikation ASA 1 oder 2
ASA 7	– ASA 7 steht für Notfälle der Stufe ASA 4 oder 5

2.3.4 Anästhesierisiko

Insbesondere bei Kindern unter drei Jahren besteht ein erhöhtes Risiko für perioperative Komplikationen, die Mortalität liegt deutlich höher als im Erwachsenenalter. In dieser Altersklasse gibt es zwar eine „kleine" Chirurgie, aber keine „kleine" Anästhesie. Die Entscheidung, ob ein Kind ambulant operiert werden kann, sollte sich an der Zahl der Kindernarkosen pro Jahr (Tab. 2.3.3) und der Erfahrung des gesamten Teams mit dieser Klientel orientieren.

Bei Kindern besteht in den ersten Lebensjahren eine erhöhte Inzidenz von Atemwegsinfekten. Bedingt durch die engen anatomischen Verhältnisse und das aktive Reflexgeschehen ist hier die Komplikationsgefahr deutlich erhöht. Getriggert durch die bronchiale Hyperreaktivität kann es zu einem Laryngo- und Bronchospasmus kommen, die rasch zu einer bedrohlichen Hypoxämie führen können. Eine vermehrte Irritabilität kann bis sechs Wochen nach einem Infekt vorhanden sein. Perioperative respiratorische Probleme sind für ungefähr 30 % der perioperativen Herzstillstände bei Kindern verantwortlich [6]. Da es sich bei ambulanten Operationen immer um Wahleingriffe handelt, sollte bei einem Kind mit Infekt stets individuell entschieden werden, ob der Eingriff durchgeführt werden kann oder eine Verschiebung sicherer ist. Handelt es sich nur um eine laufende Nase bei einem größeren Kind, so wird der

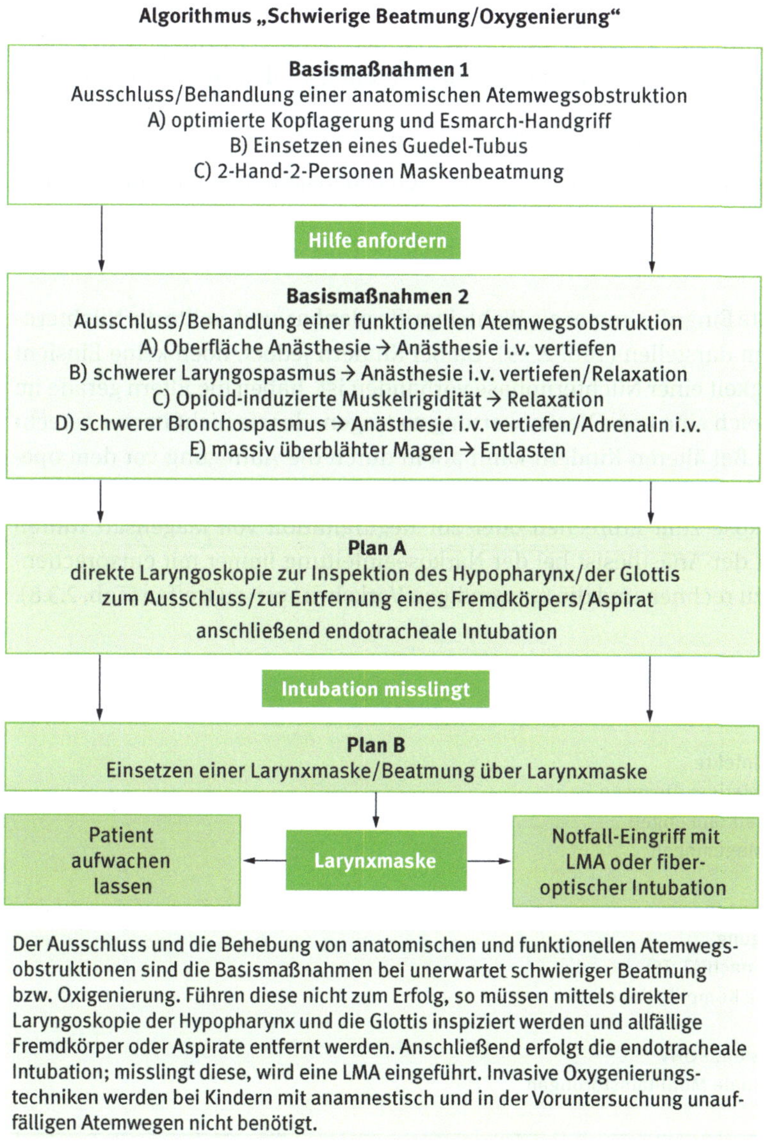

Abb. 2.3.1: Algorithmus „Schwierige Beatmung/Oxygenierung" [7].

Eingriff in den meisten Fällen durchführbar sein, ist das Kind jedoch deutlich durch den Infekt beeinträchtigt und besteht produktiver Husten, so stellt ein neuer OP-Termin mit einem gesunden Kind meist die sicherere Alternative dar. Bei der präoperativen Untersuchung ist die Auskultation der Lunge häufig weniger aussagekräftig, als wenn man das Kind zum Husten auffordert.

Der unerwartet schwierige Atemweg, also Probleme bei der Atemwegssicherung, Laryngo- oder Bronchospasmus, ist eine Situation, in der es beim Kind – durch die geringere Apnoetoleranz deutlich schneller als beim Erwachsenen – rasch zu Hypoxie und Kreislaufdepression kommen kann. Ein klar definierter Algorithmus, der allen Beteiligten bekannt ist, kann hier helfen, die Situation in den Griff zu bekommen (Abb. 2.3.1) [7].

Unerkannte Vorerkrankungen stellen beim Kind ein größeres Problem dar als beim Erwachsenen, da insbesondere in den ersten Lebensjahren noch keine oder nur gering ausgeprägte Symptome eine Diagnose verschleiern können. Eine subtil erhobene Familienanamnese und gründliche körperliche Untersuchung können hier wegweisend sein.

Da ambulante Eingriffe immer als Wahleingriffe planbar sind, sollte die Nüchternheit kein Problem darstellen (Tab. 2.3.9). Da bei Kindern jedoch noch keine Einsicht in die Notwendigkeit einer Nüchternphase vorhanden ist, haben die Eltern gerade im ambulanten Bereich eine hohe Verantwortung zu tragen, der sie nicht immer gerecht werden können. Bei älteren Kindern kann allein durch die Aufregung vor dem operativen Eingriff eine vermehrte Magensaftproduktion vorhanden sein, die dann beim Beginn der Narkose zum Erbrechen oder zur Regurgitation von Magensaft führen kann. Daher hat der Anästhesist bei der Narkoseeinleitung immer mit entsprechenden Problemen zu rechnen und die notwendigen Vorkehrungen zu treffen (Tab. 2.3.8).

Tab. 2.3.8: Ursachen für perioperative Komplikationen.

Intraoperativ
- Vorbestehende Infekte
- Unerwartet schwieriger Atemweg
- Unbekannte Vorerkrankungen
- Aspiration von Mageninhalt

Postoperativ
- Rebound-Phänomene
- Atemwegsverlegung
- Blutungen (z. B. nach AT, TE)
- Kardiopulmonale Komplikationen
- Schmerzen
  - Atemdepression, PONV
  - Gastrointestinale Motilitätsstörungen
  - Harnverhalt

Tab. 2.3.9: Nüchternzeiten.

	Säugling	Kind > 1 Jahr
Muttermilch	4 h	6 h
Flaschennahrung	6 h	6 h
Tee	2 h	2 h

2.3.5 Ambulante Anästhesie bei Kindern

2.3.5.1 Anästhesieambulanz und Prämedikation

Im ambulanten Umfeld sollten die Kinder möglichst frühzeitig, spätestens jedoch am Tag vor der Operation zum Narkosevorgespräch gesehen werden. Zum einen dient das Gespräch dazu, einen vertrauensvollen Kontakt zu dem Kind und seinen Eltern aufzubauen, zum anderen kann anhand von Anamnese (Eigen- und Familienanamnese, früheren Narkosen und Operationen) und körperlicher Untersuchung entschieden werden, ob das Kind für einen ambulanten Eingriff geeignet ist. Müssen vor der Operation noch offene Fragen geklärt oder zusätzliche Untersuchungen durchgeführt werden, so kann das weitere Vorgehen mit den Eltern besprochen werden.

Einen Schwerpunkt des Narkosevorgesprächs stellen die Erläuterungen des Ablaufes am OP-Tag dar. Hier sollten die präoperative Nüchternheit (Tab. 2.3.9), der Ablauf der Narkoseeinleitung bis zur postoperativen Betreuung im Aufwachraum und dann zuhause angesprochen werden. Hierbei sollte auch eine Einschätzung erfolgen, ob die Eltern in der Lage sind, das Kind postoperativ adäquat zu betreuen. Ein weiterer Themenbereich betrifft die medikolegale Aufklärung der Eltern. In diesem Zusammenhang sollte auch die Problematik des off-label-use von Medikamenten angesprochen werden. Prinzipiell sollten immer beide Elternteile ihr Einverständnis geben und den Einwilligungsbogen unterschreiben (Tab. 2.3.10).

Vor Durchführung einer medizinischen Maßnahme bei Minderjährigen ist entscheidend, ob der minderjährige Patient „nach seiner geistigen und sittlichen Reife die Bedeutung und Tragweite des Eingriffs und seiner Gestattung zu ermessen vermag“ [8]. Feste Altersgrenzen existieren hier allerdings keine. Es ist jedoch davon auszugehen, dass etwa ab dem 14. Lebensjahr die Einsichtsfähigkeit regelmäßig vorliegt. Ohne Einwilligung und gegen den Willen des aufklärungsfähigen Jugendlichen darf eine ärztliche Maßnahme mit geringerer Dringlichkeit nicht vorgenommen werden. Denn nach der sogenannten „Veto-Entscheidung“ des Bundesgerichtshofes steht dem Jugendlichen bei einem nur relativ indizierten Eingriff mit der Möglichkeit erheblicher Folgen für seine künftige Lebensgestaltung ein Vetorecht gegen die Einwilligung durch die gesetzlichen Vertreter zu.

Im umgekehrten Falle, also bei vorliegender Einwilligung des einsichtsfähigen Jugendlichen und fehlender Einwilligung der Sorgeberechtigten, kann der Arzt die medizinische Maßnahme ebenfalls nicht vornehmen. Dem Persönlichkeitsrecht des Jugendlichen steht hier das Recht der elterlichen Sorge gegenüber. In solchen Fällen ist gegebenenfalls das Jugendamt oder das Familiengericht zu informieren. [8]

Ein Aufklärungsgespräch am Operationstag ist zwar, wenn die Eltern damit einverstanden sind, möglich, sollte jedoch aus medikolegaler Sicht vermieden werden. Eine ausreichende Bedenkzeit ist auf jeden Fall einzuräumen. Je weniger dringlich der Eingriff, desto eher sollte das Aufklärungsgespräch erfolgen.

Tab. 2.3.10: Ziele des Narkosevorgesprächs nach [5].

- Kontaktaufnahme zu Kind und Eltern
- Erläuterungen des Ablaufs am OP-Tag
  - Nüchternheit
  - Postoperative Betreuung
- Anamnese und Einschätzung anästhesierelevanter Erkrankungen
- Einsicht in relevante Befunde
  - Veranlassung notwendiger Voruntersuchungen (Labor, Röntgen)
  - Ggf. Anpassung des OP-Termins
- Einschätzung der postoperativen Betreuungskompetenz der Eltern
- Medikolegale Aufklärung, off-label-use von Medikamenten
- Einverständnis **beider** Eltern

2.3.5.2 Narkoseeinleitung

Die Gestaltung der Narkoseeinleitung ist stark von den Rahmenbedingungen abhängig. Gerade im ambulanten Bereich, wo meist mit einem kleinen konstanten Team gearbeitet werden kann, gelingt es oft sehr gut, die Eltern in die Narkoseeinleitung mit einzubinden und so auch ohne medikamentöse Prämedikation eine stressarme Narkoseeinleitung durchzuführen. Erscheint eine Prämedikation sinnvoll, so kann mit Midazolam (evtl. in Kombination mit Ketamin) per os oder rectal meist eine adäquate Sedierung erreicht werden. Ob die Narkose inhalativ mit Sevofluran oder i. v., nach Applikation eines Lokalanästhesiepflasters (z. B. EMLA), eingeleitet wird, ist weitestgehend von den Möglichkeiten vor Ort und der Vorliebe des Anästhesisten abhängig. Mit beiden Verfahren lässt sich die Narkose sicher, schonend und effektiv einleiten.

2.3.5.3 Regionalanästhesie

Im Konzept der ambulanten Kinderanästhesie spielen die örtlichen Betäubungsverfahren eine zentrale Rolle. Hierbei können sowohl periphere Verfahren wie lokale

Infiltrationen oder Peniswurzelblock als auch zentrale Blockaden wie Kaudalanästhesie und Plexus axillaris mit einem hohen Maß an Sicherheit und zum Nutzen und postoperativen Komfort der Kinder im ambulanten Umfeld eingesetzt werden. Zum einen können intraoperativ Narkotika eingespart werden, Opiate und weitere potente Analgetika können vermieden werden, da bereits zur Operation die Lokalanästhesiewirkung ausgenutzt werden kann. Durch den Einsatz von lang wirksamen Lokalanästhetika (Bupivacain/Ropivacain) wird eine potente Analgesie für die ersten Stunden der postoperativen Phase sichergestellt (Tab. 2.3.11).

Tab. 2.3.11: Regionalanästhesieverfahren bei typischen OP-Indikationen.

Eingriff	Verfahren	Dosierung
Leistenhernie/ Orchidopexie	Kaudalanästhesie	Ropivacain 0,2 % 1–1,5 ml/kgKG Bupivacain 0,125 % 1–1,5 ml/kgKG
Circumcision	Peniswurzelblock	Bupivacain 0,5 % 0,1 ml/kgKG/Seite
	Kaudalanästhesie	Ropivacain 0,2 % 1 ml/kgKG Bupivacain 0,125 % 1 ml/kgKG
Kleiner Eingriff: Nabelhernie, Wundversorgung, Metallentfernung	Wundinfiltration in Absprache mit Operateur (am besten zu OP-Beginn!)	Bupivacain 0,25–0,5 % (max. 2,5 mg/kgKG)
Eingriff obere Extremität: Frakturversorgung, ausgedehnte Verletzung	Plexus axillaris	Ropivacain 0,5 % + Scandicain 1 % 1 : 1 0,5–0,6 ml/kgKG

2.3.6 Spezielle Probleme

2.3.6.1 Postoperative Unruhe

Eine unruhige Aufwachphase oder eine postoperative Agitation (emergence delirium) tritt vorwiegend bei Kindern im Vorschulalter auf. Sie wird häufiger nach einer balancierten Anästhesie mit Sevofluran als nach einer TIVA beobachtet. Ein Trigger scheint hier das rasche Erwachen zu sein, insbesondere wenn eine Prämedikation mit Midazolam erfolgt war. Bei einer Maskeneinleitung ohne Midazolamprämedikation wird, wenn überhaupt, meist nur eine kurzdauernde postoperative Agitation beobachtet. Diese lässt sich in der Regel mit einer geringen Dosis Propofol (1 mg/kgKG) suffizient therapieren. Präventiv wirken auch eine intraoperative Clonidingabe (2 µg/kgKG) oder Ketamin (0,25–1 mg/kgKG). Voraussetzung ist natürlich, dass Schmerzen ausgeschlossen sind. Ist eine ausreichende Analgesie nicht zweifelsfrei vorhanden, so können mit Piritramid (0,05–0,1 mg/kgKG) oder Nalbuphin (0,1–0,2 mg/kgKG) eine suffiziente Analgesie sowie eine leichte Sedierung erreicht werden. Eine titrierte Gabe hilft, Komplikationen zu vermeiden. Werden Opiate eingesetzt, so ist eine pulsoxymetrische Überwachung obligat [9].

2.3.6.2 Schmerzen

Die postoperative Analgesie sollte bereits bei der Anästhesieplanung einen festen Stellenwert haben. Ziel sollte es immer sein, die Kinder schmerzfrei aus der Narkose erwachen zu lassen. Insbesondere für die Aufwachphase sollte eine möglichst komplette Schmerzfreiheit angestrebt werden, da sich die Kinder hier in einer Ausnahmesituation befinden, in der noch nicht durch Spielen oder andere Ablenkmanöver eine Fokussierung auf den Schmerz verhindert werden kann.

Am besten kann dieses Ziel mit einer örtlichen Betäubung erreicht werden (siehe 2.3.5.3). Im ambulanten Bereich kommen ansonsten vor allen Analgetika aus der Gruppe der Nichtopioide zum Einsatz.

Ibuprofen

Ibuprofen hat sich in den letzten Jahren als postoperatives Analgetikum der ersten Wahl in der pädiatrischen Schmerztherapie etabliert. Es kann in einer Dosierung von 10 mg/KGkg bis zu viermal am Tag oral oder rektal verabreicht werden und ist ab dem 3. Lebensmonat bei Kindern zugelassen. Bei oraler Gabe erfolgt die Resorption schneller als nach rektaler Applikation [10]. Ibuprofen gehört zu den NSAR mit der geringsten Nebenwirkungsrate.

Diclofenac

Als potentes Analgetikum kann Diclofenac ab dem 1. Lebensjahr oder 10 kg Körpergewicht eingesetzt werden [11]. Da das Nebenwirkungsspektrum nicht so günstig wie bei Ibuprofen ist, sollte die Therapiedauer kurz gehalten werden. In einer Dosierung von 1–1,5 mg/kgKG (Tagesmaximaldosis 3 mg/kgKG) ist die schmerzdämpfende Wirkung jedoch besser als nach Ibuprofen. Es kann daher indiziert sein, Diclofenac als erstes postoperatives Analgetikum im ambulanten Bereich einzusetzen.

Metamizol

Ein Hauptvorteil von Metamizol ist die Möglichkeit der i. v. Appplikation. In einer Dosis von 15–20 mg/kgKG wirkt es gut analgetisch mit einer spasmolytischen Wirkkomponente. Wegen der Gefahr schwerer arterieller Hypotensionen sollte die i. v. Applikation immer als Kurzinfusion über 15–20 min. erfolgen.

Paracetamol

Eine mäßige analgetische Wirkung und die Gefahr der Leberschädigung bei Überdosierung haben in den letzten Jahren dazu geführt, dass Paracetamol nur noch in Ausnahmefällen als postoperatives Analgetikum empfohlen wird.

Opioide

Es gibt keinen Grund, Kindern Opioidanalgetika bei entsprechender Indikation im ambulanten Bereich vorzuenthalten. Wichtig sind jedoch entsprechende Dosierungs- und Überwachungsstandards, um Komplikationen zu vermeiden.

1. Pulsoxymetrische Überwachung im Aufwachraum, um respiratorische Probleme frühzeitig zu erkennen.
2. Dosistitration bis zur erwünschten Wirkung, da die PONV-Rate mit der Dosis zunimmt.

2.3.7 Postoperative Betreuung

2.3.7.1 Aufwachraum

Sobald die Kinder nach der Narkose stabil sind, können sie in den Aufwachraum verlegt werden. Schlafende Kinder werden in stabiler Seitenlage transportiert und obligat mit einem Pulsoxymeter bis zum Erwachen überwacht. Eine geschulte Assistenz kontrolliert und protokolliert im Aufwachraum bis zur Entlassung Vigilanz, Atmung und Kreislauf. Im Aufwachraum sollten die Eltern so bald als möglich zu ihren Kindern kommen und die Zeit bis zur Entlassung mit ihnen verbringen können. Sobald die Kinder gut wach sind und danach verlangen, kann klare Flüssigkeit gegeben werden. Wurde das Trinken gut vertragen, so kann auch etwas Leichtes zu essen gegeben werden.

Ist der postoperative Verlauf unauffällig, so kann im Allgemeinen nach etwa zwei Stunden im Aufwachraum die Entlassung erfolgen.

2.3.7.2 Entlassung

Für eine Entlassung nach Hause sollten bestimmte Kriterien erfüllt sein und dokumentiert werden [5]:

1. SpO_2 unter Raumluft > 95 % für 1 Stunde, kein Stridor
2. Stabile Vitalparameter, vollständige Schutzreflexe
3. Motorisch unauffälliges, waches, orientiertes Kind
4. Keine oder nur geringe Schmerzen
5. Kein PONV oder therapiertes PONV – trinken möglich

6. Verband trocken, kein Blutungshinweis
7. Miktion wünschenswert

Vor der Entlassung müssen Operateur und Anästhesist mit Eltern und Kindern das weitere Vorgehen besprechen. Diese Informationen sollten auch in schriftlicher Form mitgegeben werden. Folgende Punkte sollten angesprochen werden:
1. Nachsorgeplanung, einschließlich zeitnahem Kontrolltermin,
2. Information und Verordnung der weiteren Schmerztherapie (evtl. erstes postoperatives Analgetikum mitgeben),
3. Hinweis auf mögliche Bewegungseinschränkungen als Folge einer Lokal-/Regionalanästhesie (dies stellt jedoch kein Hindernis für die Entlassung dar),
4. Aufsichtspflicht postoperativ, erhöhtes Unfallrisiko, 24 h keine Verkehrstüchtigkeit,
5. Notfalltelefonnummer von Anästhesist und Operateur,
6. Verhalten bei Komplikationen, Rufnummer Rettungsdienst.

Eine abendliche Telefonvisite stellt eine weitere Maßnahme dar, die das perioperative Vorgehen abrundet und den Eltern bei der postoperativen Betreuung der Kinder eine Hilfe darstellen kann.

Abkürzungen

FEAPA: Federation of the European Associations of Paediatric Anaesthesia
ASA: American Society of Anesthesiologists
PONV: Postoperative Nausea and Vomiting

Literatur

[1] Strauß J, Gäbler R, Schmidt J et al. Empfehlungen zur ambulanten Anästhesie bei Neugeborenen, Säuglingen und Kleinkindern. Anästh Intensivmed 2007; 48: 68–70.
[2] Strauß J, Becke K, Schmidt J. Ambulante Anästhesie bei Neugeborenen, Säuglingen und Kleinkindern. Vorwort zu den Empfehlungen. Anästh Intensivmed 2007; 48: 67.
[3] Empfehlungen für die anästhesiologische Versorgung von Kindern in Europa. Anästh Intensivmed 2006; 47: 297–299.
[4] Beck G, Becke K, Biermann E et al. Mindestanforderungen an den anästhesiologischen Arbeitsplatz. Anästh Intensivmed 2013; 54: 39–42.
[5] Scheuber K, Becke K. Ambulante Anästhesie – Kinder in der ambulanten Anästhesie. Anästhesiol Intensivmed Notfallmed Schmerzther 2013, 48: 192–198.
[6] Becke K. Das Kind mit einem Atemwegsinfekt – Wann und wie führe ich die Narkose? Anästhesiol Intensivmed Notfallmed Schmerzther 2014, 49: 162–167.

[7] Weiss M, Schmidt J, Eich C et al. Handlungsempfehlung zur Prävention und Behandlung des unerwartet schwierigen Atemwegs in der Kinderanästhesie. Anästh Intensivmed 2011, 52: 54–63.
[8] Landesärztekammer Baden-Württemberg mit den Bezirksärztekammern: Merkblatt – Die Aufklärungs- und Informationspflichten des Arztes, 2013. https://www.aerztekammer-bw.de/10aerzte/40merkblaetter/10merkblaetter/aufklaerungspflicht.pdf
[9] Becke K. Komplikationen in der Kinderanästhesie. Anästhesist 2014, 63: 548–554.
[10] Mehler J. Schmerztherapie bei ambulanten Operationen im Kindesalter. Schmerz 2006, 20: 10–16.
[11] Bundesinstitut für Arzneimittel und Medizinprodukte: Diclofenac Art. 45, Fach- und Gebrauchsinformation (Änderungen/Ergänzungen). http://www.bfarm.de/DE/Arzneimittel/zul/kam/pdWS/empfehlungen/docs/diclofenac.html

Klaus Leimkühler

2.4 Perioperatives Erbrechen bei Kindernarkosen

2.4.1 Allgemeines

Postoperative Übelkeit und postoperatives Erbrechen (= postoperative nausea and vomiting, „PONV") stellen die häufigsten postoperativen Komplikationen dar und sind der Hauptgrund für unerwartete stationäre Aufnahmen nach ambulanten Eingriffen [1]. Ohne medikamentöse Prophylaxe leiden bis zu 41 % aller Patienten schon im Aufwachraum unter PONV, bei Patienten nach ophthalmologischen Eingriffen steigt dieser Anteil mitunter auf 88 % [1,2]. Selbst mit medikamentöser Prophylaxe sind noch bis zu 10 % aller Patienten im Aufwachraum von PONV betroffen. Auch bei Ausschöpfen aller prophylaktischen Maßnahmen ist die PONV-Gesamtrate in der Kinderanästhesie kaum unter 15 % zu senken [3].

Postoperatives Erbrechen (POV) stellt kein Bagatellproblem dar! Exsikkose und ernsthafte Störungen des Elektrolyt- sowie des Säure-/Basen-Haushaltes drohen bei Nicht-Behandlung. Darüber hinaus ist „Erbrechen" (POV) keineswegs die Steigerung von „schwerer Übelkeit" (PON), da Letzteres subjektiv als wesentlich belastender empfunden werden kann. Allerdings ist es für den klinischen Betrachter nicht einfach, bei nonverbalen Kindern zu erkennen, ob sie an schwerer Übelkeit leiden! Bei kleinen Kindern wird daher der besseren Objektivierbarkeit wegen meist der Begriff „POV" verwendet.

Eine Sonderform von PONV stellt PDNV (= post-discharge nausea and vomiting) dar, also Übelkeit und Erbrechen, die der ambulanten Überwachung praktisch entgehen, da sie erst zu Hause auftreten [4].

An der Entstehung von Übelkeit und Erbrechen sind verschiedene Rezeptoren im zentralen Nervensystem (ZNS) beteiligt. Hierzu gehören Histamin-, Dopamin-, Muscarin- und NK_1-Rezeptoren. Eines der wichtigsten Zentren zur Auslösung von Übelkeit und Erbrechen ist die Chemorezeptoren-Triggerzone in der Area postrema der Medulla oblongata. Hier befinden sich Serotoninrezeptoren (so genannte „$5\text{-}HT_3$-Rezeptoren"), die auch für das morphininduzierte Erbrechen verantwortlich gemacht werden.

Die Ursachen für das *postoperative* Auftreten von Übelkeit und Erbrechen sind trotz der Identifikation dieser verschiedenen Rezeptoren im ZNS nicht eindeutig geklärt. Es wird angenommen, dass es neben patientenspezifischen auch eingriffs- und anästhesiebezogene Ursachen gibt, wobei die Datenlage dazu uneinheitlich ist (Tab. 2.4.1). Während Kinder unter drei Jahren postoperativ seltener mit Erbrechen zu kämpfen haben, betrifft POV Kinder ab drei Jahren aufwärts mindestens genauso wie Erwachsene [3]. Neben der postoperativen Gabe von Opioiden [2,5], der Verwendung von Inhalationsanästhetika bzw. Lachgas (N_2O) [6] werden Strabismuskorrekturen und Hals-Nasen-Ohren-Eingriffe (insbesondere Tonsillektomien) mit PONV in Verbindung gebracht [3].

Tab. 2.4.1: Beschriebene Ursachen für die Entstehung von PONV.

	Faktoren
Patient	– weibliches Geschlecht – junges Alter (aber ≥ 3 Jahre) – Nichtraucher – Anamnese von PONV oder Reisekrankheit (auch bei erstgradigen Verwandten)
Eingriff	– laparoskopische Eingriffe – ophthalmologische Eingriffe (Strabismus-Chirurgie) – HNO (insbesondere: Adenotomie, Tonsillektomie) – OP-Dauer > 30 Minuten
Anästhesie	– postoperative Opioidgabe – volatile Anästhetika – Narkosedauer – Lachgas – geringe Erfahrung des Anästhesisten – Gabe von Neostigmin oder Pyridostigmin

Zur Abschätzung des individuellen PONV-Risikos bei Kindern kann der modifizierte POVOC-Score hilfreich sein.

Tab. 2.4.2: Modifizierter POVOC-Score [3].

Risikofaktor	Punkte
OP-Dauer ≥ 30 Minuten	1
Alter ≥ 3 Jahre	1
Strabismus-OP, Adenotomie, Tonsillektomie	1
PONV/Reisekrankheit in der Anamnese (inkl. erstgradige Verwandte)	1

PONV-Inzidenz (in %)	
0 Faktoren	9
1 Faktor	10
2 Faktoren	30
3 Faktoren	55
4 Faktoren	70

Ein internes Audit im eigenen Tätigkeitsbereich erscheint ratsam, um einen eventuellen Handlungsbedarf zu ermitteln [2].

2.4.2 Methoden zur Vermeidung/Therapie von PONV

Eine individuelle PONV-Prophylaxe bei Risikopatienten bzw. Operationen mit erhöhtem PONV-Risiko setzt sich im Wesentlichen aus vier Komponenten zusammen:
- **Anamnese,**
- **Auswahl des Anästhesieverfahrens,**
- **medikamentöse PONV-Prophylaxe,**
- **gute postoperative Analgesie mit möglichst geringem Opioidbedarf.**

Zur Allgemeinanästhesie sollten bei erhöhtem PONV-Risiko volatile Anästhetika, insbesondere Isofluran, Sevofluran und Desfluran, möglichst vermieden werden. Als Alternative kann nach Ausschluss eventueller Kontraindikationen eine total-intravenöse Anästhesie (TIVA) durchgeführt werden, basierend auf einer Dauerinfusion mit Propofol. Propofol (Diisopropylphenol) ist ein kurz wirksames Hypnotikum mit eigener antiemetischer Wirkung und daher gerade bei PONV-Risiko indiziert. Die Propofol-basierte TIVA unter Verzicht auf inhalative Anästhetika stellt bereits eine einfache PONV-Prophylaxe dar.

Zur weiteren medikamentösen PONV-Prophylaxe bzw. -Therapie bieten sich entsprechend den verschiedenen emetogenen zentralnervösen Arealen einige Substanzen an, die jedoch zumeist nicht spezifisch auf nur eine Rezeptorentität wirken:
- ***Scopolamin*** zur Blockade muscarinerger Rezeptoren (nicht in für Kinder passender Dosierung erhältlich),
- ***Dimenhydrinat*** zur Blockade histaminerger Rezeptoren,
- ***Butyrophenone, Metoclopramid und Phenothiazine*** zur Blockade dopaminerger Rezeptoren,
- ***Setrone*** zur Blockade serotoninerger Rezeptoren,
- ***Dexamethason*** als Co-Analgetikum mit antiemetischen Eigenschaften (nur zur Prophylaxe geeignet, antiemetischer Wirkmechanismus ungeklärt).

Ferner wurden – allerdings an erwachsenen Patienten – weitere Maßnahmen zur PONV-Prophylaxe und -Therapie untersucht, wie z. B.:
- ***Akupunktur*** („P6-Punkt“, ventraler Unterarm, median ca. 2 cm proximal der Handgelenkfalte), insbesondere bei laparoskopischer Chirurgie [7],
- ***Glukose-Infusion im Aufwachraum*** (Glukose 5 % in Ringer-Laktat) [8].

Eine multimodale Schmerztherapie mit möglichst geringem Opioidbedarf trägt ganz wesentlich zur Vermeidung von PONV bei. Unter Beachtung von Indikationen, Kontraindikationen und Dosisobergrenzen sollten Metamizol und nichtsteroidale Antiphlogistika (NSAR) großzügig verabreicht werden. Wann immer möglich, empfiehlt sich auch der Einsatz von Lokalanästhetika, entweder im Rahmen einer Kombinationsanästhesie (Regional- und Allgemeinanästhesie) oder als einfache Wundrandinfiltration durch den Operateur.

2.4.3 Praktisches Vorgehen zur PONV-Prophylaxe

Nach dem derzeitigen Wissensstand ist eine generelle PONV-Einfachprophylaxe bei ambulanten Kinderanästhesien umstritten [9,10]. Je nach Kollektiv würden bis zu 80 % der Patienten ein Medikament erhalten, von dem sie nicht profitieren. Andere Patienten würden dagegen möglicherweise untertherapiert [3].

Eine Ausnahme bilden oropharyngeale (Adenotomie, Tonsillektomie, Tonsillotomie) oder ophthalmologische Eingriffe (Strabismuschirurgie), bei denen eine generelle PONV-Prophylaxe sinnvoll ist.

Ausgehend von dem POVOC-Score (Tab. 2.4.2) kann das ***individuelle Risiko*** des Patienten abgeschätzt werden. Je nach Schwere des PONV-/POV-Risikos können verschiedene Medikamente/Verfahren kombiniert werden (Zweifach-, Dreifachprophylaxe), da sie sich in ihrer Wirkung addieren. Hierbei spielen auch strategische Überlegungen eine Rolle, da nur bestimmte Antiemetika als postoperatives Therapeutikum genutzt werden können, andere hingegen nicht, wie z. B. Propofol oder Dexamethason.

Eine einfache und praktisch an jedem anästhesiologischen Arbeitsplatz mögliche PONV-Prophylaxe besteht in der Gabe von Dexamethason (0,15 mg/kg i. v.). Dexamethason wirkt insbesondere bei der Tonsillenchirurgie als potentes Co-Analgetikum mit abschwellender Komponente [11] und führt in Kombination mit NSAR (z. B. Ibuprofen, 10–12 mg/kg als Supp.) zu deutlich geringerem Opioidbedarf, was das PONV-Risiko zusätzlich herabsetzt.

Bei ophthalmologischen Patienten, insbesondere nach Strabismuskorrektur-OPs, erscheint Dimenhydrinat (0,5 mg/kg i. v.) vorteilhaft, da es auch als Antivertiginosum und leichtes Sedativum wirksam ist.

Wenn in der Anamnese bereits PONV erwähnt wird, kann eine Zweifachprophylaxe erwogen werden, z. B. die Kombination aus Propofol-basierter TIVA mit der Gabe von Dexamethason.

Die prophylaktische Gabe von 5-HT_3-Antagonisten („Setronen") kann z. B. als Ergänzung im Rahmen einer Dreifachprophylaxe sinnvoll sein (TIVA + Dexamethason + Setron), wenn anamnestisch eine schwere PONV berichtet worden ist, in der Vergangenheit eine Ein- und Zweifachprophylaxe nicht ausreichend waren oder im POVOC-Score eine hohe Punktzahl erreicht wird. Beispielhaft sind Dosierungen in Tab. 2.4.3 aufgelistet. Hierbei ist zu beachten, dass die gleichzeitige Gabe von Paracetamol als Analgetikum die Wirkung von Setronen abschwächt, bzw. umgekehrt, Setrone die – ohnehin nur schwache – analgetische Potenz von Paracetamol herabsetzen.

Die Anwendung von Butyrophenonen (z. B. Droperidol; 0,01 mg/kg) zur PONV-Prophylaxe ist im Kindesalter besonderen Einzelfällen vorbehalten. Neben der Gefahr extrapyramidalmotorischer Komplikationen sind schwere Herzrhythmusstörungen bei so genanntem „Long-QT-Syndrom" nicht auszuschließen.

2.4.4 „Rescue-Therapie“ bei Auftreten von POV

Postoperatives Erbrechen ist unverzüglich und konsequent zu behandeln, da ein spontanes Sistieren kurz- bzw. mittelfristig nicht zu erwarten ist! Dagegen gilt: Frühzeitige orale Flüssigkeits- und Nahrungsaufnahme erhöhen die Patientenzufriedenheit und senken den Analgetikabedarf [12], was im Umkehrschluss bedeutet, dass Kinder, die unter POV leiden und nicht trinken bzw. essen mögen, u. U. auch noch mehr Opioide erhalten, die ihrerseits weiteres Erbrechen begünstigen [5].

Mit Ausnahme von Propofol und Dexamethason sind alle zur Prophylaxe empfohlenen Antiemetika auch als Therapeutikum einsetzbar. Setrone gelten als Mittel der 1. Wahl, sofern sie noch nicht zur Prophylaxe gegeben worden sind, denn wiederholte Gaben innerhalb von sechs Stunden nach Erstanwendung sind wirkungslos. Gegebenenfalls können Setrone mit Dimenhydrinat kombiniert werden. Butyrophenone sind – auch als POV-Therapeutikum – im Kindesalter nur als *Ultima Ratio* und mit größter Vorsicht anzuwenden [13].

Tab. 2.4.3: Intravenöse Dosierung von Antiemetika zur PONV-Prophylaxe bei Kindern modifiziert nach [3].

Substanz	Stoffgruppe	i.-v.-Dosierung	max. Dosis
Dexamethason	Kortikosteroid	0,15 mg/kg KG	4 mg
Ondansetron	Setron	0,1 mg/kg KG	4 mg
Granisetron	Setron	0,02 mg/kg KG	1 mg
Dimenhydrinat	Antihistaminikum	0,5 mg/kg KG	62 mg
Droperidol	Butyrophenon	0,01 mg/kg KG	0,625 mg

Literatur

[1] Wang SM, Kain ZN. Preoperative Anxiety and Postoperative Nausea and Vomiting in Children: Is There an Association? Anesth Analg 2000; 90: 571–575.

[2] Klotz C, Höhne C. Prophylaxe von Übelkeit und Erbrechen in der Kinderanästhesie. Anaesthesist 2010; 59: 477–478.

[3] Becke K et al. Handlungsempfehlung zur Risikoeinschätzung, Prophylaxe und Therapie von postoperativem Erbrechen im Kindesalter. Anästh Intensivmed 2007; 48: 95–98.

[4] Melton MS, Klein SM, Gan TJ. Management of postdischarge nausea and vomiting after ambulatory surgery. Curr Opin Anaesthesiol. 2011 Dec; 24(6): 612–619.

[5] Mehler J. Analgesia in pediatric outpatient surgery. Schmerz 2006 Feb; 20(1): 10–16.

[6] Apfel CC, Korttila K, Abdalla M, et al. A Factorial Trial of Six Interventions for the Prevention of Postoperative Nausea and Vomiting. N Engl J Med 2004; 350; 24: 2441–2451.

[7] Amberger M, Stadelmann K, Alischer P, Ponert R, Melber A, Greif R. Monitoring of neuromuscular blockade at the P6 acupuncture point reduces the incidence of postoperative nausea and vomiting. Anesthesiology. 2007 Dec; 107(6): 903–908.

[8] Dabu-Bondoc S, Vadivelu N, Shimono C et al. Intravenous Dextrose Administration Reduces Postoperative Antiemetic Rescue Treatment Requirements and Postanesthesia Care Unit Length of Stay. Anesth Analg. 2013 Sep; 117(3): 591–596.
[9] Eberhart L, Morin A, Kranke P. Nausea and vomiting after anaesthesia for children - Big problems for little patients. Anasthesiol Intensivmed Notfallmed Schmerzther. 2014 Jan; 49(1): 24–29.
[10] De Orange FA, Marques J, Flores M, Borges PS. Dexamethasone versus ondansetron in combination with dexamethasone for the prophylaxis of postoperative vomiting in pediatric outpatients: a double-blind, randomized, placebo-controlled clinical trial. Paediatr Anaesth. 2012 Sep; 22(9): 890–896.
[11] Hermans V, De Pooter F, De Groote F, De Hert S, Van der Linden P. Effect of dexamethasone on nausea, vomiting, and pain in paediatric tonsillectomy. Br J Anaesth. 2012 Sep; 109(3): 427–431.
[12] Radke OC, Biedler A, Kolodzie K, Cakmakkaya OS, Silomon M, Apfel CC. The effect of postoperative fasting on vomiting in children and their assessment of pain. Paediatr Anaesth. 2009 May; 19(5): 494–499.
[13] Schroeter E, Schmitz A, Haas T, Weiss M, Gerber AC. Low-dose droperidol in children: rescue therapy for persistent postoperative nausea and vomiting. Anaesthesist. 2012 Jan; 61(1): 30–34.

Kapitel 3

Christian Deindl und Rainer Woischke

3.1 Qualitätsmanagement (QM), Qualitätssicherung (QS) und Zertifizierung: Patientensicherheit beim ambulanten Operieren

Christian Deindl

3.1.1 Entwicklung und Methodik

3.1.1.1 Einführung

Die Politikfloskel „Nichts ist so beständig wie der Wandel" hat inzwischen Einzug in fast allen Lebensbereichen gehalten, so auch in stabile Systeme wie Medizin und Gesundheitswesen.

Historisch gesehen erwächst seit Hippokrates (Kos, ca. 450 vor Christus) medizinische und ärztliche Qualität vorwiegend aus ethischer Verpflichtung und folglich freiwillig. Der daraus gewachsene medizinische Fortschritt lässt sich durch staatliche Verordnungen allenfalls gezielt fördern und verwalten, aber nicht erzwingen.

Für Kliniken besteht in Deutschland seit 2005 die Pflicht zu Qualitätsberichten, für ärztliche Praxen seit 2007 zum Nachweis über die Implementierung eines Qualitätsmanagementsystems.

Bis in die Gegenwart wird über den Wert der Patientenzufriedenheit als Qualitätsindikator kontrovers diskutiert. Da der Patient im Mittelpunkt unserer ärztlichen Bemühungen steht, ist sein Befinden trotz aller Subjektivität selbstverständlich ein wichtiger Hinweis auf die Behandlungsqualität in ihrer Gesamtheit, aber auch in einzelnen Teilaspekten.

Von erklärten Gegnern des Qualitätsmanagements wird immer wieder das Argument ins Feld geführt, medizinische Qualität sei nicht messbar. Der Wahrheitsgehalt dieser unbewiesenen und unwissenschaftlichen Behauptung verbessert sich auch durch ständige Wiederholung nicht. Medizin ist per se durch ihr ständiges Streben nach Verbesserung eine Qualitätswissenschaft und medizinischer Fortschritt beruht gerade auf einem regelmäßigen Messen, Überprüfen und (selbst)kritischem Hinterfragen von Qualität. Deshalb beschäftigen sich in Deutschland seit über einem Jahrzehnt auch Ärzte intensiv mit dem Thema Qualität und Qualitätsmanagement [1].

Der Qualitätsbegriff hat zudem aus medizinischer und ärztlicher Sicht in den letzten Jahrzehnten einen gesellschaftlichen Wandel erfahren – von der vormaligen Fixierung auf Leistungsumfang und -breite hin zur aktuell gefragten Leistungstiefe und Ergebnisqualität, weshalb zu Recht von Wissensmanagement die Rede ist [5].

Aus Sicht von Politik und Ökonomie mag sich Medizin zu einem Dienstleistungssektor entwickelt haben, sie bleibt allerdings aus ärztlichem Selbstverständnis eine soziale Errungenschaft mit wissenschaftlicher Basis und dem wichtigsten Faktor Mensch im Mittelpunkt – als Patient, als Pflegende und Ärzte. Deshalb unterliegt der Qualitätsbegriff in der Medizin einer vielschichtigen Komplexität und bedarf einer sehr differenzierten Betrachtungsweise.

3.1.1.2 Historische Entwicklung des Qualitätsbegriffes

1950 veröffentlichte Deming seine Qualitätsphilosophie mit folgenden drei Kernaussagen [3]:

1. Jede Aktivität bedeutet einen Ablaufprozess, der grundsätzliche verbesserungsfähig und verbesserungswürdig ist.
2. Nur singuläre Problemlösungen sind zu wenig, zur Qualitätsverbesserung bedarf es fundamentaler Veränderungen.
3. Die zuständige Leitungsebene muss handeln, alleinige Verantwortung ist zu wenig.

Der daraus resultierende Deming-Zyklus beinhaltet für jeden Tätigkeitsbereich die Trias aus Lösungs- und Verbesserungsvorschlägen, deren Realisierung und anschließender Überprüfung und erscheint dadurch wie geschaffen für medizinische Belange. Dadurch wird dem berechtigten Einwand entgegengetreten, ein nur bürokratisches QM zementiere den Status quo und gebe eine Garantie lediglich für bestehende Qualität. Mit parallel dazu begleitender QS und der darin enthaltenen Dokumentation und selbstkritischen Überprüfung und Hinterfragung von QM-Maßnahmen und dem daraus resultierenden kontinuierlichen Verbesserungsprozess (KVP) lassen sich nachweis- und messbare Verbesserungen auf der Ergebnisebene erzielen.

Crosby postulierte 1961 seine „Null-Fehler-Theorie“ und definierte Qualität als eine Symbiose aus Sorgfalt und Geisteshaltung. Nach dieser Definition lässt sich in allen Bereichen des täglichen Lebens Qualität von Nichtqualität unschwer trennen [2].

Auch das Instrument (ärztlicher) Qualitätszirkel ist keineswegs neu, sondern wurde bereits 1950 von Ishikawa als regelmäßiges Treffen einer Gruppe von fünf bis zwölf Teilnehmern definiert, die freiwillig und selbstständig Problemthemen aus ihrem unmittelbaren Tätigkeitsbereich analysieren und kontinuierlichen Verbesserungsprozessen unterziehen [6].

3.1.1.3 Qualität in der Medizin

Medizin bedeutet keine herkömmliche Dienstleistung, die es nur einfach abzurufen gilt, wie von Ökonomie und Politik suggeriert. Analog zu dieser geänderten Sichtweise entwickelte Donabedian sein 1980 publiziertes Modell über medizinische Qualität, das aus folgenden drei Komponenten besteht [4]:

1. **Potenzial:** Strukturen, Fähigkeiten, Bereitschaft, Technik, Organisation, Infrastruktur, Information, Mitarbeiterqualifikation und- Motivation,
2. **Prozessen:** Resultat der Klinik- und Praxistätigkeiten, Resümee der erfolgten Leistungen und Behandlungen aus Patientensicht,
3. **Ergebnissen:** Beurteilung der erbrachten Leistungen, Ergebnisse der einzelnen Prozesse und Folgen für Patienten.

Mittels Instrumenten der Qualitätssicherung wie regelmäßiger interner und externer Überprüfungen (Audits) und Zertifizierung können die Prozessabläufe quantitativ und qualitativ erfasst und dokumentiert werden. Die Veröffentlichung (Qualitätsberichte) schafft ein Höchstmaß an Transparenz, ein unverzichtbares Qualitätsmerkmal – ohne Transparenz keine verlässliche Qualität. Gleichzeitig erfahren Ärzte und Mitarbeiter, in welchen Bereichen der Praxisstrukturen und Prozessen Optimierungsbedarf besteht.

Darüber hinaus resultieren feste Vorstellungen von Erwartungen und Ansprüchen an chirurgische Praxiskliniken und ambulante OP-Zentren:
- Facharztstandard und Oberarztniveau,
- Richtlinienkompetenz hinsichtlich Fähigkeiten, Wissen und Sozialverhalten,
- regelmäßiges Überprüfen der Patientensicherheit,
- Eingehen auf spezielle Patientenwünsche und -bedürfnisse,
- Akzeptanz von „Second opinion“,
- Zuverlässigkeit, Niveau und Vertrauenswürdigkeit,
- „Wohlfühl“-Faktoren: Praxisambiente, Personal, Wartezeit.

3.1.1.4 Gesundheitspolitisches Umfeld und Folgen für medizinische Qualität

Wenn Praxisorganisation und Management die genannten Faktoren ernst nehmen und umsetzen, werden nicht mangelnde Auslastung und Nachfrage zum Problem, sondern das regelmäßige Überschreiten des kassenärztlichen Kollektivdurchschnitts bezüglich Behandlungsfällen und -umfang pro Quartal.

Denn neben dem veränderten Anforderungsprofil haben sich gleichzeitig die Rahmenbedingungen im Gesundheitswesen erheblich geändert – mit der Folge von Planungsunsicherheit und Vertrauensverlust in die Ordnungspolitik mit den sich anschließenden Auswirkungen:
- instabile Finanzen und Finanzierungsprobleme im Gesundheitswesen und in den Sozialsystemen,
- statt der ehemals leistungsbezogenen Einzelleistungsvergütung nur noch Honorarpauschalen, zum Teil auf der Basis fehlerhafter betriebswirtschaftlicher Kalkulationen,
- politisch gewollt reduzierte Ressourcen bei Kostenträgern und vor allem Leistungs- und Kompetenzträgern mit dem Ziel, mehr Wirtschaftlichkeit zu erreichen.

Inzwischen wurde aus der anfänglichen Nutzen stiftenden Rationalisierung eine Rationierung mit konsekutiven Qualitätsverlusten für Patienten und Angehörige von Heilberufen,
- zunehmender Wettbewerb nicht um Patienten, sondern um sogenannte „Honorartöpfe“, sowie zunehmende Einflussnahme durch Politik, Medien und Öffentlichkeit führen zu einem erhöhten finanziellen Konkurrenzdruck für Kliniken und Praxen; diese Entwicklung hat nichts mehr gemein mit einem der Medizin eigenen Qualitätswettbewerb und mit dem Ziel einer sich kontinuierlich verbessernden Patientenbehandlung,
- Zunahme an gesetzlichen Vorschriften (= Gesundheitsreformspirale) und Refinanzierung des GKV-Systems durch Regresse gegen niedergelassene Ärzte aller Fachrichtungen stellen einige der maßgeblichen Ursachen für den bereits spürbaren Fachärztemangel in der aktiven Patientenversorgung dar. Statt mit mehr Planungssicherheit begegnet man dieser Entwicklung mit noch mehr staatlichem Zentralismus und der Zielsetzung einer durchregulierten einheitlichen und auf das jeweilige Minimum reduzierten Staatsmedizin.

3.1.1.5 QM und QS als wichtige Unterstützungsfunktion

Aus der Summe der genannten Faktoren ergibt sich eine Änderung der Anforderungen an ambulant operierende Praxiskliniken, aber auch an das gesamte medizinisch-fachliche und berufspolitische ärztliche Verständnis. Diese erweiterte Sichtweise ist notwendig, um neben dem medizinisch-fachlichen auch den gesundheits- und sozialpolitischen Überblick zu behalten und den Wandel des Gesundheitswesens nicht nur passiv zu begleiten, sondern aktiv und kritisch-konstruktiv mitzugestalten.

Dazu bedarf es eines konsequenten auf die jeweiligen praxis- und fachspezifischen Bedürfnisse abgestimmten Praxismanagements (= Qualitätsmanagement plus Qualitätssicherung), um alle Praxisprozesse quantitativ und qualitativ zu erfassen, zu steuern, zu kontrollieren und immer wieder zu optimieren.

Nur so behält man als verantwortungsbewusster Arzt und Operateur den Überblick darüber, wer wann was wie und warum zu tun hat und welche Ergebnisse daraus resultieren.

Als erster wichtiger und alles entscheidender Schritt gelten die Festlegung und anschließende Umsetzung folgender drei Hauptkomponenten eines Qualitätsmanagementsystems in der Reihenfolge ihrer praktischen Wertigkeit:
- Praxisziele: Welchen Sinn und Zweck verbindet der verantwortliche Arzt mit seinem Unternehmen Praxisklinik, ambulantes OP-Zentrum oder MVZ und welche Qualitätsziele möchten er und sein Team erreichen?
- Welche Verantwortlichkeiten ergeben sich für alle am Praxisprojekt Beteiligten?
- Welche Qualitätspolitik führt zu den definierten Zielen?

Die Ärzteschaft kann den Wandel des deutschen sogenannten Gesundheitswesens vom Sozialsystem zum Gesundheitsmarkt nur dann akzeptieren, wenn die drei Hauptfaktoren Angebot, Nachfrage und Preis nach den Prinzipien eines demokratischen und freiheitlichen Marktsystems gewährleistet sind und dabei auf sehr enge Weise mit der medizinischen Qualität korrelieren.

Professionelles Können und transparente Leistung legitimieren die Teilnahme am medizinischen Qualitätswettbewerb. Zufriedene Patienten, zuweisende Haus- und Fachärzte sowie Krankenkassen als Kostenträger wirken als Multiplikatoren. Gesundheitspolitik hat sich dabei auf die erforderlichen ordnungspolitischen Rahmenbedingungen und deren Einhaltung zu beschränken.

Dem innerhalb der Ärzteschaft entstandenen erhöhten Kommunikationsbedarf wird durch ärztliche Qualitätszirkel Rechnung getragen [9].

Wie alle „Märkte" wird auch der Gesundheitsmarkt schnelllebiger und erfordert deshalb von selbstständigen und frei beruflichen Ärzten kurz- und mittelfristiges sowie innovatives Handeln aus Eigeninitiative. Dazu bedarf es der Unterstützungsprozesse Qualitätsmanagement und Qualitätssicherung. Daraus resultierende positive Effekte wirken sich auf den eigenen Qualitätsanspruch aus und führen zur Erarbeitung von Qualitätsstandards. Die Sicherstellung ihrer Einhaltung dient wiederum dem Ziel einer größtmöglichen Patientensicherheit und -zufriedenheit.

Diese Systematik wird als kontinuierlicher Verbesserungsprozess (= KVP) oder sogenannter PDCA- Zyklus nach Deming (= plan-do-check-act) bezeichnet. Er trägt maßgeblich dazu bei, zu verhindern, Qualität mehr nur zu verwalten, als zu gestalten. Er setzt flexibles Verhalten und Bereitschaft sowie Neugierde für Praxisinnovativen voraus bzw. bewahrt diese für langfristigen Erfolg wichtigen Eigenschaften.

Je komplexer sich medizinische sowie ökonomische Abläufe in ihren Zusammenhängen darstellen, umso größer erwächst daraus die Gefahr der externen Fremdbestimmung und Infragestellung der beruflichen Profession. P. Unschuld formuliert dies treffend als „der Arzt als Fremdling in der Medizin" [11]. Diese Entwicklung betrifft auch und gerade die Freiberuflichkeit von Ärzten in eigener Praxisklinik bzw. ambulanten OP-Zentren. Dieser Fehlsteuerung lässt sich leichter und effektvoller durch ein etabliertes Praxismanagement entgegenwirken.

Aus ärztlicher Unternehmenssicht beinhaltet QM folgende wichtige Teilaspekte:
- Kapazitäten: Leerkosten reduzieren und Auslastung erhöhen,
- Leistungen: Dokumentationspflicht und Planung,
- Personal: höchster Anteil der Gesamtkosten, deshalb hohes Qualifikationsniveau,
- Material: Qualität und Quantität (just in time – Verfahren bei OP-Sets) inklusive Bestell-, Liefer-, Transport- Lager- und Entsorgungskosten,
- Investitionen und Instandhaltung: Med-GV, Wartungsverträge, Patientensicherheit (Defibrillator, Notfallschulung, Hygiene usw.), materielle/immaterielle Güter (Mietverträge, QM, QS, Zertifizierung),
- Finanzierung: Betriebsmittel, Kredite, Fehlerkosten,

- Erlöse: minus Betriebskosten ergibt Gewinn; oft vergessen: Außenstände, Skonto, Inkasso (PKV).

Der Blick auf Betriebskosten und Materialeinkauf lässt den Genossenschaftsgedanken innerhalb der niedergelassenen Ärzteschaft wieder aufleben, wie erste gelungene Projekte innerhalb des Berufsverbandes der Niedergelassenen Chirurgen (BNC) und dessen landesweiten Arbeitsgemeinschaften (ANC) beweisen.

- Kosten: Beachtung kostenintensiver Sekundärleistungen wie z. B. Röntgen. Ziel: Kostenreduzierung (variable und fixe Kosten) durch standardisierte (QM und QS) Behandlungsprozesse und geringeren Ressourcenverbrauch (= Rationalisierung),
- Budget- und Wirtschaftsplanung,
- Finanzielles und Liquidität: Ziel: jederzeit dem vertraglich vereinbarten Versorgungsauftrag im vollen Umfang nachzukommen. Dies ist nur so lange möglich, wie Honorare kostendeckend berechnet und auch ausbezahlt werden,
- Regelmäßige Begutachtung der BWA (Quartal/Jahr), der Bilanz (Kreditmittelvergabe: Aktiva und Passiva des Praxisvermögens),
- jährliche Investitionsplanung: Fortbildung, Med.-Technische Rücklagen.

Wie unschwer zu erkennen, erfüllen niedergelassene Ärzte mit eigener Praxis und/oder ambulanten OP-Einheiten alle Voraussetzungen und Aufgaben eines selbstständigen mittelständischen Unternehmens neben den eigentlichen Kernkompetenzen ihres jeweiligen medizinischen Fachgebietes und häufig zusätzlicher Subspezialisierung (= Kompetenzmix: Facharzt, Arbeitgeber und Unternehmer).

3.1.1.6 Wie wirken sich QM und QS auf die Praxisstrukturen konkret aus

Strukturdefizite innerhalb einer Praxis, aber vor allem im sozioökonomischen und gesundheitspolitischen Umfeld bewirken allgemein Unsicherheiten bezüglich der medizinischen Qualität. Diese kann dann oft nur durch hohe Strukturkosten und überdurchschnittlichen Personaleinsatz gewährleistet werden. Es gilt deshalb, ökonomisch und medizinisch sinnvoll zu handeln, indem die zur Verfügung stehenden Ressourcen rational eingesetzt werden, statt bei eingetretenem Mangel eine Rationierung in Form von Kürzungen vorzunehmen – mit einem Qualitätsverlust als Folge.

Diese Umsetzung gelingt nur mit klaren Strukturen, Kontrollmechanismen und unter Einbeziehung aller am Praxisablauf Beteiligten. Deshalb muss wie in jedem qualitätsorientierten Unternehmen auch in Praxiskliniken und ambulanten OP-Zentren primär geklärt und geregelt sein, wer wann was warum und wie ausführt.

Im QM und QS gelingt dies durch klare Zuteilung von Verantwortung und Kompetenz mit folgender Zielsetzung:

- Fehler und Missverständnisse abbauen und vermeiden (Stichwort: richtige Seite),
- die Motivation aller Mitarbeiter und Beteiligten erhöhen,

- verbindliche Zielvereinbarungen treffen,
- Informationsstrukturen optimieren (Kommunikationsfehler und -mängel beheben),
- Prozesse gewährleisten bzw. die nötigen Ressourcen dafür erhöhen,
- Stress und Unsicherheiten durch klare Strukturen abbauen,
- Mitarbeit, Leistungsbereitschaft und Teamgeist stärken.

Gerade operative Fachgebiete und ambulante OP-Teams müssen auf sehr hohem fachlichem, sozialem und kommunikativem Niveau arbeiten, um Fehlerrisiken zu minimieren und Patientensicherheit zu optimieren. Dabei ist der Mensch der wichtigste Garant für Sicherheit, aber gleichzeitig durch Stressanfälligkeit auch ein potenzielles Sicherheitsrisiko.

Diesbezügliche Untersuchungen und Erkenntnisse aus dem Bereich Risikomanagement und Sicherheitsstrategie der Luftfahrt können bzw. müssen Hilfe und Vorbild für die Medizin sein [10]. Einer der wichtigsten Bestandteile der Risikominimierung für die Flugsicherheit respektive Medizin ist die Optimierung der Arbeitsqualität aller beteiligten Personen und von stabilisierenden Organisationsstrukturen (Verfahren, Checklisten, Information, Planung, Schulung).

In der ambulanten wie auch stationären Chirurgie ist der Faktor Mensch maßgebend für niedriges Risiko und hohe Qualität. Entscheidend dafür sind Auswahl, Ausbildung und Weiterbildung sowie persönliche Fertigkeiten. Defizite in den genannten Bereichen sind nie vollständig zu kompensieren.

Ähnlich wie im Cockpit müssen an einer Operation beteiligte Personen gleichzeitig verschiedene Tätigkeiten koordinieren, dabei die richtigen Prioritäten setzen können und diese Anforderungen über längere Zeit mit hoher Konzentration erfüllen. Deshalb ist eine verlässliche Ausbildungsstruktur für Auszubildende und Mitarbeiter in medizinischen Einrichtungen wie Praxiskliniken und ambulanten OP-Zentren unumgänglich und darf nicht dem Zufallsprinzip überlassen bleiben. Leider sind hier staatliche Vorgaben auf einem sehr niedrigen Level angesetzt, was dazu führt, dass die Personalfrage zu einem limitierenden Faktor für die Entwicklung eines ambulanten OP-Zentrums und einer Praxisklinik werden kann. Denn entgegen der landläufigen politischen Meinung handelt es sich im Gesundheitswesen nicht nur um einen quantitativen, sondern vor allem auch um einen qualitativen Fachkräftemangel. Bereits Sprachprobleme sind keine Seltenheit mehr und werden dennoch als Kommunikationshemmnis billigend in Kauf genommen. Aus 20jähriger Erfahrung mit eigener Praxisklinik und ambulantem OP-Zentrum bewährt sich ein Mitarbeiterteam aus verschiedenen Kompetenzbereichen (Medizinische Fachangestellte (MFA)mit Weiterbildung, Operationstechnische Assistenten/innen (OTA)und examinierte Krankenpflegefachkräfte mit OP-Weiterbildung). Aber auch an Praxis interne und externe ärztliche und nicht ärztliche Kooperationspartner empfiehlt sich ebenso hohe Anforderungen zu stellen im Sinne der bestmöglichen gemeinsamen Patientenversorgung und einer langfristigen medizinisch und ökonomisch erfolgreichen Zusammenarbeit.

3.1.1.7 Verschiedene Formen von Qualitätsmanagement- und Zertifizierungssystemen

DIN ISO 9001:2008 (2015)

QM und QS werden am besten nach standardisierten und bewährten Vorgaben umgesetzt wie im folgenden Beispiel von QM nach DIN ISO 9001:2008 demonstriert [1,7,12].

Die acht dabei wichtigsten medizinisch relevanten Prinzipien sind folgende:

- patientenorientierte Praxisorganisation,
- Praxisführung und Verantwortung für Qualität und Weiterentwicklung,
- mitarbeiterorientierte Informationen, Kommunikation und Schulung,
- Ergebniseffizienz der Prozessabläufe und des Ressourceneinsatzes (= Standardisierung),
- Identifikation, Verstehen und Praxis-Management führen zu einer effizienten Zielerreichung,
- ständige Verbesserung der Praxisabläufe als kontinuierliches Organisationsziel,
- Analyse von Daten und Informationen als Basis für ärztliche Unternehmensentscheidungen,
- Gewichtung der Lieferantenbewertung sowie potenzieller Kooperationspartner.

Die Nachfolgeversion DIN ISO 9001:2015 wird um den inhaltlichen Schwerpunkt Risikomanagement erweitert, das sich nicht unerwartet auch sehr eingehend mit der Thematik Hygiene beschäftigt.

European Foundation for Quality Management (EFQM)

Als weiteres im Praxisalltag einsetzbares QM-System verdient das Verfahren nach EFQM (European Foundation for Quality Management) eine nähere Erläuterung. Dieses ist dem DIN ISO-Verfahren inhaltlich sehr ähnlich – mit den zusätzlichen Elementen der Selbstbewertung. Deshalb bedarf es eines sogenannten Self Assessment Trainings. Dafür ist im Vergleich zu DIN ISO 9001 der Dokumentationsaufwand geringer bei „nur" fünf Qualitätskriterien. Während das DIN ISO-Prinzip seine Schwerpunkte in der internen und externen Kontrolle der Einhaltung wichtiger QM- und QS-Inhalte sieht, betont EFQM die Selbstbewertung und somit auch Eigenverantwortung ohne externes Audit. Die Verleihung von Qualitätspreisen (Awards) unterstreicht zudem den Wettbewerbsgedanken unter den Anwendern dieses Qualitätsmanagementverfahrens im Sinne von Benchmarking.

Europäisches Praxis Assessment (EPA)

Als weiteres Qualitätssystem kann das sogenannte EPA (Europäisches Praxis Assessment) eingesetzt werden. Dieses besteht aus 400 Fragen über Infrastruktur, beteiligte Personen und Informationen sowie über Finanzen, Qualität und Sicherheit.

QEP

QEP steht für Qualität und Entwicklung in Praxen und wurde von der Kassenärztlichen Bundesvereinigung (KBV) für ihre als Kassenärzte tätigen Mitglieder entwickelt. Es erfüllt die KV-Richtlinien ohne Anspruch auf Internationalität.

KTQ

Der Terminus KTQ bedeutet Kooperation für Transparenz und Qualität im Gesundheitswesen. Ursprünglich war dieses QM-System für Kliniken gedacht und wurde für die Anwendung in Praxen modifiziert. Es beruht auf einem 250 Punkte umfassenden Fragekatalog, von dem mindestens 55 % der Kriterien erfüllt sein müssen. Wichtige Voraussetzungen sind dabei regelmäßige Selbstreflexion, Peer-Review oder externe Audits sowie ein in die Praxis umgesetzter kontinuierlicher Verbesserungsnachweis.

Zertifizierung von QM und QS

Allen genannten QM-Verfahren ist die Option einer Zertifizierung gemeinsam. Dies bedeutet eine amtliche Veröffentlichung durch eine akkreditierte Prüfgesellschaft, dass in den jeweiligen Praxen, Praxiskliniken und ambulanten OP-Zentren QM und QS nach vorgegebenen Normen durchgeführt werden. Noch relativ neu ist in der früheren DIN ISO 9001:2000 und aktuell (noch) gültigen 9001:2008 das Prüfkriterium der Ergebnisqualität, welche gerade für operative Fachgebiete einen der wichtigsten Qualitäts- und zugleich wissenschaftlich anerkannten Vergleichsparameter verkörpert und somit Qualität sicht- und messbar werden lässt. Die regelmäßigen Publikationen dieser Ergebnisse leisten gleichzeitig einen wichtigen Beitrag zur Versorgungsforschung des ambulanten Operierens und dienen zu dessen Standortsicherung.

QM und QS beim Hauptprozess Hygiene

Unabhängig davon, ob die Einführung eines Qualitätsmanagements Pflicht ist oder auf persönliche Einsicht und freiwilliger Selbstverpflichtung beruht, fällt die Komplexität der Abläufe einer chirurgischen Praxisklinik und/oder eines ambulanten OP-Zentrums zwischenzeitlich so vielseitig aus, dass es neben allgemein gültigen Basisprozeduren zusätzlicher spezifischer chirurgisch-operativer Qualitätsmaßnahmen bedarf, die transparent dokumentiert und jederzeit einsehbar sind. Dies geschieht in Form eines digitalen Qualitätshandbuches.

Alleine der wichtige Punkt Hygiene bedarf spätestens seit 2001 mit Inkrafttreten des 2011 novellierten Infektionsschutzgesetzes besonderer Qualitätssicherungsmaßnahmen auf allen Praxisebenen. Analog gilt Gleiches für klinische und stationäre

Einrichtungen. Ein qualitätsorientiertes Hygienemanagement fußt auf der regelmäßigen Beachtung und Einhaltung folgender wichtiger Punkte [14]:
- Produktwahl und -einkauf,
- ausreichender und richtiger Platzierung von Hygieneprodukten,
- regelmäßiger Personalschulung,
- regelmäßiger Dokumentation von Erregernachweisen,
- regelmäßiger Dokumentation der Antibiotikagaben.

Wesentlich komplexer wird das Thema Hygiene mit der Aufbereitung von OP-Instrumentarien inklusive der umfangreichen täglichen und weiteren regelmäßigen Tests und Prüfverfahren sowie ihrer Dokumentation mit dem Ziel der lückenlosen Nachverfolgbarkeit bei jedem ambulant stattgefundenen Eingriff [15].

Gezielte Versuche, Hygiene aus Gründen der Kostenminimierung einfach an dritte und externe Dienstleister auszulagern, führten an vereinzelten Standorten zu den immens negativen materiellen und immateriellen Folgeschäden, welche wiederum ausführlich der Presse und den Medien als Hygieneskandale zu entnehmen sind. In diesem Zusammenhang bewahrheitet sich die aus der Qualitätswissenschaft schon lange bekannte Einsicht, dass die Folgekosten von Qualitätsmängeln und -fehlern deutlich höher liegen als die rechtzeitige und zweckgebundene Bereitstellung der für Qualität erforderlichen personellen, zeitlichen und finanziellen Ressourcen.

Unstrittig ist, dass Qualitätsmangel die Patientensicherheit nachhaltig verringert. Wer ergo als politisch Verantwortlicher oder Vertreter der Kostenträgerseite an Qualitätskosten apodiktisch einspart und dadurch verknappte Ressourcen lediglich umverteilt, gefährdet somit die Sicherheit von Patienten, indem er für die Patientensicherheit verantwortliche Ärzte und Pflegekräfte vorsätzlich und systematisch in der gewissenhaften und auf Sorgfalt bedachten Ausübung ihrer Tätigkeit am und für den Patienten behindert.

3.1.1.8 Positive Auswirkungen von QM und QS auf Praxisabläufe

Praxisnahes und erfolgreiches QM beinhaltet die Festlegung und das Hervorheben praxiseigener Kernkompetenzen und ihres Spezialisierungsgrads mit Qualitätszielen und Qualitätsmerkmalen. Diese beiden genannten Faktoren beeinflussen die Außendarstellung einer Praxiseinheit und ihren fach- und sektorenübergreifenden Stellen- und Standortwert. QM und QS sind deshalb aus medizinischer Sicht durch fachspezifische und arztindividuelle Besonderheiten unerlässlich für die Standort- und Zukunftssicherung einer ambulanten operativen Einheit. Dies gilt umso mehr unter ökonomisch ungleichen und unfairen Wettbewerbsbedingungen und zunehmend zentralistisch gesteuerten Rahmenbedingungen. Nicht von ungefähr waren QM und QS sowie deren Zertifizierung unabdingbare Voraussetzungen für bisherige Strukturverträge. In ihnen erkannten die Kostenträger eine höhere leistungs- und qualitätsbezogene Vergütung als im KV-Kollektivsystem vorgesehen als Qualitätsvorteil an, bis der zentralistische Gesundheitsfonds auch diesen positiven Qualitätsansätzen politisch ein abruptes Ende bereitete.

Darüber hinaus wirken sich QM und QS positiv auf das Arzt-Patienten-Verhältnis aus. Der Patient fühlt sich als mündig verstanden und angenommen; der Arzt kann seine Tätigkeit mit uneingeschränkter Professionalität ausüben. Damit bleibt der behandelnde und operierende Facharzt der verantwortliche Leistungs- und Kompetenzträger und lässt sich nicht zum subalternen Leistungserbringer degradieren, wie auf der politischen und bürokratischen Ebene gezielt und mit zunehmender medialer Intensität versucht wird. Gleichzeitig wird von beiden Akteuren ein kontinuierlicher Zuwachs an patientenfernen Beschäftigungsverhältnissen und einem finanziellen Ressourcenverbrauch im Gesundheitssystem zu Lasten aller Formen der direkten Patientenversorgung forciert. Deshalb erweist es sich zunehmend als schwierig, den in den vergangenen zwei Jahrzehnten erreichten hohen Grad an Versorgungsqualität gerade im Bereich des ambulanten Operierens kontinuierlich aufrechtzuerhalten.

Die Gesamtqualität des ambulanten Operierens dokumentieren und belegen regelmäßige Auswertungen des AQS1-Patientensicherheitsfragebogens als obligatorischer Bestandteil von QM und QS. Die Ergebnisse basieren inzwischen auf fast 600 000 ausgewerteten Fragebögen und sind transparent für jedermann mittels der Internet-Patienteninformationsplattform des unabhängigen Institutes für Qualitätssicherung Medicaltex GmbH einsehbar (www.patientenallee.de) [13]. Die dabei erzielte 98%ige Zufriedenheit der operierten Patienten mit dem ambulanten Operieren ist Bestätigung und Verpflichtung zugleich. Somit wirken sich Inhalte und Ergebnisse von Qualitätsmanagement und Qualitätssicherung analog den Regeln einer Balanced Score Card (BSC) nachhaltig positiv auf Beruf und Person eines Arztes aus. Verantwortlich dafür sind folgende Faktoren [8]:

- strukturierte und zielgerichtete Arbeitsbelastung und Qualität,
- als lernendes System (= KVP) regelmäßige und fachrelevante Weiter- und Fortbildung mit dem Ziel eines lebenslangen Wissens- und Erfahrungszuwachses jenseits des formalistischen Zwanges zum Erreichen von Fortbildungspunkten durch die ärztliche Selbstverwaltung,
- geschärftes ärztliches Anforderungsprofil und direkter Patientenbezug,
- erhöhte Zufriedenheit aller Kommunikationspartner des Arztes wie Patienten, Mitarbeiter, Zuweiser und Kooperationspartner aus dem ambulanten und stationären Sektor.

Durch ein strukturiertes und dadurch stressreduziertes Arbeits- und Berufsleben ergeben sich positive Auswirkungen auf die Jahresarbeitszeit, auf die Lebensarbeitszeit sowie die Freizeit- und Lebensqualität. Dabei bleiben ambulante Operateure und Anästhesisten langfristig zuverlässig, belastbar und ihrer Verantwortung gewachsen. Diese verlässlichen Perspektiven sind es auch, welche die nachkommende Generation an (Fach-)Ärzten wünscht und gegenwärtig noch oft vermisst und um die es sich lohnt, sich verstärkt gesundheitspolitisch mit Nachdruck zu engagieren.

Ein weiterer wichtiger positiver Teilaspekt von QM und QS betrifft deren juristische Auswirkungen, denn sie bieten ein argumentatives Schutzschild gegen das sozialrechtliche Damoklesschwert mit Wirtschaftlichkeitsprüfungen und Regressforderungen durch KVen und Kassen, indem regelmäßiges QM und QS sowie Zertifizierung mit externer Evaluierung die Verpflichtungen zur Einhaltung gültiger gesetzlicher Regelungen, Normen und Richtlinien lückenlos nachweisen können und damit die ärztliche Therapie- und Entscheidungsfreiheit stärken.

Darüber hinaus schützen QM und QS in zivil- und strafrechtlichen Belangen vor unberechtigter Beweislastumkehr wegen fehlender bzw. fehlerhafter Dokumentation und vor dem daraus erwachsenden Vorwurf des Organisationsverschuldens.

Standardisierte Arbeitsabläufe sind im Qualitätshandbuch hinterlegt und jedem Mitarbeiter zugänglich, sie besitzen deshalb zudem arbeitsrechtliche Relevanz. Ebenso ist der strukturierte Ablauf der Mitarbeitereinarbeitung festgelegt, dokumentiert und einsehbar.

Deshalb sind folgende wichtige Punkte in Bezug auf QM und QS einzuhalten:
- ausführliche lückenlose Dokumentation und Aufklärung nach dokumentierten Standards,
- grundsätzlich standardisierte Vorgehensweise bei allen Praxisprozessen, vor allem bei Diagnose und Therapie,
- regelmäßige Überprüfung von Normen und Gesetzeskonformität,
- dokumentierter Nachweis von regelmäßigen Weiter- und Fortbildungen praxisinterner und -externer Art wie Hygiene, Verbands- und Gipstechnik, kardiopulmonale Reanimation usw.

Damit lässt sich zwar keine 100%ige Risikominimierung erreichen, aber die Gewissheit, dass die häufigsten Fehlerursachen ausgeschlossen sind. Bei einem lernenden System wie QM und QS reduziert sich kontinuierlich der Umfang an noch potenziellen Fehlermöglichkeiten.

Des Weiteren dürfen der gesundheitspolitische Aspekt und Einfluss von QM und QS nicht außer Acht gelassen werden. Wer Qualität dokumentiert und nachweist, kann damit seiner Forderung Gewicht verleihen, dass Qualität in Fragen ärztlicher Leistungen nicht verhandelbar und eine angemessene Honorierung hinreichend begründet ist.

Denn medizinische und ärztliche Qualität müssen ganzheitlich gesehen und bewertet werden. Sie besteht aus Wissen, Können, Kompetenz, Verantwortung sowie Normen- und Gesetzeskonformität. Diesen Nachweis kann derzeit wohl am besten, weil transparent, ein praxisindividuelles und fachbezogenes Qualitätsmanagement führen.

Dafür müssen partielle „Schein"-Qualifikationen" oder Besitzstandswahrung auf allen Ebenen der medizinischen Versorgung der Vergangenheit angehören. Kontinuierliche Evaluation und Nachweis ärztlicher Struktur-, Prozess- und Ergebnisqualität dienen auch dem Ziel, das Gesundheitswesen wieder stabiler und planbarer zu gestalten, als dies derzeit der Fall ist.

Das gesundheitspolitisch verursachte Qualitätsvakuum im Gesundheitswesen kann mittels QM und QS und Zertifizierung mit medizinischen und patientenrelevanten Inhalten ausgefüllt werden statt mit einer stets wachsenden Zahl an Bürokratie und staatlichen Qualitätsbehörden ohne den nötigen Patientenbezug.

Ambulantes Operieren in Kombination mit QM und QS hat dazu bereits einen sehr wichtigen Beitrag geleistet und wird das weiterhin tun (s. AQS1)

3.1.1.9 Negative Folgen durch Qualitätsmängel und deren externe Ursachen

Niedergelassene Ärzte und besonders ambulante Operateure aus den verschiedensten Fachgebieten haben bereits frühzeitig die genannten Qualitätssignale freiwillig und eigenfinanziert in ihren Praxiskliniken und ambulanten OP-Zentren eingeführt, bevor überhaupt Politik und ärztliche Selbstverwaltung für diese Themen Interesse zeigten [2,3]. Wenn es bei ambulanten Operationen um die Kostenübernahme durch ausländische bzw. nichteuropäische Krankenversicherungen geht, dann bedeutet die Zertifizierung wie nach DIN ISO 9001 die Einhaltung international anerkannter hoher Qualitätsstandards. Die Frage der Kostenübernahme ist damit unbürokratisch und problemlos sowie transparent geregelt. Nur innerhalb des deutschen weniger transparenten und streckenweise qualitätsaversen GKV-Vergütungssystems werden solche Qualitätsstandards nicht oder nicht einheitlich anerkannt und nicht entsprechend ökonomisch gewürdigt. Qualität ist am meisten dort gefährdet, wo Qualitätsferne in Gestalt von Unwissenheit und fachfremder Inkompetenz vorherrscht und die Vergabe von Entscheidungskompetenzen aus partei- und/oder arbeitsmarktpolitischen Gründen geschieht. Ebenso ist Qualität gefährdet, wenn Qualitätskosten als wichtiger Bestandteil der Strukturqualität nicht akzeptiert und nicht einer kontinuierlichen Fortentwicklung und Anpassung unterzogen werden. Die regelmäßig beklagte Zunahme an Zwischenfallhäufigkeit in der Medizin ist sicher zum großen Teil auch dem politisch erzeugten ökonomischen Druck einhergehend mit systematischem Ressourcenabbau und milliardenschweren Investitionsstaus im Gesundheitssystem geschuldet.

Literatur

[1] Amon U, Weidringer JW, Bangh E. Qualitätsmanagementmodelle. In: Amon U (Hrsg.) Qualitätsmanagement in der Arztpraxis, Berlin – Heidelberg – New York, 2004, S. 11–24.

[2] Crosby Ph B. In: Kamiske G, Brauer JP. Qualitätsmanagement von A-Z: Erläuterungen moderner Begriffe des Qualitätsmanagements, München 2008. S. 158–161.

[3] Deming W E. In: Kamiske G, Brauer JP. Qualitätsmanagement von A-Z: Erläuterungen moderner Begriffe des Qualitätsmanagements, München, 2008, S. 305–307.

[4] Donabedian A. Introduction to Quality Assurance in Heath Care, New York. 2003, S. 4–26, S. 46–56.

[5] Herbst M. Zur Bewertung evidence – basierter Medizin (EBM) und Qualitätsmanagement in der ambulanten Medizin. In: Amon U (Hrsg.) Qualitätsmanagement in der Arztpraxis, Berlin – Heidelberg – New York, 2004, S.139–154.

[6] Ishikawa K. In: Kamiske G, Brauer JP. Qualitätsmanagement von A-Z :Erläuterungen moderner Begriffe des Qualitätsmanagements, München, 2008, S. 50–51.

[7] Kamiske G, Brauer JP. Qualitätsmanagement von A–Z: Erläuterungen moderner Begriffe des Qualitätsmanagements, München, 2008.

[8] Kaplan RS, Norton P. (Hrsg.). Balanced Scorecard; Strategien erfolgreich umsetzen, Aus dem Amerikanischen von Horvath, Peter, Stuttgart, 1997.

[9] Quarsdorf I. Erfahrungsaustausch in Qualitätszirkeln, Deutsches Ärzteblatt, Jg. 2008, Heft 5, 2008: A 206–A209.

[10] Rothmund M. Patientensicherheit. Der Chirurg 3, 2005, S. 282–283.

[11] Unschuld PU. Der Arzt als Fremdling in der Medizin? München – Wien – New York, 2005.

[12] Winke B, Seidel Ch. Qualitätswerkzeuge ISO 9001. In: Amon U (Hrsg.) Qualitätsmanagement in der Arztpraxis, Berlin – Heidelberg – New York, 2004, S. 25–48.

[13] www.patientenallee.de: Informationsplattform für Patienten, medicaltex GmbH, unabhängiges Qualitätssicherungsinstitut, München

[14] Zinn GC, Tabori E, Weidenfeller P. Qualitätsmanagement im ambulanten Bereich. In: Ambulantes Operieren – Praktische Hygiene, (Hrsg.) Zinn GC, Tabori E, Weidenfeller P, Kissing 2006, S. 173–177.

[15] Zinn GC. Hygieneplaner. In: Ambulantes Operieren – Praktische Hygiene, (Hrsg.) Zinn GC, Tabori E, Weidenfeller P, Kissing 2006, S. 247–249.

Rainer Woischke

3.1.2 Praktische Umsetzung von QM und QS für die Patientensicherheit

3.1.2.1 Vom ersten bis letzten Patientenkontakt wird auf die Prävention von Eingriffsverwechslungen geachtet

Eine geeignete und praxistaugliche Grundlage dafür kann eine schriftliche Anweisung wie „Prävention von Eingriffsverwechslungen und Mehrkontakt-Patientenpfad für ambulante Operation“ sein.

Hier geht es keinesfalls ohne eine für alle verbindliche Festlegung, die je nach QM-System als Arbeitsanweisung (DIN ISO) oder als Interne Regelung (QEP) bezeichnet wird. Der Ablauf für den Patienten vom ersten bis zum letzten Kontakt ist dabei für jeden Schritt festgelegt. Diese Anweisung liegt für alle Mitarbeiter in Papierform an den wichtigen und im Praxis-/OP-Ablauf relevanten Stellen aus (Rezeption, Aufwachraum) und ist zudem an sämtlichen Arbeitsplätzen im Computer als EDV-Version (z. B. im QHB) einsehbar.

Bei mehreren Ärzten in der Praxis sind eine Vereinbarung untereinander und die Zustimmung hierzu von allen Ärzten unabdingbar, damit das Personal zuverlässig in jedem Moment des Praxisgeschehens sicher weiß, welche Arbeitsschritte zu tun sind, und nicht Überlegungen anstellen muss, welcher Arzt welche Ablaufvariante wünscht.

Gerade ein stringent koordinierter standardisierter Ablauf ist beim ambulanten Operieren notwendig und vermindert bzw. vermeidet somit die häufigsten Fehlerquellen.

Einen besonderen Stellenwert nehmen wie in der gesamten Chirurgie auch beim ambulanten Operieren die Maßnahmen zur Prävention von Eingriffsverwechslungen ein.

Eine laufende Überarbeitung und Anpassung sind dabei genauso notwendig wie die kontinuierliche Aktualisierung der dazu erforderlichen und im Folgenden aufgeführten Formblätter:

– Aufnahmebogen an der Rezeption (Abb. 3.1.1)

Er enthält nicht nur die üblichen patientenrelevanten Angaben und Daten, sondern fragt speziell nach wichtigen Informationen für eine mögliche bzw. bereits vereinbarte ambulante OP. Dazu zählen:

– OP-Voruntersuchung durch Hausarzt/Kinderarzt (Abb. 3.1.2)

Dieses Formular sollte mit den Haus- oder Kinderärzten abgesprochen sein und enthält alle wichtigen Angaben zur OP-Vorbereitung

– Formblatt über die Einhaltung von OP-Terminen (Abb. 3.1.3)

Gerade in der Anfangsphase einer ambulant operierenden Einrichtung kann es geschehen, dass Patienten manchmal nicht wie vereinbart zur OP erscheinen.

Dies bedeutet, dass der Operateur und sein OP-Team sowie der ebenfalls einsatzbereite Anästhesist tatenlos auf den nächsten Patienten warten müssen, während die mit hohen Fixkosten versehenen OP-Kapazitäten ungenutzt bleiben.

Um diese Situation zu vermeiden, empfiehlt sich ein entsprechend formuliertes Formblatt über Verhaltensregeln und Pflichten des Patienten bezüglich des Einhaltens vereinbarter OP-Termine. Dieses Formular ist vom Patienten zu unterschreiben und es wird ihm als Duplikat mit den übrigen OP-relevanten Vorbereitungsunterlagen ausgehändigt. So können die Patienten ihren vereinbarten OP-Termin im Bedarfsfall rechtzeitig absagen, ohne dadurch den Praxis- und OP-Ablauf nachhaltig zu stören, und einen neuen Termin vereinbaren. Auch das wichtige Arzt-Patienten-Verhältnis bleibt durch diese Vorgehensweise von etwaigen Terminversäumnissen ungestört.

– Formblatt über Patienten – Verhalten vor einer ambulanten OP (Abb. 3.1.4)

– MedHygV-Formular (Abb. 3.1.5)
Dieser Dokumentationsbogen ist zu jeder ambulanten OP zu erstellen, um die Vorschriften der MedHygV lückenlos zu erfüllen und zu dokumentieren.

– Formblatt über Patienten-Verhalten nach einer ambulanten OP (Abb. 3.1.6)
Dieses Blatt wird immer wieder durch unerwartete Erfahrungen mit ambulant operierten Patienten und deren postoperativem „kreativem" Verhalten ergänzt. Dies kann im nicht abgesprochenen Fall dazu führen, dass der frisch operierte Fuß auf die Heizung oder den gar frisch geschürten Kachelofen bzw. in die Sonne gelegt wird, in der Annahme, Wärme sei der Wundheilung förderlich. Aber gerade diese Patienten, die versuchen, selbst in der Post-OP-Phase aktiv an ihrer Genesung mitzuarbeiten, sind in der Regel kooperativ und folglich geeignet für das ambulante Operieren. Nur liegt es an den verantwortlichen Operateuren, ihnen die entsprechend richtigen Verhaltensanweisungen zu geben. Dazu dienen u. a. die Formblätter, in denen die Patienten und ihre Angehörigen Entsprechendes nachlesen können. Natürlich ersetzt die Schriftform nicht das unerlässliche Entlassungsgespräch. Dabei sollte explizit auf die entsprechenden operations- und patientenbezogenen Formblätter hingewiesen und die darin enthaltenen wichtigen Dinge sollten den Patienten persönlich erklärt werden. Dennoch ersetzt die Existenz prä- und postoperativer Formblätter und Verhaltensanweisungen nicht die am Anfang stehende Entscheidung, welcher Eingriff bei welchem Patienten ambulant möglich ist. Und trotzdem sind bei aller gebotenen Umsicht Überraschungen und Paradoxien im Patientenverhalten nicht gänzlich auszuschließen, wie der Praxisalltag immer wieder lehrt. Dann zählen die QM-unabhängige individuelle Patientenbetreuung und Patientenführung.

Praxisklinik und Zentrum für ambulante Operationen der
CHIRURGIE, ORTHOPÄDIE, UNFALL-/HAND-/VISCERAL- u. GEFÄSSCHIRURGIE
Durchgangsarzt für Arbeits-, Schul- und Kindergarten- u. Wegeunfälle

Vorstellung bei uns: ________ Uhrzeit: ______ Uhr
Gewicht kg; Größe cm; RR mmHg; Puls /min
Patient Name: ________
Vorname: ________ geb. am ________
Straße: ________ PLZ ______ Ort ________
Hauptversicherter Name: ________
Vorname: ________ geb. am ________
Straße: ________ PLZ ______ Ort ________
Krankenkasse ________ Ort der KK ________

Dr. med. Rainer Woischke
Facharzt für Orthopädie u. Unfallchirurgie
Facharzt für Chirurgie / Unfallchirurgie
Spezielle Unfallchirurgie
Sportmedizin
Sonographie – Chirotherapie
Notfallmedizin – Physikalische Therapie
b.u.B. Neuraltherapie – b.U.B. Akupunktur
Hernienchirurgie und Proktologie
Peer Review
Hygienebeauftragter Arzt
Dr. med. Günther Bundgaard
Facharzt für Chirurgie
Arthroskopische Chirurgie
Dr. med. Ekkehard Frhr. von Castell
Chirurg-Spezielle Unfallchirurgie
Spezielle Visceralchirurgie
Gefäßchirurgische Operationen

Abb. 3.1.1: Aufnahmebogen an der Rezeption.

männl ☐ weibl ☐ Staatsangehörigkeit: ____ Hausarzt: ________
Festnetznummer: ______________ Handy: __________________
Arbeitgeber/Schule: _________________ Branche _________________ Beruf: ______________
Anschrift AG: Straße/Hs.-Nr. ____________________________________ PLZ _______ Ort __________
Beschäftigt als: ____ seit wann: ______________
Welche Beschwerden bestehen? ____
seit wann? ________________ **Bei Unfall** Unfalltag: ______________ Unfallzeit: ________________
Unfallort+Str./Zi/Abt.: ____
Unfall bei welcher Tätigkeit? Beim ___________________ Unfallhergang (bitte genaue Beschreibung)
____ weiter bitte auf der Rückseite
Arbeitsbeginn am Unfalltag: _____________ Uhr Arbeitsende am Unfalltag: __________________ Uhr
Verhalten nach dem Unfall: weitergearbeitet ☐ Hausarzt ☐ Krankenhaus ☐ selbst behandelt ☐
Fremdversorgung ☐ Erstmalig behandelt am: ____________ durch: ___________________________
Art der Erstversorgung: ____
Arbeitsunfähigkeitsbescheinigung erhalten Ja ☐ Nein ☐ AU seit wann? ______________________
Ist es Arbeits- ☐ Schul- ☐ Kindergarten- ☐ Kinderhort- ☐ Wege-Unfall ☐
zuständige BG? ______________________________ in _________________________________
Sonstiger Unfall: Privat- ☐ / Verkehrs- ☐ /Haushaltsunfall ☐ ?___________________________

Haben Sie	**Welche Medikamente nehmen Sie**	**Dosis früh/mittags/ abends**
☐ hoher ☐ niedriger Blutdruck		
☐ Herzinfarkt ☐ Herzerkrankung		
☐ Medikamente zur Blutverdünnung	☐ Marcumar,Xarelto,Dabig.,Eliquis	☐ Plavix ☐ ?
☐ Blutgerinnungsstörungen, BlutKH		
☐ Schlaganfall, Lähmung		
☐ Zucker (Diabetes)	☐ Metformin ☐ Insulin	
☐ Leber KH, Hepatitis, Gelbsucht		
☐ Fettstoffwechselstör.hohe Blutfette		
☐ Gicht, hohe Harnsäure ☐ Rheuma		
☐ Asthma (Atemnot), Heuschnupfen		
☐ Allergie auf →		
☐ Stent ☐ Herzbypass	wann	wievielfach
☐ oder andere Krankheit		
☐ sonst regelmäßige Medikamente		
letzte Tetanus-Impfungen	wann	
letzte FSME-Impfungen	wann	
letzte Hepatitis-Impfungen	wann	Titer?
letzte Grippe-Impfungen	wann	
☐ TBC, AIDS, MRSA oder sonst.	Bitte sofort Info + persönl. Gespräch	→ hygienische Maßnahmen

Dr. med. Rainer Woischke/Dr. med. Günther Bundgaard/Dr. med. Ekkehard von Castell
Luitpoldstraße 11 – 95326 Kulmbach – Tel.: 09221/66666 oder 74071 – Fax 09221/66254

Abb. 3.1.1: Fortsetzung.

Praxisklinik und Zentrum für ambulante Operationen der
CHIRURGIE, ORTHOPÄDIE, UNFALLCHIRURGIE u. HANDCHIRURGIE

Durchgangsarzt für Arbeits-, Schul- und Kindergartenunfälle und deren Wegeunfälle

Praxisklinik Dr. med. Woischke/Dr.Bundgaard, Luitpoldstr.11, 95326 Kulmbach

Herrn
Geröllheimer Barni
Alleestr. 12

99999 Kulmbach

Dr. med. Rainer Woischke
Facharzt für Orthopädie u. Unfallchirurgie
Facharzt für Chirurgie / Unfallchirurgie
Spezielle Unfallchirurgie – Sportmedizin
Sonographie – Notfallmedizin –
Physikalische Therapie
b.u.B. Neuraltherapie – b.U.B. Akupunktur
Hernienchirurgie und Proktologie
Peer Review
Hygienebeauftragter Arzt

Dr. med. Günther Bundgaard
Facharzt für Chirurgie
Arthroskopische Chirurgie

Sprechstunden
Mo–Fr 08.00–11.00 Uhr
Mo,Di,Do 15.00–17.00 Uhr
Unfälle
Mo–Fr 08.00–18.00 Uhr

Sehr verehrte Frau Kollegin, sehr verehrter Herr Kollege,

bei der/m o.g.Pat. ist die u.g. Operation erforderlich, die wir
am um Uhr durchführen werden.
Wir bitten Sie daher, die nachstehenden Untersuchungen vorzunehmen:
☐ **Operation in Narkose** ☐ **Operation in Plexus-, Peridural-, i.v. Regionalanästhesie**:
Natrium, Kalium, Gamma-GT, Kreatinin, Blutzucker, Blutbild, Thrombozyten, Quick, PTT, Rö-Thorax ab dem 50. Lebensjahr, bei jüngeren Patienten mit pulmonalen Erkrankungen, EKG, Lungenfunktion

I Arthroskopische Chirurgie:
*** Kniegelenk**
☐ vordere Kreuzbandplastik
☐ Osteochondrosis dissecans
☐ Meniskus(teil)resektion/-refixation

*** Schultergelenk**
☐ subacromiale Dekompression SAD (Acromioplastik nach Neer)
☐ Limbusrefixation
☐ Naht Rotatorenmanschette/Naht Supraspinatus
☐ Bizepssehnentenodese
Bei Bedarf auch offen
*** Oberes Sprunggelenk**
*** Ellenbogengelenk**
Bei allen Gelenken
☐ (freie) Gelenkkörper
☐ Exophyten
☐ Gelenktoilette

II Allgemein- und Kinderchirurgie
Leistenhernie nach
☐ Shouldice
☐ Lichtenstein (Einnähen eines Polypropylennetzes)
☐ kindliche Leistenhernie
☐ Nabel-/Narben-/Rezidivhernie
☐ Fersensporn
☐ Hydrocele
☐ Naevi, Warzen, Narbenkorr.
☐ Phimose, Vorhautlösung
☐ Fremdkörper- und Metallentfernung auch äußerer Spanner
☐ Weichteil- und Knochentumor
☐ Gynäkomastie
☐ Lymphknotenentfernung
☐ Bursa
☐ Ganglien, Zysten

III Endoskopische Chirurgie:
☐ Carpaltunnelsyndrom

Hand:
☐ CTS, offen
☐ Guyon-Logen-Syndrom
☐ Dupuytren,Z-Plastiken
☐ Tendovaginitis de Quervain
☐ schnellender Finger
☐ ulnare Seitenbandruptur einschl. knöch. Ausriss
☐ Sehnennähte

Ellenbogen:
☐ Epicondylitis mit Denervierung (Hohmann, Wilhelm, Bosworth)
☐ Olecranonsporn
☐ Sulcus ulnaris Syndrom

Abb. 3.1.2: OP-Voruntersuchung durch Hausarzt/Kinderarzt.

offene Kniechirurgie:
☐ Lateral release
☐ Bakerzyste

Frakturen:
☐ Mittelhand + Finger
☐ Radius + Ulna
☐ Außen- /Innenknöchel
☐ Mittelfuß + Zehe

Proktologie:
☐ Hämorrhoidenverödung oder Gummibandligatur
☐ Marisken- und Hämorrhoiden-Operation
☐ Analfissuren u. -fisteln

Fuß:
☐ Hallux valgus, Hammerzehe
☐ Achillobursitis + Haglundferse
☐ Achillessehnennaht
☐ Os tibiale externum
☐ Morbus Ledderhose

Bitte 3 Tage vor der OP kein Metformin
Bitte 7 Tage vor der OP keine blutverdünnenden Medikamente: ASS, Aspirin, Acetylsalicylsäure, Godamed kein Clopidogrel (Plavix), Prasugrel (Efient), Ticagrelor (Brilique), kein Aggrenox/ Dipyridamol ASS, kein Phenprocoumon (Marcumar), Warfarin (Coumadin), keine NOAK: Dabigatran (Pradaxa), Apixaban (Eliquis), Edoxaban (Lixiana), Rivaroxaban (Xarelto), usw.

→ Bitte Rücksprache mit Hausarzt, insbesondere bei Diabetes und Blutverdünnung

Vielen Dank für die gute Zusammenarbeit
Mit freundlichen kollegialen Grüßen

Bitte OP-Vorbereitung

Dr. med, R. Woischke

Dr. med. G.Bundgaard

Dr. med. Rainer Woischke/Dr. med. Günther Bundgaard/Dr. med. Ekkehard von Castell
Luitpoldstraße 11 – 95326 Kulmbach – Tel.: 09221/66666 oder 74071 – Fax 09221/66254

Abb. 3.1.2: Fortsetzung.

Praxisklinik und Zentrum für ambulante Operationen der
CHIRURGIE, ORTHOPÄDIE, UNFALLCHIRURGIE u. HANDCHIRURGIE

Durchgangsarzt für Arbeits-, Schul- und Kindergartenunfälle
und deren Wegeunfälle

Praxisklinik Dr. med. Woischke/Dr. Lentzen, Luitpoldstr.11, 95326 Kulmbach

Herrn
Barni Geröllheimer
Alleestr. 12

99999 Kulmbach

Dr. med. Rainer Woischke
Facharzt für Orthopädie u. Unfallchirurgie
Facharzt für Chirurgie / Unfallchirurgie
Spezielle Unfallchirurgie – Sportmedizin
Sonographie – Chirotherapie
Notfallmedizin – Physikalische Therapie
b.u.B. Neuraltherapie – b.U.B. Akupunktur
Hernienchirurgie und Proktologie
Peer Review
Hygienebeauftragter Arzt

Dr. med. Burkhard Lentzen
Facharzt für Chirurgie / Unfallchirurgie
Spezielle Unfallchirurgie
Spezielle handchirurgische Operationen

Sprechstunden

Mo–Fr	**08.00–11.00 Uhr**
Mo,Di,Do	**15.00–17.00 Uhr**
Unfälle	
Mo–Fr	**08.00–18.00 Uhr**
Chirurgischer Bereitschaftsdienst	
Mittwoch	**13.00–18.00 Uhr**
Sa,So-Feiertag	**09.00–12.00 Uhr**

Wichtig!

Bitte beachten:

Ich habe einen Operationstermin am ______________________ erhalten.

Sollte ich diesen Termin nicht wahrnehmen können, werde ich ihn persönlich oder schriftlich bis **spätestens 5 Tage** vor der genannten Operation abmelden.

Ich werde **bis spätestens 1 Woche** vor dem Operationstermin meine Unterlagen der Voruntersuchungen persönlich vorbeibringen.

Ich habe Kenntnis davon erhalten, dass ich im Falle eines unentschuldigten Fernbleibens den Verdienstausfall des Arztes und des Narkosearztes, auch bezüglich der Bereitstellung von Personal und Material zu bezahlen haben.

Ich bin mit diesen Bedingungen einverstanden und bestätige dies durch meine Unterschrift.

____
Patientenunterschrift oder
Unterschrift des gesetzlichen Vertreters

Dr. med. Rainer Woischke	Dr. med. Burkhard Lentzen	Unser Anästhesieteam
Chirurg – Orthopäde und Unfallchirurg	Chirurg – Unfallchirurgie	Dr. med. Stelter

Dr. med. Rainer Woischke/Dr. med. Günther Bundgaard/Dr. med. Ekkehard von Castel
Luitpoldstraße 11 – 95326 Kulmbach – Tel.: 09221/66666 oder 74071 – Fax 09221/66254

Abb. 3.1.3: Formblatt über die Einhaltung von OP-Terminen.

Praxisklinik und Zentrum für ambulante Operationen der
CHIRURGIE, ORTHOPÄDIE, UNFALLCHIRURGIE u. HANDCHIRURGIE

Durchgangsärzte für Arbeits-, Schul- und Kindergartenunfälle
und deren Wegeunfälle

Praxisklinik Dr. med. Woischke/Dr. Bundgaard, Luitpoldstr.11, 95326 Kulmbach

Herrn
Simpson Homer
Springfield

95326 Kulmbach

Dr. med. Rainer Woischke
Facharzt für Orthopädie u. Unfallchirurgie
Facharzt für Chirurgie / Unfallchirurgie
Spezielle Unfallchirurgie – Sportmedizin
Sonographie – Chirotherapie
Notfallmedizin – Physikalische Therapie
b.u.B. Neuraltherapie – b.U.B. Akupunktur
Hernienchirurgie und Proktologie
Peer Review
Hygienebeauftragter Arzt

Dr. med. Günther Bundgaard
Facharzt für Chirurgie
Arthroskopische Chirurgie

Sprechstunden

Mo–Fr	08.00–11.00 Uhr
Mo,Di,Do	15.00–17.00 Uhr
Unfälle	
Mo–Fr	08.00–18.00 Uhr

<u>Ambulante Operationen</u>

Sehr verehrte Patientin,
sehr verehrter Patient,

Sie haben sich für eine ambulante Operation entschieden. **Bitte beachten Sie vor der Operation:**

- Bitte lassen Sie **rechtzeitig bei Ihrem Hausarzt die Operationsvorbereitungen durchführen und** kommen Sie **spätestens 1 Woche vor dem OP-Termin bereits mit den Ergebnissen der Voruntersuchung zu uns** zur Anästhesieplanung.
- Bitte sorgen Sie dafür, dass Sie sich vor der Operation keine Hautverletzungen, z. B. Kratzwunden durch Haustiere oder Schürfwunden durch Arbeiten im Garten etc. oder beim Sport zuziehen, da sonst der Eingriff erst nach dem Abheilen der Wunden durchgeführt werden kann.
- Bitte erscheinen Sie **nüchtern zur Operation (6 Std. vorher bitte nichts essen, trinken, Bonbon lutschen, nicht rauchen oder Kaugummi kauen)**
- Bitte entfernen Sie Nagellack an Finger- oder Fußnägeln
- Bitte lassen Sie Wertgegenstände (Uhren, Schmuck) zu Hause,
- Bitte duschen und baden Sie am Morgen vor der Operation und kommen in frischer Wäsche, nur diese ist keimarm, im Jogginganzug oder dergleichen (weite Ärmel und Hosenbeine, kurzärmelige Blusen/Hemden).
- Bitte sorgen Sie dafür, **dass Sie nach dem Eingriff abgeholt werden können.** Bitte hinterlassen Sie an der Rezeption die entsprechende Telefon-Nr. zur Benachrichtigung der Angehörigen, da Sie nicht mehr selbst mit dem PKW fahren können.
- Bitte sorgen Sie dafür, **dass Sie nach dem Eingriff bis zum nächsten Morgen nicht alleine sind,** entweder ist jemand in Ihrer Wohnung (Ihr Ehe- oder Lebenspartner, Freund, Verwandter) oder Sie sind bei jemandem.
- **Bitte bringen Sie für unseren Anästhesisten Ihre elektronische Krankenversicherungskarte mit!**

Abb. 3.1.4: Formblatt über Patienten-Verhalten vor einer ambulanten OP.

Bitte 3 Tage vor der OP kein Metformin
Bitte 7 Tage vor OP keine blutverdünnenden Medikamente:
ASS,Aspirin,Acetylsalicylsäure, Godamed kein Clopidogrel (Plavix), Prasugrel (Efient), Ticagrelor (Brilique), kein Aggrenox/Dipyridamol ASS, kein Phenprocoumon (Marcumar), Warfarin (Coumadin), keine NOAK: Dabigatran (Pradaxa), Apixaban (Eliquis), Edoxaban (Lixiana), Rivaroxaban (Xarelto), usw.

→ Bitte Rücksprache mit Hausarzt, insbesondere bei Diabetes und Blutverdünnung

Dr. med, R. Woischke Dr. med. B. Lentzen Dr. med. Stelter

Dr. med. Rainer Woischke/Dr. med. Günther Bundgaard/Dr. med. Ekkehard von Castell
Luitpoldstraße 11 – 95326 Kulmbach – Tel.: 09221/66666 oder 74071 – Fax 09221/66254

Abb. 3.1.4: Fortsetzung.

Dokumentationsbogen ambulantes Operieren.
Praxisklinik Dr.Woischke und Kollegen

Lft. OP-Nr		OP-Datum			
Pat. Name	Geröllheimer	Vorname	Barni		
m/f	M	geb.	01.01.1963	ASA	
Risikofaktoren					
Haupteingriff Diagnose					
ICD 10					
Operation					
OPS		OP-Dauer			
Zweiteingriff Diagnose					
ICD 10					
Operation					
OPS		OP-Dauer			
Anästhesie		An-Dauer			
Komplikation OP/An					
Neue OP		→ KH			
Histologie		Thrombose			
Operateur		Anästhesist			
Assistenz		Assistenz			
Assistenz		Assistenz			
Assistenz		AB perioperativ			
Abbocath/Infekt	-7Tg		nach22/30Tg		
Abstrich/Keim					
Resistenz					
1 Antibiotikum		CDC nach 2 Wo			
Abstrich/Keim					
Resistenz					
2 Antibiotikum		CDC nach 2 Wo			
Abstrich/Keim					
Resistenz					
3 Antibiotikum		CDC nach 2 Wo			
TB	TB	TB	TB		
TB	TB	TB	TB		
Bewertung 15.2.		Bewertung 15.8.			

Dr. med. Rainer Woischke/Dr. med. Günther Bundgaard/Dr. med. Ekkehard von Castell
Luitpoldstraße 11 – 95326 Kulmbach – Tel.: 09221/66666 oder 74071 – Fax 09221/66254

Abb. 3.1.5: MedHygV-Formular.

Praxisklinik und Zentrum für ambulante Operationen der
CHIRURGIE, ORTHOPÄDIE, UNFALLCHIRURGIE u. HANDCHIRURGIE

Durchgangsarzt für Arbeits-, Schul- und Kindergartenunfälle
und deren Wegeunfälle

Praxisklinik Dr. med. Woischke/Dr. Bundgaard, Luitpoldstr.11, 95326 Kulmbach

Dr. med. Rainer Woischke
Facharzt für Orthopädie u. Unfallchirurgie
Facharzt für Chirurgie / Unfallchirurgie
Spezielle Unfallchirurgie – Sportmedizin
Sonographie – Chirotherapie
Notfallmedizin – Physikalische Therapie
b.u.B. Neuraltherapie – b.U.B. Akupunktur
Hernienchirurgie und Proktologie
Peer Review
Hygienebeauftragter Arzt

Dr. med. Günther Bundgaard
Facharzt für Chirurgie
Arthroskopische Chirurgie

Sprechstunden
Mo–Fr 08.00–11.00 Uhr
Mo,Di,Do 15.00–17.00 Uhr
Unfälle
Mo–Fr 08.00–18.00 Uhr

Sehr verehrte Patienten, sehr geehrter Patient,

Sie wurden ambulant operiert. Bitte beobachten Sie folgendes,

1. Bitte lagern Sie das verletzte Körperteil hoch. Finger und Zehen sind zu beobachten, ob sie warm, gut durchgeblutet, beweglich und normal empfindlich sind. Wenn Finger oder Zehen blutleer (schneeweiß) sind, wenn sie unbeweglich oder gefühllos werden, wenn „Ameisenlaufen“ oder „Einschlafen“ eintritt, sowie bei besonders starken Schmerzen und starker Anschwellung melden Sie sich bitte sofort bei mir.
2. Bitte ändern Sie nichts am Redonschlauch oder an der Redonflasche. Bei (schneller) Füllung (Flasche kann nicht überlaufen) setzen Sie sich bitte mit mir in Verbindung. Nach 18:00 Uhr rufen Sie bitte die Tel. Nr.: 09221/67101, Handy Nr.: 0171/4522346 (Dr. Woischke) an.
3. Bitte lassen Sie keinesfalls Wärme auf das Operationsgebiet einwirken, also nicht an den Ofen setzen, in die Sonne setzen, unter Wärmebestrahlungslampen oder ins Sonnenstudio legen, nicht unter die Bettdecke legen, sondern darauf, nicht den Ofen etc. anheizen, usw.
4. Bitte vermeiden Sie strikt jeden Kontakt mit Tieren, z.B. Haustieren, Pferden usw. mit Ihren Unterkünften (Ställen) insbesondere in der Landwirtschaft-, Käfigen, Körben usw. oder sonstige Berührungsmöglichkeiten wie Fressnäpfe usw.
5. Geschlossene (= genähte oder geklammerte) Wunden dürfen nicht mit Wasser in Berührung kommen, also nicht waschen, duschen, baden, kein Geschirrspülen usw.
6. Bitte steigern Sie die Belastung erst nach Rücksprache mit mir oder Ihrem Hausarzt. Insbesondere bitte ich zu vermeiden:
   - Übungen wie Hantel- oder Federtraining, kein Fitnesscenter oder dgl.
   - Entsprechende Arbeiten, insbesondere mit Schmutz verbundene Tätigkeiten, z.B. auch Gartenarbeit.
7. Das selbstständige Führen eines Verkehrsmittels ist grundsätzlich nach Operationen nicht zulässig.
8. Bitte nie Ringe tragen, wenn irgendwo an der Hand oder am Arm ein Verband angelegt ist oder eine Wunde besteht.

Dr. med. Rainer Woischke/Dr. med. Günther Bundgaard/Dr. med. Ekkehard von Castell
Luitpoldstraße 11 – 95326 Kulmbach – Tel.: 09221/66666 – Fax 09221/66254

Abb. 3.1.6: Formblatt über Patienten-Verhalten nach einer ambulanten OP.

Philipp Zollmann

3.2 Innovative Praxis-EDV: Optimierung der Patientensicherheit

Wer kennt das nicht: Frau Müller wird aus dem Wartezimmer aufgerufen und viel zu spät merkt die Schwester, dass sich die falsche Patientin gemeldet hat; oder man stellt fest, dass der letzte Eintrag gar nicht zum Patienten im Sprechzimmer passt; oder der Histologiebefund fehlt, weil er bei einem anderen Patienten einsortiert ist – ganz zu schweigen von den häufigen Seitenverwechslungen in Überweisungen und Befunden. Solange es jemand merkt, kann alles problemlos korrigiert werden. Andernfalls können solche „kleinen" Probleme eskalieren. So sind Patienten auch beim ambulanten Operieren nicht nur durch medizinische Risiken, OP- und Anästhesiekomplikationen, sondern auch durch organisatorische Fehler, insbesondere Fehler bei der *Patientenidentifikation*, potenziell gefährdet. Die schwerwiegendste Komplikation ist dann die nicht indizierte Operation und damit die unmittelbare Schädigung des Patienten.

Falscher Patient wird operiert
Falsche Seite wird operiert
Falsche OP durch falsche Diagnose
Vermeidung durch sichere Patientenidentifikation

Problematisch können aber auch *Dokumentationsfehler* werden, durch die eine indirekte Patientenschädigung eintreten kann.

Aufklärungsbogen, Fotos und andere Dokumente falsch zugeordnet
Kalendereintrag, OP-Läufer falsch zugeordnet
Chargendokumentation falsch zugeordnet
Histologie und Labor falsch zugeordnet
Vermeidung durch sichere Dokumentation

Dass diese Problematik auch im ambulanten Bereich zunehmend an Bedeutung gewinnt, schlägt sich in der aktuellen Gesetzgebung nieder. So ist 2014 für die Praxen eine nicht unerhebliche Änderung in der QM-Richtlinie für die vertragsärztliche Versorgung in Kraft getreten. Diese verlangt den Praxen neben der allgemeinen Pflicht, ein QM-System einzuführen und weiterzuentwickeln, nun auch die Implementierung eines Risiko- und Fehlermanagements ab. Mit dieser Änderung hatte der Gemeinsame Bundesausschuss (GBA) seinen Auftrag erfüllt, gemäß dem Patientenrechtegesetz und dem neu eingeführten Paragrafen 137 Absatz 1d SGB V wesentliche Maßnahmen zur Verbesserung der Patientensicherheit auch in die QM-Richtlinie aufzunehmen (http://www.g-ba.de/informationen/beschluesse/zum-unterausschuss/3).

Einen Weg zur Verbesserung der Patientensicherheit bietet der optimale Einsatz der Praxis-EDV in der täglichen Routine mittlerer und größerer operativer Praxen.

Zur Demonstration definieren wir im Folgenden beispielhaft einen Patientendurchlauf durch Praxis und OP (Abb. 3.2.1–10) und zeigen an den einzelnen Stationen den sinnvollen Einsatz der Praxis-EDV (hier: PVS tomedo®).

1. Präoperative Sprechstunde: Durch ein Patientenfoto, das fest mit der Patientenkartei verknüpft ist, wird eine sichere Zuordnung von präoperativer Dokumentation und OP-Daten erreicht.
2. Anmeldung am OP-Tag: visuelle Kontrolle vor Ausdruck des Patientenarmbandes, um sicherzustellen, dass die zum Patienten gehörige Kartei aufgeschlagen ist. Danach Produktion desselben und sicheres Anlegen. Neben den persönlichen Patientendaten können Infos zur geplanten OP und Diagnose (Seite!) aufgedruckt werden.
3. Im Vorbereitungs- bzw. Aufwachbereich wird durch Scannnen des Armbandes auf dem iPad die zugehörige Patientenakte geöffnet und ein standardisierter Eintrag zur OP- und Anästhesiedokumentation geöffnet und entsprechend ausgefüllt.
4. Das Scannen beim Eintritt in den OP öffnet die Karteikarte im Computer oder iPad und ordnet fest den OP-Saal zu. Alle Fotos von der Endoeinheit, dem Bildwandler oder dem iPhone landen damit in der blockierten Karteikarte. Sämtliche gedruckten Formulare, wie die Überweisungen zum Labor oder zur Pathologie, sind sicher mit dem entsprechenden Patienten verknüpft. Auf diese Weise kann auch die Chargendokumentation sicher eingebunden werden (Abb. 3.2.8).
5. Ein erneutes Scannen des Armbandes beim Verlassen des OP hebt die Verknüpfung auf und lokalisiert den Patienten wieder im Aufwachbereich. Hier wird wiederum auf dem iPad die postoperative Überwachung bis zur
6. Entlassung (Abb. 3.2.10) dokumentiert.

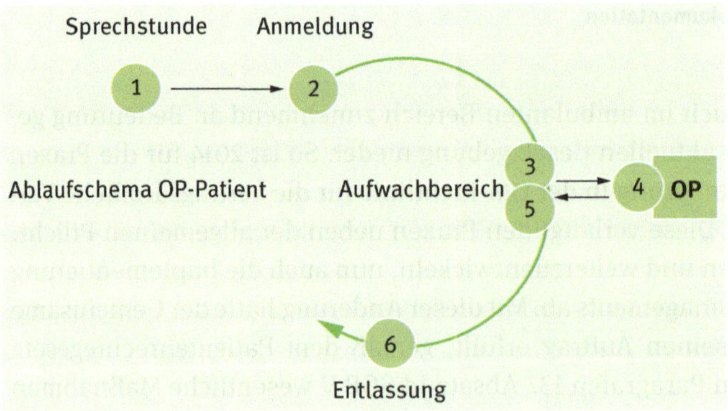

Abb. 3.2.1

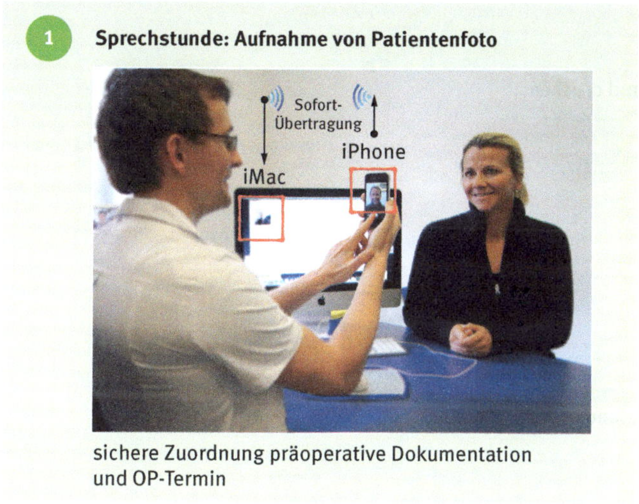

Abb. 3.2.2

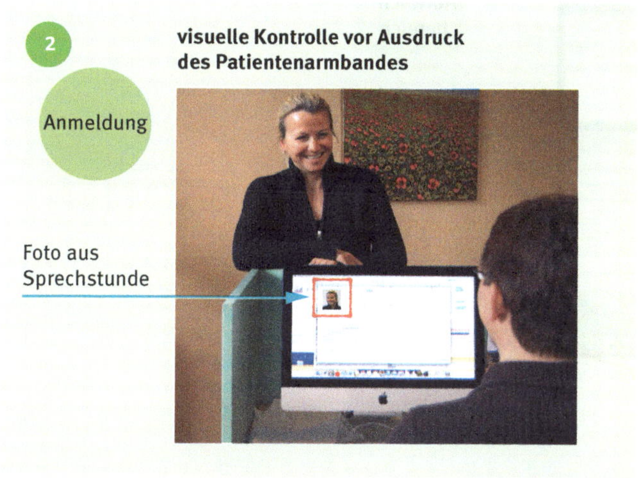

Abb. 3.2.3

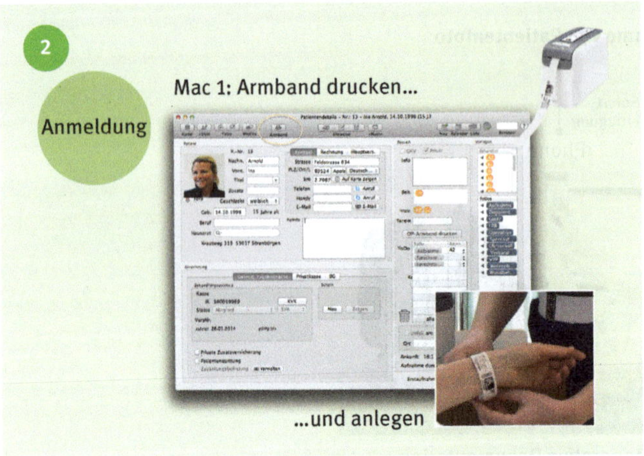

Abb. 3.2.4

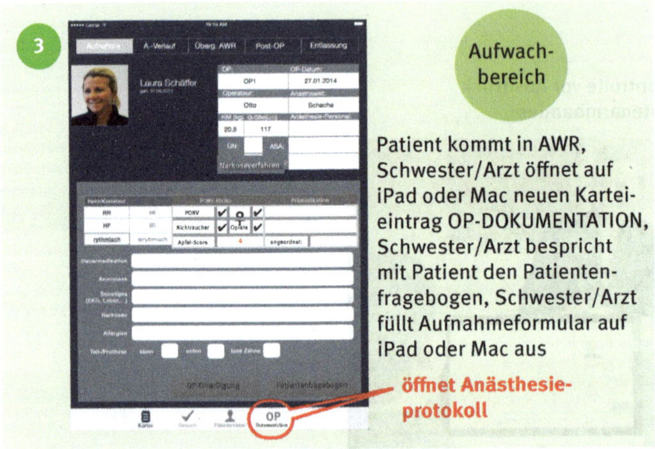

Abb. 3.2.5

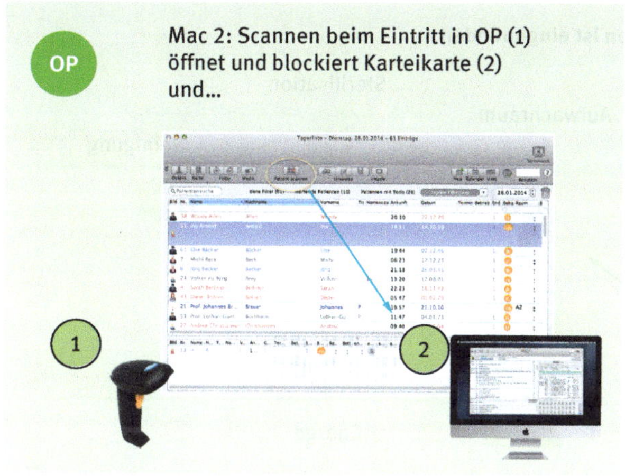

Abb. 3.2.6

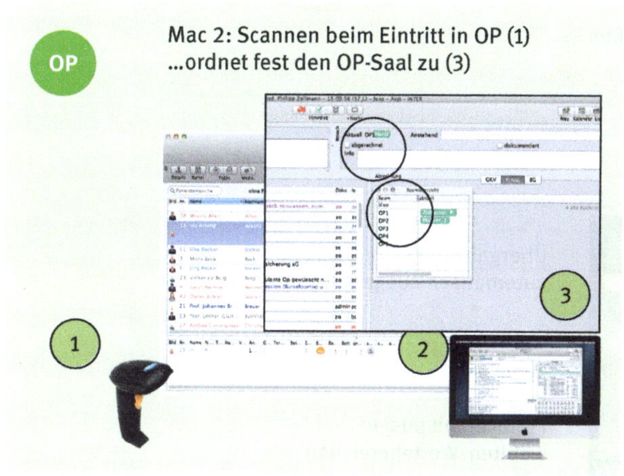

Abb. 3.2.7

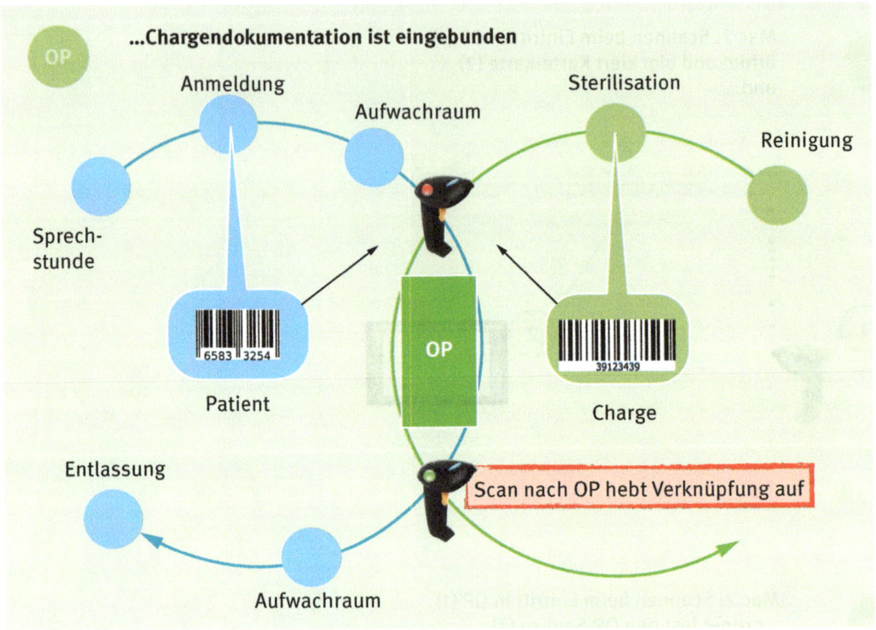

Abb. 3.2.8

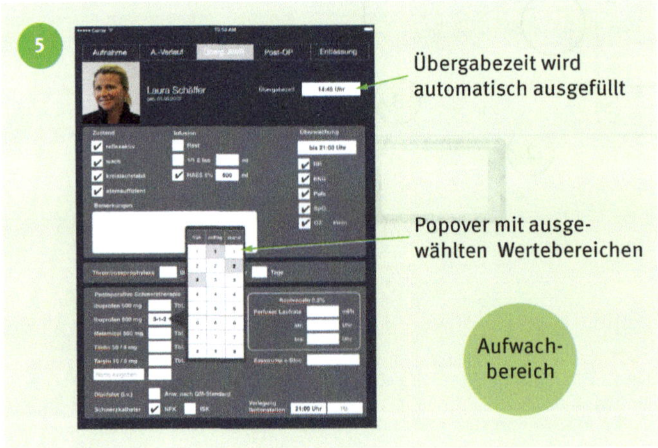

Abb. 3.2.9

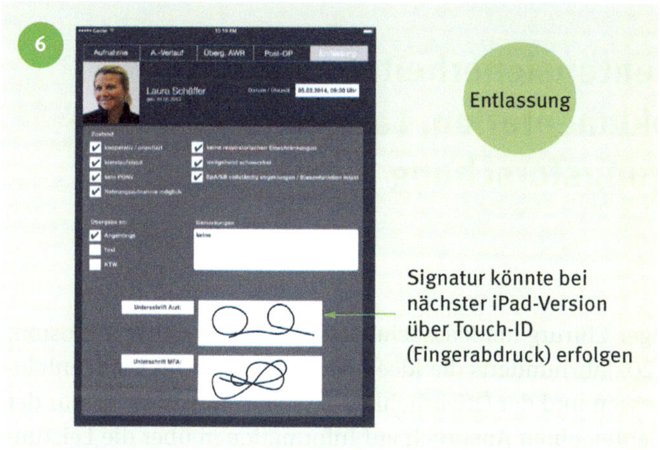

Abb. 3.2.10

Eine zusätzliche Sicherheit bei der Verwendung mobiler Geräte wie iPad, iPhone oder iPod kann durch den Einsatz kleiner fixer Bluetooth-Sender erreicht werden (iBeacons). Hier erkennt das Gerät seine Umgebung (z. B. OP-Saal) und öffnet die gerade auf dem Computer einzusehende Patientenkartei bzw. das zugehörige Anästhesieprotokoll.

Die gezeigten Maßnahmen können menschliches Versagen oder fahrlässiges Verhalten nicht kompensieren, jedoch Probleme, die durch die Computeranwendung entstehen, sicher verhindern. Schon die Implementierung einzelner Punkte in die Praxissoftware macht ein OP-Zentrum sicherer im Sinne der QM-Richtlinie. Die Anwendung eines entsprechenden OP-Moduls ist zu empfehlen.

Klaus Bäcker

3.3 AQS1 – Patientensicherheitsfragebogen: Qualitätsdokumentation, Langzeitergebnisse und Versorgungsforschung

3.3.1 Einführung

Ernest Codmann, ein junger Chirurg am Massachusetts General Hospital in Boston, hatte bereits Anfang des 20. Jahrhunderts die Idee, die Leistungen von Krankenhäusern und Chirurgen zu messen und der Öffentlichkeit zu präsentieren [1]. Er war der Auffassung, dass die Patienten einen Anspruch auf Informationen über die Leistungen der Anbieter hätten, damit sie für ihre eigene Gesundheitsversorgung geeignete Anbieter aussuchen könnten. Die Untersuchung der Behandlungsergebnisse betrachtete er als Basis für einen Austausch unter den Ärzten, um eine Verbesserung der Versorgungsqualität zu erreichen [2,3].

Ein Jahrhundert später steht die externe Qualitätssicherung medizinischer Maßnahmen sowohl im stationären als auch ambulanten Versorgungssektor nach wie vor im gesellschaftspolitischen Fokus. Die Gründung des Aktionsbündnisses „Patientensicherheit“ im Jahr 2005 hat den Grundgedanken der Patientensicherheit im Zusammenhang mit operativen Prozeduren in den Fokus gerückt und erheblich gefördert [4]. Seit dem Jahr 2007 besteht der gesetzliche Auftrag zu einer sektorenübergreifenden Ausrichtung von Qualitätssicherungsmaßnahmen. Im Jahr 2009 wurde deshalb nach einer öffentlichen Ausschreibung das AQUA-Institut mit der Erstellung von Indikatoren und der Durchführung sektorenübergreifender Maßnahmen beauftragt.

Unabhängig von den gesetzlichen Anforderungen haben sich seit den Anfängen des ambulanten Operierens (AOP) Ende des 20. Jahrhunderts viele Betreiber von ambulanten Operationszentren selbst um die Entwicklung und die Implikation externer Qualitätssicherungsmaßnahmen bemüht. Auf Basis dieser Initiative wurde 1996 das Qualitätssicherungssystem AQS1 im Rahmen einer Promotionsarbeit an der LMU München entwickelt und bis zum Jahr 2000 wissenschaftlich evaluiert. Ein wesentlicher Aspekt bei der Entwicklung des Dokumentationssystems war die Perspektive des Patienten mit dem Fokus auf die Zufriedenheit sowie die subjektiv erlebte Sicherheit während des Behandlungsprozesses.

AQS1 wird seit seiner Einführung bundesweit freiwillig von Operateuren und Anästhesisten eingesetzt. Die Ergebnisse werden durch das externe und unabhängige Institut medicaltex ausgewertet und den Auftraggebern gegen Entgelt zur Verfügung gestellt [5]. Die hohe Akzeptanz der AQS1-Ergebnisse bei Krankenkassen hat im Verlauf der folgenden Jahre dazu geführt, dass AQS1 zu einem verpflichtenden Bestandteil der meisten Selektivverträge zum ambulanten Operieren bundesweit wurde.

Seit Beginn der Maßnahmen im Jahre 2000 konnte eine Grundgesamtheit von 1.396.269 Arztfragebögen und 596.015 Patientenfragebögen erfasst und ausgewertet werden. Ein Teil der Ergebnisse wurde im Rahmen einer Studie der Kassenärztlichen Vereinigung Bayerns (KVB) in Kooperation mit dem Bundesverband für Ambulantes Operieren (BAO) und der betriebswirtschaftlichen Fakultät der LMU München im April 2010 auf einer Pressekonferenz präsentiert und als Beilage zum Deutschen Ärzteblatt publiziert [6,7].

Dieser Artikel stellt im Folgenden ausgewählte Ergebnisse vor und demonstriert die Möglichkeiten einer standardisierten Dokumentation der Behandlungsqualität von ambulanten Operationen.

3.3.2 Patienten und Methode

3.3.2.1 Das Qualitätssicherungssystem AQS1

AQS1 steht für Qualitätssicherung bei ambulanten Operationen und besteht aus einer eingriffsbezogenen Dokumentation von Operateur und Anästhesist sowie einer Patientenbefragung. Neben dem Standardsystem AQS1 gibt es eine spezifische Anpassung für kinderchirurgische Eingriffe (AQS1-Kinder) sowie für Kataraktoperationen (AQS1-Katarakt). AQS1 wird aktuell von 1.429 Ärzten/Operationseinrichtungen unterschiedlicher operativer Fachrichtungen in fünfzehn Bundesländern eingesetzt.

3.3.2.2 Der Ablauf der Dokumentation

Nach einer ambulanten Operation dokumentieren der Anästhesist und der Operateur ihre intraoperative und unmittelbare postoperative Leistung auf dem Arztfragebogen (Papier oder digital). Der Patientenbogen wird dem Patienten inklusive des adressierten Freiumschlags mit der Bitte ausgehändigt, ihn innerhalb der ersten zwei Wochen postoperativ auszufüllen und direkt an das Institut medicaltex zu schicken. Eine Kontrolle des Rücksendezeitpunkts erfolgt nicht.

Mit Hilfe einer eindeutigen, pseudonymisierten Identifikationsnummer auf dem Arzt- und Patientenbogen werden die Dokumentationen bei medicaltex wieder zusammengeführt und der entsprechenden Praxisklinik zugeordnet. Auf diesem Weg kann eine diagnose- und eingriffsbezogene Ergebnisbetrachtung erfolgen. Routinemäßig erhält jede teilnehmende Praxis pro Quartal einen Auswertungsbericht mit Benchmark und Verlaufstrend. Im Auswertungsbericht werden die eigenen Leistungen im Vergleich zum Gesamtkollektiv aller an der Qualitätsmaßnahme teilnehmenden Zentren graphisch und tabellarisch dargestellt. Die Anonymität der Patienten ist dabei vollständig gewährleistet. Der Auswertungsbericht wird für das interne Qualitätsmanagement sowie für ärztliche Qualitätszirkel genutzt.

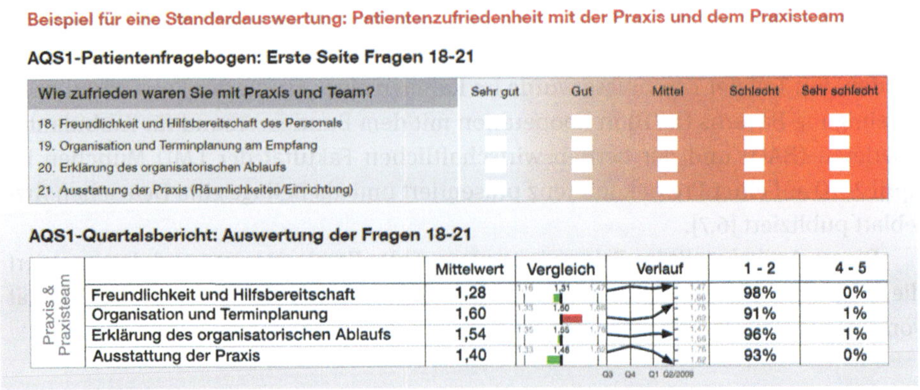

Beispiel für eine Standardauswertung: Patientenzufriedenheit mit der Praxis und dem Praxisteam

AQS1-Patientenfragebogen: Erste Seite Fragen 18-21

Wie zufrieden waren Sie mit Praxis und Team?	Sehr gut	Gut	Mittel	Schlecht	Sehr schlecht
18. Freundlichkeit und Hilfsbereitschaft des Personals					
19. Organisation und Terminplanung am Empfang					
20. Erklärung des organisatorischen Ablaufs					
21. Ausstattung der Praxis (Räumlichkeiten/Einrichtung)					

AQS1-Quartalsbericht: Auswertung der Fragen 18-21

		Mittelwert	Vergleich	Verlauf	1 - 2	4 - 5
Praxis & Praxisteam	Freundlichkeit und Hilfsbereitschaft	1,28			98%	0%
	Organisation und Terminplanung	1,60			91%	1%
	Erklärung des organisatorischen Ablaufs	1,54			96%	1%
	Ausstattung der Praxis	1,40			93%	0%

Abb. 3.3.1: Auszug aus dem AQS1-Fragebogen und dem Quartalsbericht.

3.3.2.3 Der Inhalt

Der AQS1-Arztteil enthält u. a. die Dokumentation von Diagnoe (ICD10), operativer Prozedur (OPS-Code), Anästhesieverfahren, perioperativer Medikation, OP-Organisation, individuellen Risikofaktoren sowie unerwünschten Ereignissen intraoperativ und im Aufwachraum.

Der AQS1-Patiententeil umfasst insgesamt 51 Fragen. Der Fragebogen dokumentiert den vollständigen Behandlungsablauf einer ambulanten Operation aus Sicht des Patienten, angefangen von der Zufriedenheit mit den unterschiedlichen Bereichen und Kontaktpersonen in der Praxisklinik bis hin zu der häuslichen Versorgung und den Beschwerden sowie unerwünschten Ereignissen im postoperativen Verlauf. Die meisten Fragen zur Patientenzufriedenheit verwenden eine fünfstufige Skala, der Wert Eins entspricht „sehr gut" und der Wert Fünf „sehr schlecht". Mit Hilfe einer zusätzlich asymmetrisch angeordneten visuellen Analogskala wird die Skalenmitte entschärft. Die Stärke der Beschwerden wird auf einer 11-stufigen Skala abgefragt, wobei der Wert Null mit „überhaupt nicht" und der Wert Zehn mit „unerträglich" beschriftet ist. Die verwendete Skala entspricht einer international anerkannten numerischen Schätzskala, die zur Quantifizierung der subjektiven Schmerzempfindung eingesetzt wird.

3.3.2.4 Die Stichprobe

In die Stichprobe wurden alle Patienten (557.966) aufgenommen, die in dem Zeitraum von Januar 2000 bis Dezember 2014 den AQS1-Patiententeil ausgefüllt hatten. Die operativen Eingriffe verteilen sich auf unterschiedliche Fachgebiete (Allgemeine Chirurgie, Orthopädie, Gynäkologie, HNO, Urologie, Kinderchirurgie etc.).

Tab. 3.3.1: Indikatoren zur Prozessqualität im Umfeld einer ambulanten Operation.

Nr	Qualitätsindikatoren	Prä-OP	OP	Post-OP
1	Verständliche Erklärung der Diagnose	X		
2	Erklärung der Operation und des Operationsablaufs	X		
3	Aufklärung über Risiken sowie Vorteile durch den operativen Eingriff	X		
4	Information über die weitere Behandlung nach der Operation	X		
5	Aufklärung über Art und Ablauf der Narkose	X		
6	Aufklärung über Risiken durch die Narkose			
	Zeit für Fragen an den Operateur vor und nach der Operation	X		X
7	Zeit für Fragen zur Narkose	X		
8	Zeitpunkt der Aufklärung über die geplante operative Maßnahme	X	X	
9	Wartezeit auf den Beginn der Operation nach dem Eintreffen in der Praxis/Klinik		X	
10	Gemütszustand vor der Operation: War der Patient entspannt?		X	
11	Ausreichende Schmerztherapie am OP-Tag		X	X
12	Versorgung im Aufwachraum		X	
13	Unerwünschte postoperative Ereignisse			X
14	Als Notfall (ungeplant) anderen Arzt aufgesucht			X
15	Ausreichende medikamentöse Versorgung zu Hause			X
16	Möglichkeit, Operateur/Anästhesist jederzeit telefonisch zu erreichen			X
17	Würde sich der Patient erneut für eine ambulante Operation entscheiden?			X

3.3.2.5 Statistik/Auswertung der Daten

Als deskriptive Maßzahlen wurden relative Häufigkeiten, Mittelwerte und Standardabweichungen berechnet. Mit dem Chi-Quadrat-Test nach Pearson wurde untersucht, ob ein signifikanter Zusammenhang zwischen Qualitätsindikatoren aus dem perioperativen Prozess besteht. Die Stärke des Zusammenhangs wurde mit dem Kontingenzkoeffizient Cramers V untersucht.

3.3.3 Ergebnisse

3.3.3.1 Allgemeine Daten

Im Untersuchungszeitraum Januar 2000 bis Dezember 2014 wurden insgesamt 1.293.613 ambulante Operationen von ärztlicher Seite mit AQS1 dokumentiert und 557.966 Patienten haben die Behandlung aus ihrer Perspektive beurteilt, dies entspricht einer Rücklaufrate von 43 %. 64 % der Patienten waren weiblich, 36 % männlich. Das Durchschnittsalter lag bei 47,5 Jahren. 14 % der operierten Patienten waren jünger als 17 Jahre und 16 % älter als 65 Jahre.

3.3.3.2 Allgemeine Patientenzufriedenheit

Insgesamt waren die Patienten mit dem operativen Eingriff sehr zufrieden. 98 % der befragten Patienten würden sich erneut einer ambulanten Operation unterziehen und 99 % empfehlen ihre behandelnden Ärzte weiter.

3.3.3.3 Die ärztliche Aufklärung durch den Operateur

Die ärztliche Aufklärung hat für den Patienten einen hohen Stellenwert. Mit der Aufklärung durch ihren Operateur waren die Patienten sehr zufrieden. Die verständliche Erklärung der Diagnose wurde im Mittel mit 1,4 bewertet (Skala von 1–5, 1 = Sehr gut, 2 = Gut, 3 = Mittel, 4 = Schlecht, 5 = Sehr schlecht). Die Erklärung der Operation und des Operationsablaufs wurde im Durchschnitt mit 1,5, die Aufklärung über Risiken sowie Vorteile durch den operativen Eingriff mit 1,6 und die Information über die weitere Behandlung nach der Operation mit 1,7 bewertet. 92 % der Patienten hatten vor der Operation genügend Zeit, Fragen zu stellen, 87 % hatten auch nach der Operation ausreichend Zeit, offene Fragen zu klären.

3.3.3.4 Die ärztliche Aufklärung durch den Anästhesisten

Insgesamt zeigt sich eine sehr große Zufriedenheit mit der Aufklärungsqualität des Anästhesisten. Die Aufklärung über Art und Ablauf der Narkose wurde im Mittel mit 1,4 (Skala von 1–5, 1= Sehr gut, 2 = Gut, 3 = Mittel, 4 = Schlecht, 5 = Sehr schlecht), die Aufklärung über Risiken durch die Narkose wurde im Durchschnitt mit 1,6 bewertet. 93 % der Patienten hatten vor der Operation genügend Zeit, offene Fragen zu der Narkose zu stellen.

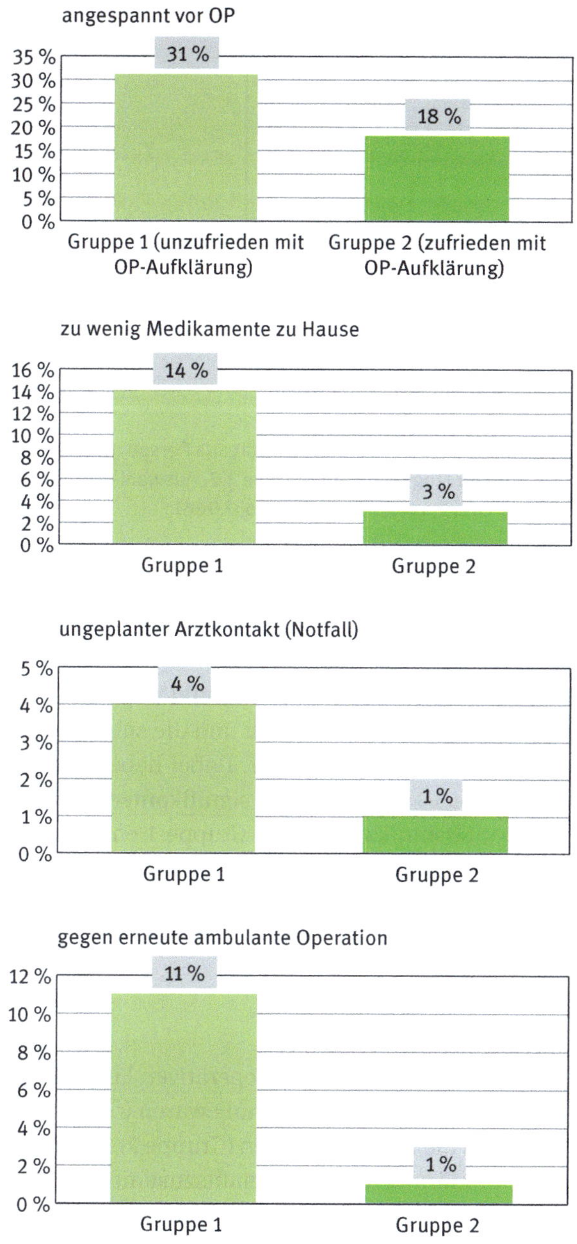

Abb. 3.3.3: Einfluss der subjektiv erlebten ärztlichen Aufklärungsqualität auf vier Indikatoren zur Patientensicherheit. 1) Gemütszustand vor Operation, 2) Ausreichende medikamentöse Versorgung zu Hause, 3) Ungeplanter Arztkontakt (Notfall), 4) Entscheidung gegen erneute ambulante Operation.

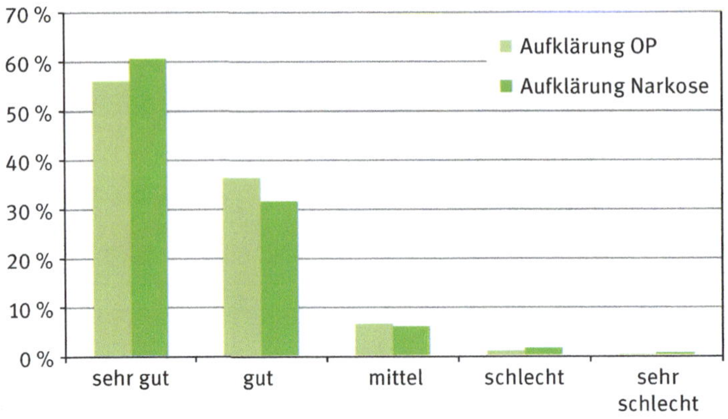

Abb. 3.3.2: Beurteilung der subjektiv erlebten ärztlichen Aufklärungsqualität aus Perspektive des Patienten (Aufklärung Operateur: Mittelwert aus vier Fragestellungen, siehe 2.2. Auswahl der Indikatoren Patientensicherheit; Anästhesist: MW aus zwei Fragestellungen, n = 557.966).

3.3.3.5 Einfluss der ärztlichen Aufklärung auf die subjektive Patientensicherheit

Die folgende Analyse zeigt, dass sich die Qualität der ärztlichen Aufklärung und Beratung des Patienten signifikant auf die Patientenzufriedenheit und die subjektiv erlebte Sicherheit während des Behandlungsprozesses auswirkt. Dabei haben bereits die einzelnen Aspekte der Aufklärung (siehe 3.3 und 3.4) einen signifikanten Einfluss auf die im Folgenden untersuchten Qualitätsindikatoren. Die Gruppe 1 enthält alle Patienten, die unzufrieden mit der OP-Aufklärung und unzufrieden mit der Narkose-Aufklärung waren (N = 12.399). Die Gruppe 2 umfasst alle Patienten, die zufrieden mit der OP-Aufklärung und zufrieden mit der Narkose-Aufklärung waren (N = 381.977).

Angespannter Gemütszustand vor der Operation

19 % aller befragten Patienten fühlten sich subjektiv vor dem operativen Eingriff angespannt. Von den Patienten, die unzufrieden mit der Aufklärung waren (Gruppe 1), waren 31 % angespannt, von den Patienten die zufrieden waren (Gruppe 2) 18 %. Der Zusammenhang zwischen Qualität der Aufklärung und dem Gemütszustand ist signifikant (Cramers V = 0,213).

Gefühl, zu Hause nicht ausreichend mit Medikamenten versorgt zu sein

4 % aller befragten Patienten gaben an, dass sie zu Hause nach der Operation nicht ausreichend mit Medikamenten versorgt waren. In der Gruppe 1 waren 14 % der Patienten unzureichend medikamentös versorgt, in der Gruppe 2 3 %. Der Zusammen-

hang zwischen Qualität der Aufklärung und der subjektiv ausreichenden medikamentösen Versorgung ist signifikant (Cramers V = 0,272).

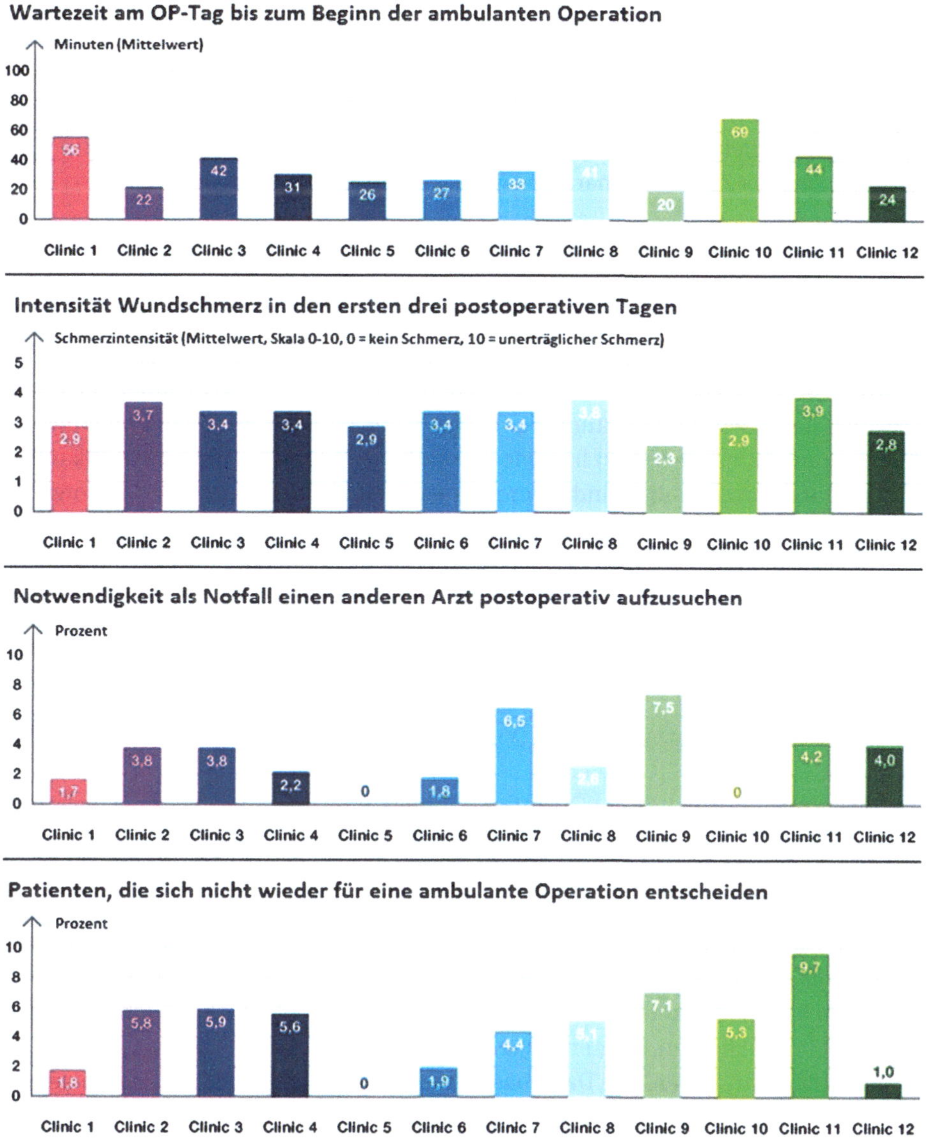

Abb. 3.3.4: Performance von zwölf unterschiedlichen Praxiskliniken für die operative Prozedur Vordere Kreuzbandplastik in Bezug auf vier ausgewählte Qualitätsindikatoren.

Notwendigkeit, (ungeplant) einen anderen Arzt oder ein anderes Krankenhaus postoperativ aufzusuchen

1 % aller befragten Patienten gab an, dass sie im postoperativen Verlauf ungeplant (notfallmäßig) einen anderen Arzt aufgesucht haben, in der Gruppe 1 waren es 4 % der Patienten, in der Gruppe 2 1 %. Der Zusammenhang ist signifikant (Cramers V = 0,219).

Patienten, die sich nicht wieder für eine ambulante Operation entscheiden

2 % aller befragten Patienten gaben an, dass sie sich nicht wieder für eine ambulante Operation entscheiden würden; in der Gruppe 1 waren es 11 % der Patienten, in der Gruppe 2 1 %. Der Zusammenhang ist signifikant (Cramers V = 0,269).

3.3.3.6 Einfluss der ärztlichen Erreichbarkeit postoperativ auf die subjektive Patientensicherheit

92 % der Patienten gaben an, dass sie die Möglichkeit hatten, den Operateur oder den Anästhesisten nach der Operation bei Bedarf jederzeit telefonisch zu kontaktieren. Dieser organisatorische Aspekt hat, wie die ärztliche Aufklärung, einen signifikanten Einfluss auf die drei Qualitätsindikatoren „ausreichende medikamentöse Versorgung zu Hause", „Notwendigkeit, (ungeplant) einen anderen Arzt oder ein anderes Krankenhaus postoperativ aufzusuchen", und „erneute Entscheidung für eine ambulante Operation". Der aktive Anruf durch das ärztliche Team nach der Operation, der in 34 % der Fälle erfolgt, zeigt hingegen keinen signifikanten Einfluss.

3.3.3.7 Operation Kreuzbandplastik (VKB) in unterschiedlichen OP-Zentren

Die folgende Untersuchung der Operation „Vordere Kreuzbandplastik" zeigt, dass mit Hilfe der Qualitätsindikatoren individuelle Unterschiede in Praxiskliniken gemessen werden können. Folgende vier Qualitätsindikatoren wurden untersucht: „Wartezeit am OP-Tag bis zum Beginn der ambulanten Operation", „Wundschmerzen bis zum dritten postoperativen Tag", „Notwendigkeit, (ungeplant) einen anderen Arzt oder ein anderes Krankenhaus postoperativ aufzusuchen", und „Patient würde sich nicht wieder für eine ambulante Operation entscheiden". Die untersuchte Stichprobe enthält zwölf Praxiskliniken, die mindestens 50 Vordere Kreuzbandplastiken in dem Jahr 2010 durchgeführt haben. Die Datenbasis der Auswertung bilden 2.525 Patientenfragebögen. Die folgende Auflistung der Ergebnisse enthält pro Indikator den besten sowie den schlechtesten Wert, den eine Praxisklinik erreicht hat. Die Abbildung 3.6 zeigt alle Ergebnisse der zwölf Praxiskliniken in einer Übersicht. Die Wartezeit auf den OP-Beginn betrug mindestens 20 Minuten und maximal 69 Minuten. Die postoperativen Wundschmerzen waren im besten Fall im Durchschnitt bei 2,3, das schlechteste Ergebnis bei 3,9 angesiedelt (Beschwerde-Skala. 0 = keine Schmerzen bis 10 = unerträgliche Schmerzen.). In zwei Praxiskliniken musste kein Patient als Notfall einen anderen Arzt oder ein Krankenhaus postoperativ aufsuchen, in einer Praxisklinik waren es 7,5 % der operierten Patienten. Gegen eine erneute ambulante Operation würde sich in einer Praxisklinik kein Patient, in einer anderen Praxisklinik würden sich 9,7 % der operierten Patienten dagegen entscheiden.

Zusammenfassung, Diskussion

Um die Qualität der Gesundheitsversorgung einschätzen zu können, stellen Indikatoren auf der Basis von Erfahrungen aus standardisierten Patientenbefragungen valide und relevante Informationsquellen dar [8]. Patienten haben eine sehr realistische Einschätzung von unerwünschten Ereignissen, die sie im Gesundheitswesen erfahren [9]. Die Patientenzufriedenheit ergibt einen zentralen Qualitäts- und Patientensicherheitsindikator, da sie faktisch ohne (direkte) Mitwirkung der Leistungserbringer messbar ist und eine konstruktive Diskussion und eine Qualitätsverbesserung ermöglicht [10]. Allein der Patient hat Kontakt zu allen Akteuren während seiner individuellen Behandlungsmaßnahme und kann die Qualität sektorenübergreifend aus seiner Perspektive bewerten.

Es gibt unterschiedliche Ansätze für die Erhebung von Daten zur Qualitätssicherung. G. Willms hat einen Methoden- und Instrumentenmix für die Erhebung von QS-Daten vorgeschlagen. Die Lösungsansätze des AQUA-Institutes lauten: Einrichtungsbefragungen plus Nutzung von Routinedaten plus Entwicklung von Patientenbefragungen plus externe Begutachtung als Instrument der Qualitätsförderung. Der Bundesverband für Ambulantes Operieren (BAO) hat seit vielen Jahren mit Hilfe von AQS1 die Befragung von Einrichtungen mit der Befragung von Patienten kombiniert und kann hierzu Ergebnisse aus einer bislang unvergleichbar hohen Grundgesamtheit vorlegen [11,12]. Entscheidend ist letztlich, dass eine Erhebung und Auswertung mit angemessenem Zeit- und Kostenaufwand realisierbar sind und handlungsrelevante Informationen liefern.

Die Ergebnisse der vorgestellten AQS1-Studie zeigen eindrücklich, dass der Einsatz eines Patientenbefragungssystems wertvoll ist, um die Prozess- und Ergebnisqualität ambulanter Operationen sektorenübergreifend zu betrachten. Die vorgestellten Indikatoren sind geeignet, die Qualität ärztlicher und organisatorischer Maßnahmen im Zusammenhang mit ambulanten Operationen zu messen [13,14]. Insbesondere die Qualität der ärztlichen Beratung und Aufklärung übt einen signifikanten Einfluss auf die Qualität des Behandlungsprozesses und die „gefühlte Patientensicherheit“ perioperativ aus [15].

Die Auswertung unterschiedlicher postoperativer Aspekte zu dem Genesungsverlauf zeigt, dass eine Patientenbefragung Beschwerden und unerwünschte Ereignisse dokumentieren kann. Die Frage „ungeplanter Besuch eines anderen Arztes" bzw. „readmission to hospital" gilt hier als international wichtiger Qualitätsindikator für die Prozess-, aber auch für die Ergebnisqualität ambulanter Operationen und Operationsarten [16,17].

Die Struktur des Befragungssystems lässt auch eine selektive Betrachtung einzelner Gruppen zu. Die prozedurenabhängige Untersuchung der Daten zeigt neben der insgesamt hohen Qualität der operativen Versorgung individuelle Unterschiede für einzelne Praxiskliniken und eröffnet auf diesem Weg Potenzial für den interkollegialen Austausch sowie ggf. die Verbesserung einzelner Behandlungsaspekte. Anwendern ist es somit möglich, einzelne Schritte ihres Behandlungsprozesses zu überwachen und ggf. Änderungen vorzunehmen. Dabei gilt, was nicht standardisiert und kontinuierlich gemessen wird, kann auch nicht verbessert werden.

Die freiwillige Selbstkontrolle und das Benchmarking ambulanter Operationen sind auch zukünftig nicht ohne eine ernsthafte Patientenbefragung denkbar. Die gewonnenen Erkenntnisse sind sowohl für das interne Qualitätsmanagement als auch für die Außendarstellung einer Praxisklinik wichtig und nützlich. 70 % der Patienten suchen inzwischen online nach gesundheitsrelevanten Informationen oder einer geeigneten Praxis. Das Internet als wichtigstes Medium für Laien hinsichtlich Fragen rund um das Thema Gesundheit bietet Ärzten die Chance, selbst transparent die Qualität ihrer Leistung über die eigene Homepage zu transportieren. Die hohe Zufriedenheit der Patienten ist hier sicherlich ein wichtiger vertrauensbildender Aspekt. 98 % der befragten Patienten würden sich erneut für eine ambulante Operation entscheiden und 99 % empfehlen ihre Praxisklinik weiter.

Literatur

[1] Codmann EA. A Study in Hospital Efficienca. Boston, T Todd Co, 1917.

[2] Codmann EA. An autobiographical perface. In the Shoulder: Rupture of the Supraspinatus Tendon and Other Lesions in or About the Supraacromial Bursa. Boston T Todd Co, 1934.

[3] Codmann EA. The product of a hospital. Surgery, Gynecology, Obstetrics 1914, 18: 491–496.

[4] Institut für Patientensicherheit (IfPS) der Universität Bonn: Projekt PSI. http://www.ifpsbonn.de/projekte-1/projekte/projekt-psi (last accessed on 12 July 2014).

[5] Rüggeberg J-A, Brökelmann J. Qualitätssicherung AQS1 hat sich für das Ambulante Operieren bewährt. ambulant operieren 2004; 4 (11): 151–156.

[6] Kassenärztliche Vereinigung Bayerns: Qualitätsmaßnahme Ambulante Operationen. Ergebnisse zur Patientenzufriedenheit und zum postoperativen Patientenverlauf bei ambulanten Operationen. www.kvb.de/fileadmin/kvb/dokumente/Praxis/Neue_Versorgungsformen/Weitere/KVB-Amb-OP-Evaluationsbericht-2010-03-31.pdf (last accessed on 12 February 2014).

[7] Kassenärztliche Vereinigung Bayerns. Der Patient im Mittelpunkt. Wissenschaftliche Evaluation der Qualitätsmassnahme Ambulantes Operieren. www.kvb.de/emag/2009/KVB-PROFUND-6-2009-eBook/flash.html#/10/ (last accessed on 12 February 2014).

[8] Schrappe M. Qualität 2030. Die umfassende Strategie für das Gesundheitswesen. Medizinisch Wissenschaftliche Verlagsgesellschaft 2015: 105–106.

[9] Blendon RJ et al. Views of Practising Physicians and the Public on Medical Errors. N Engl J Med 2002; 347: 1933–1940.

[10] Mansky T (2010). Qualitätsorientierte Vergütung – was wäre machbar? In: Der Chirurg BDC 1. 2010; 6–9.

[11] Genios. Ärzte Zeitung vom 11.06.2003, S. 5 Patienten stellen ambulanten Operateuren gutes Zeugnis aus. http://www.genios.de/fachzeitschriften/artikel/AEZT/20030611/patienten-stellen-ambulanten-operat/000264700.html (last accessed on 21 July 2014).

[12] Genios. Ärzte Zeitung vom 10.02.2005, S. 9 Gute Noten von Patienten für ambulante Ops. http://www.genios.de/fachzeitschriften/artikel/AEZT/20050210/gute-noten-von-patienten-fuer-ambul/000343834.html (last accessed on 21 July 2014).

[13] Dannert J. Umfrage unter BAO-Mitgliedern: Wie gewährleisten Sie Behandlungsqualität? Ärztlicher Berufsethos versus Vorgaben der Selbstverwaltung – was tun BAO-Mitglieder, um ihre Patienten bestmöglich zu behandeln? BAO Depesche 2013, 5 (30): 18–19.

[14] Heydebreck K. Das Arzt-Patienten-Gespräch im Kontext von Patientenkompetenz, Patientensouveränität und Patientenzufriedenheit. Eine empirische Untersuchung anhand des AQS1-Fragebogens für ambulante Operationen. Masterarbeit im Studiengang Health Care Management, Rechts- und Wirtschaftswissenschaftliche Fakultät der Universität Bayreuth 2010.

[15] Jonitz G. Patientensicherheit kann man lernen. Deutsches Ärzteblatt 2014; 4 (15): 634.

[16] Iaas-med. Ambulatory surgery. Clinical indicators for ambulatory surgery. http://www.iaas-med.com/files/Journal/FINAL16.2/ambsurg16.2ALL.pdf (last accessed on 13 February 2014).

[17] Iaas-med: Quality assurance und benchmarking in ambulatory surgery. http://www.iaas-med.com/files/Journal/13.3/13.3BROKELMAN.pdf (last accessed on 13 February 2014).

Wolfram-Arnim Candidus

3.4 Bedeutung und Stellenwert des ambulanten Operierens aus Sicht der betroffenen Bürger, Patienten und Versicherten

In Deutschland existiert eine breite Ressource an stationären und ambulanten Dienstleistungen für die Versorgung/Behandlung/Betreuung aller Bürger im Gesundheitssystem. Bezüglich der Verfügbarkeit von Berufsgruppen und Institutionen sind wir im internationalen Vergleich Spitzenreiter. Die Grundlage dafür haben die Bürger durch die Pflichtbeiträge in die Krankenkassen geschaffen. Hinzu kommen das Engagement der qualifizierten Mitarbeiter in allen Berufsgruppen und das bisher hohe Investitionsvolumen in den Aufbau der Strukturen der ambulanten und stationären Versorgung. In den letzten 40 Jahren wurden Innovationen im Bereich der Medizin-Technik sowie der Methoden der Diagnose und Therapie realisiert. Dies wird auch in den kommenden Jahrzehnten notwendig sein.

Bedingt durch eine auf Wettbewerb, Kostenminimierung und Beitragssatzstabilität ausgelegte Gesundheitspolitik mit negativen Auswirkungen auf alle Strukturen des Gesundheitssystems bestehen gegenwärtig und erst recht in der nahen Zukunft erhebliche Gefahren für die Qualität und Finanzierbarkeit. Aufgrund meiner Erfahrung in der sozialen Marktwirtschaft führt ein falscher Wettbewerb, verbunden mit einer Orientierung auf den niedrigsten Preis, zum Abbau von Qualität und reduziert das qualifizierte Angebot von Dienstleistungen. Dies gilt auch für die Strukturen des Gesundheitssystems in Deutschland.

Die Perspektive für die kommenden Jahrzehnte für die qualifizierte Versorgung/ Behandlung/ Betreuung der Bürger/Versicherten/Patienten ist nachweisbar schlecht. Dabei sind die Faktoren der Integration von Flüchtlingen aus vielen Ländern der Welt in unser Gemeinwesen und die damit in Verbindung stehenden Auswirkungen nicht berücksichtigt, wohl jedoch der Rückgang der Anzahl der Bevölkerung um ca. 17 Millionen Bürger bis zum Jahr 2060. Dies führt zu einer automatischen Reduzierung des Beitragsvolumens in die gesetzliche und private Krankenkasse. Die nachwachsende Bevölkerung geht nach qualifizierten Berechnungen um ca. fünf Millionen Bürger zurück. Dagegen erhöht sich die Anzahl der Bürger mit einem Lebensalter von 65 Jahren um fünf Millionen. Die dadurch sowie durch die geänderten Lebensstile steigenden Krankheiten wie Diabetes, Herzinfarkt, Schlaganfälle, Krebserkrankungen, Demenz usw. nehmen im Durchschnitt um ca. 45 % zu. Hinzu kommen die steigende Anzahl der Pflegebedürftigen und multimorbiden Bürger. Diese Tatbestände führen in der Zukunft zu erheblichen Beitragssteigerungen, und zwar um die Qualität der Versorgung der Bürger erhalten zu können. Die Schere zwischen Einnahmen und Ausgaben geht also weit auseinander, und dies zieht automatisch die Gefahr des Abbaus notwendiger individueller Leistungen für den einzelnen Patienten nach sich. Diese

Daten und Fakten sind den politischen Mandatsträgern und den Gruppierungen der Selbstverwaltung, wie Krankenkassen bekannt und werden bei der derzeitigen Gestaltung der Strukturen jedoch nicht berücksichtigt [1].

Im Interesse der Bürger fordere ich zusammen mit allen Gruppierungen der abhängigen und unabhängigen Organisationen der Patienten die Umstrukturierung des Gesundheitssystems, und zwar zum Nutzen aller Bürger und somit auch aller Berufsgruppen und Institutionen der Versorgung/Behandlung/Betreuung. Anstelle der Orientierung auf Wettbewerb zwischen den stationären und ambulanten, den medizinischen, therapeutischen sowie pflegerischen Anbietern von qualifizierten Leistungen muss die Erreichbarkeit stehen.

Dazu gehört an erster Stelle die Zusammenarbeit der ambulanten und stationären Mediziner und Therapeuten und der Berufsgruppen der Apotheker sowie der häuslichen Pflege, der Alten- und Pflegeheime – dies verbunden mit einer Organisationsstruktur auf regionaler Ebene unter Berücksichtigung des Versorgungsbedarfs der gesamten Bevölkerung in der jeweiligen Region. Dementsprechend müssen auch die kontraproduktiven Budgets für die stationäre, ambulante und pflegerische Leistung beseitigt werden. Diese Vergütungsform trägt zu ständigen Schnittstellenbrüchen in der Versorgung der Patienten bei und gleichzeitig zu Kostensteigerungen und Fehlverwendungen der Beiträge der Versicherten, erst recht aber zur unzureichenden Vergütung für die individuell erbrachten Leistungen der Berufsgruppen und Institutionen hinsichtlich der Versorgung der Patienten.

Eine der vielfältigen Möglichkeiten besteht im Bereich des ambulanten Operierens. Dieses Angebot existiert bereits seit vielen Jahren. Nach Aussagen des Statistischen Bundesamtes hat sich die Anzahl der ambulanten Operationen seit 2002 von 575.600 Behandlungen zum Jahr 2014 um 239 % erhöht. Die Anzahl der vollstationären operativen Behandlungen im Krankenhaus lag im Jahr 2014 bei 19,1 Mio. Patienten, diese Anzahl stieg von 2002 zu 2014 um ca. 10 %. Somit besteht ein Rationalisierungspotenzial zu Gunsten der Patienten und des Gesundheitssystems im Bereich der Steigerung der ambulanten Operationen [2].

Diese Vorteile liegen eindeutig vor:

1. Der Patient verbleibt bei seinem vertrauten Arzt, der die Diagnose und Therapieansätze durchgeführt hat. Die bestehende Vertrauensbasis führt zum Abbau von Ängsten, vor allem dann, wenn es um einen operativen Eingriff geht.
2. Unmittelbar nach dem Eingriff wird der Patient in seine vertraute Umgebung zurückkehren, und dies steigert die Lebensqualität.
3. Auch die postoperative Betreuung erfolgt durch den Operateur, den Arzt des Vertrauens.
4. Der medizinische Fortschritt, die neuen Narkoseverfahren sowie die innovativen Operationstechniken stellen ein breiteres Spektrum für das ambulante Operieren dar.
5. Die ambulanten operativen Eingriffe verursachen weitaus weniger Kosten als die stationär getätigten operativen Eingriffe. Dieser Aspekt sollte zur zügigen Aus-

weitung des ambulanten Operierens führen, und zwar zum Wohle der Patienten und Angehörigen und des Gesundheitssystems.

Um diese Vorteile effektiv nutzen zu können, sollte die Vergütung für das ambulante Operieren entsprechend dem Aufwand für die Leistung und Investition angepasst werden. Nur dadurch werden unnötige stationäre Aufenthalte der Patienten vermieden, und dies bei gleichzeitiger Verbesserung der Versorgung/Behandlung/Betreuung. Das ambulante Operieren hat in den letzten zwei Jahrzehnten bereits nachweisbar zur Steigerung der Effizienz der Versorgung der Patienten beigetragen und zusätzlich zur Verbesserung der Wirtschaftlichkeit. Die feststehende demographische Entwicklung erfordert u. a. die erhebliche Ausweitung des ambulanten Operierens, um die Qualität und Wirtschaftlichkeit zu verbessern und erst recht zu sichern.

Zusätzlich müssen nachfolgende Fakten erfüllt werden:

1. Der behandelnde Arzt/Operateur sollte permanent erreichbar sein, und dies auch am Wochenende. Dieser Tatbestand führt bei dem Patienten und den Angehörigen zu mehr Sicherheit und minimiert die eventuell vorhandenen Ängste.
2. Der Patient und die Angehörigen sollten ganzheitlich und detailliert aufgeklärt werden, da immer eine Gefahr der Überforderung in der Sache „operativer Eingriff" existiert. Der Zeitaufwand für die Aufklärung vor und nach dem operativen Eingriff ist notwendig, da bereits heute ca. 17 % der 20- bis 30-jährigen Bevölkerung Deutschlands über keine Berufsausbildung verfügen. Hinzu kommt die Tatsache, dass die Funktionen des menschlichen Körpers und die Strukturen des Gesundheitssystems der überwiegenden Anzahl der Patienten nur unzureichend bekannt sind. Diese wichtige Aufgabe erfordert jedoch eine ausreichende Vergütung der ganzheitlichen Beratung der Patienten und Angehörigen für die Berufsgruppen und Institutionen.
3. In jedem Fall ist es wichtig, dass während und nach dem ambulanten operativen Eingriff ein Kontakt zu einer fachkundigen stationären Einrichtung und dem ambulanten Operateur existiert, da ernste Komplikationen während und nach dem Eingriff nur selten auszuschließen sind.
4. Die Einrichtung des ambulanten Operierens sollte zur Darstellung gegenüber den Patienten unabhängig erarbeitete Qualitätsergebnisse vorlegen können, und zwar zum Abbau von Ängsten der Patienten und Angehörigen.

Die Gesundheitspolitiker und die Krankenkassen sollten auch im Bereich des ambulanten Operierens die Anforderungen der Betroffenen und deren Befindlichkeiten in den Vordergrund aller Überlegungen stellen. Letztendlich ist der Bürger/Versicherte/Patient durch die Beiträge in die Krankenversicherung der Finanzier und gleichzeitig der Nutzer des Gesundheitssystems.

Zurzeit profitieren die Krankenkassen durch das ambulante Operieren eindeutig aus ökonomischer Sicht und sollten deshalb die vielfältigen Möglichkeiten intensiver nutzen.

Gleichzeitig müssen aber die für die Existenz des ambulanten Operierens notwendigen Rahmenbedingungen geschaffen werden, und dies heißt keine Benachteiligung gegenüber dem stationären Operieren und Schaffung von Anreizen für die qualifizierten Berufsgruppen.

Dazu ist es auch erforderlich, dass die Träger der stationären Einrichtungen die möglichen und notwendigen Vorteile des ambulanten Operierens nicht durch einseitige Bevorzugung durch die Politik und die Krankenkassen ver- oder behindern.

Dabei könnten Kooperationen von stationären Einrichtungen mit freiberuflich ambulant tätigen Operateuren für alle Beteiligten von großem Nutzen sein, und dies erst recht für alle Bürger/Versicherten/Patienten und die Angehörigen.

Literaturliste

[1] Beske F. Gesundheitsversorgung 2050, Arzt und Krankenhaus, 11/2007, S. 326–330

[2] Statistisches Bundesamt Wiesbaden. Im Fokus vom 12.10.2015.https://www.destatis.de/DE/ZahlenFakten/Im Fokus /Gesundheit

Martin Hinsch

3.5 Patientensicherheit in der Chirurgie – Wo Ärzte von der Luftfahrt profitieren können

3.5.1 Ausgangssituation

Die Luftfahrt wird in der Öffentlichkeit als eine Branche wahrgenommen, die für ausgezeichnete Qualität und hohe Produktsicherheit steht. Der Grund dafür ist simpel: Neben einem guten Marketing beträgt die Wahrscheinlichkeit, bei einem Flugzeugunglück ums Leben zu kommen, weltweit pro Jahr etwa eins zu vier Millionen. In der industrialisierten Welt liegt die Rate nochmals niedriger. Um solche Werte zu erreichen, ist mehr als eine ausgereifte Technik vonnöten. Die Aktivitäten der Luftfahrtbranche setzen nach einer Reihe schwerer Flugunfälle Anfang der 1980er Jahre auch systematisch an den Prozessen und beim Faktor Mensch an.

Die Medizin befindet sich heute in einer ähnlichen Situation wie damals die Luftfahrt. Ursächlich sind steigende regulative Anforderungen an die Qualität der medizinischen Leistungserbringung sowie eine wachsende Sensibilität der Öffentlichkeit für die Patientensicherheit. Vor diesem Hintergrund wird Sicherheit für Ärzte mehr und mehr zu einem Pflichtelement und gleichzeitig zu einem Erfolgsfaktor.

Da die Luftfahrt diesen Veränderungsprozess bereits durchlaufen hat und auch 30 Jahre später noch immer täglich die Sicherheit verfeinert und verbessert, gibt es für die Medizin zahlreiche Ansatzpunkte, die Qualitätsstandards im Allgemeinen und Patientensicherheit im Besonderen durch einen Blick in die Luftfahrtwelt zu optimieren. Dazu gehört vor allem, den Fokus auf einen neuen, systematischeren Umgang mit Fehlern und Vorkommnissen zu richten.

3.5.2 Irren ist menschlich

Fehler passieren, immer und überall. Dafür sorgen technische Fehlkonstruktionen, systemische Schwachstellen in den Prozessen sowie nicht zuletzt der Faktor Mensch. Dabei kommen gemäß dem Eisberg-Modell der Fehlerforschung auf einen schweren und zehn leichte Unfälle über der Wasseroberfläche rund 30 nur für den Insider erkennbare Zwischenfälle sowie etwa 600 von den Beteiligten oftmals gar nicht wahrgenommene unsichere Handlungen unter dem Wasser. Ist das Ziel nun die Minimierung der Fehler über der Wasseroberfläche, müssen zunächst jene unter Wasser reduziert werden.

Aus wissenschaftlichen Untersuchungen in der Luftfahrt ist bekannt, dass der Faktor Mensch zu etwa 80 % aller schweren Vorkommnisse, Unfälle und Totalverluste maßgeblich zur Fehlerentstehung beiträgt [1]. Die Fehlermuster und -ursachen waren dabei stets ähnlich: ineffektive Kommunikation, schlechte Teaminteraktion, Druck, Stress und Hektik, soziale Normen (insbesondere starke Hierarchien), mangelndes Problembewusstsein und unzureichende Durchsetzungsfähigkeit.

Die kanadische Luftfahrtbehörde hat in den 1980er Jahren die Ursachen schwerer Flugunfälle untersucht und daraus das Dirty-Dozen-Konzept der häufigsten menschlichen Fehler identifiziert (vgl. Abb. 3.5.1).

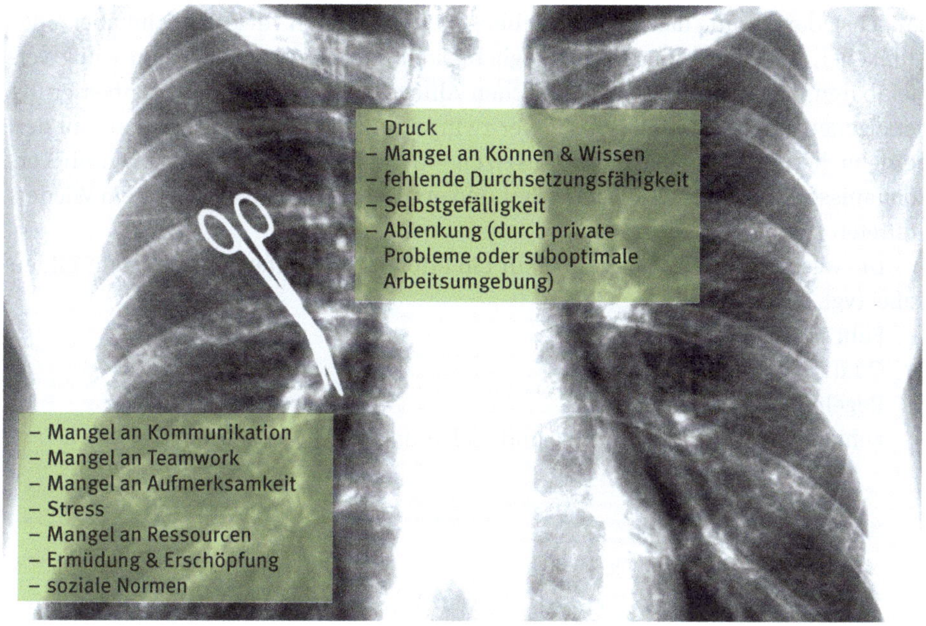

Abb. 3.5.1: Das Dirty-Dozen-Konzept.

Diese zwölf Schwachstellen können im schlimmsten Fall grundsätzlich leicht vermeidbare Unglücke auslösen wie beispielsweise den Absturz von Eastern Airlines Flug 401 mit 75 Todesopfern rund 30 km vor dem Flughafen Miami in die Everglades [2]. Die erfahrene dreiköpfige Cockpit-Crew hatte sich auf eine defekte Fahrwerksanzeige konzentriert und in der Dunkelheit nicht gemerkt, dass sie in ihrer Warteschleife an Höhe verloren. Der Fluglotse, der den Höhenverlust erkannt hatte, kontaktierte die Crew mit „Bei euch alles ok?", sprach den Höhenverlust aber nicht konkret an. Als den Piloten ihr Fehlverhalten bewusst wurde, war es bereits zu spät, um das Flugzeug zu retten. Die gesamte Cockpitbesatzung kümmerte sich um ein kritisches, aber nicht existenzielles Problem und vernachlässigte dabei ihre Hauptaufgabe: das Fliegen. Nicht einmal das Nachfragen des Fluglotsen ließ die Piloten ihr Fehlverhalten bemerken.

Hier werden sich auch viele Ärzte an vergleichbare Situationen erinnern. Schließlich ähnelt sich die Arbeitswelt von Piloten und Medizinern. Beide Berufswelten sind geprägt von hoher organisatorischer und fachlicher bzw. technischer Komplexität, einer Vielzahl von Schnittstellen sowie umfassender personeller Interaktion. Diese sind gepaart mit Zeit- und Handlungsdruck bei zugleich häufiger Entscheidungsfindung unter Unsicherheit. Ein solches Umfeld bietet eine optimale Gemengelage für menschliche Fehler.

Um nun die Schwächen menschlichen Handelns aktiv anzugehen, kommt es zunächst darauf an, dass die betriebliche Führung, d. h. der Praxisinhaber oder Klinikchef, anerkennt, dass Unzulänglichkeiten und Fehler einen kaum völlig vermeidbaren Bestandteil des medizinischen Alltags darstellen. Für eine Verbesserung der eigenen Safety-Position ist es daher zwingend notwendig, sich ernsthaft mit den betrieblichen Fehlern auseinanderzusetzen – denn nur, wenn die Ursachen für Vorkommnisse und Fehlerketten analysiert und ergründet werden, lässt sich ein Wiederauftreten zukünftig verhindern.

Die wesentlichen Ansatzpunkte für ein erfolgreiches Safety-Management bilden dabei (vgl. auch Abb. 3.5.2):

- Führung und Kultur,
- Qualifikation und Training,
- Regeln und Prozesse,
- Fehleridentifizierung, -analyse und -behebung.

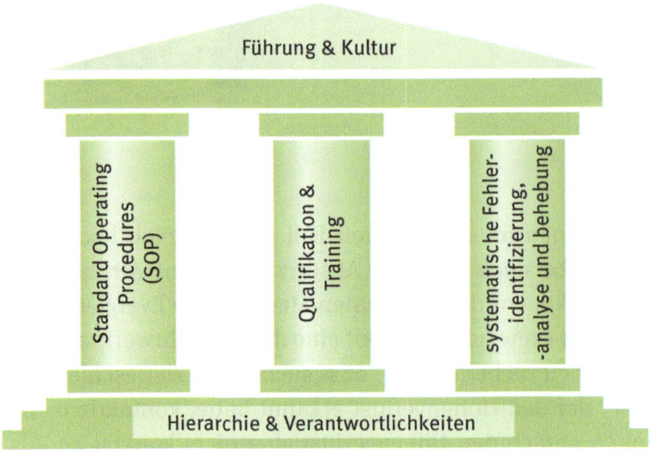

Abb. 3.5.2: Drei Säulen des Safety-Managements.

3.5.2.1 Führung und Kultur

Um substanzielle Verbesserungen in der Safety-Situation zu erzielen, muss in einer medizinischen Einrichtung eine entsprechend ausgerichtete Führungs- und Organisationskultur aufgebaut werden. Die zugehörige Botschaft (z. B. Safety first) muss dazu im Kopf und damit im Handeln jedes Mitarbeiters verankert sein.

Dabei trägt die Führung eine unmittelbare, nicht delegierbare Verantwortung. Der Erfolg aller Aktivitäten steht und fällt mit der Akzeptanz und dem Durchsetzungswillen der Führung. Safety muss von ihr vollumfänglich unterstützt, besser noch vorgelebt werden [3]. Nur so kann der Safety-Gedanke Eingang in die Organisationssteuerung finden und somit wichtiger Teil des betrieblichen Alltags werden.

Ein einmaliges Statement wie „Das machen wir jetzt mal" wird keinen Kulturwandel herbeiführen, denn auf diese Weise lässt sich kein Mitarbeiter überzeugen. Es ist notwendig, zunächst eine kontinuierliche Sensibilisierung für ein safety-orientiertes Verhalten zu schaffen. In diesem Zuge müssen leicht verständliche Safety-Ziele festgelegt werden, damit die Mitarbeiter verstehen, wohin sie der Chef „mitnehmen" will.

Die Etablierung einer Safety-Kultur ist nicht von heute auf morgen zu erreichen; dies erfordert Ausbildung und Training. Schließlich muss das Personal ein fehlerorientiertes Bewusstsein entwickeln und eine Bereitschaft zur Fehlerreflexion im Denken und Handeln verankern [4]. In der Luftfahrt wurde dazu Anfang der 1980er Jahre weltweit das sogenannte Crew Resource Management (CRM) verpflichtend eingeführt. Kurz gesagt, besteht das Ziel dieses den Human Factors nahen Konzepts darin, dass die Mitarbeiter lernen, sich die Konsequenzen ihres Handelns bewusst zu machen und dementsprechend zu agieren [5].

3.5.2.2 Qualifikation und Training

Seit nunmehr 30 Jahren wird Luftfahrtpersonal so systematisch befähigt, ein angemessenes Situations- und Fehlerbewusstsein zu entwickeln und eine durchdachte Team-Interaktion aufzubauen. Ein Unglück wie bei dem Eastern Airlines Flug 401 wäre so heute kaum mehr möglich. Einerseits würde die Crew die goldene Pilotenregel „First fly the Aircraft" nicht mehr aus dem Blick verlieren und der Fluglotse andererseits würde das identifizierte Problem konkret ansprechen („Achtung! Ihr verliert schnell an Höhe!").

Möchten medizinische Einrichtungen an die Erfolge der Luftfahrt anknüpfen und Maßnahmen des CRM bzw. Human Factors Managements implementieren, so sollte sich der Blick zuerst auf eine Optimierung der Personalqualifikation richten. Die Mitarbeiter müssen eine Vorstellung davon bekommen, wie Fehler in der täglichen Arbeitsausführung, in der Dokumentation, in den Abläufen und in den Kommunikationsstrukturen sowie bei der Medizintechnik oder durch die Arbeitsumgebung entstehen. Bei den Mitarbeitern muss eine kontinuierliche Sensibilisierung für das eigene Können sowie für die Grenzen menschlicher Leistungsfähigkeit geschaffen werden.

3.5.2.3 Regeln und Prozesse

Parallel zur Personalqualifikation sind klare Aufbau- und Ablaufstrukturen zu etablieren. Es müssen also Prozesse geschaffen und diese auch systematisch gelebt und eingehalten werden. Allzu oft fehlen klare betriebliche Regeln und Anweisungen, eine saubere Patientendokumentation oder eine angemessene IT-Unterstützung. Eine unzureichende Gestaltung und Steuerung komplexer Abläufe ergeben eine der wesentlichen Ursachen für Systemschwächen und mindere Qualität. Hier helfen Standard Operating Procedures (SOP), denn sie legen fest, wer was wann wie und womit auszuführen hat. Durch ihren klaren Anweisungscharakter wirken genau definierte Abläufe und Verfahren regulierend und stabilisierend. SOP unterstützen so die Beherrschung und Steuerung der betrieblichen Abläufe und schaffen Prozesssicherheit.

3.5.2.4 Fehleridentifizierung, -analyse und -behebung

Im medizinischen Alltag werden Fehler oder Vorkommnisse häufig sehr schnell behoben, um möglichst rasch zum Tagesgeschäft zurückkehren zu können. Allzu oft werden dabei jedoch nur die Symptome und bestenfalls die offensichtlichen, nicht aber die tieferen Ursachen angegangen. Fehler werden wiederholt auftreten, wenn diese nicht systematisch ergründet werden. Dadurch verliert ein wesentliches Instrument des Verbesserungswesens an Wirkungskraft und Lerneffekte können nicht ausgeschöpft werden. Gerade im medizinischen Umfeld sind die Nachverfolgung und Wirksamkeitskontrolle von Korrekturmaßnahmen aber wichtig.

Die Luftfahrt bedient sich bei der Fehlerabarbeitung meist der klassischen Qualitätsmanagementinstrumente wie Ursache-Wirkungs-Diagrammen (Ishikawa), der 5-w-Methode, 8-D-Fehlerreports, CIRS-ähnlichen Fehlermeldesystemen sowie der Analyse von Fehlerhäufungen und der Identifizierung kumuliert auftretender Fehlereinflussfaktoren.

3.5.3 Implikationen für die Chirurgie

Seit über 30 Jahren setzt sich die Luftfahrt systematisch und kontinuierlich mit der Sicherheit der eigenen Leistungserbringung jenseits von Konstruktion und Technik auseinander. Sie verfügt dadurch über umfassende praktische Erfahrungen bei der Konzeptionierung, Implementierung und Anwendung von Instrumenten des Safety-

Managements. Der Vorteil der Luftfahrt liegt darin, dass viele der Maßnahmen gesetzlich vorgeschrieben wurden. Anfängliche Widerstände sind überwunden worden.

In der Medizin, die diesbezüglich noch meist der Freiwilligkeit unterliegt, unterbleiben häufig sinnvolle Maßnahmen zur Verbesserung der Patientensicherheit, weil ihre Einführung und Anwendung Personalkapazität und finanzielle Mittel binden. Die Erkenntnis, dass sich Investitionen in Safety-Strukturen langfristig bezahlt machen, ist noch nicht überall durchgedrungen [6]. Eine systematische Auseinandersetzung mit betrieblichen Fehlern trägt aus ökonomischer Perspektive aber zu einer Minimierung der Arbeitsfehler und damit zur Reduzierung von Fehlerkosten aufgrund unsachgemäßer Arbeitsdurchführung bei. Darüber hinaus können Safety-Maßnahmen und entsprechende Trainings aus rechtlicher Sicht die Enthaftung des ausführenden Personals und deren Führungskräfte erleichtern. Safety-Investitionen lohnen daher nicht nur für die Patientensicherheit. *If you think safety is expensive... Try an accident!*

Literatur

[1] Federal Aviation Administration (FAA). Advisory Circular – Crew Resource Management Training. AC 120-51A. Washington 1993, S. 2.

[2] Hinsch, M, Olthoff J. Safety first – Wie Ärzte die Sicherheit ihrer Abläufe maximieren. Bad Soden, Herbst 2015.

[3] Institute for Healthcare Improvement (IHI). Leadership Guide to Patient Safety, Cambrigde 2006, S. 1.

[4] Hinsch M. Industrielles Luftfahrtmanagement – Technik und Organisation luftfahrttechnischer Betriebe. 2. Aufl., Heidelberg, Berlin 2012, S. 303.

[5] Olthoff J, Hinsch M. Crew Resource Management – Systematisches Management der menschlichen Leistungsfähigkeit bei Flugzeug-Besatzungen. In: Impulsgeber Luftfahrt – Industrial Leadership durch luftfahrtbetriebliche Aufbau- und Ablaufkonzepte 2013. Berlin/Heidelberg. S. 191–216.

[6] Hinsch M, Olthoff J, Sommer KJ. Luftfahrtbetriebliche Safety-Management-Systeme als Modell für die medizinische Qualitätsverbesserung. In: Das Krankenhaus. 04/2011, S. 347–354.

Teil II: Ambulante Eingriffe und spezielle OP-Verfahren

Präambel: Im Folgenden wird bei den aufgeführten chirurgischen Erkrankungen, welche mit einem ambulanten operativen Eingriff verbunden sind, nach folgender didaktischer Systematik verfahren:
Definition – Klinik – Diagnostik und Differenzialdiagnose – Indikationsstellung
OP-Methoden: konventionelle und alternative Verfahren sowie spezielle OP-Materialien
Ergebnisse und Komplikationen, Komplikationsmanagement,
Fazit und spezielle Tipps: präoperative Aufklärung und Risiken
Intraoperativ, perioperativ, postoperativ
Besonderheiten beim Rezidiv

Kapitel 4 Allgemein-, Viszeral- und Gefäßchirurgie

Ralph Lorenz, Andreas Koch und Martin Pöllath

4.1 Hernienchirurgie

Martin Pöllath

4.1.1 Allgemeines

Die Hernienchirurgie ist in vielen Ländern eine Domäne der ambulanten Chirurgie. Dies trifft in erster Linie auf die Chirurgie des Leistenbruches zu. Narben- und Bauchwandhernien sind differenzierter zu betrachten. Heute kann man davon ausgehen, dass mindestens zwei Drittel aller Leistenhernien ambulant operiert werden können. Für die Entscheidung ambulant oder stationär sollten ausschließlich patientenindividuelle und nicht verfahrensspezifische Faktoren herangezogen werden. *Weyhe et al.* konnten 2011 darstellen, dass endoskopische Operationen ambulant unwirtschaftlich sind, die erhöhte Wirtschaftlichkeit aber das wichtigste Entscheidungskriterium für die stationäre Erbringung endoskopischer Eingriffe darstellt [1].

Voraussetzung für das ambulante Vorgehen ist die präoperativ festgestellte Narkose- und Operationsfähigkeit des Patienten durch den Haus- oder Facharzt. Grundsätzlich ist bei allen ASA[1]-I- und -II-Patienten eine ambulante Operation in Betracht zu ziehen. Vom Operateur ist sicherzustellen, dass häusliche Versorgung und Transport nach dem Eingriff gewährleistet sind. Die häusliche Betreuung bedarf keiner besonderen Expertise. Alleinstehende Personen, die weder Verwandte noch andere Menschen für eine kurzfristige Betreuung mobilisieren können (12–24 Stunden postoperativ), scheiden für den ambulanten Eingriff aus.

Bei jeder medizinischen Maßnahme sollte die Patientenorientierung Richtschnur des ärztlichen Handelns sein. *John Wennberg*, Wegbereiter einer patientenorientierten Medizin, fordert, dass Patienten auf der Grundlage ihrer Präferenzen – und nicht Ärzte – den Versorgungsbedarf definieren [2–4]. Das gilt auch für die Hernienchirurgie. Welche Präferenzen aber setzt der Patient? Was ist patientenorientierte Hernienchirurgie? Was “wünscht” sich der Patient von seinem Hernienchirurgen (Tab. 4.1.1)?

Den Kriterien einer patientenorientierten Hernienchirurgie kommt die ambulante Hernienchirurgie am nächsten. Trotz der räumlichen Distanz zwischen Operateur und Patient nach dessen Entlassung liegt die operationsbezogene Komplikationsrate äußerst niedrig [5]. Eindrucksvolles Beispiel für das hohe Maß an Sicherheit in der

---

1 ASA: American Society of Anaesthesiologists – ASA Physical Status Classification System, last approved 2014

ambulanten Hernienchirurgie ist Norwegen. In diesem dünn besiedelten Flächenstaat werden über 90 % der Leistenhernien erfolgreich ambulant operiert [6].

Tab. 4.1.1: Kriterien einer patientenorientierten Hernienchirurgie.

Patientenwünsche	
Heilung	– Beschwerdefreiheit auf Lebenszeit – keine chronischen Schmerzen – kein Rezidiv
Sicherheit	– keine Komplikationen – keine unnötigen Risiken
Komfort	– keine oder möglichst geringe, akute Schmerzen – kurze Unterbrechung des Lebensrhythmus – angenehmes, perioperatives Ambiente
Integrität	– Wiederherstellung des natürlichen Körperbaus – kein Implantat – wenn möglich

Die Erfolgsraten sowohl beim ambulanten als auch beim stationären Operieren hängen stärker von der Erfahrung und dem Können des Operateurs als von der Operationsmethode ab [7]. Beim Patientenkomfort besitzt das ambulante Operieren unstrittige Vorteile im Vergleich zur stationären Leistungserbringung.

Martin Pöllath, Andreas Koch und Ralph Lorenz

4.1.2 Leistenhernien

Leistenhernien zählen zu den häufigsten chirurgischen Erkrankungen. Das Lebenszeitrisiko, sich im Laufe des Lebens einer Leisten- oder Schenkelhernienoperation unterziehen zu müssen, beträgt bei Männern 27 % und bei Frauen 3 % [8]. Die Inzidenzraten bewegen sich zwischen 0,17 % und 0,25 % (Schweden 0,17 %, Niederlande 0,19 %, Deutschland 0,25 % und USA 0,27 %). Eigene Erhebungen ergaben für Deutschland eine Inzidenz von mindestens 0,3 % [9]. In der Gesundheitsberichterstattung des Bundes fand sich die Operation der Leistenhernie im Jahr 2013 mit 177.158 Fällen auf Platz 13 der am häufigsten durchgeführten stationären Eingriffe.

Im Vergleich vieler OECD-Länder werden Leistenbruchoperationen überwiegend ambulant durchgeführt. Dies hat sich jedoch in Deutschland noch nicht durchgesetzt. Die Gründe hierfür sind vielschichtig und v. a. durch die organisatorisch strenge Trennung des ambulanten vom stationären Sektor zu erklären [10,11].

4.1.2.1 Definition und Klassifikation

Definition

Eine Leistenhernie ist ein Defekt im Bereich der Hinterwand des Leistenkanals. Dadurch kommt es zur peritonealen oder präperitonealen Eingeweideausstülpung (Hernie = *griech. Knospe*) in den Leistenkanal oder darüber hinaus. Der Defekt kann angeboren (innerer Leistenring mit offenem Processus vaginalis) oder erworben sein. Man unterscheidet laterale (indirekte) Leistenbrüche, die in Höhe des inneren Leistenrings hervortreten und lateral der epigastrischen Gefäße liegen, von medialen (direkten) Brüchen, die medial von diesen Gefäßen durch die Fascia transversalis hindurchtreten. Mediale Brüche sind fast immer erworben.

Laterale Leistenhernien gehen auf einen offenen Processus vaginalis oder die Insuffizienz des muskulären Sphinkters am Eingang des Leistenkanals zurück. Bei Männern ist die laterale Leistenhernie mit mehr als 50 % Anteil die häufigste Bruchform. Mediale Leistenbrüche entstehen durch Alterung der Fascia transversalis mit Auflockerung der Bindegewebsstrukturen und sekundärer Defektbildung der Faszie im sogenannten *Hesselbach*´schen Dreieck. Das ist der typische Leistenbruch des älteren Mannes oder bei Kollagendefekten. Bei Frauen stellt die mediale Leistenhernie eine Rarität dar [12].

Kombinierte Leistenhernien mit lateralem, medialem oder auch femoralem Bruchanteil kommen nach Daten des Deutschen Hernienregisters *Herniamed* in ca. 10 % der Fälle vor.

Klassifikation

Die moderne Hernienchirurgie ist ohne differenzierte Klassifizierung nicht mehr vorstellbar. Durch die Klassifikation können eigene Behandlungsergebnisse beurteilt und verglichen werden. International sind mehrere Klassifikationssysteme in Gebrauch (*Nyhus*-, *Gilbert*-, *Aachener*-Klassifikation und die Klassifikation der *European Hernia Society* – EHS). Im europäischen Raum hat sich in den letzten Jahren weitgehend die EHS-Systematik durchgesetzt [13]. Sie bietet die Basis für ein maßgeschneidertes Vorgehen, das auf den individuellen Patienten abgestimmt ist („Tailored Approach“). Jede Leistenhernie, die operiert wird, sollte heute auch klassifiziert werden. Die Klassifikation ist sowohl im Operationsbericht als auch im Arztbrief zu dokumentieren (Tab. 4.1.2).

Tab. 4.1.2: Klassifikation von Leisten- und Schenkelhernien der europäischen Herniengesellschaft (EHS). Das passende Kästchen wird angekreuzt [13].

EHS-Klassifikation der Leisten- und Schenkelhernien		P	R		
	0	1	2	3	X
L					
M					
F					

L = Laterale / indirekte Hernie
M = Mediale / direkte Hernie
F = Femorale Hernie

0 = Keine erkennbare Hernie
1 = < 1,5 cm (ein Finger)
2 = 1,5–3 cm (zwei Finger)
3 = ≥ 3 cm (mehr als zwei Finger)
X = Nicht untersucht

P = Primäre Hernie
R = Rezidivhernie

4.1.2.2 Klinik und Symptome

Im typischen Fall äußert sich ein Leistenbruch als sicht- oder tastbare Schwellung in der Leistenregion. Die Schwellung lässt sich durch Pressen und Husten provozieren. Schmerzen im eigentlichen Sinne sind für Leistenhernien nicht charakteristisch. Eher berichten die Patienten von zeitweisen ziehenden Missempfindungen. Starke Schmerzen finden sich nur bei Einklemmungen des Bruchgebildes, die mit und ohne Gangrän vorliegen können.

4.1.2.3 Diagnostik und Differentialdiagnose

Diagnostik

Die Diagnose einer Leistenhernie wird klinisch gestellt. Die spezielle Anamnese erkundigt sich nach Beschwerden und Schwellungen im Leistenbereich. Nach Erhebung der allgemeinen Anamnese (einschl. Eigen-, Medikamenten- und Allergieanamnese) schließt sich – im Hinblick auf eine mögliche Operation – bereits jetzt die Klärung der häuslichen Versorgung und der Transportmöglichkeiten des Patienten an.

Bei Rezidivhernien sollten unbedingt Operationsberichte angefordert werden. Gute Informationen über vorausgegangene OP-Verfahren können Reoperationen erheblich leichter gestalten. Die Verfahrenswahl des Rezidiv-Eingriffs (offen oder endoskopisch) wird von der Art des Voreingriffs beeinflusst [14]. Ein Automatismus, dass bei Rezidiven nach offenen Primäreingriffen immer ein endoskopischer Zugang für den Zweiteingriff gewählt werden sollte, besteht aber nicht.

Kleine Hernien, adipöse Patienten oder Leistenbeschwerden bei Sportlern (sogenannte „weiche Leisten“) können diagnostische Probleme bereiten. In solchen Fällen sind weitergehende bildgebende Verfahren angezeigt. An erster Stelle ist die Sonographie zu nennen, die sich sehr gut für die Herniendiagnostik eignet. Mit ihr können auch dynamische Untersuchungen erfolgen, d. h. laufende Bildgebungen der Bewegung der Bauchwandabschnitte unter Valsavamanöver. Der Einsatz von Großgeräten wie bei der Computer- oder Magnetresonanztomographie (CT, MRT) ist zur weiteren Differenzierung nur selten erforderlich.

Die klinische Untersuchung erfolgt im Stehen und Liegen. Der Untersucher invaginiert mit Zeige- oder Mittelfinger die Skrotalhaut. Dabei lassen sich Samenstrang und äußerer Leistenring ertasten. In typischen Fällen spürt man sofort die rundliche Wölbung des Bruchsacks mit Anprall beim Husten. Die Palpation im Liegen erlaubt eine verbesserte Aussage über die Reponierbarkeit des Bruchs. Bei Inkarzerationen ist der Bruch nicht reponibel. Ob eine mediale oder laterale Hernie vorliegt, kann durch die körperliche Untersuchung nicht festgestellt werden. Immer sollte auch die Gegenseite untersucht werden.

Bei Frauen kann der Leistenkanal nur direkt im Bereich der Bauchdecke abgetastet werden. Zusätzlich sollte bei der Frau auch die Schenkelbruchpforte, die sich kaudal des Leistenbands und medial der Vena saphena magna befindet, untersucht werden (Abb. 4.1.1).

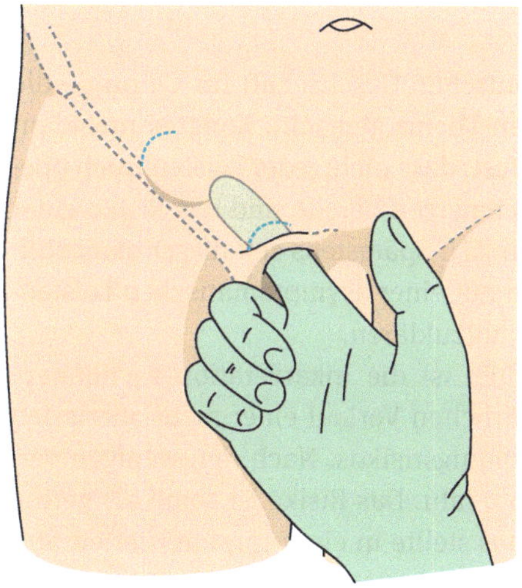

(a)

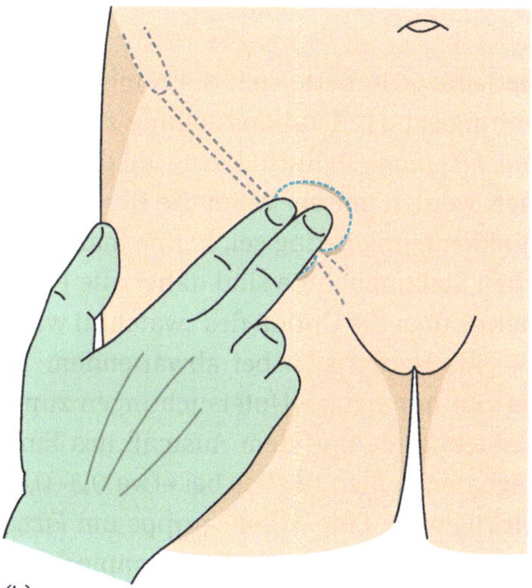

(b)

Abb. 4.1.1: Manuelle Untersuchungstechniken der Leistenregion. Das Bruchgebilde lässt sich im Leistenkanal (Mann), im Bereich des Leistenkanals (Frau) oder kaudal des Leistenbands (Schenkelhernie) palpieren. **(a)** Untersuchungstechnik Leistenkanal beim Mann, **(b)** Untersuchungstechnik Leistenkanal und Schenkelbruchpforte bei der Frau.

Differentialdiagnose

Weitere Ursachen für Leistenschwellungen stellen hauptsächlich Lymphknotenvergrößerungen und andere Weichteilgeschwülste dar (z. B. Lipome). Selten und eher bei Kindern kann ein ektopisch liegender Hoden eine Hernie vortäuschen [15]. Abszesse unterscheiden sich grundlegend. Sie gehen mit starken Schmerzen, Überwärmung und Rötung einher. Hinzu kommt ihr akuter Verlauf. Aneurysmen der Leistengefäße sind äußerst selten und demaskieren sich rasch durch ihren pulsierenden Charakter. Differentialdiagnostisch ist im Bereich der V.-saphena-magna-Einmündungsstelle neben der Schenkelhernie auch an einen Varixknoten zu denken.

Die Differentialdiagnose des Leistenschmerzes besteht aus Adduktorenzerrung, Coxarthrose, Osteitis pubis und radikulären, von der Wirbelsäule ausstrahlenden Schmerzen. Bei Frauen muss eine eingeklemmte Schenkelhernie, selten auch eine Endometriose, in Betracht gezogen werden. Mit der Diagnose „weiche Leiste“, einem Begriff, der häufig synonym mit Sportlerleiste, Sportlerhernie, Leistenzerrung und anderen Begriffen verwendet wird, verlängert sich die Liste der Differentialdiagnosen. In vielen Fällen stecken hinter der Verlegenheitsdiagnose „weiche Leiste“ beginnende Hernien. Die Indikation zur Operation ist dennoch kritisch zu stellen. Alle angrenzenden Fachdisziplinen (Orthopädie, Urologie, Gynäkologie) sollten in die Vordiagnostik einbezogen werden [16].

4.1.2.4 OP-Indikation

Im Jahre 2014 hatte sich der Kongress der Deutschen Gesellschaft für Chirurgie die chirurgische Indikationsstellung zum zentralen Thema gemacht. Kongresspräsident *Joachim Jähne* stellte in Bezug auf die Hernien fest, dass nicht jeder Leistenbruch operiert werden müsse. Wenn die Hernie keine Schmerzen bereite und das Risiko einer Einklemmung gering sei, könne man zuwarten [17]. Spätestens seit dieser maßgeblichen Stellungnahme sind daher alle Patienten mit einer asymptomatischen Leistenhernie über die Option des „watchful waiting“ aufzuklären.

Als Hauptrisiko bei abwartendem Verhalten ist die Inkarzeration zu nennen. Es gibt nur wenige Untersuchungen zum natürlichen Verlauf einer nicht operierten Leistenhernie und dem Ausmaß des Einklemmungsrisikos. Nach den wenigen verfügbaren Zahlen liegt es bei etwa 0,3–0,4 % pro Jahr. Das Risiko ist somit als gering einzustufen. Eine Arbeitsgruppe um *Fitzgibbons* stellte in einer randomisierten Studie fest, dass Abwarten bei asymptomatischen Hernien eine gute Alternative ergibt. Nachuntersuchungen zeigten aber, dass sich im weiteren Verlauf (10 Jahre) 60 % der Patienten trotzdem operieren ließen [18,19].

Die Indikationsstellung zur Operation einer Leistenhernie bei Mann und Frau ist unterschiedlich. Bei weiblichen Leistenhernien, insbesondere Schenkelhernien (s. Kap. 4.1.3), liegt die Inkarzerationsgefahr deutlich höher als bei männlichen. Eine Indikation zur elektiven Operation ist bei der Frau deshalb immer gegeben [20] (Tab. 4.1.3).

Treffen auf einen Patienten mindestens zwei der die Verfahrenswahl bestimmenden Risikofaktoren zu (s. Tab. 4.1.3), so ist die Indikation zu einem Netzverfahren bereits präoperativ in Betracht zu ziehen [21]. Intraoperative Faktoren wie Herniengröße und -lokalisation kommen im Rahmen eines „Tailored Approach" hinzu. Bei kleinen und mittelgroßen lateralen Leistenhernien (EHS-Klassifikation L1 und L2) und ohne patientenindividuelle Risikofaktoren sind Nahtverfahren (*Shouldice, Desarda*) auch heute noch eine gute und sichere Alternative. Bei jungen Patienten und kleinen medialen Hernien vom Klassifikationstyp M1- und M2-Hernien muss ebenfalls keine obligatorische Netzimplantation erfolgen. Dagegen sollte bei großen medialen Hernien (EHS-Typ: M3) immer ein Netzverfahren zur Anwendung kommen.

Tab. 4.1.3: Indikationsstellung und Sektor- und Verfahrenswahl bestimmende Risikofaktoren bei Leistenhernien des Erwachsenen.

Indikationsstellung
– asymptomatisch → Mann → Abwarten in Betracht ziehen und aufklären
→ Frau ↘
elektive OP
– symptomatisch, reponibel ↗
– symptomatisch, irreponibel → dringliche, ggf. notfallmäßige OP
Sektorwahl (ambulant / stationär)
– allgemeine Risikofaktoren – ASA-Klassifikation, Narkosefähigkeit, Compliance
– häusliche Versorgung und Transport
– räumliche Entfernung (Erreichbarkeit bei Komplikationen)
Verfahrenswahl bestimmende Risikofaktoren
– familiäre Belastung mit Leisten- oder anderen Bauchwandbrüchen
– andere Hernien in der Patientenanamnese
– Rezidiv
– Alter > 50 Jahre
– Nikotinabusus

Den Autoren ist bewusst, dass ihre Empfehlungen mit den Leitlinien der European Hernia Society nicht deckungsgleich sind. Allerdings fällt die Evidenzlage, auf der die Leitlinien beruhen, keineswegs so eindeutig aus, dass ein Abweichen nicht zu rechtfertigen wäre. Die EHS-Guidelines selbst berücksichtigen die sich aus dem EHS-Klassifikationsschema ergebenden Differenzierungsmöglichkeiten in Bezug auf die operative Versorgung nicht (vgl. Tab. 4.1.2).

Nur wenige Patienten scheiden für eine ambulante Leistenbruchoperation aus. Die **Kontraindikationen** sind:

- ASA-IV-Patienten,
- instabile ASA-III-Patienten,
- häusliche Versorgung und Transport nicht gesichert,
- fehlende Compliance des Patienten,
- ausgeprägte Adipositas (BMI ≥ 35–40).

4.1.2.5 OP-Methoden

Für die Leistenhernienreparation stehen heute zahlreiche Netz- und Nahtverfahren zur Verfügung. Für ein maßgeschneidertes Vorgehen sollte der Operateur mindestens ein Naht- und zwei Netzverfahren im Repertoire haben. Offene Operationsmethoden sind der Standard für die ambulante Leistenbruchoperation. Endoskopische Verfahren, insbesondere die totale extraperitoneale Netzplastik (TEP), sind ambulant möglich, werden aber mit Ausnahme von integrierten Versorgungsverträgen bei ambulanter Leistungserbringung in Deutschland im Vergütungssystem nicht kostendeckend abgebildet. Die transabdominale präperitoneale Netzplastik (TAPP) beinhaltet die Gefahr von Majorkomplikationen (Darmverletzungen, Blutungen aus großen Gefäßen, kardiopulmonalen Problemen durch das Pneumoperitoneum) [22]. Jede Methode hat ihre Vor- und Nachteile. Bisher ist kein Verfahren beschrieben worden, das allen anderen eindeutig überlegen wäre (s. Tab. 4.1.4).

Tab. 4.1.4: Operationsmethoden der Leistenhernie des Erwachsenen 2015.

Offene Verfahren (für ambulante Operationen geeignet)	
mit Naht	**mit Netz**
– Bassini – Shouldice – Desarda – Mc Vay – u.v.a.	– Lichtenstein – Plug & Patch – Gilbert – TIPP[a] – TREPP[b] – ONSTEP[c] – u.v.a.
Endoskopische Verfahren (für ambulante Operationen nur bedingt geeignet) **immer mit Netz**	
– TAPP[d] – TEP[e]	

[a]TIPP = **T**rans**i**nguinale **p**räperitoneale **P**atchplastik [b]TREPP = **T**rans**re**ctus Sheath **p**re**p**eritoneal Technique [c]ONSTEP = **O**pen **n**ew **s**implified **t**otally **e**xtra**p**eritoneal inguinal hernia repair
[d]TAPP = **T**rans**a**bdominale **p**räperitoneale **P**atchplastik [e]TEP = **T**otal **e**xtraperitoneale **P**atchplastik

4.1.2.6 Spezielle OP-Techniken

Nahttechniken

Bassini-Technik

„Eine echte Heilung des Leistenbruches scheint nur möglich durch die Neubildung einer starken hinteren Wand des Leistenkanals, die zugleich dessen schräge Lage wiederherstellt. Es musste eine Wand sein, die niemals wieder dem Druck der Eingeweide weichen konnte. Sie sollte daher aus kräftigem Muskelgewebe bestehen.“ Dieses Prinzip *Bassinis*, welches er 1889 formulierte, bildet die Basis der Hernienchirurgie bis heute.

Moderne Reparaturtechniken beschränken sich allerdings nicht mehr auf körpereigene Gewebestrukturen (Muskulatur, Ligamente, Faszien), sondern verschließen und/oder verstärken Bruchlücke und Leistenregion mit Hilfe von Kunststoffimplantaten [23–25] (Abb. 4.1.2).

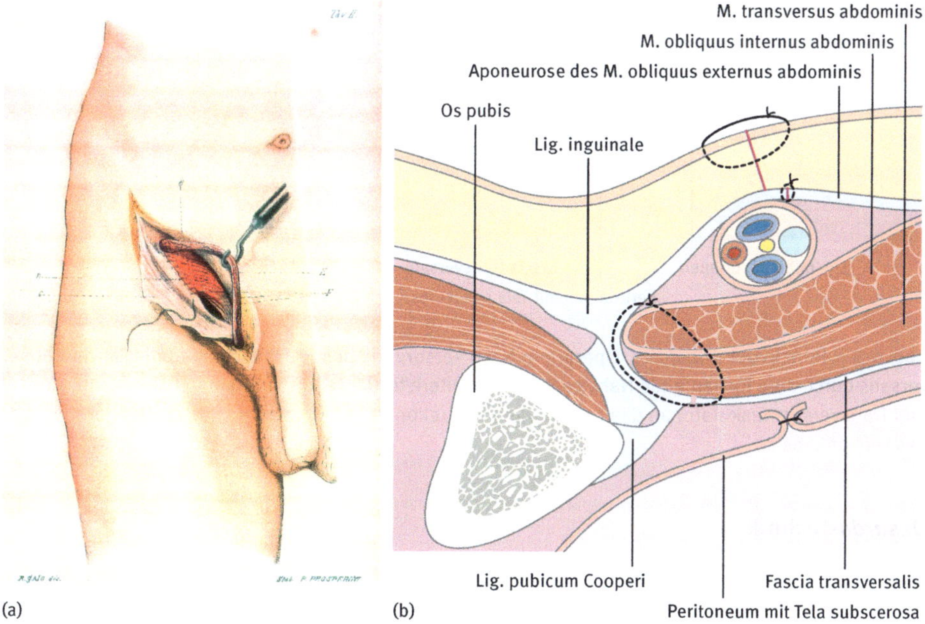

Abb. 4.1.2: **(a)** Naht der Muskelschichten an das Leistenband (Originalzeichnung aus Monographie *„Nuovo Metodo Operativo per la cura Dell' Ernia Inguinale“ pel Dott. Edoardo Bassini*, Universitätsbibliothek Padua 1889), **(b)** Prinzip der *Bassini*-Technik: Nach Versorgung des Bruchsacks wird die Fascia transversalis gespalten. Anschließend erfolgen die Rekonstruktion und Verstärkung der Hinterwand des Leistenkanals mit durchgreifenden Einzelnähten, die Faszie, Transversus- und Internusmuskel zusammengefasst an das Leistenband fixieren.

Shouldice -Technik

Das *Shouldice*-Verfahren stellt bis heute das Referenzverfahren dar, an dem sich alle anderen Verfahren zu messen haben. Ein *Cochrane*-Review ergab, dass die Shouldice-Technik das beste offene Verfahren ohne Netzimplantat ist. Die Technik wird seit 1954 an der Shouldice Klinik in Toronto standardisiert durchgeführt. Die Rezidivrate der kanadischen Klinik liegt unter 2 % [26–30](Abb. 4.1.3).

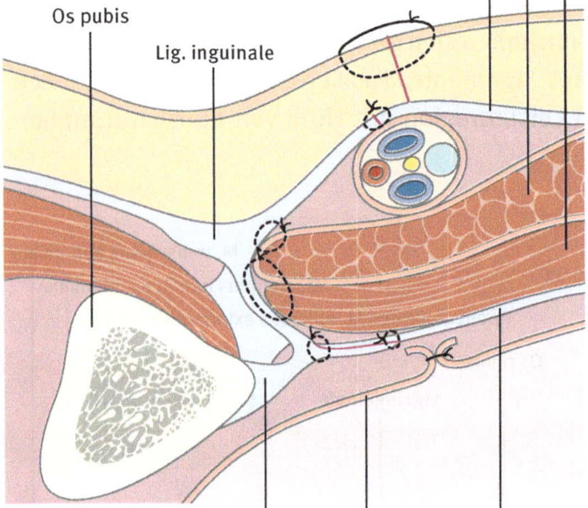

Abb. 4.1.3: Prinzip der *Shouldice* -Operation: Nach Versorgung des Bruchsacks wird die Fascia transversalis durch eine fortlaufende Naht gedoppelt. Weitere fortlaufende Nahtreihen fixieren Internus- und Transversusmuskulatur an das Leistenband und rekonstruieren bzw. verstärken die Hinterwand des Leistenkanals.

Desarda-Technik

Die aus Indien stammende netzfreie *Desarda*-Technik findet seit ihrer Erstbeschreibung im Jahr 2001 zunehmend Verbreitung. Die Verstärkung der Hinterwand des Leistenkanals erfolgt mit einem Faszien-Lappen, der aus der Externusaponeurose gebildet wird. In randomisierten Studien wurden gleich gute Ergebnisse wie mit der *Lichtenstein*-Netztechnik ermittelt [31–33] (Abb. 4.1.4).

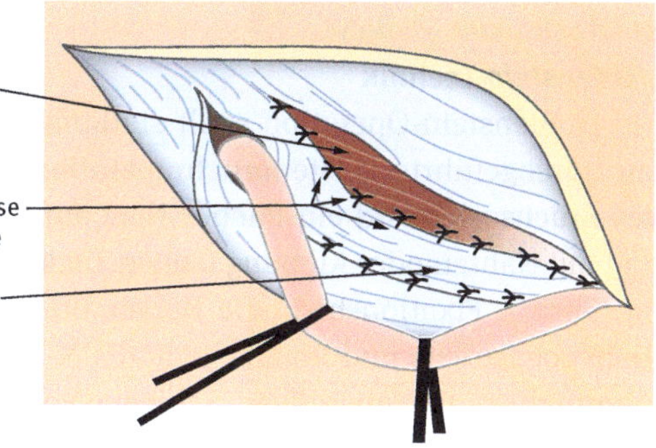

Abb. 4.1.4: Prinzip der *Desarda*-Operation: Nach Versorgung des Bruchsacks erfolgt die Verstärkung der Hinterwand des Leistenkanals mit einem Faszien-Lappen, der aus der Externusaponeurose gebildet wird.

***Lotheissen-McVay*-Technik**

Bei dem *Lotheissen-McVay*-Verfahren handelt es sich um eine Nahttechnik, mit der bei der Leistenbruchoperation die femorale Lücke zusammen mit der lateralen und medialen Lücke am sichersten mit verschlossen wird. Transversalisfaszie, M. transversus abdominis und ggf. auch Anteile des M. obliquus internus werden durch Einzelknopfnähte mit dem Lig. *Cooperi* und der kaudalen Transversalisfaszie vernäht. Dorsale Anteile des Lig. inguinale können mitgefasst werden. Besonderes Augenmerk ist auf die Vermeidung einer Einengung der V. femoralis zu legen. Das Verfahren findet heute allerdings nur noch selten Anwendung [34] (Abb. 4.1.5).

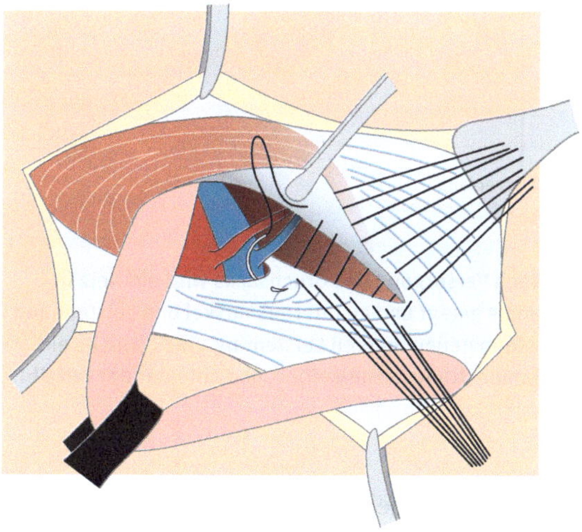

Abb. 4.1.5: Prinzip der *Lotheissen-McVay*-Operation: Nach Versorgung des Bruchsacks werden die Schichten der vorderen Bauchdecke an das *Cooper*-Band, das sog. Ligamentum pubicum superius, anstelle des Leistenbands genäht. McVay modifizierte das Vorgehen nach Lotheissen und führte zusätzlich eine Entlastungsinzision der vorderen Rektusscheide in das Operationsverfahren ein.

Netztechniken – offene

Lichtenstein-Technik

Die Lichtenstein-Operation stellt stationär und ambulant die weltweit am häufigsten durchgeführte Leistenbruchreparation dar. Nach Präparation und Versorgung des Bruchsacks wird ein flaches Netz auf die Hinterwand des Leistenkanals gelegt und mit Nähten oder Klebung (selten Tacker) fixiert. Auch selbsthaftende Netze sind im Einsatz. Fixationsbedingte Nervenalterationen, insbesondere im Verlauf des N. iliohypogastricus und Ramus genitalis N. genitofemoralis, können nicht selten zum chronischen, postoperativen Schmerzsyndrom führen. Ein weiterer Nachteil wird darin gesehen, dass sich das Netzimplantat in Onlay-Position, d. h. nicht im Präperitonealraum, befindet [35,36] (Abb. 4.1.6).

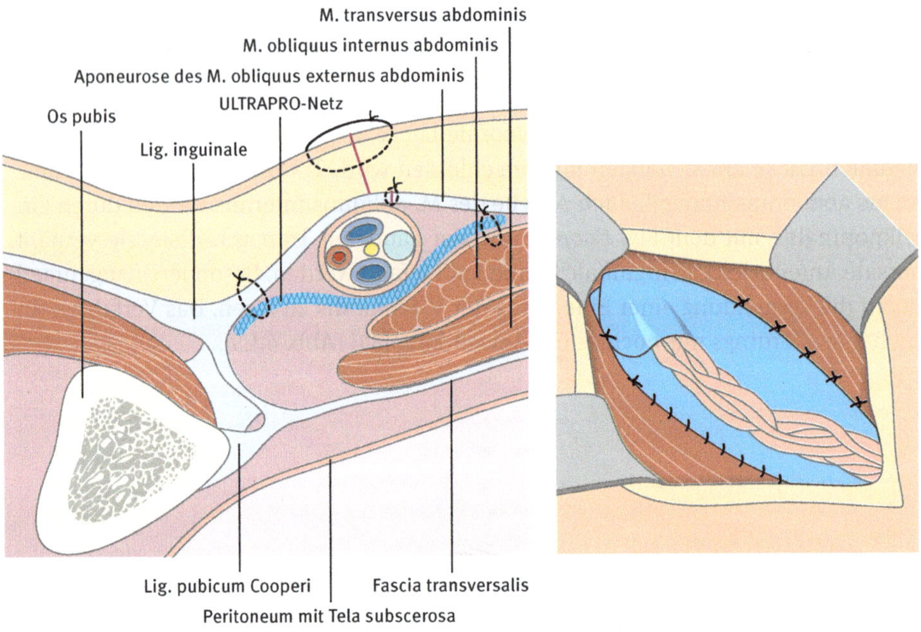

Abb. 4.1.6: Prinzip der *Lichtenstein-Operation*: Nach Versorgung des Bruchsacks wird ein Netz in Onlay-Position auf die Hinterwand des Leistenkanals gelegt und an Internusmuskel und Leistenband durch Nähte fixiert. Lateral bildet das Implantat einen neuen inneren Leistenring. Dazu wird es eingeschnitten. Die Netzschenkel werden um den Samenstrang herumgeführt und miteinander vernäht.

Plug & Patch-Technik

Bei der Plug & Patch-Operation nach *Rutkow* handelt es sich um das weltweit am weitesten verbreitete Verfahren im ambulanten Bereich. Ein Plug & Patch-Netzsystem besteht aus zwei Netzen: einer dreidimensionalen Netzplombe, dem Plug, und einem zusätzlichen Flachnetz, dem Onlay-Patch. Der Plug bewirkt den Bruchlückenverschluss und wird wie bei den endoskopischen Methoden im präperitonealen Raum positioniert. Das Onlay-Patch liegt analog zur Lichtenstein-Technik auf der Hinterwand des Leistenkanals, wird aber im Gegensatz dazu nicht durch Nähte fixiert. Das relativ einfach anzuwendende Verfahren hat sich nach seiner Einführung Anfang der 1990er Jahre rasch verbreitet. Nach derzeitiger Datenlage ist es gegenüber anderen Verfahren gleichwertig [37–43].

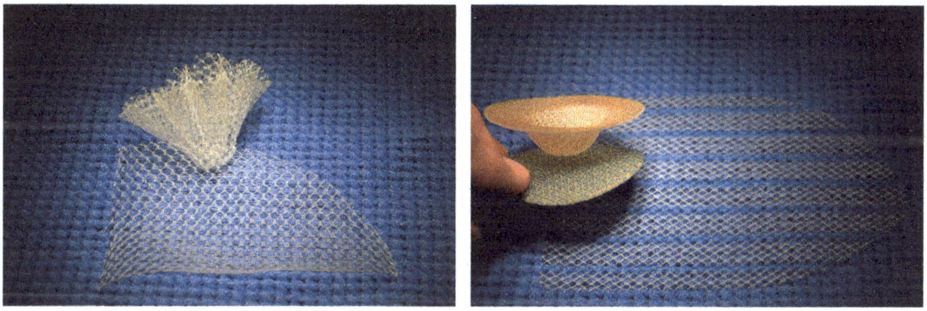

(a) (b)

Abb. 4.1.7: Plug & Patch-Netzsysteme bestehen aus Netzplombe und Onlay-Netz. Die Netzplombe verschließt die Bruchlücke. Das Onlay-Netz verstärkt die Hinterwand des Leistenkanals (a. und b.) (Bild © M. Pöllath). **(a)** *Perfix®Light* Plug & Patch – Netzsystem (nicht resorbierbar), **(b)** *Ultrapro®* Plug & Patch – Netzsystem (teilresorbierbar).

Gilbert-Technik

Auch bei der Gilbert-Technik kommen dreidimensionale Netze zur Anwendung. Sie haben einen posterioren (präperitonealen) und anterioren Anteil, die durch einen schmalen Netzzylinder (Konnektor) miteinander verbunden sind. Diese Produkte entsprechen einem abgewandelten Plug & Patch-System. Es gibt zwei Varianten: ein schwergewichtiges, kleinporiges (*Prolene®* Hernia System – PHS), das kaum noch in Gebrauch ist, und ein leichtgewichtiges, großporiges teilresorbierbares (*Ultrapro®* Hernia System – UHS). Die Platzierung erfolgt transinguinal und entweder lateral der epigastrischen Gefäße (laterale Hernien) oder nach Eröffnung der Transversalisfaszie medial im präperitonealen Raum (mediale Hernien). Der Onlay-Anteil wird analog zur Lichtenstein-Operation platziert. Das Verfahren eignet sich besonders für große laterale und mediale Bruchgebilde und kombinierte Leistenhernien [44–47].

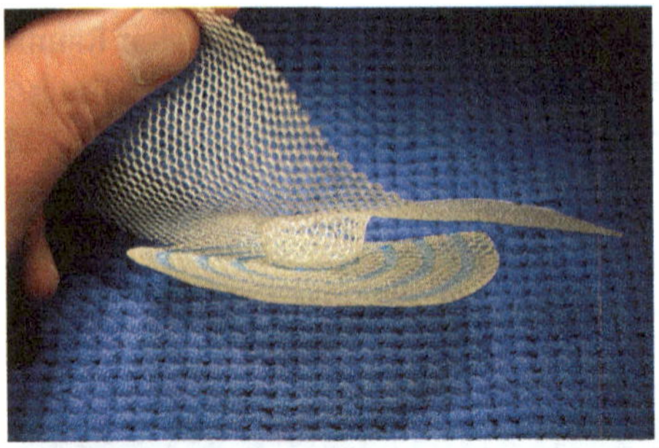

Abb. 4.1.8: Netzimplantat für die *Gilbert*-Operation: Das Netz hat einen posterioren (präperitonealen) und anterioren Anteil. Durch einen Netzzylinder (Konnektor) sind die beiden Flachnetze miteinander verbunden. Abgebildet ist das leichtgewichtige und teilresorbierbare *Ultrapro*®Hernia System (UHS) (Bild © M. Pöllath).

TIPP-, TREPP-, ONSTEP-Technik

Im Gegensatz zu den vorherigen Methoden, bei denen die Implantate in der präperitonealen (posterioren) und/oder anterioren Schicht (Onlay-Position) liegen, wird bei der transinguinalen präperitonealen Patchplastik (**TIPP** n. *Pelissier*) ein durch einen Memoryring sich selbst entfaltendes vorgefertigtes Netz ausschließlich im präperitonealen Raum positioniert. Ideale Indikationen sind große mediale Hernien mit insuffizienter Hinterwand des Leistenkanals, kombinierte Hernien („Sattelhernien") und Gleithernien. Die gesamte Leistengegend wird abgedeckt (mediale, laterale und femorale Bruchpforte). Fixierungsnähte sind oft nicht erforderlich [48,49].

Die **TREPP**-Technik (Transrectus sheath preperitoneal) stellt eine Modifikation des TIPP-Verfahrens dar. Das gleiche Netz wird transrektal, d. h. über die Rektusmuskulatur, in den präperitonealen Raum eingebracht. Durch die Umgehung des Leistenkanals wir jedweder Nervenkontakt vermieden und die Gefahr eines chronischen Schmerzsyndroms minimiert [50,51].

Bei der **ONSTEP**-Technik (Open new simplified totally extraperitoneal inguinal hernia repair) wird durch einen sehr kleinen Zugang (zwei Querfinger kranial der Symphyse und gleich weit lateral der Mittellinie) der mediale Anteil des gleichen Netzes, das auch bei der TIPP- und TREPP-Technik zum Einsatz kommt, transfaszial (Faszia transversalis) in das Spatium Retzii hinter dem Os pubis eingebracht. Der laterale Anteil kommt zwischen Internus- und Externusmuskulatur zu liegen. Bei lateralen Hernien muss der Bruchsack sorgfältig präpariert und reponiert werden. Auch diesem Zugang liegt die Absicht zugrunde, mit den Nerven des Leistenkanals nicht in Konflikt zu geraten [52,53] (Abb. 4.1.9).

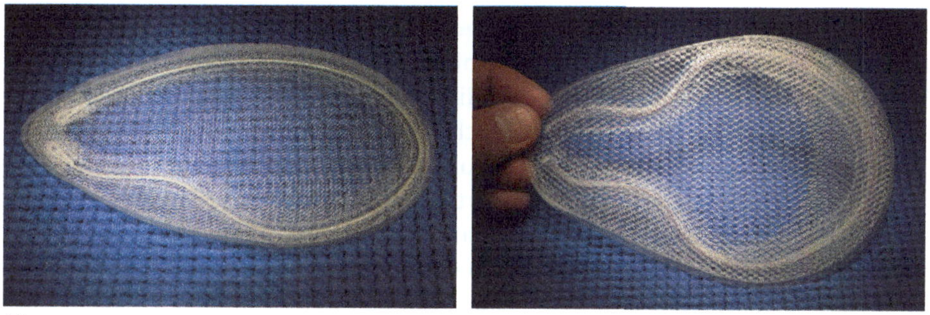

(a) (b)

Abb. 4.1.9: Netzimplantate für Leistenbruchoperationen mit ausschließlicher (TIPP, TREPP) oder nahezu ausschließlicher (ONSTEP) Positionierung des Netzimplantats im präperitonealen Raum durch einen transinguinalen, transrektalen oder pararektalen Zugang (a. und b.) (Bild © M. Pöllath). **(a)** *Polysoft*® Patch (nicht resorbierbarer Memory-Ring), **(b)** *Onflex*® Mesh (resorbierbarer Memory-Ring).

Wertung der offenen Netztechniken

Sowohl die Gilbert- als auch die Plug & Patch-Technik lassen sich mit einer vergleichbaren Ergebnisqualität durchführen, so dass sie 2014 im Update der Guidelines der European Hernia Society als gleichwertig zum Lichtenstein-Verfahren betrachtet wurden. Alle anderen offenen präperitonealen OP-Techniken sind in der derzeitigen Fassung der Leitlinien aufgrund der nur geringen Evidenzlage nicht erwähnt [54,55].

Netztechniken – endoskopische

Bei der transabdominalen präperitonealen Patchplastik (TAPP) erfolgt die Netzplatzierung über einen transabdominalen Zugang. Das Peritoneum wird eröffnet und nach Einsetzen des Netzes wieder verschlossen. Der Peritonealverschluss hat mit größter Sorgfalt zu erfolgen, um einen Kontakt der Eingeweide mit dem Netz zu verhindern. Die total extraperitoneale Patchplastik (TEP) vermeidet den Weg durch die freie Bauchhöhle. Sie schafft sich einen künstlichen, präperitonealen Arbeitskanal vom Nabel zur Leiste, um dann im Leistenbereich die Hernienversorgung durchzuführen Auch sie positioniert ihr Netz im Präperitoneum. Sie ist mit geringeren Komplikationen behaftet als die TAPP. Beide Verfahren werden überwiegend im stationären Bereich angewendet.

Die endoskopischen Verfahren platzieren ihre Netze immer präperitoneal. Die simultane Versorgung doppelseitiger Hernien ist erleichtert. Diesem Vorteil der offenen Verfahren steht als Nachteil gegenüber, dass mit der Entscheidung für ein endoskopisches Vorgehen unumkehrbar auch eine Entscheidung für ein Netzimplantat gefallen ist. Ein intraoperatives „Tailoring“ (Naht- anstelle Netzverfahren) ist nicht mehr möglich. Hinzu kommt, dass endoskopische Netztechniken eine deutlich höhere Lernkurve aufweisen (> 100 Eingriffe) als die offenen Techniken [56,57].

Komplikationen und Komplikationsmanagement

Komplikationen nach ambulanten Leistenbruchoperationen sind selten. Das hohe Maß an Sicherheit hat dazu geführt, dass die ambulante Operation in vielen Ländern zum Standard geworden ist. Grundsätzlich können ambulant jedoch die gleichen Komplikationen auftreten wie bei der stationären Leistungserbringung.

Notfälle sind Komplikationen mit sofortigem oder dringlichem Handlungsbedarf. Intra- und unmittelbar postoperative Notfälle noch am Operationstag treten äußerst selten auf. Notfälle mit Bedrohung der Vitalparameter sind in chirurgische und anästhesiologische Notfälle zu unterscheiden. Auf chirurgischem Gebiet können Blutungen (Bsp.: inferiore epigastrische Gefäße – „corona mortis") zum sofortigen Handeln zwingen. Auf anästhesiologischem Gebiet sind gegebenenfalls Respirationstrakt (Aspiration und andere Atemwegsverlegungen) und/oder Herz-Kreislauf-System (Hypotonie, Bradykardie) betroffen. Vital bedrohlich werden können allergische Reaktionen auf Medikamente (Bsp.: anaphylaktischer Schock nach Novaminsulfon- oder Antibiotikagaben).

Kein Patient darf aus einer ambulanten Operationseinrichtung entlassen werden, solange nicht sichergestellt ist, dass narkose- oder chirurgiebedingte Notfallsituationen ausgeschlossen sind. Die Nachbeobachtungszeit im Aufwachraum liegt nach Leistenbruchoperationen bei etwa zwei Stunden. Kreislaufbedingte Hypotonien mit Kollaps nach Entlassung sind dennoch nicht auszuschließen. Nach Allgemein-, aber auch nach Regionalanästhesien ist es daher zwingend erforderlich, den Operierten von einer Bezugsperson transportieren bzw. begleiten und ihn in den ersten zwölf (bis 24) Stunden nicht alleine zu lassen.

Letale Verläufe nach ambulanten Hernienoperationen als schwerste Folge eines Notfalls stellen eine absolute Rarität dar. In einer großen dänischen Multicenterstudie, in der fast 60.000 ambulante Operationen (diverse Eingriffe inkl. Hernien) zur Auswertung kamen, wurden keinerlei Todesfälle beobachtet [58,59].

Die **Frühkomplikationsrate** bewegt sich im niedrigen einstelligen Bereich. Meist kommt es zu Hämatomen oder Seromen, sehr selten zu Infektionen. Die Infektionsrate nach Leistenbruchoperationen liegt unter 0,5 %. In einer Auswertung des Ambulanten Krankenhaus-Infektions-Surveillance-Systems (AMBU-KISS, 2010–2014) betrug die Infektionsrate bei 37.067 Leistenbruchoperationen 0,16 % (s. Tab. 4.1.5).

Spätkomplikationen, die mit den Parametern Rezidiv und Häufigkeit des chronischen Schmerzes gemessen werden, sind methoden- und vor allem operateurabhängig. Der ambulante Sektor weist hier einen strukturellen Vorteil gegenüber dem stationären Bereich auf, weil ambulante Operateure durch geringere Personalstärke in ihren Einrichtungen auf höhere Pro-Kopf OP-Zahlen kommen. Bei Leistenhernien erreichen erfahrene Operationsteams methodenunabhängig Rezidivraten von unter 1 %. Entscheidend für die kurz- und langfristige Ergebnisqualität ist dementsprechend eher der Chirurg, weniger die Technik [7].

Tab. 4.1.5: Infektionsrate nach ambulanten Leistenbruchoperationen (AMBU-KISS – Krankenhaus-Infektions-Surveillance-System zur Erfassung von postoperativen Wundinfektionen in Einrichtungen für Ambulantes Operieren. Berechnungszeitraum: Januar 2010–Dezember 2014).

OP-Art	Anzahl Teilnehmer	Anzahl OP	Anzahl Infektionen	Infektionsrate gepoolt** %
Leistenhernien*	96	37.067	61	0,16

* mit und ohne Netz ** gepoolter arithmetischer Mittelwert

Tab. 4.1.6: Chirurgische Komplikationen nach offenen Leistenbruchoperationen.

Frühkomplikationen (Tag 0 – 30)	**Spätkomplikationen** (> 30 Tage)
– Hämatom	– Chronischer Schmerz*
– Serom	– Rezidiv
– Wundinfektion	– Sensibilitätsstörungen
– Hodenischämie	– Fertilitätsstörungen
– Harnverhalt	
– u.a.	

* Internationale Definition „Chronischer Schmerz“ nach Leistenbruchoperation: Postoperative Schmerzen, die länger als 2 – 3 Monate anhalten. Der chronische Schmerz kann auch zu einem späteren Zeitpunkt, d.h. nach einem beschwerdefreien Intervall einsetzen.

Hämatombildungen im Operationsgebiet sind relativ häufig. Sie sind meist auf die Leiste begrenzt, können aber auch bis in den Genitalbereich reichen. Der Patient sollte auf die Möglichkeit von Hämatomverfärbungen hingewiesen werden. Die Resorption erfolgt spontan. Nur größere Koagelansammlungen im Wundbereich machen eine chirurgische Ausräumung erforderlich (Sonographie). Der kleine Eingriff kann rasch und in Lokalanästhesie erfolgen.

Serome treten als Ausdruck einer Gewebereaktion auf das Implantat auf oder sind Residuum eines schon weitgehend resorbierten Hämatoms. Auch sie sind selten. Die spontane Rückbildungsrate fällt hoch aus, so dass Abwarten immer gerechtfertigt ist.

Oberflächliche **Wundinfekte** lassen sich durch die Gabe eines Antibiotikums und antiseptische Verbände beherrschen. Tiefe, putride Infektionen müssen eröffnet werden. Die offene Wundbehandlung führt zu schneller Heilung. Bei sofortigem Handeln des Operateurs verlängert sich die Rekonvaleszenzzeit des Patienten meist nur um wenige Tage.

Großporige Netzimplantate, die heute den Standard bilden, müssen selbst bei eitriger und tiefer Infektion nicht entfernt werden. Entscheidend sind breite Eröffnung, Ausräumung und Offenlassen des Wundgebiets. Nur bei lange anhaltenden oder rezidivierenden Infekten ist die Netzexplantation unvermeidlich. Sie stellt aber eine Ausnahme dar.

Postoperative Hodenschwellungen oder -schmerzen sind meist Ausdruck einer **ischämischen Orchitis**, die in eine Hodenatrophie münden kann. Sie gehören zu den sehr seltenen Frühkomplikationen und können nach Rezidiveingriffen auftreten, insbesondere wenn bei der Voroperation der Kremastermuskel reseziert und der Samenstrang stark skelettiert wurde. Therapeutisch erhält der Patient Ibuprofen für acht bis zehn Tage. Gleichzeitig sind kühlende Maßnahmen und die Hochlagerung des Hodens zu empfehlen.

Chronische Schmerzen nach einer Leistenbruchoperation stellen kein neues Krankheitsbild dar. Als Postherniotomie-Syndrom ist die Problematik schon seit Beginn der neuzeitlichen Hernienchirurgie bekannt. Verschoben hat sich nur die Gewichtung. Infolge der kontinuierlichen Senkung der Rezidivraten in den letzten Jahrzehnten hat der chronische Schmerz als Langzeitproblem an Bedeutung zugenommen und das Rezidiv vom ersten Platz der Spätkomplikationen verdrängt.

Die Inzidenzangaben in der Literatur schwanken und erreichen oft 20 % und mehr. In einer randomisierten Langzeitstudie stellten *Nienhuijs* und *Rosman* fest, dass acht Jahre nach offener Leistenbruchoperation mit Netzen 23 % der Patienten an chronischen Schmerzen litten. Interessanterweise traten bei 8 % dieser Patienten die Schmerzen erst zu einem späteren Zeitpunkt auf. 15 % beklagten ein seit der Operation durchgehendes Schmerzproblem. In dieser Studie wurden die häufigsten Operationstechniken in der offenen Hernienchirurgie verglichen. Sie zeigten keine signifikanten Unterschiede hinsichtlich der Schmerzrate. Erfreulicherweise nahm das Schmerzniveau im Lauf der Zeit in allen Vergleichsgruppen ab [60].

Therapeutisch sollten bei der Behandlung des chronischen Schmerzsyndroms alle konservativen Möglichkeiten ausgeschöpft werden (standardisierte, lokale Infiltrationen, orale Gabe von Analgetika u. a.). Im Wissen um die Tendenz zur spontanen, allmählichen Besserung gilt es, den „Selbstheilungskräften" des Patienten Zeit zu geben. Netzexplantationen sind als „Ultima Ratio" einzustufen.

Die **Rezidivraten** nach Operation einer primären Leistenhernie bewegen sich heute in spezialisierten Einrichtungen zwischen 0,5 und 2 %. Allerdings akkumulieren sie im zeitlichen Verlauf. Das gilt sowohl für einzelne Operationstechniken als auch in der Gesamtbetrachtung aller Operierten, d. h. über alle Methoden hinweg. Beim Vergleich von Rezidivraten ist deshalb die Länge der Nachbeobachtungszeit ganz entscheidend.

Die Einführung der Netztechnologien hat im Vergleich zur *Shouldice*-Nahttechnik zu einer nahezu 4-fachen Verminderung des Rezidivrisikos geführt (*Cochrane*-Metaanalyse, Odds Ratio 3,80, 95 % Konfidenz-Intervall 1,99–7,26). Endoskopische Methoden weisen keine Vorteile in Bezug auf den Parameter Rezidiv auf. Aktuelle Studien, die endoskopische Leistenbruchoperationen mit der Lichtenstein-Operation als häufigster, offener Netzmethode verglichen haben (*gepoolte Daten aus sieben Studien, Follow-up > 4 Jahre*), favorisieren den offenen Netzeingriff [54].

Therapeutisch bleibt beim Rezidiv nur die erneute Operation. In den Guidelines der European Hernia Society wird für das Rezidiv die offene Netzoperation oder der endoskopische Eingriff empfohlen. Demnach sollte bei offen voroperierten Patienten das endoskopische Vorgehen und bei endoskopisch Voroperierten ein anteriorer (offener) Zugang gewählt werden.

Sensibilitätsstörungen in der Leistenregion nach Hernienoperation sind Folge von intraoperativen Nervenverletzungen oder gezielten -resektionen, die in der Absicht, einem chronischen Schmerzsyndrom vorzubeugen, durchgeführt wurden. Davon ist dringend abzuraten. Diese Taktik ist nicht patientenorientiert. Bei schonender Operationstechnik können die Leistennerven fast immer erhalten werden.

Postoperative **Fertilitätsstörungen** treten sehr selten auf. Um sie zu erzeugen, müssen Samenleiter und Blutversorgung der Hoden geschädigt werden. Die Gefahr dafür steigt bei mehrfachen und dann auch bilateralen Eingriffen, insbesondere bei Rezidiven. Ob Netzimplantate die Fertilität beeinträchtigen, ist nicht abschließend geklärt. Aber auch hier gilt, dass eine saubere, anatomieerhaltende Präparation die wichtigste Maßnahme zur Prävention ist. Aus fertilitätsbezogenen Erwägungen vermeiden manche Chirurgen Netzimplantate bei jungen Männern.

4.1.2.7 Spezielle Tipps

Präoperative Aufklärung und Risikoabklärung

- Nicht eingeklemmte Leistenhernien verursachen keine Schmerzen im eigentlichen Sinn, sondern höchstens schmerzhafte Missempfindungen. Werden vom Patienten präoperativ **Schmerzen** angegeben, sollte im Aufklärungsbogen **dokumentiert** werden, dass auch postoperativ wieder Schmerzen auftreten können. „Schmerzpatienten“ sind dafür prädestiniert.
- **Thromboseprophylaxe** mit niedermolekularen Heparinen ist bei kurzdauernden Eingriffen (≤ 30 Min.) nicht erforderlich (*deutsche S3-Leitlinie zur Prophylaxe venöser Thromboembolien, finale Version vom 18. März 2009*). Aus medikolegalen Gründen **raten wir** jedoch **dazu**. Hinzu kommt, dass die durchschnittliche Operationszeit bei einer Leistenbruchoperation eher bei 45–60 als bei 30 Minuten liegt.

Intra-, peri- und postoperative Aspekte

- **Präoperatives Anzeichnen** der geplanten Hautinzision ist unerlässliche Voraussetzung für einen kurzen Hautschnitt. Bei schlanken Patienten können Schnittlängen von 3,5–4 cm genügen, um den Eingriff durchzuführen. Der modernen Zielsetzung einer minimalen Invasivität wird so auch beim offenen Vorgehen Rechnung getragen. Dafür hat sich in jüngerer Zeit der Begriff **„mini-open“** etabliert.

- Trotz **Allgemeinanästhesie** erhält der Patient zusätzlich **Lokalanästhetika** durch den Operateur (z. B. *Ropivacainhydrochlorid* 7,5 mg/ml). Daraus ergeben sich folgende Vorteile:
  - Die Allgemeinanästhesie kann geringer dosiert werden.
  - Der Patient erreicht schneller das volle Bewusstsein wieder. Die Nachbeobachtungszeit im Aufwachraum wird verkürzt.
  - Am Operationstag besteht lang anhaltende Schmerzfreiheit.
- Es gibt keine ausreichenden Belege dafür, dass **prophylaktische**, präoperative **Antibiotikagaben** (Single shot) die Rate der bereits sehr niedrigen Wundinfektionsraten in der ambulanten Leistenbruchchirurgie noch weiter senken. Sie werden daher im aktuellen Leitlinien-Update der Europäischen Hernien Gesellschaft **nicht empfohlen.**
- **Wunddrainagen** (*Redon*-Drainagen) sind **nicht erforderlich.**
- Die **abendliche Telefonvisite** durch den Operateur ist **sehr empfehlenswert.** Sie hat folgende Vorteile:
  - Offen gebliebene Fragen können beantwortet werden.
  - Restängste bei Patient und Angehörigen werden abgebaut.

Besonderheiten bei Rezidiv und Inkarzeration

- Bei der offenen Operation von Rezidiven haben sich dreidimensionale Netzimplantate (z. B. Mesh-Plug) bewährt. Dabei reicht es aus, präparativ auf das Bruchgebilde zu fokussieren. Die übrigen Strukturen des Leistenkanals bleiben möglichst unangetastet. Nach Freilegung von Bruchring und Reposition des Bruchgebildes wird **die Bruchlücke mit dem Netzimplantat** verschlossen. Zusätzliche Maßnahmen erübrigen sich.
- Der **minimalisierte Operationsvorgang**, der ganz bewusst auf die aufwendige Wiederherstellung der anatomischen Strukturen verzichtet, verkürzt die Eingriffsdauer und verringert die Komplikationsrate.
- **Inkarzerierte Hernien** stellen eine dringliche Operationsindikation dar. Bei Verdacht auf Gangrän besteht eine Notfallindikation. Die ambulante Leistungserbringung ist bei vermuteter Gangrän **kontraindiziert.**

Besonderheiten bei der weiblichen Leistenhernie

- Weibliche Leistenhernien sind meist **laterale Hernien.** Das Lig. rotundum kann wegen der oft innigen Verbindung mit dem Bruchsack durchtrennt werden.
- Die **Rezidivrate** ist bei weiblichen Leistenhernien **höher**, weil häufig zusätzliche Schenkelhernien vorliegen, die später als Rezidiv interpretiert werden. Tatsächlich handelt es sich dann um sog. Pseudorezidive. Deshalb sollte bei der Frau die femorale Bruchpforte intraoperativ überprüft werden.
- Es gibt **keinen Automatismus** weibliche Leistenhernie = endoskopische Operation.

Fazit

1. Moderne Leistenbruchchirurgie sollte **ambulant**, in der Regel **offen** und meist **mit Netz** erfolgen.
2. **Nahtmethoden** haben bei kleinen, insbesondere lateralen Hernien ohne Risikoprofil weiterhin ihre Berechtigung. Die grundsätzliche Überlegenheit der Netzmethoden ist in diesen Fällen nicht bewiesen.
3. **Stationäre Behandlungen** sind indiziert, wenn erhebliche **Nebenerkrankungen** die kontinuierliche Nachbetreuung des Patienten erforderlich machen.
4. Die häufigsten offenen Netztechniken (**Lichtenstein**-, **Plug & Patch**-, **Gilbert**-Technik) sind in Bezug auf Früh- und Spätergebnisse weitgehend **gleichwertig.**
5. Das **chronische Schmerzsyndrom** nach Leistenbruchoperationen hat in hohem Maß mit intra- und postoperativen **Nervenalterationen** zu tun. Der schonende Umgang mit den Leistennerven ist daher unabdingbar. Präventive Nervenresektionen und Netzfixierungen im Nervenverlauf sollten vermieden werden.
6. Die **ambulante Leistenbruchoperation** ist **sicher** und **komplikationsarm.**

Literatur

[1] Weyhe D, Winnemoller C, Hellwig A et al. § 115 b SGB V threatens outpatient treatment for inguinal hernia. Analysis of outcome and economics. Chirurg 2006, 77(9), 844–855.

[2] Wennberg JE. Time to tackle unwarranted variations in practice. BMJ 2011, 342, 687–690.

[3] Klemperer D, Robra BP. John Wennberg – Wegbereiter einer patientenorientierten Medizin. Dt Aerztebl 2014, 111(4), 118–120.

[4] Leiß O. Kein L'art pour l'art, sondern zum Nutzen der Patienten. Dt Aertzebl 2015, 112(4), 130–132.

[5] Hair A, Duffy K, Mc Lean J et al. Groin Hernia Repair in Scotland. Br J Surg 2000, 87, 1722–1726.

[6] Toftgaard C. Day surgery activities. International survey on ambulatory surgery conducted 2011. Amb Surg 2012, 17.3, 53–63.

[7] Soleimanian A. Die Qualität hängt am Chirurgen, nicht an der Technik. Dt Aerztebl 2008, 105(40), 2080–2082.

[8] Primatesta P, Goldcare MJ. Inguinal hernia repair: incidence of elective and emergency surgery, readmission and mortality. Int J Epidemiol 1996, 25, 835–839.

[9] Pöllath M. Leistenhernienchirurgie: Patientenorientierte Versorgung – Befindet sich Deutschland auf einem Irrweg? Chir Mag 2014, 69, 40–43.

[10] Koch A, Lorenz R, Meyer F, Weyhe D. Hernia repair at the groin – who undergoes which surgical intervention? Zentralbl Chir 2013, 138(4), 410–417.

[11] Benchmarking in der Patientenversorgung, Bekanntmachung des Bundesministeriums für Gesundheit im Rahmen des Modellprogramms zur Förderung der Medizinischen Qualitätssicherung erschienen im Bundesanzeiger Nr. 147 vom 09.08.2002.

[12] Schumpelick V, Arlt G, Steinau G. Hernienchirurgie: Leistenhernien bei Erwachsenen und Kindern. Dt Aerztebl 1997, 97(48), 3268–3276.

[13] Miserez M, Alexandre JH, Campanelli G et al. The European hernia society groin hernia classification: simple and easy to remember. Hernia 2007, 11, 113–116.

[14] Simons MP, Aufenacker T, Bay-Nielsen M et al. European Hernia Society guidelines on the treatment of inguinal hernia in adult patients. Hernia 2009, 13, 343–403.

[15] Gerych I, Ivankiv T, Ogurtsov O et al. Giant right groin lipoma mimicking inguinal hernia. Int J of Surg Case Reports 2015, 12, 106–107.
[16] Schweins M (†). Sportlerleiste: Weiche Leiste oder Hernie – was denn nun bitte? Chir Mag 2010, 47, 40–47.
[17] Zylka-Menhorn V. „Zu einem guten Chirurgen gehört die saubere Indikationsstellung". Dtsch Arztebl 2014, 111(16), 692–693.
[18] Fitzgibbons RJ, Giobbie-Hurder A, Gibbs JO. Watchful waiting vs repair of inguinal hernia in minimally symptomatic men – a randomized clinical trial. JAMA 2006, 295(3), 285–292.
[19] Heuvel van den B, Dwars BJ, Klassen DR et al. Is surgical repair of an asymptomatic groin hernia appropriate? A review. Hernia 2011, 15(3), 251–259.
[20] Gallegos NC, Dawson J, Jarvis M et al. Risk of strangulation in groin hernias. Br J Surg 1991, 78, 1171–1173.
[21] Junge K, Rosch R, Klinge U et al. Risk factors related to recurrence in inguinal hernia repair: a retrospective analysis. Hernia 2006, 10(4), 309–315.
[22] Müller JM. Minimal-invasive Chirurgie unter dem Blickwinkel der Evidenz basierten Medizin. Passion Chirurgie 2011, 1(11), Artikel 02_01.
[23] Bassini E. Über die Behandlung des Leistenbruchs. Arch Klin Chir 1890, 40, 429–435.
[24] Castrini G, Pappalardo G, Trentino P et al. The original Bassini technique in the surgical treatment of inguinal hernia. Int Surg 1986, 71(3), 141–143.
[25] Read RC. The centenary of Bassini's contribution to inguinal herniorrhaphy. Am J Surg 1987, 153(3), 324–326.
[26] Shouldice E. The treatment of hernia. Ontario Med Rev 1953, 20, 670–684.
[27] Amato B, Moja L, Panico S et al. Shouldice technique versus other open techniques for inguinal hernia repair. Cochrane Database Syst Rev 2012, 4, CD001543.
[28] Glassow F. The surgical repair of inguinal and femoral hernias. Can Med Assoc J 1973, 108(3), 308–313.
[29] Schumpelick V. Shouldice repair in inguinal hernia. Chirurg 1984, 55(1), 25–28.
[30] Glassow F. The Shouldice Hospital technique. Int Surg 1986, 71(3), 148–153.
[31] Desarda MP. Inguinal herniorrhaphy with an undetached strip of external oblique aponeurosis: a new approach used in 400 patients. Eur J Surg 2001, 167(6), 443–448.
[32] Szopinski J, Dabrowiecki S, Pierscinski S et al. Desarda versus Lichtenstein technique for primary inguinal hernia treatment: 3-year results of a randomized clinical trial. World J Surg 2012, 36(5), 984–992.
[33] Manyilirah W, Kijjambu S, Upoki A et al. Comparison of non-mesh (Desarda) and mesh (Lichtenstein) methods for inguinal hernia repair among black African patients: a short-term double-blind RCT. Hernia 2012, 16(2), 133–144.
[34] Klausner JM, Noveck H, Skornick Y et al. Femoral vein occlusion following Mc-Vay repair. Postgrad Med J 1986, 62(726), 301–302.
[35] Lichtenstein IL, Shulman AG. Ambulatory outpatient hernia surgery. Including a new concept, introducing tension-free repair. Int Surg 1986, 71(1), 1–4.
[36] Lichtenstein IL, Shulman AG, Amid PK et al. Hernia repair with polypropylene mesh. An improved method. AORN J 1990, 52(3), 559–565.
[37] Rutkow IM. The Perfix plug repair for groin hernias. Surg Clin N Am 2003, 83, 1079–1098.
[38] Dalenbäck J, Andersson C, Anesten B et al. Prolene Hernia System, Lichtenstein mesh and plug-and-patch for primary inguinal hernia repair: 3-year outcome of a prospective randomised controlled trial. The BOOP study: Bi-layer and connector, On-lay, and On-lay with Plug for inguinal hernia repair. Hernia 2009, 13, 121–129.
[39] Gossetti F, D´Amore L, Negro P. Mesh plug and Lichtenstein patch repairs at 12 months follow-up: no differences in outcome. Hernia 2010, 14, 227 (letter).

[40] Isemer FE, Dathe V, Peschka B et al. Rutkow Perfix-plug repair for primary and recurrent inguinal hernia – a prospective study. Surg Technol Int 2004, 12, 129–136.
[41] Millikan KW, Doolas A. A long-term evaluation of the modified mesh-plug hernioplasty in over 2000 patients. Hernia 2008, 12, 257–260.
[42] Li J, Ji Z, Li Y. Comparison of mesh-plug and Lichtenstein for inguinal hernia repair: a meta-analysis of randomized controlled trials. Hernia 2012, 16, 541–548.
[43] Zaho G, Gao P, Ma R et al. Open mesh techniques for inguinal hernia repair: a meta-analysis of randomized controlled trials. Ann Surg 2009, 250, 35–42.
[44] Gilbert AI, Graham MF. Sutureless technique: second version. Can J Surg 1997, 40(3), 209–212.
[45] Tollens T, Speybrouck S, Terry C et al. Ultrapro™ Hernia System: Toward an Ideal Solution? The Bonheiden Experience with a Partially Absorbable and Macroporous Bilayer Device. Surg Technol Int 2011, 21, 128–134.
[46] Karateke F, Ozyazici S, Menekse E et al. Ultrapro™ Hernia System versus Lichtenstein repair in treatment of primary inguinal hernias: a prospective randomized controlled study. Int Surg 2014, 99(4), 391–397.
[47] Magnusson J, Nygren J, Thorell A. Lichtenstein, Prolene™ Hernia System and Ultrapro™ Hernia System for primary inguinal hernia repair: one-year outcome of a prospective randomized controlled trial. Hernia 2012, 16(3), 277–285.
[48] Pélissier EP. Inguinal hernia: preperitoneal placement of a memory-ring patch by anterior approach. Preliminary experience. Hernia 2006, 10(3), 248–252.
[49] Sajid MS1, Craciunas L, Singh KK et al. Open transinguinal preperitoneal mesh repair of inguinal hernia: a targeted systematic review and meta-analysis of published randomized controlled trials. Gastroenterol Rep (Oxf) 2013, 1(2), 127–137.
[50] Koning GG, Andeweg CS, Keus F et al. The transrectus sheath preperitoneal mesh repair for inguinal hernia: technique, rationale, and results of the first 50 cases. Hernia 2012, 16(3), 295–299.
[51] Lange JF, Lange MM, Voropai DA et al. Trans rectus sheath extra-peritoneal procedure (TREPP) for inguinal hernia: the first 1,000 patients. World J Surg 2014, 38(8), 1922–1928.
[52] Lourenço A, da Costa RS. The ONSTEP inguinal hernia repair technique: initial clinical experience of 693 patients, in two institutions. Hernia 2013, 17(3), 357–364.
[53] Andresen K, Burcharth J, Rosenberg J. The initial experience of introducing the Onstep technique for inguinal hernia repair in a general surgical department. Scand J Surg 2015, 104(2), 61–65.
[54] Miserez M, Peeters E, Aufenacker T et al. Update with level 1 studies of the European Hernia Society guidelines on the treatment of inguinal hernia in adult patients. Hernia 2014, 18(2), 151–163.
[55] Willaert W, De Bacquer D, Rogiers X et al. Open Preperitoneal Techniques versus Lichtenstein Repair for elective Inguinal Hernias. Cochrane Database Syst Rev 2012, 11, 7, CD008034.
[56] Kockerling F, Bittner R, Jacob DA et al. TEP versus TAPP: comparison of the perioperative outcome in 17,587 patients with a primary unilateral inguinal hernia. Surg Endosc 2015.
[57] Bittner R, Montgomery MA, Arregui E et al. Update of guidelines on laparoscopic (TAPP) and endoscopic (TEP) treatment of inguinal hernia (International Endohernia Society). Surg Endosc 2015, 29(2), 289–321.
[58] Pöllath M. Der intra- und postoperative Notfall in der ambulanten Hernienversorgung. Chir Mag 2015, 74, 48–51.
[59] Majholm B, Engbaek J, Bartholdy J et al. Is day surgery safe? A Danish multicentre study of morbidity after 57,709 day surgery procedures. Acta Anaesthesiol Scand 2012, 56(3), 323–331.
[60] Nienhuijs SW, Rosman C. Long-term outcome after randomizing prolene hernia system, mesh plug repair and Lichtenstein for inguinal hernia repair. Hernia 2015, 19, 77–81.

Andreas Koch

4.1.3 Schenkelhernien

Schenkelhernien treten bei Frauen deutlich häufiger auf (70 % ♀). Sie haben ein höheres Einklemmungsrisiko als Leistenhernien. Bis zu 40 % der Schenkelhernien werden deshalb notfallmäßig operiert [1]. Im Dänischen Hernienregister lag nach Auswertung von fast 4.000 Femoralhernien die Rezidivrate nach offenen Operationen höher als die nach laparoskopischen Eingriffen (0,6 % vs. 3,4 %). Rezidive traten häufiger bei Frauen als bei Männern auf (3,4 % ♀ vs. 1,5 % ♂). Bei Rezidiven nach Leistenhernienreparationen ist der Anteil von Femoralhernien erhöht [2–5].

4.1.3.1 Definition und Klassifikation

Unter einer Schenkel- oder Femoralhernie wird ein Bauchwandbruch im Bereich der Leiste verstanden, der kaudal des Leistenbands hervortritt. Die Bruchlücke befindet sich im Bereich der Lacuna vasorum medial der Vena femoralis oder – seltener – im Bereich der Lacuna musculorum. Die Klassifizierung erfolgt nach dem Schema der Europäischen Herniengesellschaft (EHS) für Leisten- und Femoralhernien (s. 4.1.2, Tab. 4.1.2).

4.1.3.2 Diagnostik und Differentialdiagnose

Nach Anamneseerhebung, bei der das Auftreten einer Schwellung im Bereich des Leistenbands genauestens zu erfragen ist, folgt die körperliche Untersuchung (s. 4.1.2 Abb. 4.1.1). Im typischen Fall findet sich eine Schwellung kaudal des Leistenbands zwischen lateralem Rand des Schambeins und medial der großen Leistengefäße (A. und V. femoralis). Der Bruch kann bei sehr enger Bruchlücke häufig nicht reponiert werden.

Adipositas erschwert die Diagnosestellung. Dann sollten Sonographie und CT oder MRT zum Einsatz kommen. In der Notfallmedizin ist bei einem Ileus immer an die Möglichkeit einer eingeklemmten Femoralhernie zu denken.

4.1.3.3 OP-Indikation

Aufgrund des hohen Inkarzerationsrisikos sollten Schenkelhernien zeitnah zur Diagnosestellung operiert werden. Bei Einklemmungserscheinungen mit akuter Schmerzsymptomatik besteht die klare Indikation zur Notfalloperation.

4.1.3.4 OP-Methoden

Wie Leistenhernien können auch Schenkelhernien mit Naht oder Netz und offen oder endoskopisch versorgt werden. Unter den transinguinalen **Nahtverfahren** sind vorrangig die *Shouldice-* und *McVay*-Operationstechniken für den Leistenbruch zu nennen. Bei diesen Techniken wird die femorale Bruchlücke mit abgedeckt. Es ist sorgfältig darauf zu achten, dass die Femoralgefäße im Bereich der Lacuna vasorum nicht eingeengt werden. Diese Gefahr gilt in besonderer Weise für die verschiedenen Nahttechniken des kruralen Zugangs (*Fabricius, Bassini, Salzer)* [6].

Ein offenes **Netzverfahren**, das sich für das ambulante Vorgehen sehr gut eignet, ist die Plug-Technik. Ebenfalls von kruralem Zugang aus wird eine Netzplombe in die Bruchlücke eingebracht. Die Methode zeichnet sich durch Einfach- und Spannungsfreiheit aus (Abb. 4.1.10). Alternativ kommen andere präperitoneale Netztechniken mit Abdeckung der femoralen Lücke (Gilbert-Techniken, TIPP, TREPP, ONSTEP) in Frage (s. Kap. 4.1.2, Tab. 4.1.4,). Die Lichtenstein-Netztechnik ist zur Versorgung von Schenkelhernien wegen der Onlay-Position des Netzes nicht geeignet, weil die femorale Bruchlücke nicht abgedeckt wird.

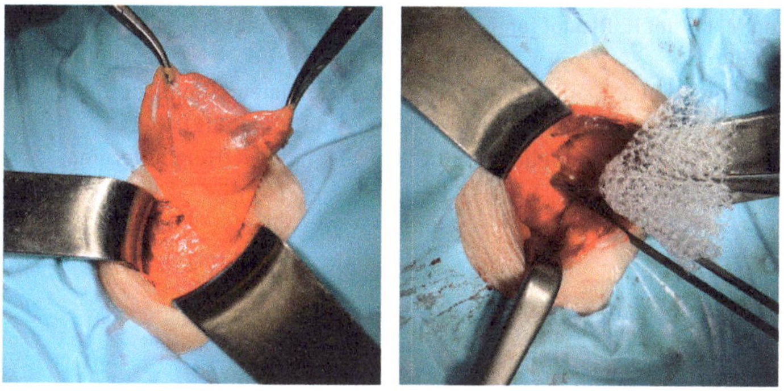

(a) (b)

Abb. 4.1.10: Nicht reponible, weibliche Schenkelhernie. Offene Versorgung durch krurale Inzision parallel und knapp kaudal des Leistenbands (Bild © M. Pöllath). **(a)** Femorales Bruchgebilde rechte Leiste, **(b)** Bruchlückenverschluss mit Mesh-Plug.

Femoralhernien können auch mit **endoskopischen Techniken** (TAPP, TEP) versorgt werden. Die Rezidivrate ist im Vergleich zu den offenen Methoden nach aktueller Datenlage sogar geringer. Der allgemeine Aufwand (Material, in der Regel stationär) für diese Operationstechniken fällt aber deutlich höher aus. Hinzu kommt, dass neben wirtschaftlichen auch medizinische Gründe gegen die ambulante Durchführung endoskopischer Hernienoperationen sprechen (s. Kap. 4.1.2).

Fazit

1. Schenkelhernien sollten wegen der hohen Einklemmungsgefahr **immer zeitnah** zur Diagnosestellung **operiert werden.** Ein *Watchful-waiting*-Konzept ist nicht angezeigt.
2. Die **eingeklemmte** Schenkelhernie stellt eine **Notfallindikation** dar.
3. Unter den Operationsmethoden haben **präperitoneale** endoskopische und offene **Netzverfahren** das niedrigste Rezidivrisiko.
4. Standard für die **ambulante** Versorgung von Schenkelhernien sind heute **offene** Netzverfahren durch einen kruralen oder inguinalen Zugang.

Literatur

[1] Alimoglu O, Kaya B, Okan I et al. Femoral hernia: a review of 83 cases. Hernia 2006, 10(1), 70–73.

[2] Andresen K, Bisgaard T, Okan I et al. Reoperation rates for laparoscopic vs open repair of femoral hernias in Denm Rosenberg, J. et al., Danish Hernia Database recommendations for the management of inguinal and femoral hernia in adults. Dan Med Bull, 2011. 58(2): p. C4243.ark: a nationwide analysis. JAMA Surg 2014, 149(8), 853–857.

[3] Bendavid R. Hernia Surgery in adult females at Annual Congress Canadien Hernia Society, Quebec 19.09.2015, Shouldice Hospital Toronto.

[4] Mikkelsen T, Bay-Nielsen M, Kehlet H. Risk of femoral hernia after inguinal herniorrhaphy. Br J Surg 2002, 89(4), 486–488.

[5] Rosenberg J, Bisgaard T, Kehlet H et al. Danish Hernia Database recommendations for the management of inguinal and femoral hernia in adults. Dan Med Bull 2011, 58(2), C4243.

[6] Schumpelick V. Schenkelhernie. In: Schumpelick V, Arlt G, Conze J, Junge K (Hrsg.). Hernien. Thieme, Stutgart, 2015, 235–239.

Ralph Lorenz

4.1.4 Nabel- und epigastrische Hernien

Zirka 5 % aller Hernien sind Nabel- und 4 % epigastrische Hernien. Sie treten sowohl im Kindes- als auch im Erwachsenenalter auf. Nabelhernien bei Kindern können bis zum 2. Lebensjahr spontan ausheilen. In Deutschland werden jährlich ca. 50.000 Nabelhernien und 30.000 epigastrische Hernien operiert.

4.1.4.1 Definition und Klassifikation

Definition

Nabel- und epigastrische Hernien zählen laut Klassifikation der Europäischen Herniengesellschaft (EHS) zu den primären Ventralhernien der Mittellinie.

Klassifikation

Seit 2009 gibt es eine Europäische Klassifikation der Nabel- und epigastrischen Hernien mit Unterscheidung in kleine, mittelgroße und große Hernien (Tab. 4.1.7).

Tab. 4.1.7: EHS-Klassifikation primäre Ventralhernien [1].

Primäre Ventralhernien		Klein = Small (S)	Mittel = Medium (M)	Groß = Large (L)
Durchmesser		**< 2 cm**	**≥ 2–4 cm**	**≥ 4 cm**
Mittellinie	Epigastrisch			
	Umbilical			
Lateral	Spieghel			
	Lumbal			

4.1.4.2 Klinik und Symptome

Viele Nabel- und epigastrischen Hernien sind asymptomatisch. Solange sie keine Beschwerden verursachen, stellen sie kein Krankheitsbild im engeren Sinn dar. Typische Symptome sind Schwellungen im Nabelbereich bzw. Oberbauch und ziehende, oft auch schmerzhafte Missempfindungen, die bei Belastung auftreten und durch Husten oder Pressen verstärkt werden.

Der Bruchlückendurchmesser der meisten Nabelhernien ist ≤ 2 cm (Tab. 4.1.8). Der Anteil an irreponiblen Nabelhernien beträgt ca. 7 %. Frauen weisen etwas häufiger Einklemmungen als Männer auf. Inkarzerationen mit Darmbeteiligung sind sehr selten. Sie fanden sich bei nur 0,38 % der Nabelhernien (Daten des Hernienregisters *Herniamed*).

Tab. 4.1.8: Prozentualer Anteil der Nabelherniengrößen im Deutschen Hernienregister *Herniamed* gGmbH (Stand 2014: n = 18.884).

Klein = Small (S)	Mittel = Medium (M)	Groß = Large (L)
< 2 cm	**≥ 2–4 cm**	**≥ 4 cm**
58,9 %	35,2 %	5,9 %

4.1.4.3 Diagnostik und Differentialdiagnose

Bei der klinischen Untersuchung wird die Bruchpforte palpiert und geprüft, ob der Bruch reponibel ist. Die Ultraschalluntersuchung hilft, neben Bruchlückengröße auch den Bruchinhalt sowie eine begleitende Rektusdiastase festzustellen und auszumessen. CT- oder MRT-Untersuchungen, ggf. auch unter Anwendung des *Valsalva*-Manövers, sind nur bei ausgedehnten Hernien angezeigt. Differentialdiagnostisch sind Nabelhernien von Weichteilgeschwülsten sowie einem Caput medusae bei Leberzirrhose abzugrenzen.

4.1.4.4 OP-Indikation

Eine absolute Operationsindikation besteht bei Inkarzeration mit Darmbeteiligung. Bei keinen oder geringen Beschwerden ist die Indikationsstellung relativ. Asymptomatische, noch kleine Nabel- und epigastrische Hernien stellen in der Regel keine OP-Indikation dar. Für eine großzügige Indikationsstellung spricht grundsätzlich jedoch, dass Hernien im Lauf der Zeit an Größe zunehmen. Gleichzeitig akkumuliert das Einklemmungsrisiko. Dermatitiden (Infektionen, Ekzeme) sollten, wenn keine absolute Indikation besteht, präoperativ saniert werden (Abb. 4.1.11).

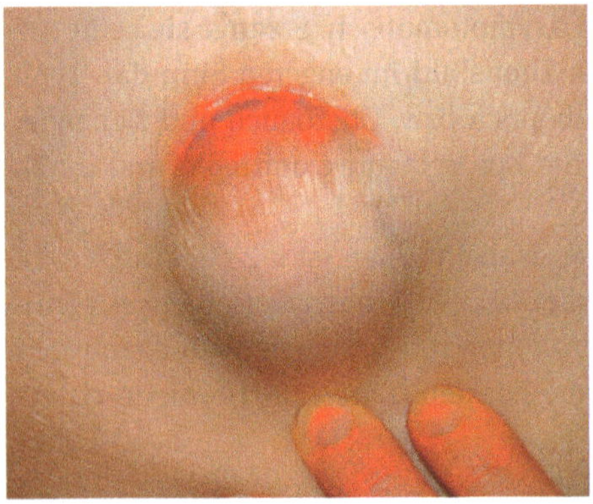

Abb. 4.1.11: Nabelhernie mit begleitender Hautentzündung (Foto © T. Tollens).

4.1.4.5 OP-Methoden

Es stehen sowohl offene OP-Techniken mit und ohne Netzimplantat als auch endoskopische Techniken zur Verfügung. Grundsätzlich wird heute jedoch in den meisten Fällen zur Netzversorgung geraten, weil dadurch die Rezidivrate signifikant gesenkt werden kann [2–4]. Eine Ausnahme stellen nur die Hernien der EHS-Klassifikation 1 dar (Faszienlücke < 2 cm), sofern sie nicht von einer Rektusdiastase begleitet werden. Für sie ist die Nahtreparation z. B. nach *Spitzy* die Methode der Wahl [5,6]. Kommt ein

Nahtverfahren bei gleichzeitig bestehender Rektusdiastase zur Anwendung, liegt die Rezidivrate bei fast 30 % [7].

4.1.4.6 Spezielle OP-Techniken

Nahttechniken

Bei der netzfreien Reparatur einer primären Ventralhernie ist eine Stoß-auf-Stoß-Nahttechnik mit langsam oder nicht resorbierbarer Naht zu empfehlen. Diese sollte in Small-bites- Stichtechnik erfolgen. Die sogenannte Türflügelplastik (= *west over plasty*) nach *Mayo* wird aufgrund ihrer hohen Rezidivraten von bis zu 50 % heute nicht mehr empfohlen [8,9].

Netztechniken

Bei allen Nabelhernien ab (1,5 bis) 2 cm Durchmesser oder bei Patienten mit Risikoprofil (Adipositas, BMI > 30) sollten Kunststoffnetze zur Verstärkung der Bauchdecke zur Anwendung kommen. Die Netzpositionierung kann in unterschiedlichen Schichten der Bauchdecke stattfinden. Onlay- und Inlay-Netzlagen sind wegen ihrer mechanischen Nachteile in Bezug auf die Bauchdeckenmechanik nicht zu empfehlen* (Abb. 4.1.12):
- Onlay*,
- Inlay*,
- Sublay/Underlay/präperitoneales EPOM (= **E**xtra**p**eritoneale „**O**nlay"-**M**eshplastik),
- offenes oder endoskopisches IPOM (= **I**ntra**p**eritoneale „**O**nlay"-**M**eshplastik).

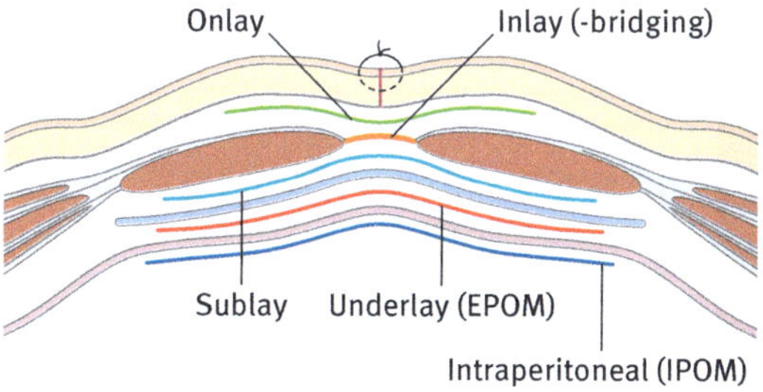

Abb. 4.1.12: Mögliche Netzpositionen bei der Versorgung von Ventralhernien (der Begriff „Onlay" wird bei Betrachtung der Bauchdecke von vorne als auch für die Blickrichtung aus dem intraabdominalen Raum verwendet).

PUMP-Netztechnik *(= Präperitoneale Umbilicale Meshplastik)*
Nach Hautdesinfektion erfolgt eine semizirkuläre infra- oder supraumbilikale, manchmal auch vertikale Umbilikalinzision. Nach vollständiger Präparation des Bruchgebildes, ggf. Herniotomie und Reposition des Bruchinhalts, werden die Faszienränder dargestellt und die Defektgröße ausgemessen. Das Peritoneum wird, falls es eröffnet wurde, mit einer resorbierbaren 2-0- oder 3-0-Naht wieder verschlossen und der präperitoneale Raum in allen Richtungen durch Lösung des Peritoneums von der Faszienhinterwand dargestellt (bis ca. 3 cm Abstand vom Defektrand).

Aus einem leichtgewichtigen, großporigen Netz wird ein entsprechend großes, kreisrundes Implantat gefertigt und mit den zur Fixation bestimmten Nähten außerhalb des Situs versehen. Danach wird das Implantat im präperitonealen Raum plan ausgebreitet und durch locker geknüpfte Nähte an der Faszienhinterwand fixiert. Transfasziale Nähte können Schmerzen verursachen und sind nicht zu empfehlen.

Die Faszie wird mit einer fortlaufenden Naht quer verschlossen. Nach Naht der Nabelbasis an Faszie oder Subcutangewebe erfolgt der Wundverschluss mit resorbierbarer Intracutannaht und Steristrips (Abb. 4.1.13) [10].

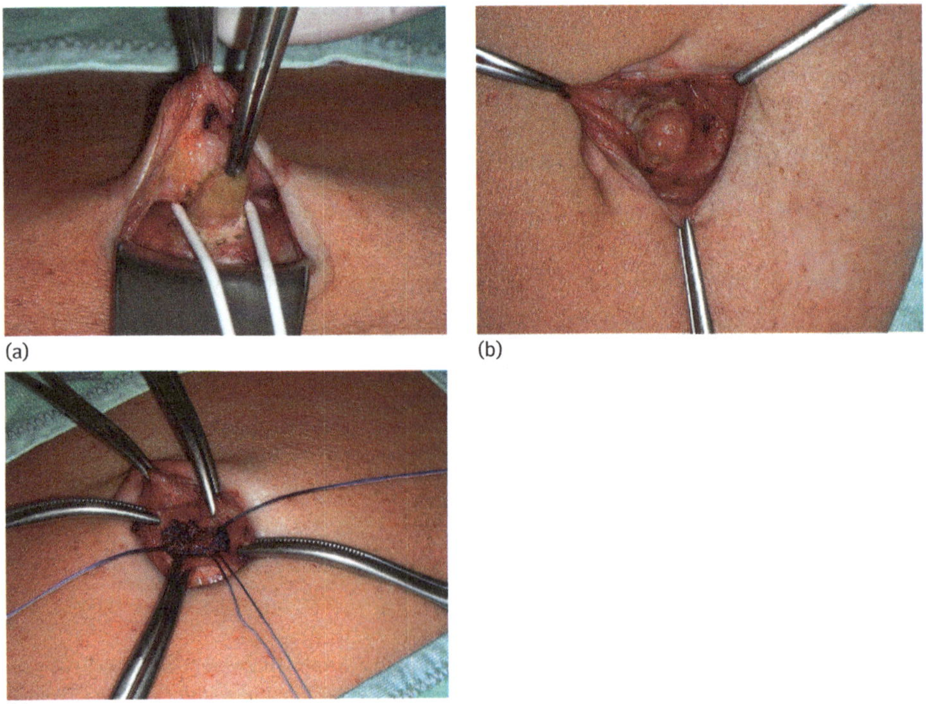

(a) (b) (c)

Abb. 4.1.13: Präperitoneale umbilikale Meshplastik (PUMP-Technik) (Foto © U. Volmer). **(a)** Präparation des Nabels, **(b)** Schaffung des präperitonealen Raumes, **(c)** Präperitoneale Netzausbreitung und Fixation.

IPOM-Netztechnik *(= Intraperitoneale Onlay-Meshplastik)*
Alternativ zur subfaszialen, extraperitonealen Positionierung ist zur Versorgung von Ventralhernien auch die offene Implantation eines antiadhäsionsbeschichteten Netzes im Peritonealraum möglich. Diese häufig angewendete OP-Technik zeigt bisher exzellente Behandlungsergebnisse.

Nach identischer Präparation, Herniotomie und Reposition des Bruchgebildes nach intraabdominal wird ein Netz mit Adhäsionsbeschichtung intraperitoneal platziert (Tab. 4.1.9). Der Durchmesser des verwendeten Netzes orientiert sich an der Faszienlücke und sollte mindestens doppelt so groß sein wie diese. Die entsprechenden Netzimplantate bestehen in der Regel aus drei Teilen:
- einer intraabdominellen Antiadhäsionsbeschichtung,
- einer bauchwandseitigen Polypropylenschicht,
- Polypropylen-Bändern zur Positionierung und Fixation an der Bauchdecke.

Nach Einlage des Netzes wird bei kleineren Faszienlücken ein zusätzlicher Faszienverschluss mit fortlaufender Naht durchgeführt. Bei größeren Lücken erfolgt die Verkleinerung des Defekts durch einzelne Nähte sowie eine Fixierung der Faszienränder am Polypropylen-Anteil des Implantats.

Endoskopische IPOM-Operationen von Nabel- und epigastrischen Hernien werden in Deutschland wegen möglicher Komplikationen und postoperativer Beschwerden in der Regel nur stationär erbracht. Auch dafür sind Kunststoffnetze mit Adhäsionsbeschichtung erforderlich.

4.1.4.7 Komplikationen und Komplikationsmanagement

Bei tiefen, nicht heilenden Wundinfektionen müssen Netze mit ePTFE-Anteil und/oder Omega-3-Fettsäuren-Beschichtung entfernt werden. Andere Implantate können in der Regel im Körper verbleiben. Die Infektbehandlung folgt dem üblichen Standard.

Sowohl nach der Naht- als auch Netzversorgung von Nabel- und epigastrischen Hernien klagen nicht wenige Patienten über chronische postoperative Schmerzen oder Missempfindungen. Das kumulative Rezidivrisiko beträgt nach drei Jahren bis zu 11.5 % [11].

4.1.4.8 Spezielle Tipps

Nabel- und epigastrische Hernien treten häufig auch kombiniert auf. Daher ist die intraoperative Exploration der Umgebung der primären Hernie unabdingbar.

Fazit
Die Versorgung von Nabel- und epigastrischen Hernien sollte bei fehlenden Kontraindikationen **ambulant, offen** und **mit Netz** erfolgen.

Literatur

[1] Muysoms FE, Miserez M, Berrevoet F et al. Classification of primary and incisional abdominal wall hernias. Hernia 2009, 13(4), 407–414.

[2] Aslani N, Brown CJ. Does mesh offer an advantage over tissue in the open repair of umbilical hernias? Hernia 2010, 14, 455–462.

[3] Berger RL, Li LT, Hicks SC, Liang MK. Suture versus preperitoneal polypropylene mesh for elective umbilical hernia repairs. J Surg Res 2014, 192(2), 426–431.

[4] Christoffersen MW, Helgstrand F, Rosenberg J, Kehlet H, Strandfelt P, Bisgaard T. Long-term recurrence and chronic pain after repair for small umbilical or epigastric hernias: a regional cohort study. Am J Surg 2014, 209(4), 725–732.

[5] Schumpelick V, Arlt G, Klinge U. Hernienchirurgie: Versorgung von Nabelhernie und Narbenhernie. Dtsch Ärztebl 1997, 94(51–52), A3471–A3475.

[6] Dalenbäck J, Andersson C, Ribokas D, Rimbäck G. Long-term follow-up after elective adult umbilical hernia repair: low recurrence rates also after non-mesh repairs. Hernia 2013, 17(4), 493–497.

[7] Köhler G, Luketina RR, Emmanuel K. Sutured Repair of Primary Small Umbilical and Epigastric Hernias: Concomitant Rectus Diastasis Is a Significant Risk Factor for Recurrence. World J Surg 2014, 39(1), 121–126.

[8] Schumacher OP, Peiper C, Lörken M, Schumpelick V. Langzeitergebnisse der Nabelhernienreparation nach Spitzy. Chirurg 2003, 74, 50–54.

[9] Halm JA, Heisterkamp J, Veen HF, Weidema WF. Long-term follow-up after umbilical repair: are there risk factors for recurrence after simple and mesh repair. Hernia 2005, 9(4), 334–337.

[10] Huhn U, Arlt G, Kersten CC. The PUMP repair – open preperitoneal umbilical mesh plasty. Hernia 2009, 13 (Suppl. 1), Abs. 70.

[11] Erritzøe-Jervild L, Christoffersen MW, Helgstrand F, Bisgaard T. Long-term complaints after elective repair for small umbilical or epigastric hernias. Hernia 2013, 17(2), 211–215.

Ralph Lorenz

4.1.5 Narbenhernien

4.1.5.1 Definition und Klassifikation

Definition

Eine Narbenhernie ist eine im Bereich von Operationsnarben auftretende Hernie der Bauchdecke. Grundvoraussetzung für die Entstehung einer Narbenhernie ist die vorangehende Inzision der Bauchwand im Rahmen eines chirurgischen Eingriffs. Meistens treten Narbenhernien nach einer medianen Laparotomie auf. Postoperative

Wundinfektionen und Reoperationen können die Entstehung eines Narbenbruches ebenso begünstigen wie ein insuffizienter Wundverschluss durch den Chirurgen.

Klassifikation

Narbenhernien werden entsprechend der Definition der Europäischen Herniengesellschaft (EHS) als sekundäre Ventralhernien bezeichnet (Tab. 4.1.10 und Abb. 4.1.14) [1].

Tab. 4.1.10: EHS-Klassifikation sekundärer Ventralhernien [1].

EHS-Klassifikation sekundäre Ventralhernien			
Mittellinie	subxyphoidal	**M1**	
	epigastrisch	**M2**	
	umbilical	**M3**	
	infraumbilical	**M4**	
	suprapubisch	**M5**	
Lateral	subcostal	**L1**	
	Flanke	**L2**	
	iliacal	**L3**	
	lumbal	**L4**	
Rezidiv -Narbenhernie	Ja	Nein	
Länge	in cm	**Breite**	in cm
Weite	**W1** (< 4 cm)	**W2** (≥ 4–10 cm)	**W3** (≥ 10 cm)

4.1.5.2 Klinik und Symptome

Narbenhernien stellen sich typischerweise als sicht- oder tastbare Schwellungen in der Bauchregion im Bereich von Narben dar. Die Schwellung lässt sich durch Pressen, Husten oder körperliche Belastung provozieren. Als weiteres Symptom besteht darüber hinaus meist ein leichtes Druckgefühl oder ein Ziehen. Die Schwellung kann im Laufe des Tages an Größe zunehmen. Starke Schmerzen finden sich nur bei Einklemmungen oder Inkarzerationen.

Im Bereich von Trokareinstichen können sich Narbenhernien als sog. Trokarhernien oder Port-Site-Hernien entwickeln [2,3]. Die Inzidienz von Trokarhernien wird heute eher unterschätzt und kann insbesondere nach Eingriffen im Rahmen der bariatrischen Chirurgie bis zu 40 % betragen [4].

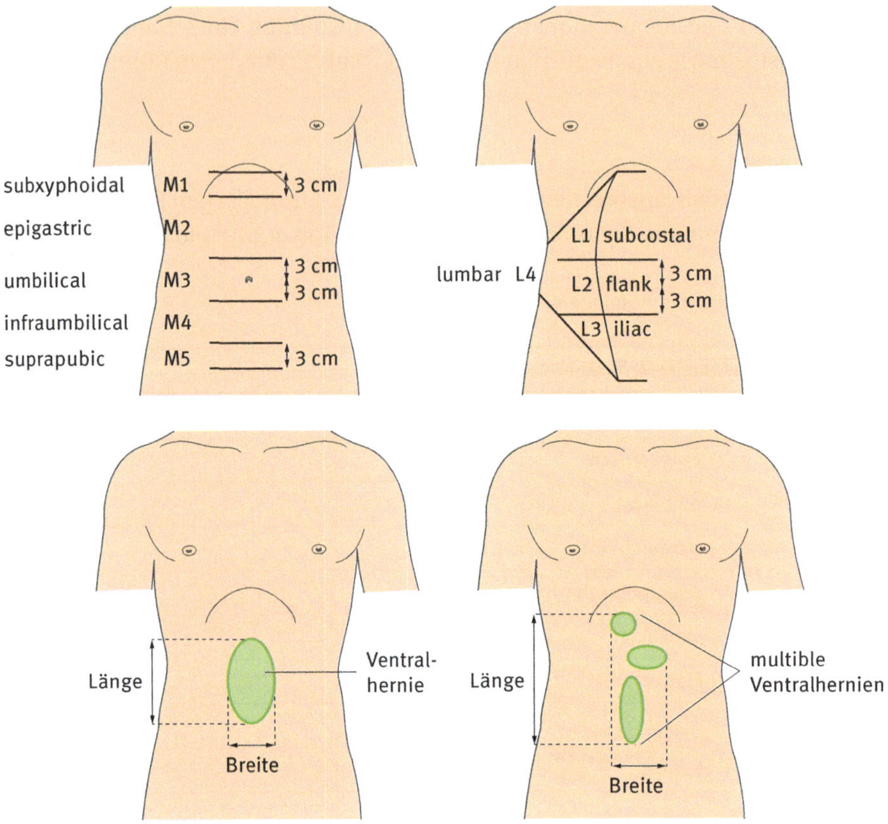

Abb. 4.1.14: EHS-Klassifikation sekundärer Ventralhernien [1].

4.1.5.3 Diagnostik und Differentialdiagnose

Neben der klinischen Untersuchung ist die dynamische Sonographie im Stehen und Liegen, ggf. auch mit *Valsalva*-Manöver, sehr hilfreich. Bei großen Narbenhernien empfiehlt sich zur Identifizierung sogenannter Gitterhernien die zusätzliche Durchführung einer Computertomographie (CT).

4.1.5.4 OP-Indikation

Entscheidend für die Indikationsstellung von Narbenhernien sind Leidensdruck und Beschwerden des Patienten. Große Narbenhernien stellen keine Indikation für eine ambulante Operation dar. Ab einer Größe von ≥ 4 cm (EHS-Klassifikation W2) ist die stationäre Operation anzuraten. Lediglich umschriebene Narbenhernien, wie z. B. Trokarhernien, können ambulant versorgt werden.

Inkarzerationen bedeuten eine dringliche oder bei Gangränverdacht mit möglicher Darmeinklemmung sogar notfallmäßige Operationsindikation. Sie scheiden für die ambulante Leistungserbringung ebenfalls aus.

4.1.5.5 OP-Methoden

Zur Versorgung sekundärer Ventralhernie kommen sowohl offene als auch endoskopische Netzverfahren zum Einsatz. In Deutschland wird offen am häufigsten eine Sublay-Operationstechnik und endoskopisch (laparoskopisch) eine IPOM-Technik angewendet (Daten des Deutschen Hernienregisters *Herniamed*). Bei allen Narbenhernien besteht eine prinzipielle Indikation zur Einlage eines Netzimplantats. Reine Nahtverfahren sind bei diesem Krankheitsbild heute kontraindiziert.

Fazit

1. **Narbenhernien** stellen nur im Ausnahmefall (Bruchlücke ≤ 4 cm) eine Indikation für eine ambulante Operation dar.
2. Große Narbenhernien sollten immer mit Hilfe von **Netzimplantaten** und **stationär** operiert werden.

Literatur

[1] Muysoms FE, Miserez M, Berrevoet F et al. Classification of primary and incisional abdominal wall hernias. Hernia 2009, 13(4), 407–414.

[2] Muysoms FE, Antoniou SA, Bury K et al. European Hernia Society guidelines on the closure of abdominal wall incisions. Hernia 2015, 19(1), 1–24.

[3] Comajuncosas J, Hermoso J, Gris P et al. Risk factors for umbilical trocar site incisional hernia in laparoscopic cholecystectomy: a prospective 3-year follow-up study. Am J Surg 2014, 207(1), 1–6.

[4] Scozzari G, Zanini M, Cravero F et al. High incidence of trocar site hernia after laparoscopic or robotic Roux-en-Y gastric bypass. Surg Endosc 2104, 28(10), 2890–2898.

Ralph Lorenz

4.1.6 Seltene Hernien

Spieghel- und **Lumbalhernien** gehören laut Klassifikation (EHS) zu den primären lateralen Ventralhernien. Beide Hernien zählen neben einer Reihe anderer Hernien zu den seltenen Hernien. In der wissenschaftlichen Literatur finden sich meist nur

Kasuistiken und kleine Fallserien. Die Kenntnis der Existenz dieser Hernien ist für ihre Diagnostik jedoch unabdingbar.

Weitere seltene Hernien:
- supravesikale Hernien,
- Obturatorhernien,
- ischiadische Hernien (*Synonyme:* Beckenhernie, Hernia glutaealis, *Verdier*-Hernie, Ischiozele, Sciatic Hernia),
- Hernia perinealis (*Synonym:* Beckenbodenhernie),
- interparietale Hernien.

4.1.6.1 Definition und Klassifikation

Definition – *Spieghel*-Hernie

Bei der *Spieghel*-Hernie (lat. Hernia spigeli oder H. lineae semilunaris, engl. spigelian hernia) handelt es sich um eine Hernie im Bereich des hinteren Blatts der Rektusscheide (Linea semilunaris) im Bereich der seitlichen Bauchwand meist in Höhe der Linea arcuata (Abb. 4.15).

Der Name geht auf den flämischen Anatomen, Chirurgen und Botaniker *Adrian van den Spieghel* (1578–1627) zurück, der die Linea semilunaris erstmals beschrieb. Die Erstbeschreibung einer Hernia semilunaris erfolgte jedoch erst 1764 durch den Briten *Josef Klinkosh.*

Definition – Lumbalhernie

Die Erstbeschreibung einer Lumbalhernie erfolgte durch den Pariser Chirurgen *de Garengeot* (1688–1759) im Jahre 1731. Es gibt zwei Ausprägungen der Lumbalhernie, die sog. *Grynfeltt*- und die *Petit*-Hernie (Abb. 4.1.16):
- **Hernia lumbalis superior** (*Grynfeltt*): oberes costolumbales Dreieck zwischen 12. Rippe, dem Lateralrand des M. latissimus dorsi und dem M. sacrospinalis,
- **Hernia lumbalis inferior** (*Petit*): unteres iliolumbales Dreieck zwischen M. obliquus ext. abd., Lateralrand des M. latissimus dorsi und dem Beckenkamm.

Klassifikation

Beide Hernien werden nach der EHS-Klassifikation den lateralen primären Ventralhernien zugeordnet und ebenso klassifiziert. Es werden kleine, mittlere und große Hernien unterschieden (s. Kap. 4.1.4, Tab. 4.1.7).

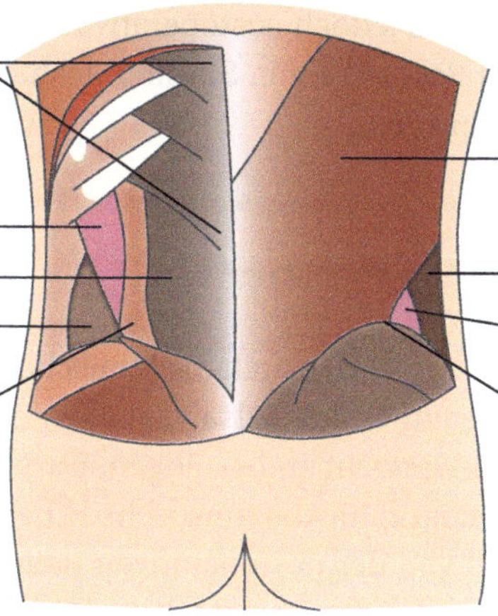

Abb. 4.1.16: Lumbalhernien – Anatomische Lage der *Grynfeltt-* und *Petit-*Hernie.

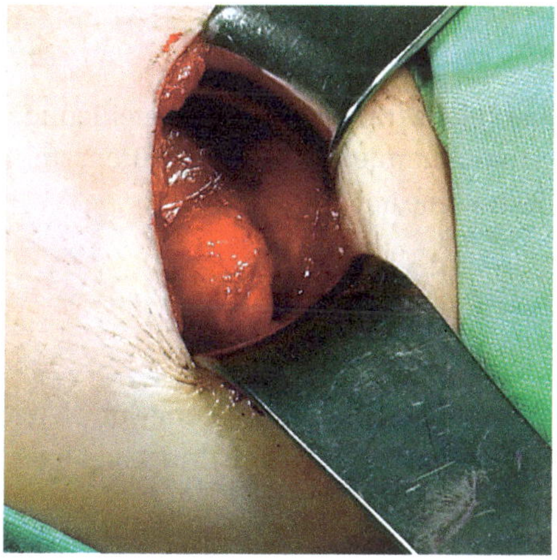

Abb. 4.1.17: Lumbalhernien – Operationssitus bei Vaslalvamanöver (*Grynfeltt*-Hernie) (Foto © R. Lorenz).

4.1.6.2 Klinik und Symptome

In der wissenschaftlichen Literatur finden sich etwa 1.000 Fallbeschreibungen von *Spieghel*-Hernien. Die Zahl der Kasuistiken von Lumbalhernien fällt noch geringer aus.

Eine Lumbalhernie kann kongenital oder spontan auftreten. Als Bruchinhalt kommen präperitoneales Fett, Darmanteile oder auch die Niere in Frage. Entsprechend können Passagestörungen des Darmes und der Harnwege auftreten [1]. Die meisten Lumbalhernien entstehen jedoch postoperativ nach Eingriffen an Niere oder Knochenentnahmen aus dem Beckenkamm. Sie sind deshalb den sekundären Ventral- oder Narbenhernien zuzuordnen.

4.1.6.3 Diagnostik und Differentialdiagnose

Die Diagnose erfolgt auch hier zunächst durch die klinische Untersuchung im Stehen und Liegen sowie unter Anwendung des Valsalvamanövers. Eine zusätzliche Ultraschalluntersuchung hilft, den Verdacht zu bestätigen. Darüber hinaus kann eine dynamische Magnetresonanztomographie diagnostische Hilfestellung leisten.

Die seltenen Hernien sind von der postoperativen Bauchwandrelaxation infolge Denervierung und von den sekundären Ventral- bzw. Narbenhernien zu unterscheiden.

4.1.6.4 OP-Indikation

Eine absolute Operationsindikation besteht bei Inkarzeration mit Darmbeteiligung. Bei gering symptomatischen *Spieghel*- oder Lumbalhernien ist die Indikationsstellung relativ und hängt von der Intensität der Symptome ab.

4.1.6.5 OP-Methoden

Die Reparation kann offen oder laparoskopisch erfolgen. Die Verwendung von Netzimplantaten zur Verstärkung der Bauchwand ist bei seltenen Hernien dringend angeraten.

Der Patient wird dazu auf die Gegenseite und in leichter Fußtieflage gelagert.

- **offen**
  Nach einem Hautschnitt über der Bruchgeschwulst wird der Bruchsack mobilisiert, reponiert und der präperitoneale Raum freigelegt. Dort wird das Netz positioniert und fixiert. Die Bruchlücke kann darüber mit nichtresorbierbarem Nahtmaterial wieder verschlossen werden [2].
- **endoskopisch**
  Die endoskopische Versorgung kann transabdominell extraperitoneal oder retroperitoneoskopisch erfolgen. In jedem Fall sollte das Netz auf der Muskulatur zusätzlich fixiert werden. Die intraperitoneale Netzplatzierung (IPOM) gewährleistet wegen der dorsolateralen Lage der Bruchlücke meist keine ausreichende Überlappung der Bruchränder [1,3].

4.1.6.6 Spezielle Tipps

Die offene Operation bietet die Möglichkeit eines einfachen operativen Zugangs. Grundsätzlich empfiehlt sich die präoperative Markierung der Bruchschwellung im Stehen und Liegen (mit Vasalvamanöver). Beim liegenden Patienten, insbesondere in der Relaxation einer Narkose, bereitet die Identifizierung der Hernie meist Schwierigkeiten.

Fazit
1. Die **Kenntnis** seltener Hernien ist für deren Diagnostik unabdingbar.
2. **Spieghel-** und **Lumbalhernien** können unter Beachtung entitätsunabhängiger Kontraindikationen ohne weiteres **ambulant** operiert werden.
3. Für das ambulante Vorgehen ist eine offene präperitoneale OP-Technik mit Verwendung von Kunststoffnetzen zu bevorzugen.

Literatur

[1] Gagner M, Milone L, Gumbs A, Turner P. Laparoscopic repair of left lumbar hernia after laparoscopic left nephrectomy. JSLS 2010, 14, 405–409.
[2] Cavallaro G, Sadighi A, Miceli M, Burza A, Carbone G, Cavallaro A. Primary lumbar hernia repair: the open approach. Eur Surg Res 2007, 39, 88–92.
[3] Grauls A, Lallemand B, Krick M. The retroperitoneoscopic repair of a lumbar hernia of Petit. Case report and review of literature. Acta Chir Belg 2004, 104, 330–334.

Ralph Lorenz, Andreas Koch und Martin Pöllath

4.1.7 Ergebnisse

Früher stellte die **Rezidivrate** das wichtigste Kriterium für den Langzeiterfolg einer Hernienoperation dar. Nach Einführung der Kunststoffnetze und dem damit verbundenen Rückgang der Rezidivraten rückte zunehmend – besonders nach Leistenhernienoperationen – der **chronische Schmerz** in den Fokus der Ergebnisqualität.

Heute wissen wir, dass für eine erfolgreiche Hernienchirurgie nicht nur eine geeignete Operationstechnik mit gutem Material ausschlaggebend ist, sondern dass vor allem der Chirurg entscheidenden Einfluss auf die Ergebnisqualität hat [1]. Darüber hinaus spielen biologische Faktoren eine wichtige Rolle für den Erfolg einer Hernienoperation (Abb. 4.1.18).

Man spricht heute von der *Herniose* (= Hernienkrankheit) als pathogenetischer Möglichkeit eines Patienten. Bei positiver Familienanamnese, Nikotinabusus und Vorliegen anderer Stoffwechsel- oder Kollagenerkrankungen sind nach Leistenhernienoperationen häufiger und früher Rezidive zu erwarten [2, 3]. Das Dänische Hernienregister zeigte, dass direkte Leistenhernien einen entscheidenden Risikofaktor für die Rezidiventstehung darstellen und mit einer Kollagenstörung verbunden sind [4]. Gewebeuntersuchungen fanden bei mehr als zwei Drittel dieser Patienten eine Kollagenstörung mit verändertem Kollagen-I-III-Quotienten [5].

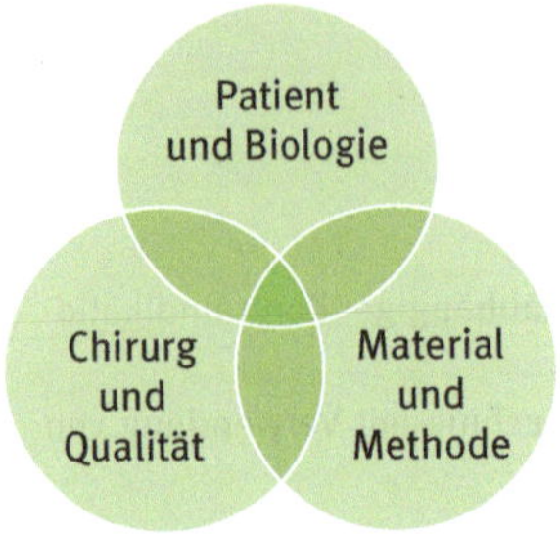

Abb. 4.1.18: Erfolgstrias in der Hernienchirurgie.

Die **Qualitätssicherung** der Hernienchirurgie mit Abbildung der Versorgungsrealität ist in den letzten Jahren gesundheitspolitisch immer wichtiger geworden. Seit 1992 werden in Schweden und seit 1998 in Dänemark Patientendaten in Hernienregistern erfasst. In Deutschland gibt es seit 2009 das sektorenübergreifende Hernienregister *Herniamed*.

Während in den beiden skandinavischen Ländern durch staatliche Verordnung, aber auch Förderung, inzwischen eine nahezu flächendeckende Erfassung erfolgt, ist die Teilnahme an *Herniamed* freiwillig. Dennoch konnten im deutschen Hernienregister mittlerweile bereits 260.000 Hernienoperationen registriert werden (Stand: Oktober 2015).

Zeitgleich mit der Entstehung von *Herniamed* initiierte eine Gruppe von ambulant und belegärztlich-stationär tätigen Chirurgen ein spezifisches Leistenhernienregister. Ziel war (und ist es) nachzuweisen, dass die Verlagerung der Leistenhernienchirurgie in den ambulanten Sektor nicht zum Qualitätsverlust führt. Inzwischen haben sich der Initiative *Netzwerk Leistenbruch* (www.netzwerk-leistenbruch.de) über 50 Praxen und Praxiskliniken angeschlossen. Bisher wurden mehr als 10.000 Patienten erfasst. Die Daten dieses Leistenhernienregisters werden in das *Herniamed*-Register transferiert und sind so auch dort erfasst.

Zur Evaluierung von Patientenzufriedenheit und postoperativer Lebensqualität wurden alle Patienten mit Hilfe der *Carolina Comfort Scale* befragt und einer klinischen Nachuntersuchung unterzogen. Die Erfassungszeitpunkte lagen bei vier, zwölf und 52 Wochen postoperativ. Die Ergebnisse des Registers *Netzwerk Leistenbruch* beleuchten beispielhaft die hohe Ergebnisqualität ambulanter Leistenbruchoperationen in Deutschland (Datenanalyse: August 2015).

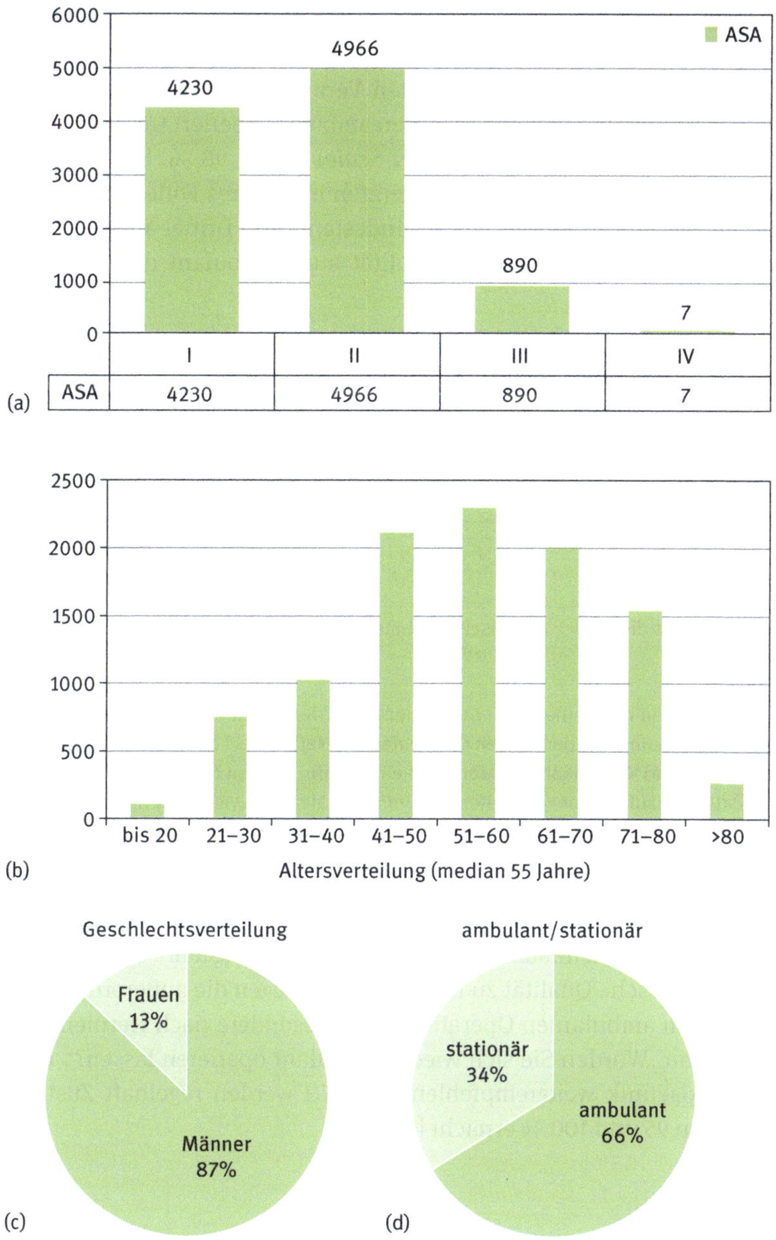

Abb. 4.1.19: Risikoklassifizierung, Alters-, Geschlechtsverteilung und Ort der Leistungserbringung von 10.000 Leistenbruchoperationen des deutschen Netzwerks Leistenbruch (Zeitpunkt der Datenanalyse: 08/2015). **(a)** ASA Verteilung – Daten Netzwerk Leistenbruch (08/2015), **(b)** Altersverteilung – Daten Netzwerk Leistenbruch (08/2015), **(c)** Geschlechtsverteilung – Daten Netzwerk Leistenbruch (08/2015), **(d)** Anteil ambulante/stationäre Patienten – Daten Netzwerk Leistenbruch (08/2015).

Im Zeitraum vom 01.10.2009 bis 05.08.2015 wurden 10.094 Leistenhernien bei 9.886 Patienten operiert. Die Patienten unterschieden sich nicht hinsichtlich Alter, Geschlecht und Risikofaktoren von der bekannten Verteilung in der Chirurgie des Leistenbruches. Zwei Drittel aller Patienten wurden ambulant operiert (Abb. 4.1.19).

Die Patientenzufriedenheit (*Carolina Comfort Scale*) betrug 98 %. Rezidiv-, allgemeine Komplikations- und chronische Schmerzraten im 1-Jahres-Follow-up waren gering. Es konnte nachgewiesen werden, dass mindestens zwei Drittel aller Leistenhernienoperationen mit sehr guter Ergebnisqualität auch ambulant durchgeführt werden können (Abb. 4.1.20).

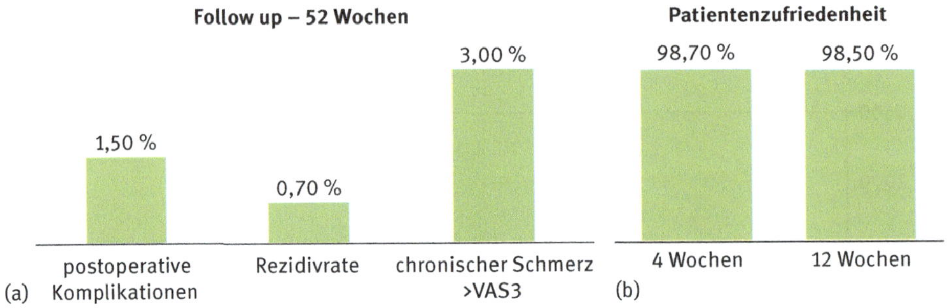

Abb. 4.1.20: Komplikationsraten nach einem Jahr und Patientenzufriedenheit vier und zwölf Wochen postoperativ von 10.000 Leistenbruchoperationen des deutschen Netzwerks Leistenbruch (Zeitpunkt der Datenanalyse: 08/2015). **(a)** Komplikationsraten nach einem Jahr:– Daten Netzwerk Leistenbruch (08/2015), **(b)** Patientenzufriedenheit (California Comfort Scale) nach vier und zwölf Wochen – Daten Netzwerk Leistenbruch (08/2015).

Weitere **Validierungssysteme** (z. B. *AQS1®*: Ambulantes Qualitätssicherungssystem, *AmbuKISS*: Ambulantes Krankenhaus Infektion Surveillance System) ermöglichen es, die einrichtungsspezifische Qualität zu messen, und belegen die außerordentlich hohe Zufriedenheit nach ambulanten Operationen, insbesondere nach Hernienoperationen. Auf die Fragen „Würden Sie sich wieder ambulant operieren lassen?" und „Würden Sie die Praxisklinik weiterempfehlen?" (*AQS1*) werden regelhaft Zustimmungsquoten zwischen 95 und 100 % erreicht [6,7].

Literatur

[1] Soleimanian A. Die Qualität hängt am Chirurgen, nicht an der Technik. Dtsch Arztebl 2008; 105(40): A-2080.

[2] Burcharth J, Pommergaard HC, Rosenberg J. The inheritance of groin hernia: a systematic review. Hernia. 2013 Apr;17(2): 183–189.

[3] Burcharth J, Pommergaard HC, Bisgaard T, Rosenberg J. Patient-related risk factors for recurrence after inguinal hernia repair: a systematic review and meta-analysis of observational studies, Surg Innov. 2015 Jun; 22(3): 303–317.
[4] Henriksen NA, Sorensen LT, Bay-Nielsen M, Jorgensen LN. Direct and recurrent inguinal hernias are associated with ventral hernia repair: a database study. World J Surg. 2013 Feb; 37(2): 306–311.
[5] Klinge U, Klosterhalfen 2013. Retrieval study at 623 human mesh explants made of polypropylene – impact of mesh class and indication for mesh removal on tissue reaction. J Biomed Mater Res B Appl Biomater. 2013 Nov; 101(8): 1393–1399.
[6] Pöllath M, Sinning F. Ambulante Leistenhernienreparationen – Indikationen und Ergebnisse. Chir Prax 2015, in Druck.
[7] Dhumale R, Tisdale J, Barwell N. Over a thousand ambulatory hernia repairs in a primary care setting. Ann R Coll Surg Engl 2010, 92, 127–130.

Dimitrios Tsantilas

4.2 Gefäßchirurgie

4.2.1 Venöse Erkrankungen

Venenerkrankungen sind ein weitverbreitetes Krankheitsbild in der deutschen Bevölkerung. Statistische Daten, erhoben in der Bonner Venenstudie, zeigten bei 31 % der Untersuchten eine klinisch relevante chronische Venenerkrankung auf. Bei 14 % der Probanden wurden Krampfadern, bei 17 % behandlungsbedürftige Venenerkrankungen mit Symptomen wie Ödemen, Hautveränderungen und Hautgeschwüren festgestellt [1]. Chronische Venenabnormitäten sind in über 50 % der Bevölkerung weltweit, abhängig von der untersuchten Probandengruppe, nachzuweisen [2–7].

Der wesentliche pathologische Mechanismus der venösen Erkrankungen beruht auf der Veränderung der Druckverhältnisse im venösen System durch Reflux und/ oder Obstruktion.

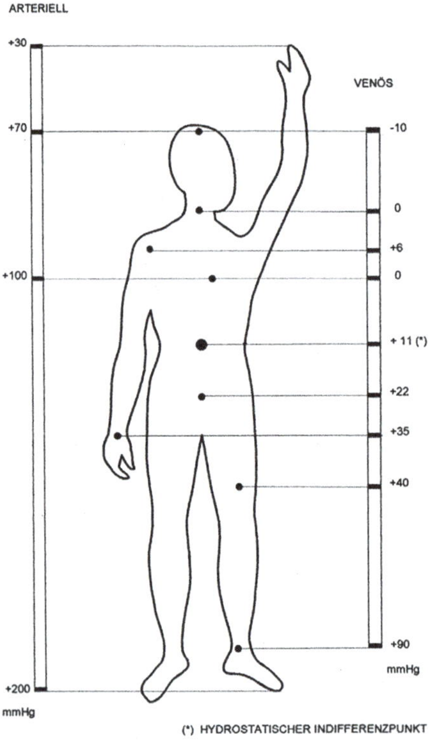

Abb. 4.2.1: Druckverhältnisse im arteriellen und venösen System [25].

Die Schwerkraft erzeugt im dreidimensional angeordneten Gefäßsystem hydrostatische Drucke, die am liegenden Menschen wegen der geringen vertikalen Differenzen kaum ins Gewicht fallen, im Stehen (bei Orthostase) aber erheblich sind. Jener Punkt im Venensystem, dessen Druck sich beim Positionswechsel vom Liegen zum Stehen nicht ändert, wird als hydrostatischer Indifferenzpunkt *(HIP)* bezeichnet; der hier herrschende Druck beträgt unabhängig von der Körperposition ≈ 11 *mmHg* (s. Abb. 4.2.1.) [24].

Die Voraussetzungen des funktionierenden Venensystems mit Rückfluss des venösen Blutes aus dem Gewebe der unteren Extremitäten entgegen der Schwerkraft sind abhängig von besonderen Mechanismen: intakten Venenklappen (Abb. 4.2.2., 4.2.3.), einer funktionierenden Wadenmuskelpumpe (Abb. 4.2.4) und normalen Druckverhältnisse im Abdomen.

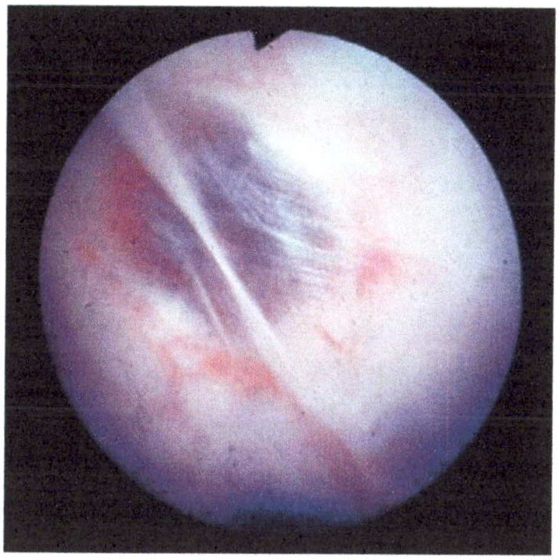

Abb. 4.2.2: Endoskopisches Bild einer physiologischen Venenklappe.

Bei Störungen des venösen Rückflusses kommt es durch die Druckerhöhung im venösen System zu einer Dekompensation in der kapillaren Endstrombahn mit einer Volumenüberlastung durch Flüssigkeitsüberfluss im interstitiellen Raum, Ödembildung, Austritt von korpuskulären Blutbestandteilen und folglich Herabsetzen der Abwehrkraft im Gewebe. (Abb. 4.2.3.)

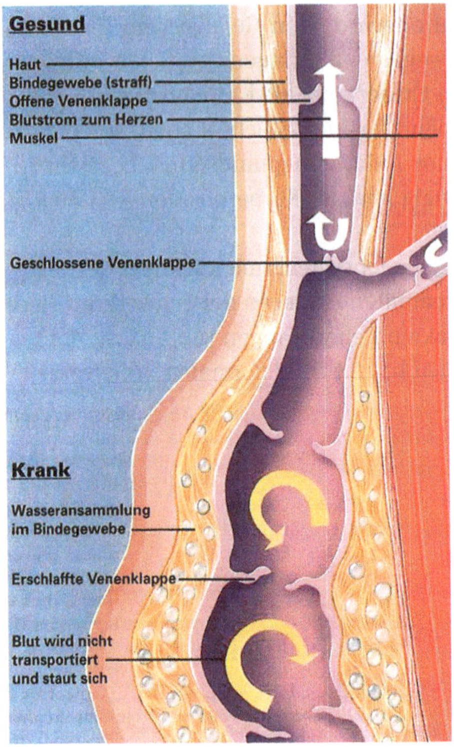

Abb. 4.2.3: Physiologischer und pathologischer venöser Rückstrom [26].

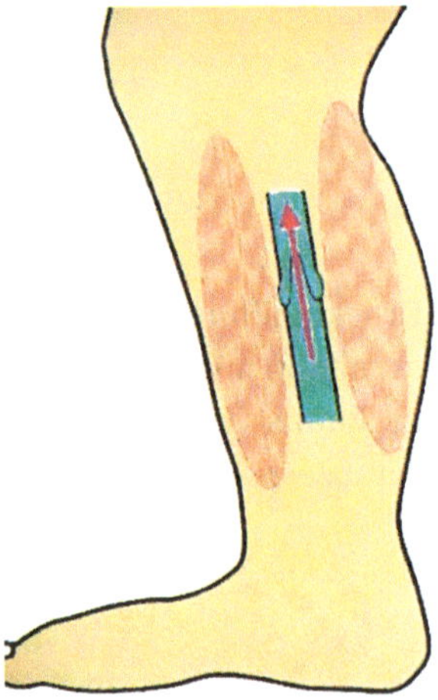

Abb. 4.2.4: Wadenmuskelpumpe (GANZONI & CIE AG).

4.2.1.1 Chronisch-venöse Insuffizienz: Stadien und Klassifikationen

Symptome der chronisch-venösen Insuffizienz sind Schwere-, Spannungsgefühl, Schmerzen, Druckempfindlichkeit besonders beim Stehen und Sitzen in den Beinen, die sich beim Liegen oder Hochlagern der Beine bessern. Des Weiteren sind Ödeme im Unterschenkel, Störungen der Hauttrophik und Unruhe in den Beinen, begleitet oft von Krämpfen in der Nacht, zu beobachten.

Für die klinische Alltagspraxis hat sich die Klassifikation nach Widmer bewährt: [8]
Widmer-Stadien der CVI (Abb. 4.2.5., 4.2.6., 4.2.7.):
Stadium I: Stauungsbeschwerden, Ödem, Corona phlebectatica paraplantaris,
Stadium II: trophische Hautveränderungen, Hämosiderose und Purpura, Dermatoliposklerose, Stauungsekzeme, Atrophie blanche,
Stadium IIIa: abgeheiltes Ulcus cruris,
Stadium IIIb: florides Ulcus cruris.

Für die standardisierte Dokumentation hat sich die CEAP-Klassifikation (Clinical-Etiology-Anatomy-Pathophysiology) etabliert [9–13]:
- C0 Keine sichtbaren Zeichen einer Venenkrankheit,
- C1 Besenreiser und retikuläre Varizen,
- C2 Varikose ohne Zeichen einer CVI,
- C3 Varikose mit Ödem,
- C4 Varikose mit Hautveränderungen,
- C4a Varikose mit Pigmentierung, Ekzem,
- C4b Varikose mit Dermatoliposklerose, Atrophie blanche,
- C5 Varikose mit Narbe eines Ulcus cruris,
- C6 Varikose mit floridem Ulcus cruris.

C1–C6 zusätzlich A = asymptomatisch S = symptomatisch

(E)tiology
c: congenital, p: primär, s: sekundär, n: keine venöse Ursache feststellbar

(A)natomy
s: oberflächliche Venen, p: Perforansvenen, d: tiefe Venen, n: keine venöse Lokalisation

(P)athophysiology
r: Reflux, o: Obstruktion, r, o: Reflux und Obstruktion, n: keine venöse Pathophysiologie feststellbar

Klinische Befunde, wie sichtbare Krampfadern, Ödeme und Hautveränderungen und venöse Ulcera, sind ausreichend für die Diagnose der chronisch-venösen Insuffizienz. (Abb. 4.2.5., 4.2.6., 4.2.7., 4.2.8., 4.2.9.)

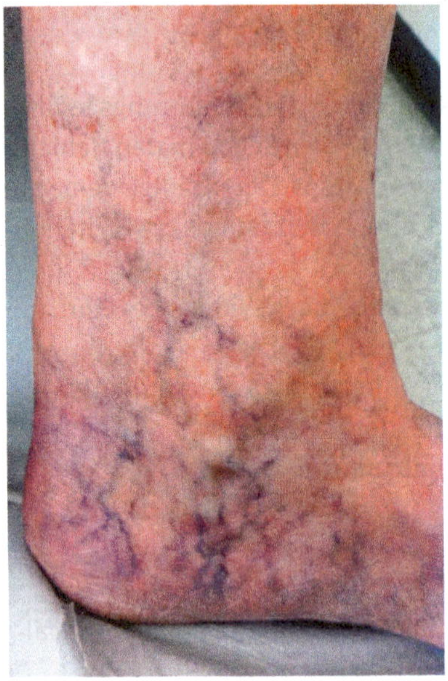

Abb. 4.2.5: Widmer Stadium 1: reversible Ödeme, Corona phlebectatica (dunkelblaue Hautvenenveränderungen am med. und lat. Fußrand), perimalleoläre Kölbchenvenen

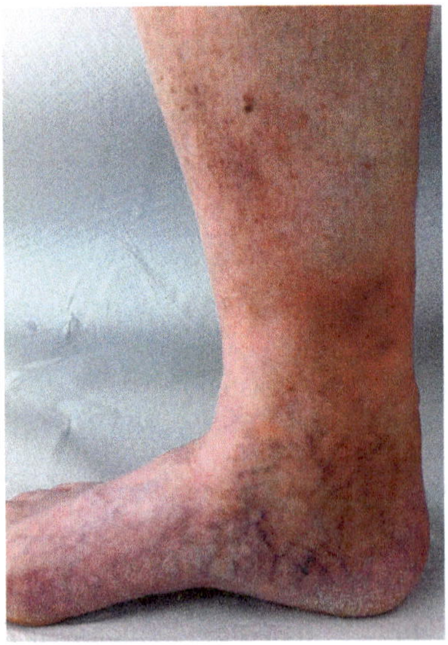

Abb. 4.2.6: Widmer Stadium 2: persistierende Ödeme, Hämosiderose und Purpura der Haut im Unterschenkelbereich, Dermatosklerosen und Lipodermatosklerose, Atrophie blanche, Stauungsekzem, zyanotische Hautfarbe

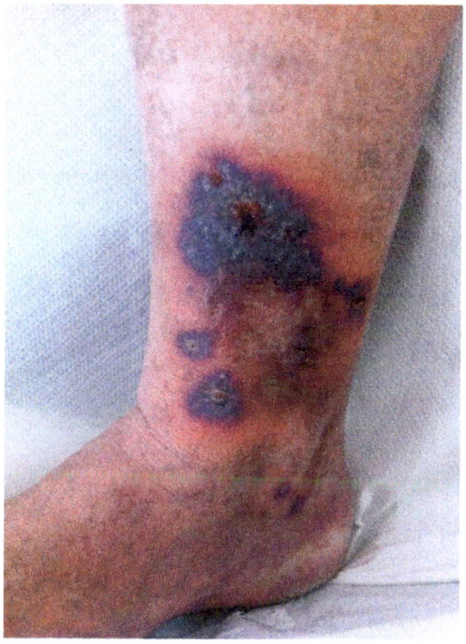

Abb. 4.2.7: Widmer Stadium 3: Ulcus cruris.

4.2.1.2 Primäre und sekundäre Varikosis

Nach Art ihrer Entstehung können „primäre“ und „sekundäre“ Formen der Varikosis unterschieden werden. Die „primäre“ Varikosis ist in über 70 % der Fälle durch eine familiäre Genübertragung gekennzeichnet, die sich geschlechtsorientiert, vorwiegend mütterlicherseits, vererben soll.

Darüber hinaus tragen mehrere Faktoren zusätzlich zur Krankheitsentstehung bei.

Dabei können nicht nur mechanisch bedingte Schwächen der Venenwand, sondern auch hormonale Faktoren eine zusätzliche Rolle spielen. Erst sekundär kommt es durch die Ausweitung der Venen zu einem ungenügenden Klappenschluss [24].

Folge des ungenügenden Klappenschlusses ist eine venöse Blutstauung mit konsekutiver venöser Hypertension.

Begünstigende Faktoren der venösen Stase sind:
- stehende Tätigkeiten,
- Adipositas,
- Rechtsherzinsuffizienz,
- Schwangerschaft durch Progesteron bedingte Senkung des Venentonus.

Der pathologische Mechanismus der Venenwandschwäche ist im Wesentlichen durch den Ersatz der glatten Muskelzellen der Venenwand durch Kollagen bedingt.

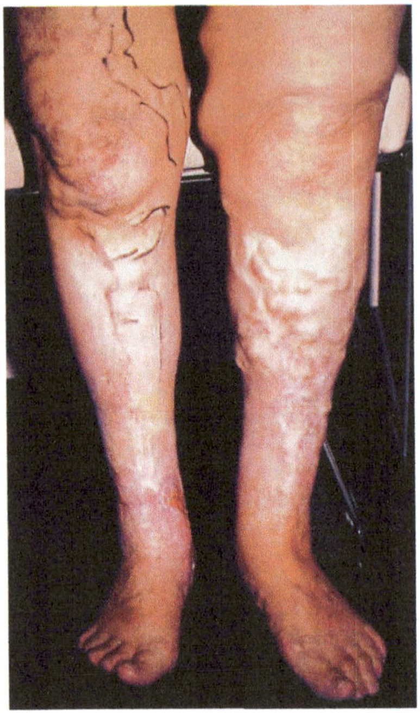

Abb. 4.2.8: Stammvarikosis der V. saphena magna.

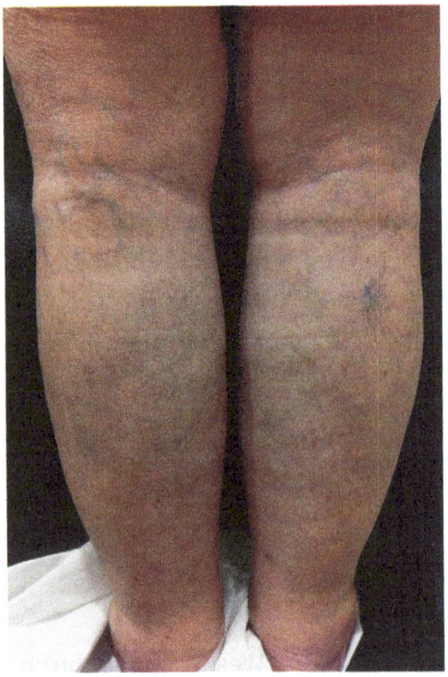

Abb. 4.2.9: Stammvarikosis der Vena saphena parva.

Die **„sekundäre Varikose“** entsteht meist nach Thrombosen, wodurch das Blut in den tiefen Beinvenen nicht mehr ungehindert abfließen kann. Nach der akuten Phase der Thrombose kann es zur Rekanalisation und Schädigung der Venenklappen des tiefen Beinvenensystems mit pathologischem Reflux kommen.

Um den gestörten Blutfluss auszugleichen, entwickelt sich ein Umgehungskreislauf über die oberflächlichen Venen, die dadurch erweitert werden [28,36,37].

4.2.1.3 Indikationsstellung und präoperative Aufklärung

Ziel jeder operativen Therapie der Patienten mit symptomatischen Venenerkrankungen ist die Verbesserung der Symptome und des klinischen Bildes. Die Refluxausschaltung durch Entfernung oder Verschluss der insuffizienten oberflächlichen Venen und Perforansvenen führt zu einer Druckentlastung im venösen System sowie Verbesserung der klinischen Symptome und Hautveränderungen.

Die Indikation zur Operation hängt von den Symptomen, dem Schweregrad der venösen Insuffizienz, dem möglichen Erfolg und den Erwartungen des Patienten ab.

Eine Varizenblutung stellt eine dringliche Operationsindikation dar.

Kontraindikationen für eine Operation der Varikosis sind:

- Schwangerschaft,
- schwere systemische Erkrankungen,
- frische tiefe Venenthrombose,
- fortgeschrittene periphere arterielle Verschlusskrankheit.

Der pathologische Reflux wird mittels Duplexsonographie diagnostiziert. Als pathologisch wird der länger als 0,5 Sekunden gemessene Reflux gewertet [14]. Die Untersuchung kann den Reflux weiterhin durch eine genaue Lokalisation anatomisch zuordnen.

Die duplexsonographische Untersuchung ist zur exakten Planung und sicheren Durchführung jedes operativen Eingriffs unerlässlich und nach Möglichkeit vom Operateur durchzuführen.

Bei der präoperativen Aufklärung sind folgende mögliche Komplikationen zu erwähnen:

- Nachblutungen,
- Blutergüsse,
- Wundinfektionen,
- Thrombosen, Lungenembolie,
- Gefäßverletzung,
- Nervenverletzung,
- allergische Reaktionen,
- Schwellungen bis hin zum chronischen Lymphödem,
- Hautveränderungen (Verhärtungen, Verfärbungen).

4.2.1.4 OP-Verfahren

Die operativen Verfahren sind vielseitig:
- chemisch mittels Sklerotherapie und Histoacrylkleber (Venaseal),
- mechanisch durch Crossektomie, Stammvenenstripping, Perforansdissektion und/oder

Exhairese der Seitenäste (= Miniphlebektomie),
- thermisch mittels Laser, Radiowellen oder Dampf,
- Kombinationen von Verfahren – mechanochemisch (ClariVein).

Systematisch vergleichende Analysen der Ergebnisse haben bisher keine wesentlichen Unterschiede der Behandlungsergebnisse der verschiedenen Verfahren – Operation, Laser und Radiowellen – ergeben [15–16]. Für die Schaumsklerotherapie liegen wenige Daten vor [29].

Die Wahl des jeweiligen Verfahrens hängt von der Größe, der Lokalisation und dem Verlauf der pathologischen refluxiven Venen, den Hautveränderungen, den Erkrankungen des Patienten, der notwendigen Dauermedikation und der Erfahrung des Operateurs ab.

4.2.1.5 Crossektomie, Stammvenenstripping, Perforansdissektion, Exhairese der Seitenäste durch Miniphlebektomie

Die Operation beginnt typischerweise mit der Crossektomie. Der 2–3 cm langen Hautinzision und anschließenden Durchtrennung des subkutanen Fettgewebes folgt die Freipräparation der Vena saphena magna und ihres Mündungsbereiches in die Vena femoralis. Der sapheno-femorale Übergang wird übersichtlich mit allen einmündenden Ästen freipräpariert. Anteromediale und posterolaterale Seitenäste werden ligiert und durchtrennt. Die Bauchwand drainierende Äste werden belassen [31].

Die Vena saphena magna wird durchtrennt und der proximale Stumpf am Niveau der V. femoralis communis ligiert und mit nicht resorbierbarem Faden übernäht. Die Strippingsonde wird in die Vena saphena magna nach distal bis zum unteren Insuffizienzpunkt eingeführt. Über eine kleine Inzision wird die Sonde durch die Haut herausgeleitet. In der Leiste wird die Vene mittels einer Ligatur an die Sonde fixiert und nach distal invertiert herausgezogen. Seitenäste werden hierbei abgerissen. Ein ähnliches Verfahren wird zur Operation der Vena saphena parva unter Schonung der Nerven {N. suralis} angewandt. Kryostripping ist eine Variante des traditionellen Stippings. Hierbei wird eine Spezialsonde bis zum unteren Insuffizienzpunkt vorgeschoben und die Sondenspitze tiefgefroren. Durch die Kälte verklebt die Vene an der Sonde und kann herausgezogen werden. Nach dem Stripping werden die Seitenäste mit 3 mm langen Inzisionen und feinen Häkchen minimalinvasiv entfernt (Abb. 4.10.a und 4.10.b).

Die Leistenwunde wird durch eine Subkutan- und eine Intrakutannaht der Haut verschlossen. Die übrigen Inzisionen werden mittels Steri-Strips verklebt. Ein elastokompressiver Verband zur Vermeidung eines ausgiebigen Hämatoms wird angelegt.

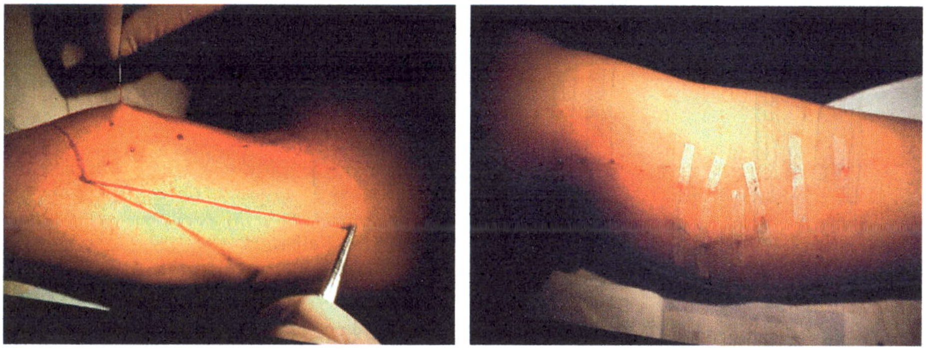

(a) (b)

Abb. 4.2.10: Mini-Phlebektomie.

4.2.1.6 Endovenöse Laser- & Radiowellenapplikation

Bei den endovenösen Verfahren handelt es sich um perkutane Techniken, die Laser- und Radiowellenenergie nutzen, um oberflächliche varikös veränderte Abschnitte zu verschließen.

Über eine Punktion unter Ultraschallführung am tiefsten Insuffizienzpunkt der Vena saphena magna wird eine Schleuse über einen Führungsdraht platziert. Über die Schleuse wird die Laser- oder Radiowellensonde eingeführt und mit Ultraschall die Position zwei Zentimeter vor der Mündung der Vena saphena magna in die Vena femoralis kontrolliert. Nach der Sondenpositionierung wird um die zu behandelnde Vene eine Mischung aus Kochsalz, Epinephrin, Lidocain und Bicarbonat ultraschallgesteuert injiziert, um Schmerzen und Hitzeschäden des umgebenden Gewebes zu vermeiden. In Kopftieflage erfolgt die Energieanwendung an die Venenwand stufenweise unter Rückzug der Sonde (Abb. 4.2.11.).

In der duplexsonographischen Untersuchung zeigt sich in der Regel die behandelte verschlossene Vene nicht, wie schematisch in Abb. 4.2.11 dargestellt, geschrumpft, sondern mit einem vorhandenen Durchmesser verschlossen (Abb. 4.2.12). Das sonographische Bild und die klinisch festgestellte Verhärtung entlang der behandelten Vene sind die von uns häufig erhobenen Befunde nach der endovaskulären Behandlung mittels Radiowellen. Da sie dem Bild einer Thrombophlebitis entsprechen, ist die Patientenanamnese unabdingbar, um die unnötige Verordnung einer prophylaktischen bzw. therapeutischen Antikoagulation zu vermeiden. Am Anfang können

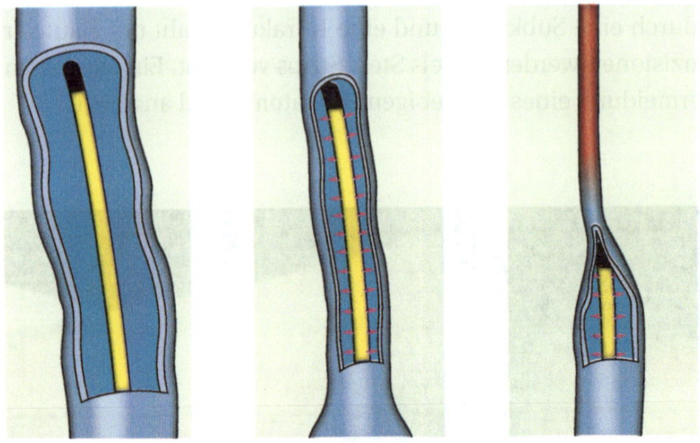

Abb. 4.2.11: Schematische Darstellung Venefit-Verfahren (Covidien)

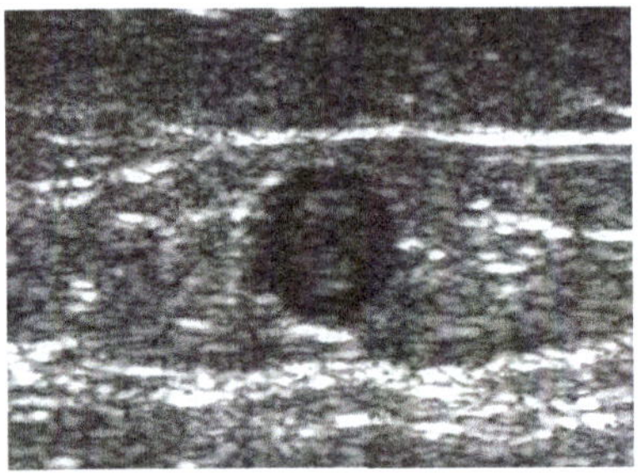

Abb. 4.2.12: Duplexsonographisches Bild nach Radiowellen-Behandlung der Vena saphena magna

Schmerzen im Bereich der verschlossenen Vene entstehen, welche symptomatisch behandelt werden sollten.

Relative Kontraindikationen ergeben sich durch lokale pathologisch anatomische Veränderungen, wie rezidivierende Phlebitiden mit Narbenbildungen, stark geschlängelte Venen, dicht unter der Haut liegende Venen (unter 1 cm) und sehr weite Venen.

Im Gegensatz zu den offen chirurgischen Verfahren kann die endovenöse Venenablation unter laufender Antikoagulation (Markumar, neue orale Anti-Koagulantien) erfolgen [17–20].

Die Verfahren können in lokaler Tumeszenzanästhesie erfolgen.

Die wesentlichen Komplikationen der endovenösen Verfahren sind:
- Thrombophlebitiden,
- Pigmentierungen,
- Hautnervenschädigungen,
- tiefe Venenthrombosen.

4.2.1.7 Thromboseprophylaxe

Die Indikation einer Thromboseprophylaxe ist je nach Risikogruppe gegeben und nach Maßgabe der aktuellen S3-Leitlinie (Stand: 06/2010) zur Prophylaxe der venösen Thromboembolie zu empfehlen.

Bei Patienten ohne zusätzliche Risikofaktoren für eine Thromboembolie kann auf eine medikamentöse Prophylaxe verzichtet werden. Bei diesen Patienten sind die Frühmobilisation und Elastokompression postoperativ als Prophylaxe zu empfehlen.

Eine medikamentöse Prophylaxe mit niedermolakularen Heparinen (NMH) sollte bei Vorliegen von Risikofaktoren wie familiärer Belastung, Thrombophilie, abgelaufenen tiefen Venenthrombosen, Thrombophlebitiden, Adipositas, eingeschränkter Beweglichkeit etc. erfolgen [30].

4.2.1.8 Postoperative Empfehlungen

- Analgetika bei Bedarf (z. B. Paracetamol),
- Aufnahme normaler Aktivitäten innerhalb von ein bis zwei Tagen,
- Tragen von Kompressionsstrümpfen für eine bestimmte Zeit, abhängig vom klinischen Bild,
- anstrengende Tätigkeiten und längeres Stehen vermeiden,
- Nachuntersuchungstermin innerhalb der nächsten drei Tage nach der Behandlung mit Ultraschall zum Ausschluss von thermischen Schäden und Thrombosen im tiefen Venensystem,
- viel Bewegung: Schwimmen, Wandern, Radfahren, Walking,
- Fuß- und Beingymnastik,
- Gefäßtraining durch Wasseranwendungen, z. B. Kneipp-Güsse,
- Beine hochlegen,
- bequeme Kleidung und flache Schuhe,
- Alkohol und Nikotin weitestgehend einschränken,
- auf Symptome achten und dem Operateur mitteilen.

4.2.2 Periphere Arterielle Verschlusskrankheit – Perkutane Transluminale Angioplastie

Das wichtigste Symptom der peripheren arteriellen Verschlusskrankheit ist die Claudicatio intermittens. Dabei treten nach einer bestimmten Gehtrecke Schmerzen und Krämpfe in den unteren Extremitäten (Waden, Oberschenkel, Gesäß) auf, die nach einer Ruhephase verschwinden.

Die klinische Untersuchung des Pulsstatus, die Messung der Gehstrecke auf einem Laufband und die systolischen Werte an den Armen und Knöcheln zur Ermittlung des Knöchel-Arm-Index (Abb. 4.2.13.) ergeben einen ersten Eindruck des Schweregrades der Erkrankung.

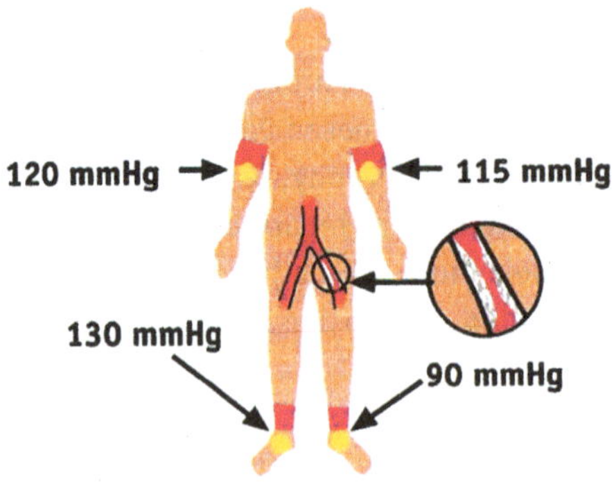

Abb. 4.2.13: ABI-Messung, Grundlagen funktioneller Diagnostik hämodynamischer Störungen in den unteren Extremitäten [27].

Nach Fontaine ergeben sich folgende Stadien:

Stadium I: Zufallsbefund einer Stenose oder eines Verschlusses, der keine Beschwerden verursacht,
Stadium IIa: Auftreten von Beschwerden nach einer Gehstrecke von über 200 m,
Stadium IIb: Auftreten von Beschwerden nach einer Gehtstrecke von unter 200 m,
Stadium III: Ruheschmerzen ohne offene Wunden,
Stadium IV: offene Wunden, Gangrän.

Nach Rutherford ergeben sich folgende Stadien:

Grad 0: asymptomatisch,
Grad 1: leichte Claudicatio,
Grad 2: moderate Claudicatio,
Grad 3: schwere Claudicatio,
Grad 4: ischämischer Ruheschmerz,
Grad 5: kleine Gewebsverluste,
Grad 6: große Gewebsverluste.

In den Stadien II a und II b – nach Fontaine und Rutherford 1 bis 3 – ist die Indikation zur ambulanten Angioplastie je nach Risikoprofil sowie den beruflichen und Lebenserfordernissen, dem Leidensdruck und der Lokalisation und Ausdehnung der Pathologie gegeben.

Beispielhaft ist in den Abbildungen 4.2.14., 4.2.15., und 4.2.16. die verschlossene Arteria femoralis superficialis mit klinischem Stadium II b bzw. Rutherford 3 mittels eines Ballonkatheters wiedereröffnet.

In den Stadien III und IV – nach Fontaine und Rutherford 4 bis 6 – ist wegen der Schwere des Krankheitsbildes und abhängig vom Allgemeinzustand des Patienten die Indikation zur Behandlung eindeutig, allerdings seltener ambulant möglich.

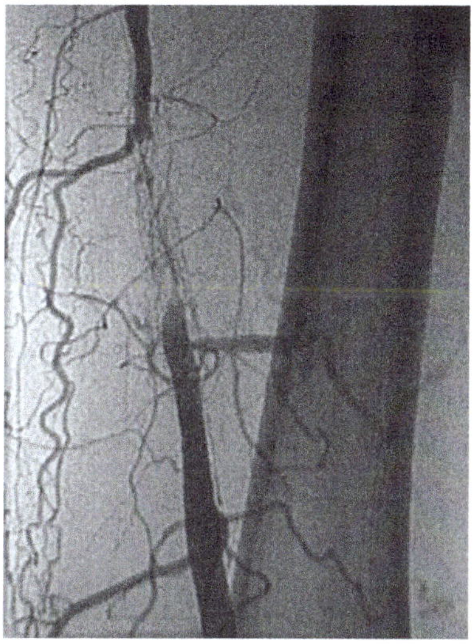

Abb. 4.2.14: Verschluss der Arteria femoralis superficialis

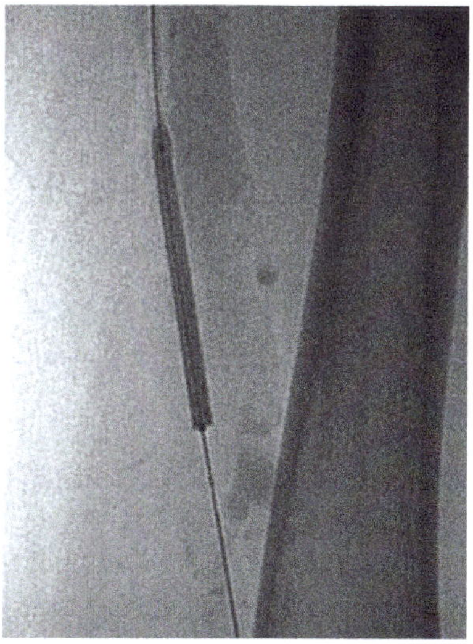

Abb. 4.2.15: Ballondilatation

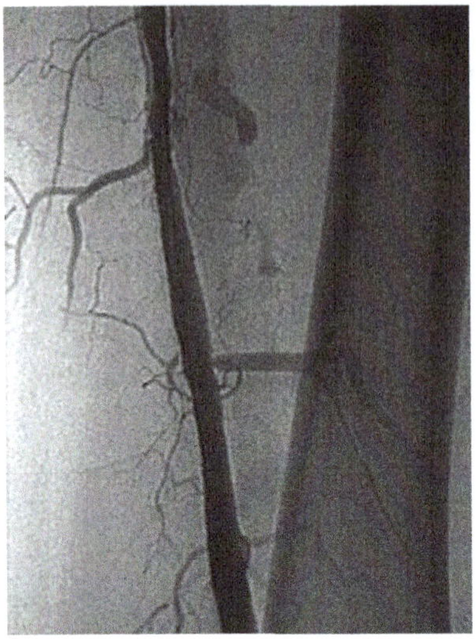

Abb. 4.2.16: Ergebnis nach Wiedereröffnung des Verschlusses.

In der TASC II-Klassifikation [21] sind Empfehlungen für die Abgrenzung zwischen offen chirurgischer und interventioneller Therapie publiziert worden.

Mögliche Komplikationen sind:
- Schmerzen und Spannungsgefühl an der Punktionsstelle,
- Blutergüsse an der Einstichstelle,
- Lymphstauungen, Lymphödeme,
- allergische Reaktionen (Kontrastmittel, Medikamente),
- Gefäßverletzungen, Dissektionen,
- Gefäßverschlüsse,
- Nierenfunktionsstörung.

4.2.3 Sonstige Indikationen und ambulante OP-Techniken

4.2.3.1 Portsysteme

Bei schlechten Venenverhältnissen, chronischen Erkrankungen, künstlicher Ernährung und überwiegend bei der Behandlung der Tumorerkrankungen mittels Chemotherapie stellt die Implantation eines Portsystems eine wesentliche Erleichterung dar und ermöglicht oft sogar erst die intravenösen Applikationen. Ein weiterer Vorteil des Portsystems ist neben der Erleichterung des venösen Zugangs die zentrale Lage des Katheters, z. B. in der V.cava superior. Durch das größere Flussvolumen ergibt sich ein Verdünnungseffekt, der einer Gefäßwandschädigung durch die Medikamente entgegenwirkt.

Die Implantation erfolgt in der Tagesklinik in der Regel in Lokalanästhesie mit Analgosedierung. Über einen kleinen Schnitt unterhalb der rechten oder linken Clavicula wird nach Möglichkeit die Vena cephalica freipräpariert. Über die Vena cephalica wird ein Katheterschlauch (Silikon, Polyurethan) eingeführt und die Lage der Katheterspitze unter Röntgenkontrolle in der oberen Hohlvene gesichert. Der Katheter wird mit der Portkammer konnektiert und gesichert und nach Bildung einer Tasche tief subkutan platziert. Die Portfunktion wird geprüft. Die Portkammer wird an der Muskelfaszie durch Nähte fixiert und die Wunde schichtweise durch Nähte verschlossen.

Zur Erhöhung der Sicherheit der Implantation und Vermeidung von Komplikationen wird vor jedem Eingriff vom Operateur eine duplexsonographische Untersuchung durchgeführt. Hierbei werden das Vorhandensein einer V. cephalica, ihr Verlauf und Durchmesser sowie der Mündungswinkel in die V. sublavia dargestellt.

Bei fehlender oder sehr dünner V. cephalica oder eines brauchbaren Venenastes wird die V. subclavia freipräpariert und unter Sicht mithilfe der Seldinger-Technik punktiert.

Mögliche Komplikationen sind:

- allergische Reaktionen (Lokalanästhetika, Röntgenkontrastmittel, Medikamente, Latex),
- Infektionen,
- Verletzungen der Nerven und benachbarten Gefäße und Lymphbahnen,
- Katheterverletzung der Gefäßwand oder des Herzens, Herzrhythmusstörungen,
- Blutungen, Hämatome (gerinnungshemmende Medikamente absetzen),
- Luftembolie,
- Pneumothorax,
- Thrombosen, Lungenembolien,
- Katheterdislokationen,
- Pinch-off-Syndrom: Einklemmung des Katheters zwischen der Klavikula und der ersten Rippe.

Die Auswertung von 498 in eigener Praxis ambulant implantierten Portsystemen ergab eine Rate von 17 Thrombosen (3,4 %). In Studien werden Thromboseraten bei zentralen Venenkathetern von 3–58 % berichtet. [32–35]

4.2.3.2 Shunt-Anlage für Hämodialyse

Das Ziel der Shunt-Anlage für die Hämodialyse besteht darin, einen wiederholt möglichen Zugang zur Kreislaufzirkulation mit möglichst wenigen Komplikationen zu erreichen. Durch den Gefäßzugang sollen 200–400 ml Blut pro Minute entnommen, gereinigt und zurückinfundiert werden. Hierzu ist die Anlage einer arterio-venösen Verbindung erforderlich.

Idealerweise ist die Anlage einer arterio-venösen Verbindung ohne alloplastische Gefäßprothesen anzustreben.

Die meisten Shuntanlagen erfolgen durch eine Anastomose der Vena cephalica oder Vena mediana cubiti mit der Arteria radialis (Cimino-Brescia-Fistel). Bei nicht geeigneten Venen im Unterarm sind Anastomosen der A. brachialis mit der Vena cephalica oder Vena basilica denkbar. Alternative Möglichkeiten bilden Shuntanlagen mit der Vena saphena magna, Vena umbilicalis und Gefäßprothesen aus expanded Polytetrafluorethylen (ePTFE).

Der Shunt sollte möglichst distal erfolgen, um ischämische Komplikationen und ein zu hohes Volumen zu vermeiden.

Um eine optimale Vorbereitung zur Shuntanlage zu ermöglichen, ist eine farbduplexsonographische Darstellung der Gefäßmorphologie und Größe sowie der anatomischen Verläufe nach der klinischen Untersuchung und Beurteilung zielführend (Evidenzlevel II).

Daten einer systematischen Analyse der primären und sekundären (weitere Eingriffe erforderlich) Offenheitsraten ergaben [22]:

- primäre Offenheitsraten: 60 % in einem Jahr und 51 % in zwei Jahren,
- sekundäre Offenheitsraten: 71 % in einem Jahr und 64 % in zwei Jahren.

Shunt-Komplikationen:

- Thrombose,
- Infektion,
- Steal Syndrom,
- Aneurysmata,
- venöse Hypertension,
- Herzinsuffizienz,
- Serome,
- lokale Blutungen.

Die ambulante Shuntchirurgie und die Komplikationsbehandlung erfordern eine große Erfahrung und eine besondere Ausrüstung (Operationseinrichtung, Angiographie-Anlage, Katheter zur Intervention), um den meist multimorbiden Patienten adäquat zu behandeln. Die Vergütung der ambulanten Shuntchirurgie ist nach dem EBM nicht adäquat.

Literatur

[1] Rabe E, Pannier-Fischer F. Zur Prävalenz von chronischen Venenkrankheiten in der erwachsenen Durchschnittsbevölkerung. Orthopädie-Technik 2003; 11: 786–789.

[2] Zahariev T, Anastassov V, Girov K et al. Prevalence of primary chronic venous disease: the Bulgarian experience. Int Angiol 2009; 28:303.

[3] Brand FN, Dannenberg AL, Abbott RD, Kannel WB. The epidemiology of varicose veins: the Framingham Study. Am J Prev Med 1988; 4: 96.
[4] Callam MJ. Epidemiology of varicose veins. Br J Surg 1994; 81: 167.
[5] Evans CJ, Fowkes FG, Ruckley CV, Lee AJ. Prevalence of varicose veins and chronic venous insufficiency in men and women in the general population: Edinburgh Vein Study. J Epidemiol Community Health 1999; 53: 149.
[6] Porter JM, Moneta GL. Reporting standards in venous disease: an update. International Consensus Committee on Chronic Venous Disease. J Vasc Surg 1995; 21: 635.
[7] Criqui MH, Jamosmos M, Fronek A et al. Chronic venous disease in an ethnically diverse population: the San Diego Population Study. Am J Epidemiol 2003; 158: 448.
[8] Widmer LK, Stähelin HB, Nissen C, Da Silva A. Venen-, Arterienkrankheiten, koronare Herzkrankheit bei Berufstätigen, Prospektiv-epidemiologische Untersuchung. Basler Studie I-III. 1959–1978, Huber Bern 1981.
[9] Eklof B, Perrin M, Delis KT et al. Updated terminology of chronic venous disorders: the VEIN-TERM transatlantic interdisciplinary consensus document. J Vasc Surg 2009; 49: 498.
[10] Caggiati A, Bergan JJ, Gloviczki P et al. Nomenclature of the veins of the lower limbs: an international interdisciplinary consensus statement. J Vasc Surg 2002; 36: 416.
[11] Caggiati A, Bergan JJ, Gloviczki P et al. Nomenclature of the veins of the lower limb: extensions, refinements, and clinical application. J Vasc Surg 2005; 41: 719.
[12] Eklöf B, Rutherford RB, Bergan JJ et al. Revision of the CEAP classification for chronic venous disorders: consensus statement. J Vasc Surg 2004; 40: 1248.
[13] Cranley JJ, Krause RJ, Strasser ES. Chronic venous insufficiency of the lower extremity. Surgery 1961; 49: 48.
[14] Labropoulos N, Tiongson J, Pryor L et al. Definition of venous reflux in lower-extremity veins. J Vasc Surg 2003; 38: 793.
[15] van den Bos R, Arends L, Kockaert M et al. Endovenous therapies of lower extremity varicosities: a meta-analysis. J Vasc Surg 2009; 49: 230.
[16] Pan Y, Zhao J, Mei J et al. Comparison of endovenous laser ablation and high ligation and stripping for varicose vein treatment: a meta-analysis. Phlebology 2014; 29: 109.
[17] Theivacumar NS, Gough MJ. Influence of warfarin on the success of endovenous laser ablation (EVLA) of the great saphenous vein (GSV). Eur J Vasc Endovasc Surg 2009; 38: 506.
[18] Riesenman PJ, de Fritas DJ, Konigsberg SG, Kasirajan K. Noninterruption of warfarin therapy is safe and does not compromise outcome in patients undergoing endovenous laser therapy (EVLT). Vasc Endovascular Surg 2011; 45: 524.
[19] Sharifi M, Mehdipour M, Bay C et al. Effect of anticoagulation on endothermal ablation of the great saphenous vein. J Vasc Surg 2011; 53: 147.
[20] Gabriel V, Jimenez JC, Alktaifi A et al. Success of endovenous saphenous and perforator ablation in patients with symptomatic venous insufficiency receiving long-term warfarin therapy. Ann Vasc Surg 2012; 26: 607.
[21] Norgren I, Hiatt WR, Dormandy JA et al. Inter-Society Consensus for the Management of Peripheral Arterial Diesease (TASC II). Eur J Vasc. Endovasc Surg. 2007;33 Suppl 1: 1–75.
[22] Al-Jaishi AA, Oliver MJ, Thomas SM et al. Patency rates of the arteriovenous fistula for hemodialysis: a systematic review and meta-analysis. Am J Kidney Dis 2014; 63: 464.

Weiterführende Literatur

[23] Hollenbeck M, Mickley V, Brunkwall J et al., Gefäßzugang zur Hämodialyse Interdisziplinäre Empfehlungen deutscher Fachgesellschaften, Nephrologe 2009 4: 158–176.
[24] Mauser R. Grundlagen funktioneller Diagnostik hämodynamischer Störungen in den unteren Extremitäten 2007; 38; 46.
[25] Mauser R. Grundlagen funktioneller Diagnostik hämodynamischer Störungen in den unteren Extremitäten 2007; 38.
[26] Mauser R. Grundlagen funktioneller Diagnostik hämodynamischer Störungen in den unteren Extremitäten 2007; 50.
[27] Mauser R. Grundlagen funktioneller Diagnostik hämodynamischer Störungen in den unteren Extremitäten 2007; 119.
[28] Moll I , Duale Reihe- Dermatologie, 2005, 485 ff.
[29] Noppeney T, Gefäßchirurgie 2014 19: 618–621.
[30] Noppeney T, Nüllen H, Varikose, Springer Medizin Verlag Heidelberg 2010, 436 ff.
[31] Casoni P, Lefebvre-Vilardebo M, Villa F, Corona P. Great saphenous vein surgery without high ligation of the saphenofemoral junction. J Vasc Surg 2013; 58: 173.
[32] Paauw JD, Borders H, Ingalls N et al. The incidence of PICC line-associated thrombosis with and without the use of prophylactic anticoagulants. JPEN J Parenter Enteral Nutr 2008; 32: 443.
[33] Bonizzoli M, Batacchi S, Cianchi G et al. Peripherally inserted central venous catheters and central venous catheters related thrombosis in post-critical patients. Intensive Care Med 2011; 37: 284.
[34] Evans RS, Sharp JH, Linford LH et al. Risk of symptomatic DVT associated with peripherally inserted central catheters. Chest 2010; 138: 803.
[35] Trerotola SO, Stavropoulos SW, Mondschein JI et al. Triple-lumen peripherally inserted central catheter in patients in the critical care unit: prospective evaluation. Radiology 2010; 256: 312.
[36] Staubesand J, Seydewitz V (1986). Zur formalen Pathogenese der Varikose. In: Wupperman T (Hrsg.) Varizen, Ulcus cruris und Thrombose, Springer, Berlin Heidelberg.
[37] Belgaro G, Nicolaides AN, Veller M (1995). Venous disorders. Amanual of diagnosis and treatment. Saunders, London Philadelphia.

Johannes Jongen, Imme Kahl, Jonas Schumacher, Hans-Günter Peleikis und Volker Kahlke

4.3 Proktologie

Ambulante Proktologische Operationen

4.3.1 Allgemein

4.3.1.1 Aufklärungsgespräch

Nach Diagnosesicherung und Indikationsstellung muss das Verfahren mit dem Patienten erörtert werden. Wichtig dabei ist, den Patienten über das Anästhesieverfahren, die möglichen Schmerzen und Schmerzmedikation, Komplikationen, Arbeitsausfall, Wundpflege und Stuhlgangsschwierigkeiten nach der Operation zu informieren. Die individuelle Schmerzempfindung nach Analoperationen kann sehr variieren! Bei diesem Gespräch gilt es herauszufinden, welcher Patient für eine ambulante Operation geeignet ist und welcher nicht [1]. Der ängstliche, junge Mann mit einer Analsphinkterhypertonie und rektaler Entleerungsstörung ist eher ungeeignet für eine ambulante Operation.

4.3.1.2 Anästhesieverfahren

Wer Patienten mit einer Analfissur behandelt, weiß, dass diese Läsionen erhebliche Schmerzen auslösen können. Die Schmerzen nach Operationen können entsprechend sein, insbesondere wenn die Patienten vor der Operation keine Schmerzen hatten. Auch der erste Stuhlgang geht oft mit starken Schmerzen einher. Daher ist eine gute Analgesie/Anästhesie bei und nach proktologischen Operationen sehr wichtig.

Das Anästhesieverfahren, das angewendet wird, sollte schon präoperativ mit dem Patienten besprochen werden. Dabei müssen die Wünsche und Ängste des Patienten berücksichtigt werden. Die eigene Erfahrung und die des Anästhesisten mit dem Anästhesieverfahren spielen auch eine Rolle. Man sollte die Verfahren einsetzen, die man selbst am besten beherrscht und mit denen man die meiste Erfahrung hat. Lokale Anästhesieverfahren werden von vielen Patienten als sehr schmerzhaft empfunden. Die Pudendusanästhesie [2] wäre möglich, die Infiltration muss aber genügend tief erfolgen [3], sonst zeigt sie keine Wirkung [4].

Für ambulante proktologische Operationen sind geeignet: Sattelblock (Sakralanästhesie) [5] Spinalanästhesie [6] oder Allgemeinanästhesie [7].

Letztendlich ist eine gute Zusammenarbeit mit einer/einem in der proktologischen Chirurgie erfahrenen Anästhesistin/Anästhesisten sehr wichtig; mit der Anästhesie ist auch die postoperative Schmerztherapie (zu Hause) im Einzelfall abzustimmen!

Bezüglich der Flüssigkeitszufuhr per Infusion intra- und postoperativ kann eher restriktiv vorgegangen werden, da zu viel Infusion eventuell einen negativen Einfluss auf die Blasenentleerung haben kann [8].

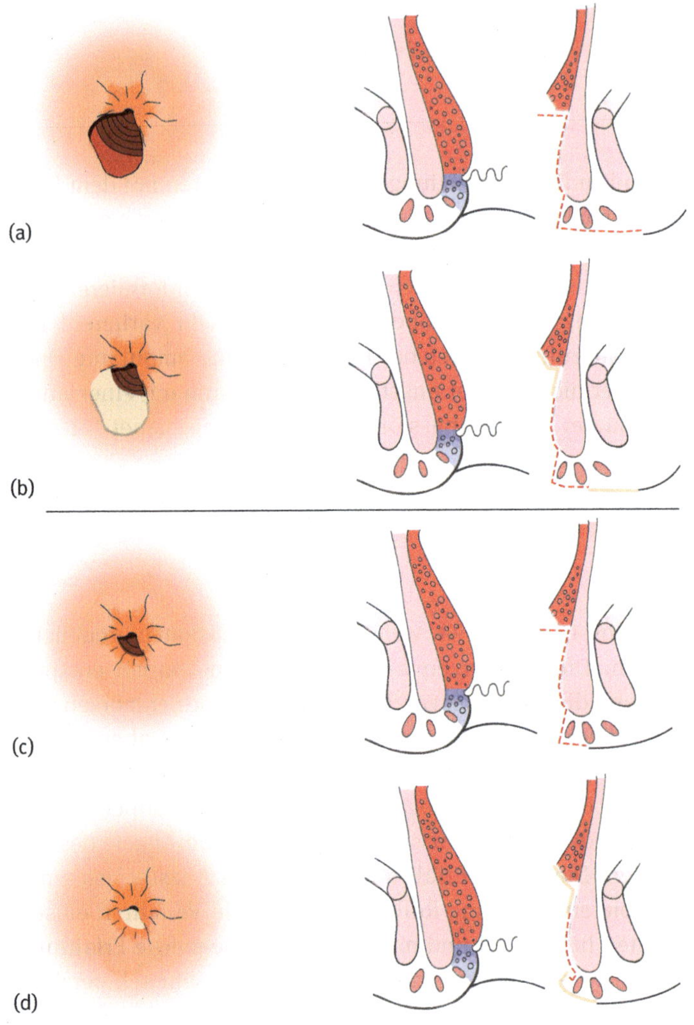

Abb. 4.3.1: Links Aufsicht, rechts Längsschnitt. **(a)** Wunde nach Anlage eines normalen Drainagedreieckes, **(b)** Wunde in Abheilung bei normal großem Drainagedreieck, **(c)** Wunde nach Anlage eines zu kleinen Drainagedreieckes, **(d)** Wundheilung bei zu kleinem Drainagedreieck: perianale Wunde schon verheilt, es droht ein Sekretstau und somit eine Wundheilungsstörung. (Zeichnung: Andreas Scharfenstein)

4.3.1.3 Prinzipien der proktologischen Chirurgie

Die proktologische Chirurgie ist aufgrund der anatomischen Lage eine septische Chirurgie: Die Analregion ist nach chirurgischer Desinfektion immer noch hochgradig kontaminiert. Daher werden (fast) alle anorektalen Wunden der sekundären Wundheilung zugeführt. Im Boden der Wunden entstehen Wundsekrete, die umgewandelt werden in „Eiter" (durch die fäkale Kontamination). Diese Sekrete sollen abfließen können. Sekretstau ist ein möglicher Auslöser für Wundheilungsstörungen. Für eine gute Drainage ist die Anlage eines genügend großen Drainagedreiecks perianal notwendig (ein zu großes Drainagedreieck gibt es nicht, ein zu kleines kann zu einer Wundheilungsstörung führen, Abb. 4.3.1). Die Heilung der anorektalen Wunden sollte von innen/oral nach außen/perianal erfolgen. Die Wunde im Analkanal sollte zuerst epithelisieren, die Wunde außen zuletzt.

Das Einführen eines Tampons sollte bei ambulanten Operationen vermieden werden [9], da dieser Probleme bereiten kann: Harnverhalt, Druckschmerzen. Tampons können auch Blutungen „verbergen", wenn sich das Blut im Rektum ansammelt und nicht nach außen ablaufen kann.

Die Gabe von Antibiotika ist nicht notwendig und hat keinen Einfluss auf die postoperativen Schmerzen [10].

Nach unserer Meinung sollte jedes anorektale Operationspräparat, wie unauffällig es auch erscheinen mag, dem Pathologen zugeführt werden: Melanome, Anal- und Rektumkarzinome werden immer wieder als Zufallsbefund in „normalem" Analgewebe beschrieben.

Der Stuhlgang sollte geformt sein, so dass die Wunde bei dem Defäkationsvorgang „gedehnt" wird. Andernfalls kann es zu einem „Verkleben" der Wunde kommen. Wann die erste digital-rektale Untersuchung vom Operateur durchgeführt werden sollte, darüber bestehen viele Ansichten [11,12], keine einzige ist evidenzbasiert [8].

4.3.1.4 Präoperative Vorbereitung

Vor der Gabe der Prämedikation sollte das Rektum mit einem Klistier mechanisch gereinigt werden. Der Operateur kann dann ohne grobe fäkale Verunreinigung des Operationsgebietes operieren. Für den Patienten hat es den Vorteil, dass die erste Stuhlentleerung erst deutlich nach der Operation, ggf. erst am Folgetag, stattfindet.

4.3.1.5 Postoperative Schmerztherapie

Im Aufklärungsgespräch sollte schon über die Bedeutung der postoperativen Schmerztherapie gesprochen werden. Die Patienten sollten postoperativ generell (ob sie Schmerzen haben oder nicht!) Diclofenac 3-mal 50 mg oral nehmen (Kontraindikationen beachten: Allergie, CED usw.). Reicht dies nicht aus, sollten zusätzliche Analgetika rezeptiert werden: Novaminsulfon (maximal 4000 mg/Tag), Tramadol (maximal 400 mg/Tag) [4].

Manche Kollegen infiltrieren am Ende der Operation die Wundränder mit Lokalanästhesie oder injizieren einen Pararektalblock [13]. Die Wirkung solcher Maßnahmen dauert höchstens sechs Stunden und dann sollte die orale Schmerztherapie „greifen".

Das Einführen von Diclofenac-Suppositorien (100 mg) in Narkose wird von vielen Koloproktologen praktiziert [14].

Darüber hinaus gibt es zahlreiche Einzelpublikationen, in denen Schmerzen nach anorektalen Operationen mit EMLA- [14] bzw. glyceroltrinitrathaltigen [15] Cremes/ Salben behandelt werden.

Patienten sollten erst dann die Praxis bzw. das Operationszentrum verlassen, wenn sie die Blase geleert haben und vom Operateur und Anästhesisten angesehen und instruiert (s. u.) wurden.

4.3.1.6 Postoperative Wundpflege

Da die Wunden einer sekundären Wundheilung zugeführt werden, müssen die Patienten eine entsprechende Wundpflege durchführen. Die Patienten sollten 3- bis 5-mal täglich ein lauwarmes Sitz-, besser ein Duschbad nehmen, auf jeden Fall nach dem Stuhlgang, um die Wunde aktiv zu reinigen. Dauer des Bades: 10–15 Minuten. Ob diese Bäder einen Effekt zeigen, ist noch nicht belegt, sie schaden aber nicht [16,17].

Nach dem Ausduschen wird eine nicht scheuernde Vlieskompresse (z. B. Topper®) mit einem 1 cm langen Salbenstrang (z. B. dexpanthenolhaltige Salbe) auf die Wunde gelegt. Es gibt keine Studien, die belegen, dass irgendein Wirkstoff in Salben bzw. Cremes oder spezielle Auflagen die Heilung nach proktologischen Operationen begünstigen.

Zur Stuhlregulierung erhalten die Patienten Makrogol 1dd 1 Beutel. In der S3-Leitlinie [4] wird Laktulose (2 dd 20 ml) empfohlen, dies macht aber Meteorismus sowie Durchfälle. Außerdem sollten die Patienten auf eine ballaststoffreiche Ernährung und eine ausreichende Flüssigkeitszufuhr (2–2,5 Liter) achten. Auf den Genuss von stark gewürzten Speisen (Chili, Curry usw.) [18] sollte verzichtet werden. Der Stuhlgang sollte nicht zu fest („die Wunde wird überdehnt") und nicht zu dünn sein (kein Dehnungseffekt und es bleiben „ätzende" Fäkalreste in der Wunde zurück). Nach dem Stuhlgang sollten die Patienten die Wunde wie oben beschrieben behandeln. Von der Benutzung der kommerziell erhältlichen „Feuchttücher" sollte abgeraten werden, da diese Allergien auslösen können. Das Gleiche gilt auch für Bäder mit Kamille, Polypvidonjod usw.

Dem Stuhlverhalt kann mit Bicarbonatzäpfchen, kleinen oder normalen Klysmen begegnet werden.

Ein entsprechendes Merkblatt mit „Notfalltelefonnummer“ und Anleitung zur Wundpflege sollte der Patient spätestens beim Verlassen des OP-Zentrums erhalten.

4.3.1.7 Allgemeine Komplikationen nach proktologischen Operationen

Über diese muss der Patient im Gespräch aufgeklärt worden sein bzw. sie müssen im Merkblatt erwähnt werden.

Harnverhalt: begünstigende Faktoren: Männer, Prostatahyperplasie, hohe Infusionsmengen, starke Schmerzen, Tamponade im Analkanal.

Therapie: Wasser plätschern lassen, unter der warmen Dusche, Carbachol 2 mg oder Distigmin 5 mg, Einmalkatheter.

Blutungen: Da die Wunde offen gelassen wird, kann es zu kleineren Blutungen kommen. Diese sind „normal“. Bei stärkeren Blutungen sollten die Patienten zunächst eine „Tamponade“ der Wunde machen: Ein Gästehandtuch sollte gerollt vor den After gelegt werden und der Patient sollte sich daraufsetzen. Wirkt diese Maßnahme nicht bzw. setzt der Patient auf der Toilette größere Mengen Blut mit Koageln ab, sollte der Operateur informiert werden. Stärkere Blutungen können innerhalb der ersten 24 Stunden, aber wie bei der Gummiligatur auch noch nach sieben bis acht Tagen auftreten

Wundheilungsstörung/Abszess/Fistel: Verklebt die Wunde zu schnell bzw. wächst das Drainagedreieck zu rasch zu, kann dies zu einem Verhalt und anschließender Wundheilungsstörung, Abszess- und Fistelbildung führen. Eine normal geformte Stuhlsäule sollte im Prinzip jeden Tag die Wunde „aufdehnen“. Inwieweit ein frühzeitiges und regelmäßiges digitales Austasten der Wunde einen derartigen Prozess verhindert, ist nicht belegt.

4.3.2 Marisken/Analvenenthrombosen/Fissuren mit Vorpostenfalte sowie Papille

4.3.2.1 Definition

Marisken: Hautfalte im Bereich der Anokutanlinie

Analvenenthrombose: Thrombose im Bereich der Anokutanlinie

Fissur: Ulkus im Bereich des Anoderms

4.3.2.2 Symptomatik/Klinik

Marisken können bei der Analhygiene Probleme bereiten, bei manchen stören sie rein ästhetisch. Es zeigen sich Hautläppchen in unterschiedlicher Größe. Die Größe des Befundes sagt nichts über die Beschwerden aus.

Die **Analvenenthrombose** entsteht relativ schnell (im Laufe von Stunden), durch die schnelle Überdehnung der Haut können starke Schmerzen auftreten, durch die Überdehnung kommt es manchmal zu einer Nekrose mit Perforation und Blutung.

Fissur: Durch die Überdehnung des Anoderms (harter Stuhlgang), aber auch durch Durchfälle kommt es zu einem Einriss im Anodermbereich und zu einem Internusspasmus. Wenn dieser Spasmus nicht schnell verschwindet, entsteht ein Teufelskreis: Durch den Spasmus bereitet der nächste Stuhlgang wieder Schmerzen, der den Spasmus unterhält. Bei Chronifizierung entstehen die Vorpostenfalte (VPF), die hypertrophe Papille (Papillom), evtl. im Boden der Fissur eine Tasche oder Fistel.

4.3.2.3 Diagnose

Mariske ist eine Sichtdiagnose bei entsprechender Anamnese.

Auch bei der AVT handelt es sich um eine Sichtdiagnose in Kombination mit der kurzen Anamnese.

Von außen kann die VPF erkannt werden, nach vorsichtigem Spreizen der Nates kann proximal der VPF die Fissur gesehen werden.

4.3.2.4 Präoperative Diagnostik

Wenn Patienten mit Marisken über Juckreiz, Blutungen, Störung der Analhygiene berichten, sollte ein Hämorrhoidalbefund, der ursächlich für die Beschwerden ist, zunächst behandelt werden. Erst dann erfolgt die Exzision der Mariske.

AVT kommen viermal häufiger vor als der thrombosierte Anal-Hämorrhoidalprolaps (THP) [19].

Bei Schmerzen muss natürlich der Analabszess ausgeschlossen werden. Auch sexuell übertragbare Infektionen (Lues, Herpes) können zu ulkusähnlichen Läsionen führen.

4.3.2.5 Operationsmethoden

Nach Anlage eines äußeren Drainagedreieckes wird der Befund bis proximal der Linea dentata in den Analkanal exzidiert. Die Präparation sollte auf den Musculus ani internus erfolgen. Wird die Papille in Höhe der Linea dentata nicht exzidiert, kann es zu einer störenden Hypertrophie der Papille kommen.

4.3.2.6 Alternative

Bei der AVT wurde früher ohne Lokalanästhesie inzidiert. Dies geht in vielen Fällen gut. Verklebt die Inzisionsstelle aber, kommt es zu einem Nachlaufen und „Rezidiv". Daher sollte wenigstens ein größeres Areal der Haut exzidiert werden, so dass dieses Nachlaufen nicht auftreten kann. Das Absetzen des Präparates proximal (im Hämorrhoidalbereich) kann elegant und bluttrocken mit einer monopolaren Schlinge erfolgen.

AVT als auch Marisken können nach Unterspritzung mit Lokalanästhesie unter Kühlung mit Wasser mit einer Metallschlinge abgetragen werden. Der thermische Schaden wird durch die Kühlung verringert.

Die in den USA durchgeführte laterale Internussphinkterotomie (LIS) [20] wird in Deutschland aufgrund möglicher Kontinenzprobleme [21] nicht mehr durchgeführt. Die Wunde nach der Fissurektomie bedecken manche Autoren mit einem Lappen [22].

4.3.2.7 Spezielle Komplikationen

Siehe oben.

4.3.2.8 Therapie der Komplikationen

Siehe oben.

4.3.2.9 Ergebnisse

Marisken werden meistens im Rahmen anderer Eingriffe [23] mitbehandelt. Über die Abtragung von Marisken allein sind keine Studien bekannt. Die Exzision der AVT in Lokalanästhesie ist ein Eingriff mit hoher Patientenzufriedenheit und geringer Komplikationsrate [19,24].

Auch die ambulante, operative Therapie der Fissur (Fissurektomie) hat eine hohe Patientenzufriedenheit und wenig Komplikationen [25].

Rezidive: Über die Rezidivrate nach Mariskenexzision bestehen keine Studien. Nach Exzision einer AVT entstehen auf der Exzisionsstelle keine Rezidive mehr [19]. Nach der Fissurektomie liegt die Rezidivrate um die 5 % [25].

Fazit: Die Exzision von Marisken, AVT und Fissuren stellt eine Operation dar, die mit guten Ergebnissen ambulant erfolgen kann [20,24].

Tipps: Da viele Frauen berichten, dass die Marisken erst nach der Schwangerschaft entstanden sind, sollte die Exzision erst nach abgeschlossener „Familienplanung“ erfolgen.

4.3.3 Hämorrhoiden

4.3.3.1 Definition

Hämorrhoiden sind ein physiologischer Teil des Kontinenzorgans, ein arteriovenöser Schwellkörper, bei Vergrößerung kann dieser Probleme bereiten: das Hämorrhoidalleiden.

4.3.3.2 Symptomatik/Klinik

Juckreiz, Brennen, Blutungen, Prolaps von Knoten beim Stuhlgang, Störung der Feinkontinenz, Ekzem.

4.3.3.3 Diagnose

Hämorrhoiden 2° bis 4° sind eine Blickdiagnose; 2°: spontane Reposition des Prolapses; 3°: prolabierende Knoten müssen reponiert werden; 4°: die prolabierenden Knoten sind fixiert, lassen sich nicht reponieren.

4.3.3.4 Präoperative Diagnostik

Bei Blutungen gilt es, andere Blutungsquellen im Kolon (insbesondere das kolorektale Karzinom) auszuschließen.

4.3.3.5 Operationsmethoden

Nach Anlage eines äußeren Drainagedreieckes wird der prolabierende Knoten auf dem Internus präparierend nach proximal bis in den oberen Analkanal exzidiert. Ein oder zwei Segmente lassen sich so gut und sicher ambulant entfernen. Die Exzision von zwei und mehr Segmenten sollte eher unter stationären Bedingungen erfolgen.

Zwischen den Exzisionsstellen sollten genügend breite (5–10 mm) Anoderm- und Mukosabrücken stehen bleiben, sonst besteht die Gefahr der Stenose. Es ist durchaus legitim, nur die symptomatischen Knoten zu resezieren [26].

4.3.3.6 Alternative (geschlossene Hämorrhoidektomie)

Nach der Resektion wird die Wunde vollständig oder wenigstens im Analkanal verschlossen. „Versiegelte" Wunden erhält man, wenn die Resektion in der Radiofrequenztechnik durchgeführt wird (z. B. Ligasure®). Generell gibt es wenig Evidenz bezüglich der Überlegenheit einer Methode bzw. Technik [9]. Als Alternative könnte sich die HAL-RAR-Methode entwickeln, bei der nach Ligatur der submukösen Hämorrhoidalarterien (HAL) eine Raffnaht im Bereich des prolabierenden Hämorrhoidalgewebes (rectoanal repair RAR) durchgeführt wird [27]. Langzeitstudien stehen noch aus [24].

4.3.3.7 Komplikationen

Siehe oben. Majorkomplikationen (z. B. Sepsis) sind zwar selten, können aber vorkommen [28].

4.3.3.8 Therapie der Komplikationen

Siehe oben.

4.3.3.9 Ergebnisse

Die Exzisionshämorrhoidektomie ist nach wie vor der Goldstandard in der operativen Hämorrhoidenchirurgie [29].

Rezidive: Da bei der Hämorrhoidektomie Hämorrhoidalgewebe belassen werden muss, kann sich dieses Gewebe wieder vergrößern und Symptome auslösen. Im Vergleich zu den nichtoperativen Hämorrhoidaltherapien (z. B. Gummiligaturtherapie) hat die Exzisionshämorrhoidektomie eine geringere Rezidivrate [30,31].

Fazit: Ein (oder zwei) prolabierende Hämorrhoidalknoten lassen sich gut ambulant exzidieren [26].

Tipps: Bei Patienten mit einer Sphinkterschwäche sollte die Indikation zur Operation streng gestellt werden. Es könnte sein, dass der Hämorrhoidalprolaps die Insuffizienz des Sphinkters kaschiert bzw. „kompensiert". Wenn der Prolaps exzidiert wird, fehlt die Kompensation: Der Patient berichtet, dass er nach der Operation inkontinent wurde. Das Spreizen des Anus mit Spekula sollte vorsichtig und nur so weit und lang wie notwendig durchgeführt werden.

4.3.4 Anorektaler/periproktitischer Abszess

4.3.4.1 Definition

Ansammlung von Eiter im Analbereich.

4.3.4.2 Anamnese/Symptomatik/Klinik

Starke Schmerzen, ggf. Zeichen der lokalen Entzündung, ggf. Fieber, Schüttelfrost, Voroperationen wegen eines Abszesses oder einer Fistel in der Vorgeschichte.

4.3.4.3 Diagnose

Im Prinzip die typischen Abszesszeichen, aber bei Abszessen im Ischioanalbereich (bei denen die subkutane Faszie nicht durchbrochen ist) und hoch intersphinkter fehlen: Schwellung, Rötung, Überwärmung. Die Abszesse lösen in der Regel eine hochgradige Analsphinkterhypertonie aus: Der Patient lässt sich nicht digital-rektal oder instrumentell untersuchen.

4.3.4.4 Präoperative Diagnostik

Mit Ausnahme der ischioanalen Abszesse sind die meisten Abszesse im Analbereich Blickdiagnosen. Bei Unsicherheit hat eine endoanale Sonographie (EUS) oder ein MRT zu erfolgen [32].

4.3.4.5 Operationsmethoden

Inzision parallel zur Sphinkterzirkumferenz und Resektion des Abszessdeckels über die gesamte Breite des Abszesses. Keine Drainage oder Laschen, kein Antibiotikum [32,33]. Findet sich bei vorsichtiger Sondierung eine oberflächliche Fistel, dann kann diese in der gleichen Sitzung gespalten werden [32]. Besteht Unklarheit über die Menge der Sphinktermasse, die durchtrennt wird, sollte ein locker geknüpfter Faden eingelegt werden.

4.3.4.6 Komplikationen

Wenn die Drainageöffnung zu klein gewählt wurde, kann es zu einem vorzeitigen Hautverschluss und somit zu einem Rezidivabszess kommen [32].

4.3.4.7 Therapie der Komplikationen

Untersuchung in Narkose und Erweiterung der Drainage.

4.3.4.8 Ergebnisse

Obwohl zahlreiche Koloproktologen meinen, dass eine Fistel bei vielen Analabszessen die Ursache sei, gibt es immer wieder Studien, in denen dies nicht so nachgewiesen wird. Wichtig ist es, den Patienten darüber aufzuklären, dass diese Fistel vorliegen kann, so dass sich der Patient bei erneuten Beschwerden (sezernierende Stelle, Abszess) wieder vorstellt.

Rezidive: Wenn eine Fistel als Ursache gefunden wird und saniert wurde, liegt die Rezidivrate < 5 % [33]. Liegt eine Akne inversa vor, sollte im exzidierten und sekundär geheilten Bereich kein Rezidiv mehr entstehen. Leider entwickeln diese Patienten an anderen Stellen Abszesse (inguinal, axillär usw.).

Fazit: Die Abszessfreilegung kann als ambulante Operation sehr gut durchgeführt werden. Hufeisenabszesse sowie tiefe ischioanale Abszesse sollten stationär behandelt werden.

Tipps: Zeigt der Patient Zeichen einer beginnenden Sepsis oder weist bestimmte Nebenerkrankungen (Diabetes mellitus, Z. n. Chemotherapie, Harnverhalt usw.) auf, sollte der Patient unter stationären Bedingungen behandelt werden. Sollte der Patient nach der Operation Fieber und andere septische Symptome entwickeln, wäre auch eine Einweisung zur stationären Therapie notwendig.

4.3.5 Analfistel

4.3.5.1 Definition

Röhrenförmige Verbindung zwischen Analkanal/Linea dentata und Gesäß/Perianalhaut.

4.3.5.2 Symptomatik/Klinik

Rezidivierende Abszessbildung, sekretabsondernde äußere Fistelöffnung.

4.3.5.3 Diagnose

Fistelöffnung perianal, strangförmige Induration subkutan, die in den Analkanal verschwindet, Vertiefung oder Induration intraanal bei der digital-rektalen Untersuchung, sondierbare Fistelöffnung in Höhe der Linea dentata, selten entleert sich Eiter, in der EUS echoarmes Areal im Sphinkterbereich.

4.3.5.4 Präoperative Diagnostik

EUS, Patienten nach Voroperationen bzw. M. Crohn evtl. MRT.

4.3.5.5 Operationsmethoden

Viele Fisteln sind oberflächlich (subkutan, intersphinkter und oberflächig transsphinkter). Diese können ohne große Gefahr für die Kontinenz gespalten werden. Nach kompletter Sondierung der Fistel wird der Fistelkanal zunächst gespalten. Nach der Spaltung muss aus dem Spalt ein Graben gemacht werden: Die Wundränder werden getrimmt, so dass die Wunde nach außen gut drainiert wird. Das Fistelgewebe kann man im Boden der Wunde belassen (Fistulotomie) oder auch exzidieren (Fistulektomie). Besteht der Eindruck, dass die Fistel zu viel Sphinktergewebe umschließt, dann sollte ein Faden eingelegt werden. Anschließend kann mit dem Patienten das weitere sphinkterschonende Vorgehen besprochen werden, das sicher stationär zu erfolgen hat.

4.3.5.6 Alternative

Seit 2007 gibt es das LIFT-Verfahren [34], bei dem nach Sondierung der Fistelgang im Intersphinkterraum dargestellt wird. Zum Internus und Externus wird der Gang ligiert und dazwischen durchtrennt. Die Ergebnisse fallen wie immer bei neuen Verfahren unterschiedlich aus.

4.3.5.7 Komplikationen

Werden Seitenäste der Fistel oder Höhlen nicht freigelegt, kann es zu einer Abszessbildung kommen bzw. die Fistel „rezidiviert".

4.3.5.8 Therapie der Komplikationen

Siehe oben.

4.3.5.9 Ergebnisse

Die Spaltung einer Fistel zeigt die niedrigste Rezidivrate (im Vergleich zu den sogenannten sphinkterschonenden Verfahren), kann aber auch mit Kontinenzschwächen einhergehen [32,33].

Fazit: Oberflächliche Fisteln können ambulant gut operiert werden. Die sphinkterschonenden Verfahren sollten unter stationären Bedingungen durchgeführt werden.

Tipps: Bei der Aufklärung immer mit dem Patienten besprechen, dass bei ausgedehntem Befund (hohe Fistel) keine Spaltung erfolgt, sondern ein Faden eingelegt wird.

4.3.6 Condylomata acuminata

4.3.6.1 Definition

Humane Papilloma-Viren (HPV)-bedingte Warzen im Anogenitalbereich.

4.3.6.2 Symptomatik/Klinik

Juckreiz, Warzen im Analbereich (mal spitz, mal papulös, mal beetartig).

4.3.6.3 Diagnose

Häufig Blickdiagnose. Cave-HPV-Befall im Analkanal und in der Übergangszone des distalen Rektums.

4.3.6.4 Präoperative Diagnostik

1. Ausschluss anderer Geschlechtserkrankungen (Lues, HIV, Hep. B/C, Chlamydien, Neisserien). 2. Untersuchung des Geschlechtspartners [38].

4.3.6.5 Operationsmethoden

Nach Unterspritzung mit Kochsalz erfolgt die Exzision sämtlicher Warzen (nur kutan). Eine „radikale“ Exzision bis in die Subkutis ist nicht sinnvoll, da die HPV-Infektion lediglich auf das Epithel beschränkt ist. Es sollen letztendlich „schürfwundähnliche“ oberflächliche Wunden entstehen. Intraanale Condylomata sollen in der gleichen Sitzung reseziert werden. Condylomverdächtige Läsionen sollten ebenfalls exzidiert werden. Auch bei der Chirurgie der Condylomata sollten, wenn möglich, zwischen den Exzisionsstellen Epithelbrücken stehen bleiben. Großflächiger Befall und Befall im distalen Rektum sollten stationär operiert werden.

4.3.6.6 Alternative

Bei der Benutzung von Elektrokauter bzw. Laser sollten entsprechende Filtermasken (FFP-3-Masken) wegen der möglichen Aerosolbildung mit HP-Viren getragen werden; außerdem sollte eine ausreichende Rauchabsaugung stattfinden. Alternativ und auch zur Aerosolvermeidung können die Condylomata unter Wasser abgetragen werden [36]. Ohne diese „Kühlung“ könnte die Hitzewirkung tiefer gehen, als primär zu sehen ist: Die zunächst einzelnen Abtragungsstellen konfluieren nach der Operation zu einer großflächigen Wunde.

4.3.6.7 Komplikationen

Bei zu tiefer und „radikaler“ Exzision, insbesondere intraanal sowie im Bereich der Anokutanlinie, können bei der „Vernarbung“ solcher Wunden Stenosen auftreten.

4.3.6.8 Therapie der Komplikationen

Bei Stenosegefahr: frühzeitig einen Analdehner einsetzen, bei manifester Stenose Erweiterungsplastik (z. B. „Haus“-Plastik) [37].

4.3.6.9 Ergebnisse

Generell gilt: Es gibt kein Verfahren bei Condylomata acuminata, das 0 % Rezidive hat [36]. Chirurgische Verfahren sind besser bezüglich der Rezidivrate als die lokale, konservative Therapie (z. B. Imiquimod) geeignet [38]. Die Rezidivrate nach Operation, unabhängig von der Technik, variiert von 20–75 % [36,38].

Fazit: Umschriebene Condylomata acuminata können gut ambulant abgetragen werden.

Tipps: Ob ein ausgedehnter Befall ambulant operiert wird, sollte mit dem Patienten besprochen werden. Schon präoperativ sollte der Patient auf die „Rezidivfreudigkeit“ der Condylomata und die Notwendigkeit der Kontrollen und erneuter operativer Therapien der Rezidive aufgeklärt werden. Falls der Patient nicht über einen längeren Zeitraum (4–6 Monate) rezidivfrei ist, sollte nur geschützter Geschlechtsverkehr stattfinden.

Literatur

[1] Selvaggi F, Pellino G, Sciaudone G, Candilio G, Canonico S. Development and validation of a practical score to predict pain after excisional hemorrhoidectomy. Int J Colorectal Dis 2014 Aug 26. [Epub ahead of print]

[2] Castellví J, Sueiras A, Espinosa J, Vallet J, Gil V, Pi F. Ligasure versus diathermy hemorrhoidectomy under spinal anesthesia or pudendal block with ropivacaine: a randomized prospective clinical study with 1-year follow-up. Int J Colorectal Dis. 2009; 24: 1011–1018.

[3] Jongen J, Kahl I, Pflug A, Wedel T, Kahlke V. Perioperative Schmerztherapie in der Proktologie Ambulante Chirurgie 2009; 6: 29–32.

[4] Laubenthal H, Becker M, Neugebauer E, S3. Leitlinie „Behandlung akuter perioperativer und posttraumatischer Schmerzen“ Anasthesiol Intensivmed Notfallmed Schmerzther. 2006; 41: 470–472.

[5] Schmittner MD, Schreiber H, Janke A, Weiss C, Blunk J, Bussen DG, Luecke T. Randomized clinical trial of perianal surgery performed under spinal saddle block versus total intravenous anaesthesia. Br J Surg. 2010; 97: 12–20.

[6] Lacasse MA, Roy JD, Forget J et al. Comparison of bupivacaine and 2-chloroprocaine for spinal anesthesia for outpatient surgery: a double-blind randomized trial. Can J Anaesth. 2011; 58: 384–391

[7] Kulkarni SV, Agarwal P, Nagraj K. To Compares the Outcome of Minor Anorectal Surgeries Under Local Anesthesia Versus Spinal Anesthesia. Indian J Surg 2012; DOI 10.1007/s12262-012-0693-3.

[8] Place R, Hyman N, Simmang C et al. Dis Colon Rectum 2003; 46: 573–576.

[9] Cheetham MJ, Phillips RK. Evidence-based practice in haemorrhoidectomy. Colorectal Dis. 2001 Mar; 3(2): 126–134.

[10] Nelson DW, Champagne BJ, Rivadeneira DE et al. Prophylactic antibiotics for hemorrhoidectomy: are they really needed? Dis Colon Rectum. 2014; 57: 365–369.

[11] Colon & Rectal Surgery. Corman ML. 5th ed. Lippincott, Williams & Wilkins, Philadelphia, 2005, S. 227–228.

[12] Rob & Smith's Operative Surgery. Surgery oft he Colon, Rectum and Anus. Fielding LP, Goldberg SM (ed.). 5th Ed. Butterworth-Heinemann, Oxford, 1993.

[13] Kim BG, Kang H. The effect of preemptive perianal ropivacaine and ropivacaine with dexmedetomidine on pain after hemorrhoidectomy: a prospective, randomized, double-blind, placebo-controlled study. Indian J Surg. 2014; 76: 49–55.

[14] Rahimi M, Kazemeini AR, Pourtabatabaei N, Honarmand AR. Comparison of topical anesthetic cream (EMLA) and diclofenac suppository for pain relief after hemorrhoidectomy: a randomized clinical trial. Surg Today. 2012; 42: 1201–1205.

[15] Mari FS, Nigri G, Dall'Oglio A, Cosenza UM, Milillo A, Terrenato I, Pancaldi A, Brescia A. Topical glyceryl trinitrate ointment for pain related to anal hypertonia after stapled hemorrhoidopexy: a randomized controlled trial. Dis Colon Rectum. 2013; 56: 768–773.

[16] Tejirian T, Abbas MA. Sitz bath: where is the evidence? Scientific basis of a common practice. Dis Colon Rectum. 2005; 48: 2336–2340.

[17] Hsu KF, Chia JS, Jao SW, Wu CC, Yang HY, Mai CM, Fu CY, Hsiao CW. Comparison of clinical effects between warm water spray and sitz bath in post-hemorrhoidectomy period. J Gastrointest Surg 2009; 13: 1274–1278.

[18] Gupta PJ. Effect of red chili consumption on postoperative symptoms during the post-hemorrhoidectomy period: randomized, double-blind, controlled study. World J Surg. 2007; 31: 1822–1826.

[19] Jongen J, Bach S, Stübinger SH, Bock JU. Excision of thrombosed external hemorrhoid under local anesthesia: a retrospective evaluation of 340 patients. Dis Colon Rectum 2003; 46: 1226–1231.

[20] Perry WB, Dykes SL, Buie WD et al. Dis Colon Rectum 2010; 53: 1110–1115.

[21] Garg P1, Garg M, Menon GR. Long-term continence disturbance after lateral internal sphincterotomy for chronic anal fissure: a systematic review and meta-analysis. Colorectal Dis. 2013; 15: e104–117.

[22] Abramowitz L, Bouchard D, Souffran M, Devulder F, Ganansia R, Castinel A, Suduca JM, Soudan D, Varastet M, Staumont G; GREP. Sphincter-sparing anal-fissure surgery: a 1-year prospective, observational, multicentre study of fissurectomy with anoplasty. Colorectal Dis 2013; 15: 359–367.

[23] Gerjy R, Nyström PO. Excision of residual skin tags during stapled anopexy does not increase postoperative pain. Colorectal Dis 2007; 9: 754–757.

[24] Rivadeneira DE, Steele SR, Ternent C et al. Dis Colon Rectum 2011; 54: 1059–1064.

[25] Schornagel IL, Witvliet M, Engel AF. Five-year results of fissurectomy for chronic anal fissure: low recurrence rate and minimal effect on continence. Colorectal Dis 2012; 14: 997–1000.
[26] Hayssen TK, Luchtefeld MA, Senagore AJ. Limited hemorrhoidectomy: results and long-term follow-up. Dis Colon Rectum 1999; 42: 909–914.
[27] Denoya PI, Fakhoury M, Chang K, Fakhoury J, Bergamaschi R.Dearterialization with mucopexy versus haemorrhoidectomy for grade III or IV haemorrhoids: short-term results of a double-blind randomized controlled trial. Colorectal Dis 2013; 15: 1281–1288.
[28 McCloud JM, Jameson JS, Scott AN. Life-threatening sepsis following treatment for haemorrhoids: a systematic review. Colorectal Dis 2006; 8: 748–755.
[29] Jayaraman S, Colquhoun PH, Malthaner RA. Stapled hemorrhoidopexy is associated with a higher long-term recurrence rate of internal hemorrhoids compared with conventional excisional hemorrhoid surgery. Dis Colon Rectum 2007; 50: 1297–1305.
[30] MacRae HM, McLeod RS. Comparison of hemorrhoidal treatments: a meta-analysis. Can J Surg 1997; 40: 14–17.
[31] Shanmugam V, Thaha MA, Rabindranath KS, Campbell KL, Steele RJ, Loudon MA. Systematic review of randomized trials comparing rubber band ligation with excisional haemorrhoidectomy. Br J Surg 2005; 92: 1481–1487.
[32] Steele SR, Kumar R, Feingold DL, Rafferty JL, Buie WD; Standards Practice Task Force of the American Society of Colon and Rectal Surgeons. Practice parameters for the management of perianal abscess and fistula-in-ano.Dis Colon Rectum 2011; 54: 1465–1474.
[33] Ommer A, Herold A, Berg E, Fürst A, Sailer M, Schiedeck T. German S3 guideline: anal abscess. Int J Colorectal Dis. 2012; 27: 831–837.
[34] Rojanasakul A, Pattanaarun J, Sahakitrungruang C, Tantiphlachiva K. Total anal sphincter saving technique for fistula-in-ano; the ligation of intersphincteric fistula tract. J Med Assoc Thai 2007; 90: 581–586.
[35] Arbyn M, de Sanjosé S, Saraiya M et al. EUROGIN 2011 roadmap on prevention and treatment of HPV-related disease. Int J Cancer. 2012; 131: 1969–1982.
[36] Weyandt GH. Neue operative Ansätze zur Sanierung anogenitaler HPV-Infektionen. Hautarzt 2011; 62: 28–33.
[37] Christensen MA, Pitsch RM Jr, Cali RL, Blatchford GJ, Thorson AG. "House" advancement pedicle flap for anal stenosis. Dis Colon Rectum 1992; 35: 201–203.
[38] Lacey CJ, Woodhall SC, Wikstrom A, Ross J. 2012 European guideline for the management of anogenital warts. J Eur Acad Dermatol Venereol 2013; 27: e263–270.

Gaby Fromberg und Eva-Maria Baur

Kapitel 5 Handchirurgie

Prolog: Traumatologisch bedingte Krankheitsbilder und deren ambulante OP-Verfahren werden unter dem Kapitel **Unfallchirurgie** abgehandelt (Frakturen, Sehnenverletzung, Nervenläsionen).

5.1 Allgemeines

5.1.1 Anamnese

Eine ausführliche Anamneseerhebung ist für die Diagnosestellung in der Handchirurgie besonders wichtig und erspart in vielen Fällen zusätzliche Untersuchungen. Dies gilt für Verletzungen ebenso wie für sonstige Erkrankungen der Hand. Erfragt werden sollten: Unfälle (jetzt, früher), auslösendes Moment der Beschwerden, systemische Erkrankungen, Diabetes, Gicht, Medikamente, Blutverdünnung, Beruf, Links-/Rechts-Händer, aktuelle Probleme: wann (bei Ruhe/Belastung, Tag/Nacht), wie: dauernd, intermittierend, belastungsabhängig.

Spontanschmerz („Zeigen Sie mit einem Finger auf die Stelle, wo es weh tut"), Druckschmerz, Bewegungsschmerz, Morgensteifigkeit/Schmerz [1].

Die Entscheidung zur Behandlung, ob konservativ oder operativ, wie auch das Ergebnis des Eingriffs werden immer beeinflusst von den Begleiterkrankungen, dem Allgemeinzustand des Patienten und den mechanischen Belastungen der Hand in Beruf und Alltag und nicht zuletzt von dem Wunsch des Patienten (der sich manchmal gegen unsere Empfehlung entscheidet und auch dann von uns bestmöglich weiterbetreut werden muss). Nicht nur ältere Menschen weisen oft mehrere simultan symptomatische, degenerative Erkrankungen auf. Dies macht die Diagnostik schwieriger und verlängert vielfach auch die Erholungszeit. Bereits präoperativ sollte der Patient darauf hingewiesen werden (Beispiel Karpaltunnelsyndrom und Rhizarthrose). Auch die OP-Indikation kann sich hierdurch ändern: Zum Beispiel ist bei einer Skidaumenverletzung und vorbestehenden schmerzhaften Grundgelenksarthrose die Arthrodese dieses Gelenks sinnvoller als die Bandreinsertion.

5.1.2 Diagnostik

Für viele handchirurgische Krankheitsbilder sind Anamnese und gründliche klinische Untersuchung ausreichend. Die konventionelle Röntgenaufnahme des schmerzhaften Areals in zwei Standardaufnahmen (v. a. wichtig beim Handgelenk!), gegebenenfalls mit Vergleich der Gegenseite, steht an erster Stelle der weiteren Diagnostik, evtl. mit speziellen Zusatzaufnahmen. Für frische knöcherne Verletzungen, insbesondere im Handwurzel- und Handgelenksbereich, bietet ein Dünnschicht-CT der frakturverdächtigen Knochenregion bessere Aussagen zum Ausmaß einer Trümmerzone und/oder Dislokation. Ein MRT mit Kontrastmittel kann dagegen Fragen zur Durchblutungssituation klären (bei Scaphoid-Pseudarthrose, M. Kienböck) und hilfreich sein für die Beurteilung von Synovialitis, Ganglion, (frischen) Bandverletzungen, (frischer) Diskusläsion, aber auch bei einem „bone bruise“, die anhaltenden Beschwerden erklären.

Die Sonographie ist in der Hand eines erfahrenen Untersuchers bei der Abklärung von Weichteilschwellungen, Sehnenverletzungen, Ganglion, Synovialitis, Tumoren und Engpassproblemen und Verletzungen von Nerven und Gefäßen sehr hilfreich [1].

5.1.3 Vorbereitung der Operation

Saubere, kurze Fingernägel und die Entfernung von Nagellack an der zu operierenden Hand, in der Regel keine Rasur des OP-Feldes, vor allem nicht durch den Patienten selbst wegen der Gefahr einer Hautverletzung mit Erhöhung der Infektionsgefahr .

Handchirurgische Eingriffe sollten grundsätzlich unter Lupenbrillenvergrößerung und meist unter Einsatz von Blutleere (Arm wird mit Gummibinde von den Fingerspitzen bis zur Mitte des Oberarms ausgewickelt, gepolsterte Druckmanschette auf ca. 100 mm Hg über systolischem Blutdruck, max. 300 mm Hg aufgepumpt und fixiert) oder Blutsperre (nur Hochlagerung, kein Auswickeln vor Aufpumpen) erfolgen. Dies sind Voraussetzungen für eine präzise, zeit- und blutsparende Präparation.

Eine Blutleere oder Blutsperre kann bis zu zwei Stunden aufrechterhalten werden. An den Fingern bietet sich für ein blutleeres OP-Feld die Verwendung des abgeschnittenen Fingeranteils eines Gummihandschuhs an. Dieser wird über den Finger gestreift, an der Spitze mit einem kleinen Loch versehen und dann nach proximal aufgerollt. Alternativ zur Blutleere kann auch eine Lokalanästesie mit Adrenalin außerhalb des Fingerbereiches im Sinne einer „wide-awake-anaesthesia“ mit Adrenalin in Kombination mit Lidocain 1 % im Verhältnis 1 : 100000 erfolgen [2].

5.1.4 Operative Zugangswege

Streckseitig sind Längsinzisionen gestattet, beugeseitig dagegen ist die Gefahr von Beugekontrakturen bei Längsinzisionen zu groß. Daher sollten hier bogenförmige Schnitte oder Zickzack-Inzisionen gewählt werden.

Bei Verwendung von im Körper verbleibendem Nahtmaterial ist der Verwendung von monofilen Fäden wegen der geringeren Granulombildung der Vorzug zu geben. Bei Kleinkindern kann durch Verwendung von resorbierbarem Nahtmaterial auf stressbeladene Fadenentfernungsprozeduren verzichtet werden.

5.2 Dupuytren-Kontraktur

Die Fibromatose der Palmaraponeurose betrifft Männer sehr viel häufiger als Frauen, eine genetische Komponente, aber auch Assoziation mit Diabetes, Alkohol- und Nikotinkonsum, Epilepsie, Lebererkrankungen ist bekannt; die Inzidenz liegt bei 3–9 %. Der genaue Pathomechanismus ist immer noch unklar; es finden sich wuchernde Kollagen-Typ-III-Stränge, schubförmig wachsend, schmerzlos, meist Hohlhand, Ring- und Kleinfinger beider Hände betroffen, manchmal auch die Füße (Morbus Ledderhose). Verschiedene Stadieneinteilungen I–IV nach dem Grad der Kontrakturen sind bekannt. Eine (operative) Behandlung ist ratsam, sobald eine Gelenkkontraktur auftritt, v. a. wenn das PIP-Gelenk mit betroffen ist. Das Rezidiv-/Ausbreitungsrisiko liegt je nach Technik und Stadium, individueller Genese und Begleiterkrankungen relativ hoch. Alternativ gibt es in früheren Stadien die Möglichkeit einer Strahlenbehandlung oder die enzymatische Strangdurchtrennung mit Collagenase. Hier ist die Überlegenheit gegenüber der Nadelfasziotomie (PNF) bezüglich der Rezidivrate noch nicht erwiesen [2].

Die ambulante Behandlung bietet sich für weniger ausgeprägte Stadien mit Befall von ein bis zwei Fingern an. Anamnestisch sollte ein Karpaltunnelsyndrom ausgeschlossen oder bei der Operation mit berücksichtigt werden, ebenso wie die A1-Ringbandstenose der betroffenen Finger.

Isolierte (auch mehrere) Stränge lassen sich in Lokalanästhesie durch **perkutane Nadelfasziotomie (PNF)** durchtrennen. Unter Vorspannung des Stranges wird dieser durch zahlreiche fächerförmig angebrachte Perforationen mit einer 20G-Kanüle geschwächt und schließlich zerrissen. Auf diese Art und Weise kann auch ein Stadium 4 in ein geringeres Stadium zurückgeführt werden, was beim multimorbiden Patienten manchmal eine bessere Option darstellt als eine unsichere und langwierige Wundheilung. Die Anwendung einer Nachtlagerungsschiene für vier bis sechs Wochen oder eines rezeptierbaren Quengelhandschuhs ist zur Vermeidung früher erneuter Kontrakturen wichtig.

Bei breitgefächerten Strängen ist die **partielle palmare Fasziektomie** über zickzack-förmige Inzisionen erforderlich, mit sorgfältiger Schonung der Gefäß-/Nervenbündel; ggf. erfolgt die Spaltung eines zu engen A1-Ringbandes, aber es bleibt bei dem Erhalt der Ringbänder A2 und A4.

Risiken: Verletzung von Digitalnerven und -arterien, Kälteintoleranz, Fingerdystrophie, Wundheilungsstörungen (Dehiszenzen, Epitheliolysen, Nekrosen, Infekt), erneute Kontraktur.

5.3 Nervenkompression

Im Rahmen der Aufklärung vor Nerveneingriffen ist die Erläuterung wichtig, dass die Operation nur die Voraussetzung für die Nervenerholung bietet, diese selbst aber einen längeren Zeitraum in Anspruch nimmt und abhängig ist von der Regenerationsstrecke. Dies ist unter anderem ein Grund für die geringere Patientenzufriedenheit nach N.-ulnaris-Entlastung am Ellenbogen verglichen mit der hohen Zufriedenheit nach Karpaltunneldekompression.

Eine elektrophysiologische Untersuchung bestätigt in der Regel den klinischen Verdacht der peripheren Nervenkompression und erlaubt meist die Abgrenzung zur zervikalen Radikulopathie. Bei gleichzeitiger Polyneuropathie ist die Abgrenzung manchmal schwierig. Bei einem erfahrenen Untersucher bietet die Sonographie wertvolle Aussagen. Problematisch nachzuweisen sind Kompressionen, die nur bei körperlicher Belastung auftreten, bei Messung in nicht belasteter Situation aber Normalwerte liefern. So ist man in manchen Fällen auf die klinische Untersuchung und Anamnese angewiesen. Nicht zu vergessen sind auch die klinisch eindeutigen Erkrankungen bei „normalen Messwerten", die von einer operativen Entlastung profitieren.

5.3.1 N. medianus

Das Karpaltunnelsyndrom, die distale Kompression des Nervus medianus, stellt das bei weitem häufigste Nervenengpass-Syndrom dar (Inzidenz 3–10 % der erwachsenen Bevölkerung, Frauen sind 3-mal häufiger betroffen als Männer) mit nächtlichen Missempfindungen und Sensibilitätsstörungen, aber auch Schmerzen in Daumen, Zeige- und Mittelfinger und der radialen Hälfte des Ringfingers.

Pronator-teres-Syndrom und N. interosseus-anterior-Syndrom bezeichnen die Kompression des N. medianus am proximalen Unterarm und sind selten.

Nicht selten bestehen aber gleichzeitig Karpaltunnelsyndrom, HWS-Syndrom und Polyneuropathie mit der Notwendigkeit weiterführender Diagnostik. Wenn die konservativen Behandlungsmaßnahmen mit Nachtlagerungsschiene, Antiphlogistika, entstauenden Maßnahmen und Fahrradhandschuh zur Nacht, gegebenenfalls auch Cortison oral über zwei Wochen oder die lokale Injektion von Cortison keine dauerhafte Besserung erbringen, ist die operative Entlastung sinnvoll/erforderlich. Die belastenden Symptome ergeben die wichtigsten Gründe für die Indikation zur Operation, die ebenso bei fortgeschrittenen Fällen sinnvoll ist, auch wenn fortgeschrittene motorische Defizite nicht reversibel sind.

Die operative Entlastung mit endoskopischen Verfahren erfordert eine große Erfahrung des Operateurs, um genauso sicher zu sein wie mit der offenen Methode. Zusätzlich erlaubt die offene Methode die bessere Beurteilung ungewöhnlicher intraoperativer Befunde sowie zusätzliche operative Maßnahmen, die daraus entstehen können. Da die Methode kontraindiziert ist bei Patienten mit chronischer Schwellung und ausgeprägter Synovitis sowie bei voroperierten Patienten und zudem noch kostenintensiver ist als die offene Operation, favorisieren wir die offene Operation über eine ca. drei Zentimeter lange Inzision parallel und ulnar der Lebenslinie und distal der Belastungszone am Handballen. Unter Blutsperre oder Blutleere (oder Lokalanästhesie mit Adrenalin) wird nach Durchtrennen der Haut, des Fettgewebes und der Palmarfaszie das Ligamentum carpi transversum an dessen ulnarer Begrenzung von distal nach proximal durchtrennt, oberhalb des Bandes wird ein subkutaner Tunnel präpariert, in den ein Nasenspekulum eingeführt und gespreizt wird (Abb. 5.1).

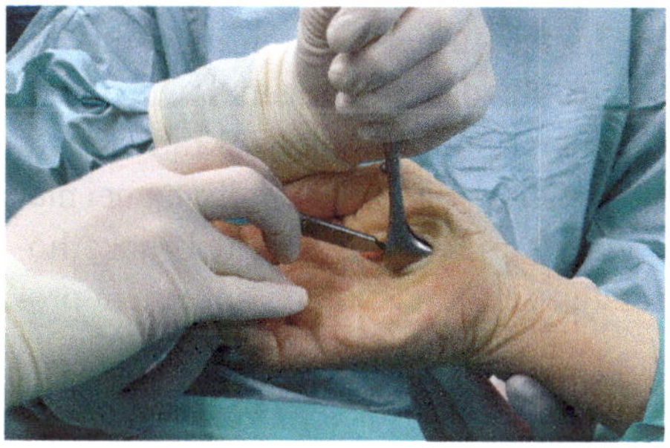

Abb. 5.1: Spekulum eingeführt oberhalb des Lig. carpi transversum.

Unter direkter Sicht mit Lupenbrillenvergrößerung kann dann die Durchtrennung des Ligaments komplettiert und zusätzlich die distale Unterarmfaszie durchtrennt werden. Diese Faszie hat häufig bei chronischer Sehnenscheidenreizung, Schwellungszuständen bzw. kräftigem Unterarm zusätzlich eine komprimierende Wirkung auf den Nerven. Eine interfaszikuläre Neurolyse sollte wegen der zu starken Gefahr der Vernarbung unterbleiben, eine Epineurotomie erfolgt nicht routinemäßig, auch eine Synovialektomie sollte wegen der zusätzlichen Blutungsgefahr nicht zu ausgedehnt vorgenommen werden, es sei denn, das massive Vorhandensein dieses Gewebes, z. B. beim Rheumatiker, stellt für sich genommen eine Kompressionsursache dar und ist medikamentös nicht in den Griff zu bekommen.

Zu beachten sind: eine sorgfältige bipolare Blutstillung, Drainage nur bei vermehrter Sekretion oder ASS-Einnahme, postoperativ sofortige Bewegungsübungen, keine Schiene, Kompressionsverband für die ersten Tage, Hochlagerung, steriles Pflaster zum Schutz der Nähte und Fahrrad-Handschuh, auch nachts, zur Entstauung. Die Entfernung der Fäden erfolgt nach 12–14 Tagen. Zur Kraftanstrengung beim Faustschluss sollte das Handgelenk gerade oder leicht gestreckt erhalten werden, um eine schmerzhafte Luxation von Beugesehnen im Karpalkanal bei Flexion im Handgelenk zu vermeiden.

Risiken: Symptompersistenz durch narbige Verwachsung, Nervenverletzung, bes. Ramus palmaris, chronische Schwellung mit Tendovaginitis. Kraftminderung und Überempfindlichkeit der Narbe sind häufig in den ersten Monaten anzutreffen und abhängig von der beruflichen Belastung. Der Patient sollte vorab darüber informiert werden.

5.3.2 N. ulnaris

Die zweithäufigste Nerveneinengung ist die des Nervus ulnaris in Höhe des Ellenbogens (**Sulcus-ulnaris-Syndrom**, SUS, heute Kubital-Tunnel-Syndrom genannt) mit Sensibilitätsstörung von Kleinfinger und ulnarer Hälfte des Ringfingers sowie der ulnaren Handkante, Schwäche bis Atrophie der kleinen Handmuskulatur, Krallenhand. Ätiologisch können mehrere Faktoren eine Rolle spielen: die Druckerhöhung bei maximaler Beugung, die Subluxation bei flacher Ulnarisrinne und die akute Druckerhöhung bei vorbestehender chronischer Kompression sowie das Reiten auf einem prominenten Epicondylus ulnaris.

Zunächst erfolgt ein konservativer Behandlungsversuch von etwa sechs Wochen mit Vermeidung der maximalen Ellenbogen-Flexion, beispielsweise durch ein nächtlichen dicken Watte- oder Handtuchverband, Hochlagerung, Antiphlogistika. Falls sich die Symptomatik dennoch verschlechtert, sollte zügig die operative Revision erfolgen.

Der Nervus ulnaris kann durch einschnürende Faserzüge oder atypische Muskulatur oberhalb des Sulcus ulnaris, im Verlauf der Knochenrinne und/oder in Höhe des Eintritts in die Flexor carpi ulnaris (FCU) Muskulatur komprimiert werden. In den meisten Fällen ist die einfache Dekompression, ggf. auch endoskopisch, ausreichend. Um Knickbildungen zu vermeiden und weitere Kompressionsursachen nicht zu übersehen, sollte das Septum intermuskulare med. reseziert und der Eintritt in die FCU-Muskulatur entlastet werden, hier gibt es eine tiefe Muskelfaszie, die sehr einschnürend sein kann. Bei Subluxation und Knickbildung sollte der Nerv zusätzlich nach ventral in ein subkutanes oder submuskuläres neues Bett verlagert werden. In manchen Fällen kann auch die Abtragung des Epicondylus medialis sinnvoll sein.

In Handgelenkshöhe kann der Nervus ulnaris an seiner Aufzweigung in den motorischen und sensiblen Anteil, im Bereich der **Loge de Guyon** durch bindegewebige Fasern, Narben oder Weichteiltumore komprimiert werden.

Klinisch ist die Sensibilität der ulnaren Handkante in diesen Fällen normal, da der ramus dorsalis bereits prox. des Handgelenks vom Hauptstamm abzweigt.

Über eine S-förmige Inzision etwas weiter ulnar als zur Karpaltunnelentlastung von der Hohlhand zum Hypothenar, dann bis zum Handgelenk wird unter Blutsperre oder Blutleere und Lupenbrille nach Durchtrennen des Fettgewebes und der Unterarmfaszie der N. ulnaris radial und teilweise unter der FCU-Sehne aufgesucht. Der Nerv wird bis distal der Abzweigung des Ramus profundus dekomprimiert.

Risiken: Verletzung der A. ulnaris, von Ästen des N. ulnaris, Übersehen von zusätzlichen Kompressionsursachen.

5.3.3 N. radialis

Supinatorlogensyndrom: Am proximalen Unterarm finden sich am proximalen Rand und unter dem M. supinator faszienartige Stränge, die den motorischen Ast des N. radialis komprimieren und Schmerzen, Streckschwäche und schließlich Ausfälle der Strecker verursachen, aber keine vollständige Fallhand, da die Innervation der radialen Handgelenksstrecker weiter proximal erfolgt. Die schmerzhafte Symptomatik ähnelt der der Epicondylitis radialis humeri und wird als wesentliche Ursache dieser Erkrankung diskutiert.

Therapie: Die komprimierenden Stränge werden reseziert und ggf. das Lipom oder Ganglion als Ursache entfernt.

Die (seltene) chronische Irritation des sensiblen N. radialis superficialis beim **Wartenberg-Syndrom** wird durch Druckschädigung ausgelöst, ist zunächst konservativ durch Ruhigstellung zu behandeln und kann in hartnäckigen Fällen eine Entlastung des Nerven proximal des ersten Strecksehnenfaches durch Spalten der Unterarmfaszie und der Muskelfaszien des Extensor carpi radialis und v. a. des Brachioradialis erforderlich machen.

5.4 Sehnen und Sehnenscheiden

An dem Handgelenk sowie der Beuge- und Streckseite der Hand kommt es häufig zu Schwellungszuständen mit oder ohne Schmerzen im Bereich der Sehnen. In der Regel muss von mehr als einer Ursache ausgegangen werden. Chronische Veränderungen sind häufiger als akut traumatisch bedingte Ereignisse. Entzündliche Veränderungen an den Sehnenscheiden verursachen mechanische Einengungen an schon bestehenden anatomischen Engstellen oder erst im Laufe der Zeit entstandenen Hindernissen.

5.4.1 Tendosynovitis/Tendovaginose

Macht sich klinisch bemerkbar durch Schwellung und Krepitation, manchmal mit einem tastbaren Knötchen und im fortgeschrittenen Stadium einen deutlichen Druckschmerz und schließlich Arretieren des Fingers oder Schnappen mit Schmerzen bei weiterem Bewegen oder Blockade des Fingers, dann ist aus einem prästenotischen Finger ein **Schnellender Finger oder Schnappdaumen** geworden.

Diagnostik: im Akutstadium Schwellung und Krepitation, chronisch häufig Entwicklung eines Ganglions/Sehnenscheidenknötchens, Schwellung und Bewegungseinschränkung des betroffenen Fingers, v. a. PIP-Gelenk (der häufig zusätzlich eine Arthrose zeigt). Ein sonstige Diagnostik ist allenfalls zum Ausschluss von häufigen Begleiterkrankungen wie Arthrose und Karpaltunnelsyndrom bei entsprechenden anamnestischen Hinweisen erforderlich.

Wenn die Symptome erst seit einigen Monaten bestehen, lohnt sich der Versuch mit konsequenter Kompression mit einem Fingerling, zusätzlich nächtlichem Tragen eines Fahrradhandschuhs, Massage des Fingers und der Hand von der Fingerspitze nach körperwärts, gegebenenfalls unter Zuhilfenahme eines Finger-Massagerings, Quark-Umschlägen, nichtsteroidalen Antiphlogistika, eventuell auch Cortisoninjektion. Falls dies innerhalb von zwei bis drei Wochen keine Besserung bringt, ist die operative Behandlung angezeigt.

Ringbandstenosen von einem bis drei Fingern können in der Regel in Lokalanästhesie operiert werden.

Die Inzision erfolgt im Bereich der Langfinger in Höhe der distalen queren Hohlhandfalte oder schräg distal davon, direkt über dem A1-Ringband. Band und Gefäßnervenbündel sind zu beiden Seiten darzustellen, um diese sorgfältig zu schonen. Während der Zugang am Daumen direkt in Höhe der Grundgelenksbeugefalte erfolgen kann, ist die Grundgliedbeugefalte an den Langfingern zu weit distal: Die Gefahr der gleichzeitigen Zerstörung des A2-Ringbandes oder die inkomplette Durchtrennung des A1-Ringbandes sind dabei zu groß und die Übersicht zu schlecht, um weitere einengende Faktoren hinsichtlich der betreffenden Beugesehnen zu identifizieren und zu beseitigen. Am Daumen liegen beide Digitalnerven sehr nahe unter der Haut, leicht schräg verlaufend und in Nachbarschaft der Sehnenscheide mit größerer Gefahr einer akzidentellen Verletzung im Rahmen der Ringbandspaltung und Tenolyse als bei den Langfingern.

Oft ist ein beginnender Morbus-Dupuytren-Strang der Hohlhand mit dem entzündlich veränderten Sehnengleitgewebe verbacken. Proximal und distal gelegene Hindernisse müssen ebenfalls beseitigt werden, manchmal besteht ein Sehnenscheidenganglion in Höhe des Grundgliedes. Ein Rezidiv nach A1-Ringbandspaltung ist häufig kein wirkliches Rezidiv sondern ein beim Ersteingriff nicht oder nicht ausreichendes Beseitigen zusätzlicher Hindernisse für die Gleitfunktion der Sehne. Beim Auftreten von auffällig viel verdicktem Synovialgewebe sollte die Chance zu einer histologischen Abklärung genutzt werden, um Systemerkrankungen frühzeitig zu erkennen und zu behandeln. Vor allem bei Gichtkristallen ist zu beachten, dass das Präparat in Alkohol und nicht in Formalin eingelegt werden sollte. Zusätzlich sollte bei unklaren Schwellungszuständen auch ein bakteriologischer Abstrich gewonnen werden.

Bei der Überprüfung auf Gleitfähigkeit und Revision nach distal darf nicht gleichzeitig mit dem A1-Ringband auch das A2-Ringband durchtrennt, sondern allenfalls proximal gespalten werden, sonst droht ein Bogensehnenphänomen mit Verlust der Beugeamplitude des Fingers und somit auch der Kraft der gesamten Hand. Falls diese Komplikation droht, sollte für drei bis fünf Wochen ein externer Ringbandschutz getragen werden oder aber, wenn bereits kein A2-Ringband mehr vorhanden ist, eine Ringbandrekonstruktion erfolgen.

Wann immer möglich, sollte nach einer Ringbandspaltung die sofortige Mobilisation aktiv, zumindest aber passiv stattfinden. Hochlagerung, Antiphlogistika und entstauende Kompressionsverbände sind in der Nachbehandlung hilfreich. Zu viel Übungsbehandlung kann allerdings auch die Tendinitis wieder anheizen und muss daher individuell dosiert werden.

Eine Ringbandspaltung der Langfinger ist auch perkutan mit der Nadel möglich.

5.4.1.1 Tendovaginitis stenosans de Quervain

Von allen Strecksehnen-Fächern ist das erste Fach, in dem die Abductor-pollicis-longus- und Extensor-pollicis-brevis-Sehnen verlaufen, am häufigsten von einer Stenose betroffen. Anatomisch gibt es eine große Varianz der Anzahl der Sehnen in diesem Fach sowie Septen oder osteofibröse Kanäle. Die Stenose entsteht im Rahmen einer Sehnenscheidenentzündung, einer Reizung durch eine benachbarte Rhizarthrose, einer Arthrose im Radiocarpalgelenk oder einer distalen Radiusfraktur.

Diagnostik: Die klinische Untersuchung ist meist ausreichend; im Akutstadium Schwellung und Krepitation, chronisch häufig Entwicklung eines Ganglions, Druckschmerz bei Abduktion des Daumens gegen Widerstand. Das Röntgen von Hand- und Sattelgelenk in zwei Ebenen sowie gegebenenfalls eine Sonographie haben zu erfolgen.

Risiken: Irritation des sensiblen N. radialis superficialis. Nicht erkannte, versteckte Einengung der Extensor-pollicis-brevis-Sehne.

Konservative Therapieversuche mit lokalen und/oder systemischen Antiphlogistika sowie Kortisoninjektionen sind möglich. Bei einer operativen Spaltung muss auf die sorgfältige Schonung des R. superfic. N. radialis geachtet werden; häufig liegt auch ein partiell gedoppeltes Strecksehnenfach vor; hier gilt es, unbedingt alle Anteile zu spalten.

5.5 Knochen und Gelenke

5.5.1 Die Fingerendgelenksarthrose (Heberdenarthrose)

Ist die häufigste klinische Manifestation der Arthrose im Fingerbereich, gefolgt von der **Arthrose des Mittelgelenks (Bouchard-Arthrose)**. Zunächst fällt eine Verplumpung der betroffenen Gelenke auf, häufig begleitet von Mukoidzysten, und schließlich findet sich die schmerzhafte Schwellung des betroffenen Gelenks insbesondere in den Morgenstunden. Zunächst erfolgt die konservative Behandlung mit Antiphlogistika, Hochlagerung und Entstauung, Quarkumschlägen und Schienenruhigstellung des betroffenen Gelenks in der Akutphase. Falls die Schmerzintervalle trotz dieser Maßnahmen immer häufiger werden und die Maßnahmen keine adäquate Besserung mehr bringen, ist die operative Behandlung indiziert. Die Entfernung von Mukoidzysten bzw. die sogenannte Gelenktoilette bietet meist nur vorübergehende Linderung der Beschwerden, ist aber bei manchen Patienten mit noch sehr guter Beweglichkeit ein Weg, um die Versteifung hinauszuschieben.

Die Versteifung des DIP in ca. 10 ° Flexion (je nach Beruf und Patientenwunsch) bietet bei der Heberden-Arthrose gute Aussichten auf Schmerzfreiheit. Dabei können auch die Kontur und Achse des Fingers korrigiert werden.

Bei der **Bouchard-Arthrose** des PIP-Gelenks ist je nach betroffenem Langfinger die Arthrodese in Flexion zwischen ca. 20 ° am Zeigefinger und 40 ° am Kleinfinger zu empfehlen – mit Abweichungen je nach beruflichen Erfordernissen oder Wunsch des Patienten. Die ideale Stellung kann mit einer Fingerorthese zunächst ausprobiert werden.

Zur Anwendung kommen komplett zu versenkende Implantate wie Mini-HBS-Schraube, Percufix-Schraube oder streckseitig angebrachte Mini-Plättchen mit Schrauben oder Zuggurtung mit Cerclagedraht und 2-K-Drähten. Falls eine stabile Verankerung dieser Implantate nicht möglich ist, erfolgen eine Fixierung mit K-Drähten und ein zusätzlicher Schutz durch eine Fingerschiene.

Je nach Beruf, Hobby und Zusatzerkrankungen bietet die Implantation einer PIP-Prothese oder eines Silikon-Platzhalters eine gute Alternative.

5.5.2 Rhizarthrose

Degenerative Veränderung des Daumensattelgelenks, Frauen sind häufiger betroffen (postmenopausal 25–50 %).

Therapie: zunächst konservativ mit nichtsteroidalen Antiphlogistika, Quarkumschlägen, stabiler Daumen-Mittelhand-Schiene, evtl. auch Cortisoninjektion, Radiosynoviorthese.

Operation: (partielle) Entfernung des Os trapezium, in der Regel mit einer Sehnen-aufhänge-Plastik mit einem Streifen des M. flexor carpi radialis oder M. abductor poll. longus, und anschließender Ruhigstellung in einer Daumen-Mittelhand-Schiene für sechs Wochen.

Der Rückgang der Beschwerdesymptomatik nach diesem Eingriff verläuft zögerlich und ist nicht selten erst nach etwa einem halben Jahr abgeschlossen. Eine Arthrodese des Daumensattelgelenks sollte nur in besonderen Fällen erfolgen (berufliche Besonderheiten, Tetraplegie). Weitere Möglichkeiten bei weniger fortgeschrittener Arthrose und im Berufsleben stehenden Patienten: arthroskopische Gelenksäuberung und Kapselraffung, Umstellungsosteotomie, um der Subluxationstendenz entgegenzuwirken, Gelenkersatz, Platzhalterimplantation nach Resektion der Gelenkfläche.

Risiken: Irritation des sensiblen N. radialis superficialis. Anamnestisch sollten präoperativ Sehnenscheidenstenosen, insbesondere des ersten Strecksehnenfaches, sowie ein gleichzeitig bestehendes Karpaltunnelsyndrom ausgeschlossen werden [1–3].

5.5.3 Ganglion

Ein Ganglion ist einerseits Symptom einer eigenständigen Erkrankung, die Rezidivgefahr liegt bei 10–20 %. Es kann aber auch ursächlich sein für ein entzündetes Gelenk oder die gereizte Sehnenscheide. Wenn dies nicht beseitigt wird, liegt die Rezidivgefahr eher noch höher. Eine Sonderform bildet die Mukoidzyste.

Zum Beispiel beseitigt die Arthrodese des distalen Interphalangealgelenks die Ursache für die Mukoidzyste auf der Streckseite des Endgelenks.

5.5.4 Arthroskopie

Die Arthroskopie des Handgelenkes hat sich in den letzten 15 Jahren von einer im Wesentlichen diagnostischen zu einer wichtigen therapeutischen operativen Behandlung entwickelt. Es können hier zunächst diagnostisch im Radio- und Mediocarpalgelenk die Knorpel und interartikulären Bänder, aber auch die extrinsischen Bänder der Handwurzel beurteilt werden. In der gleichen Sitzung können dann arthroskopisch oder offen die verletzten/veränderten Strukturen behandelt werden. Für die intraartikulären Verletzungen/Veränderungen bzgl. SL (scapholunärem)-/LT (lunotriquetralem)-Band, Diskusläsion (Refixation) ist es der Goldstandard. Weiter können Synovialitis, Ganglion-Knorpelveränderungen/Arthrose diagnostiziert werden. Eine Domäne der Arthroskopie ist sicher die arthroskopische Chirurgie des TFCC-Komplexes (Triangular fibrocartilage complex, d. h. der Diskus und sein komplizierter Aufhängeapparat) [1, 2, 3]. Es sind jedoch ein entsprechendes Equipment (ASK-Turm,

1,9–2,7 mm-Optik; feine Instrumente, feine Shaver-Ansätze, Distraktionseinheit) und nicht zuletzt eine ausreichende Erfahrung des Chirurgen erforderlich. Zum Erlernen bieten sich spezialisierte Kurse an.

5.6 Nachbehandlung/Handtherapie

Für die Ruhigstellung der Hand ist die Intrinsic-Plus-Stellung mit ca. 20° Extension im Handgelenk und ca. 70–90° Flexion in den Grundgelenken sowie Streckung in den Mittel- und Endgelenken wichtig, um Kontrakturen zu vermeiden

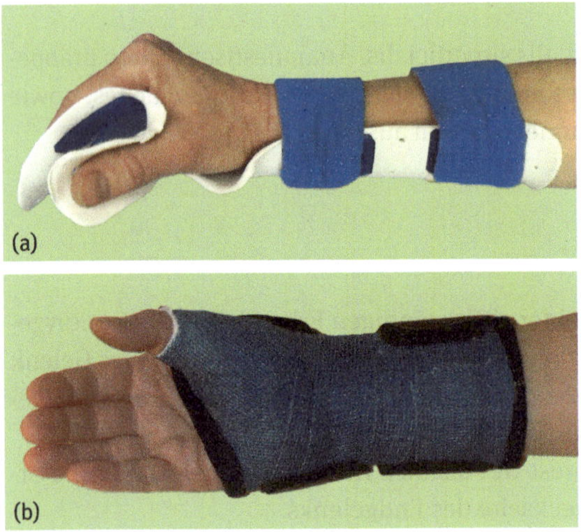

Abb. 5.2: **(a)** Intrinsic-Plus-Stellung, **(b)** Schräger Verlauf der Gipsbinde in der Hohlhand, distale quere Hohlhandfalte sichtbar, damit Grundgelenke frei für max. Beugung.

Ein häufiger Fehler beim Anlegen von Gipsverbänden liegt in dem Abrollen der Gipsbinde in der Hohlhand, ohne den schrägen Verlauf der queren Hohlhandfalte zu beachten. Damit wird das Grundgelenk des Kleinfingers, manchmal auch weiterer Langfinger, in "Nagetier-Pfötchenstellung" fixiert. Dies hat mitunter eine schwere Beeinträchtigung der Handfunktion und Schmerzen zur Folge. Nicht selten wird dann zu Unrecht auch noch der Verdacht auf eine neurovegetative Reflexdystrophie (CRPS, früher: M. Sudeck) geäußert!

Grundsätzlich ist die Schienenanlage dorsal oder palmar möglich, hängt aber auch von den verletzten Strukturen ab. Eine palmare Schiene bei dickem postop. Verband verschiebt sich leichter nach distal und immobilisiert dann die Finger in „Wohlfühl-Position“.

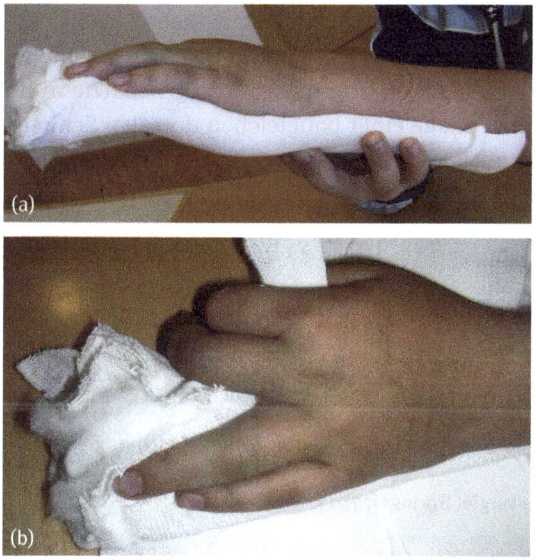

Abb. 5.3: „Wohlfühl-Position“ führt zu schlechter Handfunktion.

Es gibt (nahezu) keinen Grund, ein MP-Gelenk in Streckstellung zu fixieren!

In der Praxis hat sich ein Beiblatt zur Kommunikation zwischen Arzt und Handtherapeuten bewährt, in dem Therapieziele und Besonderheiten vermerkt werden können und Rückmeldungen erbeten werden. Die Verordnungsformulare sind hierzu nicht geeignet.

Nach Frakturversorgung kann z. B. mitgeteilt werden, ob die Situation belastungsstabil, übungs- bzw. bewegungsstabil oder nur „betrachtungsstabil“ ist.

Bereits vor einem geplanten Eingriff, der die Notwendigkeit einer anschließenden Handtherapie absehen lässt, sollten Therapietermine vereinbart werden. Ansonsten können wochenlange Therapielücken entstehen. Bei komplexen Bewegungseinschränkungen und Schwellungszuständen erlaubt eine Kombination von Physiotherapie, Ergotherapie und Lymphdrainage mit engmaschiger ärztlicher Kontrolle, anhaltende Funktionsdefizite so gering wie möglich zu halten.

5.7 Physiotherapie

Nach Beugesehnenverletzungen wird die frühfunktionelle Behandlung durch eine Schienenbehandlung ergänzt, bei der an den Fingernägeln befestigte Gummizügel an einer dorsalen Schiene fixiert werden (Kleinert), der Patient aktiv gegen den Widerstand der Gummizügel streckt und damit passiv die Beugesehnen bewegt. Das Handgelenk wird zunächst in leichter Beugestellung fixiert, ebenso die Grundgelenke in Beugung, um ein versehentliches Überstrecken und damit eine Sehnenruptur zu vermeiden. Wichtig ist, dass die Gummizügel solcher Schienen zur Nacht ausgehängt werden, um eine Krallendeformität zu vermeiden. Es sind aber auch geschützte frühaktive Nachbehandlungen möglich, mit Anlage einer baugleichen dorsalen Schiene zum Überstreckschutz, aber ohne Gummizügel.

Viele Ergotherapeuten sind in der individuellen Anfertigung statischer und dynamischer Schienen ausgebildet [3].

Literatur

[1] Rudigier J, Meier R. Kurzgefasste Handchirurgie. 6. Auflage, Thieme, 2014.
[2] Sauerbier M, Eisenschenk A, Krimmer H, Partecke B.-D., Schaller H.-E. Die Handchirurgie. München, Elsevier, 2015
[3] Towfigh H, Hierner R, Langer M. Handchirurgie, Springer, 2011.

Philipp Zollmann und Steffi Otto

Kapitel 6 Fußchirurgie

6.1 Vorbemerkung zum ambulanten Operieren

Patienten mit Fußproblemen suchen häufig die chirurgisch-orthopädische Sprechstunde auf. Abgesehen von einem großen Teil konservativ behandelbarer Krankheitsbilder sowie den unfallchirurgischen Patienten finden sich insbesondere im Vorfußbereich häufig degenerative Erkrankungen, bei denen eine Operation sinnvoll ist. Sie lassen sich in Regionalanästhesie und bei entsprechendem sozialen Umfeld grundsätzlich ambulant operieren (siehe unten). Sollten schwere Begleiterkrankungen vorliegen, die eine stationäre Operation erfordern, stellt sich in der Regel eine OP-Indikation ohnehin nicht, da es nur wenige dringend OP-pflichtige Erkrankungen gibt.

Die letztendliche Wahl der OP-Methode und deren Durchführung sollten sich im Krankenhaus und in der Ambulanz nicht voneinander unterscheiden.

Die folgenden Ausführungen erheben keinen Anspruch auf Vollständigkeit. Sie stellen eine Übersicht aus dem Blickwinkel langjährig praktizierender Operateure dar. Zu ausführlichen Darstellungen einzelner OP-Methoden und seltener Krankheitsbilder sei auf das Literaturverzeichnis verwiesen.

6.2 Diagnostik

Am Anfang steht eine sehr genaue Anamnese, insbesondere über Art und Lokalisation von Schmerzen, über vorausgegangene Operationen oder Unfälle. Es folgen die Inspektion und Dokumentation der bestehenden Fehlstellungen, aber auch der Ausprägung von Hornhautschwielen und Schmerzpunkten. Hilfreich kann auch ein Blick auf und besonders in das Schuhwerk sein.

Eine Röntgendiagnostik ist meist ausreichend, weiterführende Untersuchungen wie Magnetresonanz- oder Computertomographie sind nur selten erforderlich. Wir nutzen in der Regel Röntgenaufnahmen a. p. und streng seitlich im Stehen sowie ein schräges Röntgenbild des Fußes.

Chronisch entzündliche und gegebenenfalls infektiöse Veränderungen müssen erkannt bzw. ausgeschlossen werden.

6.3 Anästhesie und allgemeines operatives Vorgehen

Wir bevorzugen analog zur subaxillären Plexusanästhesie in der Handchirurgie den Ultraschallassistierten Unterschenkelblock (DIB + NSB = distale Ischiadicusblockade und Nervus saphenus Block). Seit Einführung der ultraschallgestützten Lokalisierung der Nerven liegt die Treffsicherheit der Betäubung bei nahezu 100 %. Vorteile sind die auch nach der Operation anhaltende Schmerzfreiheit, die schnelle Mobilisierung mit Gehstützen und die fehlende Notwendigkeit der Nüchternheit vor der Operation. Dadurch müssen insbesondere beim Diabetiker Medikamente nicht ab- beziehungsweise ausgesetzt werden. Das gilt ebenfalls für Gerinnungsmedikamente, es kann in der Regel auch auf ein Bridging bei der oralen Antikoagulation verzichtet werden.

Während der Operation wird grundsätzlich eine Blutsperre verwendet, die erst nach der Hautnaht und Anlage eines Kompressionsverbandes entfernt wird. Eine Blutstillung nach Entfernen der Blutsperre und Drainagen ist in der Regel nicht notwendig.

6.4 Häufige Krankheitsbilder und Operationsmöglichkeiten

Im folgenden Abschnitt werden wir uns auf einige häufige Krankheiten konzentrieren: Hallux valgus und Hallux rigidus, Deformitäten der Kleinzehen und die Metatarsalgie.

6.4.1 Hallux valgus

Das häufig auch familiär anzutreffende Krankheitsbild stört im jüngeren Alter oft nur kosmetisch und durch den Schuhkonflikt. Später finden sich zunehmende Beschwerden durch die Ausbildung einer Arthrose im Bereich des fehlstehenden MTP1-Gelenkes und die entstehende Metatarsalgie durch den sich zwangsläufig ausbildenden Senk-Spreiz-Fuß [1]. Beim an sich beschwerdefreien Patienten, den nur die zunehmende Fehlstellung und die Probleme beim Schuhkauf stören, muss die OP-Indikation sehr streng gestellt werden. Insbesondere muss über mögliche Komplikationen aufgeklärt werden, denn auch bei korrekt durchgeführter Operation und guter Ausrichtung des ersten Strahles können chronische Schmerzen resultieren [2]. Prinzipiell sollte aber auch beim älteren Patienten mit zunehmendem Schmerz primär vor der Planung einer Operation die konservative Versorgung mit Einlagen, Gangschule und manueller Therapie ausgeschöpft werden.

Es gibt eine ganze Reihe unterschiedlicher Operationsmethoden, die in der Hand des Erfahrenen gut funktionieren, zum Beispiel die distalen Osteotomien, wie Chevron, die weiter proximal reichenden, wie Scarf-Osteomie, bis zu den rein proximalen Operationsvariationen einschließlich der TMT-I-Arthrodese nach Lapidus [4].

Wichtig hinsichtlich der Entscheidung für eine bestimmte Operationsmethode sind die Größe des Intermetatarsalewinkels (IMT1-2), die Stabilität des Tarso-Metatarsale-1- Gelenkes und die Gelenkebene des Metatarsale-1-Köpfchens. Zusätzliche Bedeutung kann eine Valgisierung des Grundgliedes der Großzehe haben.

Bei kleinerem IMT reicht meist eine distale Osteotomie. Bei großem Winkel muss die Osteotomie weiter proximal erfolgen, gegebenenfalls auch mit einer Arthrodese im TMT-Gelenk. In unserem Algorithmus sollte eine reine distale Osteotomie (z. B. Chevron) bis zu einem maximalen IMT-Winkel von 15 ° erfolgen. Mit der modifizierten Scarf-osteotomie können IMT-Winkel bis 25 ° korrigiert werden (s. aktuelle Leitlinie unter [5]). Weicht dann die Ebene der Gelenkfläche des ersten Strahles zu weit nach lateral ab, muss eine zusätzliche Osteotomie distal zur Medialisierung erfolgen. Ziel einer jeden Operation sollte die einmalige Umstellung sein. Jeder Operateur überlegt daher, wie proximal die Osteomie zu erfolgen hat. Kombinationen von proximalen und distalen Osteotomien am gleichen Metatarsale sollten vermieden werden, wobei sich zum Beispiel eine Akin-Osteotomie im Grundphalanxbereich mit einem proximalen Eingriff, zum Beispiel Lapidus-Arthrodese, gut kombinieren lassen.

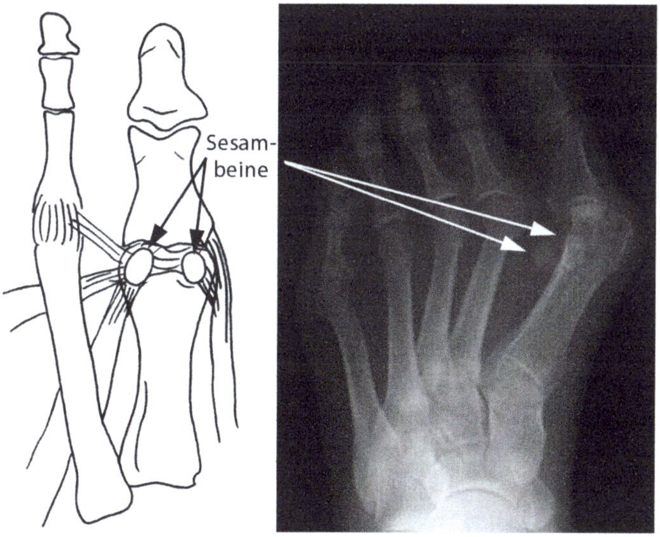

Abb. 6.1: Normale Ausrichtung 1. Strahl mit Sesambeinen und pathologisches Röntgenbild bei ausgeprägtem Hallux valgus.

Zusätzlich zur knöchernen Ausrichtung des ersten Strahles ist in der Regel ein Weichteileingriff mit der Zielstellung erforderlich, die Zehenfehlstellung im MTP-1-Gelenk zu beheben. Meist wird die Adduktorsehne gekappt (Laterales Release) [6] und über eine mediale Kapsel-Bandplastik der Zehe in eine neutrale Stellung gebracht. In der präoperativen Planung spielen der Intermetatarsalewinkel I zu II sowie der distale Artikulationswinkel (Metatarsaleköpfchen-Gelenkfläche zur Gelenkfläche der Grundphalanxbasis) eine wichtige Rolle. Dabei müssen ausgeprägte Deviationen der Metatarsaleköpfchengelenkfläche nach lateral beachtet werden.

Beispiel

In der von uns häufig durchgeführten modifizierten **Scarf-Osteotomie** (Anm: *Der englische Name kommt aus dem Zimmermannshandwerk, wo er eine Form der Schiftung bezeichnet, die der Verschiebung der Osteotomie-Fragmente sehr ähnlich ist*) erfolgt zunächst ein medialer Hautschnitt gegebenenfalls mit Ausschneidung der Clavusregion [3,6]. Anschließend führen wir unter Nutzung eines verschiebaren Weichteilfensters ein laterales Weichteilrelease durch. Hierbei wird die Sehne des M. adductor hallucis tenotomiert und ein laterales Kapselrelase durchgeführt. Anschließend erfolgt der mediale Zugang zum Metatarsaleköpfchen über eine V-förmige Kapselinzision, um abschließend eine entsprechende Raffung durchführen zu können. Die bestehende Exostose wird entfernt und dabei die Sesambeine mobilisiert, um sie in die entsprechende Lage subcapital zu reluxieren. Anschließend erfolgt die z-förmige Osteomie (s. Abb.), wobei präoperativ eine Planung der gegebenenfalls leichten Verkürzung und Plantarisierung des MT-Köpfchens beachtet werden sollte. Die Plantarisierung wird erreicht, indem der horizontale Schnitt leicht nach plantar gesägt wird, es handelt sich um eine Verkürzung durch Kippung der beiden vertikalen Schnittebenen nach proximal. Je länger die Osteotomie, desto höher ist ihre Auflagefläche mit deutlicher Reduktion der Pseudarthrosegefahr. Je größer der IMT-Winkel, umso weiter proximal muss operiert werden. Bei nach lateral abweichender Metatarsaleköpfchen-Gelenkfläche kann das distale Fragment nach der Osteotomie zur Korrektur medial gekippt werden. In der Regel sollte die Osteosynthese bei ausreichender Auflagefläche belastungsstabil sein. Sicherheitshalber empfehlen wir eine Entlastung im Vorfußentlastungsschuh für vier bis sechs Wochen unter regelmäßigen Röntgenkontrollen. Bei rezidivierenden Beschwerden oder progredienten Schwellungen führen wir eine Materialentfernung gegebenenfalls schon im ersten Vierteljahr durch. Es zeigen sich häufig nach der Materialentfernung deutlich verbesserte Durchbauungsergebnisse.

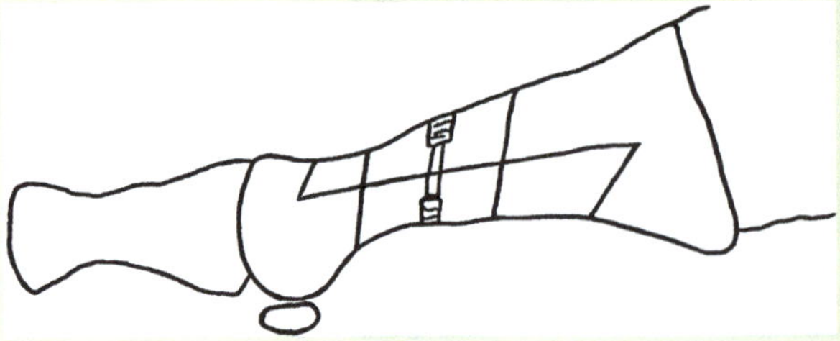

Abb. 6.2: Scarfosteotomie nach Fixation von medial.

6.4.2 Hallux valgus interphalangeus

Ein reiner Hallux valgus interphalangeus ist eher selten. Da allerdings häufig eine Umstellung im Grundphalanxbereich mit einer proximalen Osteotomie oder TMT-I-Arthrodese kombiniert wird, stellen wir an dieser Stelle die Akin-Osteotomie im Sinne einer Closing-wedge-Osteotomie der Grundphalanx des Hallux dar. Fixiert wird mittels eines Staple oder einer Schraube [3].

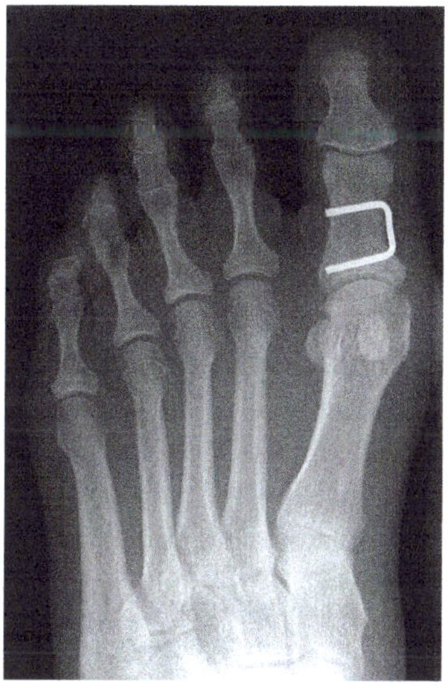

Abb. 6.3: Röntgenbild nach Akin-OP.

6.4.3 Hallux rigidus

Die Arthrose im Grundgelenk des ersten Strahles ist sehr häufig und bei älteren Patienten als „natürliche Veränderung“ primär konservativ zu behandeln [8]. Wenn diese Maßnahmen nicht mehr ausreichen und es zu zunehmenden Einschränkungen durch Schmerz und schlechte Beweglichkeit kommt, sind verschiedene OP-Möglichkeiten abzuwägen. So sind kleine funktionserhaltende Eingriffe wie die *Cheilektomie* oft ausreichend, in fortgeschrittenen Fällen sind dann bereits primär weitergehende Eingriffe wie der immer noch angewendete Keller-Brandes sinnvoll (s. u.).

Beispiel

Die Cheilektomie führen wir über einen dorsalen Zugang zum Großzehengrundgelenk durch. Hier kann eine leicht valgische Fehlstellung durch eine Raffung im medialen Strecksehnenapparat kompensiert werden. Prinzipiell werden auch bei der Cheilektomie das laterale Weichteilrelease und die Sesambeinmobilisierung durchgeführt [3]. Durch eine Abtragung der medialen und dorsalen Exophyten im Metatarsale-Köpfchenbereich sowie in der Grundphalanxbasis kann eine Verbesserung der Beweglichkeit bis zu 60° dorsaler Extension erzielt werden [1]. Freie Gelenkkörper werden entfernt. Durch eine Gelenklavage können lokale Reizungen reduziert werden. Weiterhin werden die Beschwerden bei vorliegender IV-gradiger Arthrose durch die Verringerung der Kontaktfläche reduziert.

Eine komplette „Heilung" der Arthrose ist nach einer Cheilektomie auf Dauer jedoch nicht zu erwarten. Bei anhaltenden oder erneut auftretenden Beschwerden sind daher Folge-Eingriffe wie die Keller-Brandes-OP [2], die endoprothetische Versorgung oder die von uns eher empfohlene Arthrodese des Großzehengrundgelenkes indiziert [3,8].

Bei ausgeprägtem Befund und multimorbiden Patienten nutzen wir weiterhin erfolgreich die heute eher negativ diskutierte *OP nach Keller-Brandes [8]*. Dabei handelt es sich um eine Resektionsarthroplastik mit bis zu ein Drittel Resektion der Grundphalanxbasis und Exostosenresektion im Metatarsaleköpfchenbereich mit anschließender Interposition eines gestielten Kapsel-Periostlappens [7]. Die OP ist technisch gut erlernbar und zügig durchzuführen. Wir haben damit im Einzelfall sehr gute Erfahrungen gemacht. Der Patient ist zeitnah mobilisierbar und Komplikationen durch lange Entlastung wie Thrombosen oder Beschwerden durch das Laufen an Unterarmgehstützen werden vermieden.

6.4.4 Veränderungen der Kleinzehen

Nach den betroffenen Gelenken werden folgende Krankheitsbilder differenziert: Hammerzehe, Krallenzehe, Klauenzehe und Malletzehe. Diese Krankheitsbilder unterscheiden sich prinzipiell im Entstehungsmechanismus, so dass auch das operative Herangehen differenziert werden muss [9].

Eine reine ***Hammerzehe*** ist eine Beugefehlstellung im proximalen Interphalangealgelenk (*PIP*). Es herrscht ein erhöhter Tonus im Beugesehnenbereich des PIP mit zunehmender Bewegungseinschränkgung bis zur rigiden Gelenkstellung. Die Zehenbeere hat Bodenkontakt. Operativ sollte hier prinzipiell auch das proximale Interphalangealgelenk angegangen werden. Dies kann mit einer reinen Tenotomie, aber auch durch eine Resektionsarthroplastik (Hohmann) oder Arthrodese erfolgen [3]. Bei einer ***Malletzehe*** handelt es sich um eine reine Fehlstellung im distalen Interphalangealgelenk *(DIP)* mit Beugekontraktur. Sie wird von manchen Autoren auch als distale Hammerzehe bezeichnet.

Eine ***Krallenzehe*** entsteht häufig im Rahmen des zunehmenden Spreizfußes mit erhöhtem Beugesehnentonus und zunehmender Beugestellung im PIP-Gelenk mit Überstreckung im MTP-Gelenk. Die Patienten beklagen progrediente Clavi über dem PIP-Gelenk und einen zunehmenden Funktionsverlust. Entsteht bei zunehmender Subluxation im MTP-Gelenk die Deformität einer ***Klauenzehe***, hat die Zehenbeere keinen Bodenkontakt mehr.

Bei der Krallenzehe handelt es sich zahlenmäßig um die häufigste Fehlstellung. Alters- und nebendiagnoseabhängig stehen verschiedene operative Möglichketen zur Verfügung. Die über Jahre manifestierte Resektionsarthroplastik nach Hohmann stellt eine sicherlich leicht zu erlernende Operation dar, welche wenig Komplikationen zeigt, allerdings häufig mit einem Funktionsverlust der Zehe einhergeht. Schwieriger durchzuführen, jedoch beim erfahrenen Operateur mit einem besseren funktionellen Ergebnis, ist eine Sehnenplastik unter Nutzung der tiefen Beugesehne und funktionellen Verankerung in der dorsalen Grundphalanx der Zehe im Sinne einer Umkehrplastik (FDL-Sehnentransfer). Als Hauptkomplikation könnte eine Durchblutungsstörung eintreten [4,10].

Daher sollten auch hier Indikationen aus kosmetischen Erwägungen sehr streng gestellt werden.

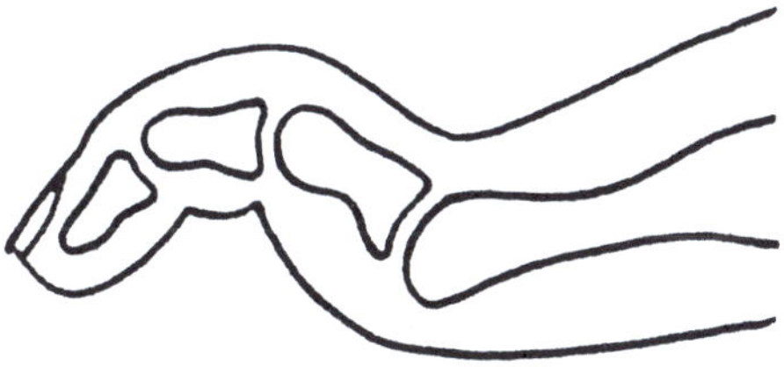

Abb. 6.4: Klauenzehe.

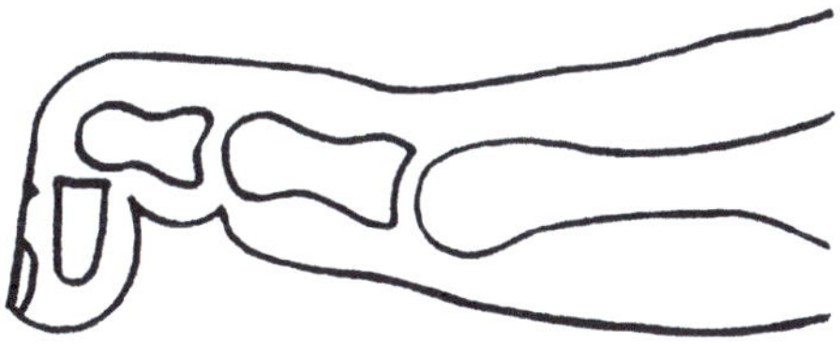

Abb. 6.5: Malletzehe.

6.5 Metatarsalgie

Die Metatarsalgie stellt ein sehr breites Feld der Differentialdiagnosen dar [11]. Die wenigsten Krankheitsbilder sind operationspflichtig. Deshalb sollte hier nur von einigen Diagnosen mit entsprechendem operativem Vorgehen berichtet werden. Der klassische „durchgetretene Fuß“ mit einem tiefergetretenen Metatarsaleköpfchen und darunter ausgeprägter plantarer Beschwielung aufgrund des erhöhten Druckes wird in der Regel durch eine schräge subcapitale Osteomie therapiert.

Gängige operative Möglichkeiten bilden die Weil-Osteotomie und die Helal-Osteomie [4]. Bei der Weil-OP wird von distal nach proximal schräg gesägt, das Metatarsale verkürzt und mit einer Schraube fixiert. Bei der Helal-OP wird dagegen von proximal nach distal-plantar gesägt und die Osteotomie ohne Osteosynthese so weit gelockert, dass die sofortige Vollbelastung des Fußes spontan zu einer pseudo-physiologischen Einstellung des Metatarsaleköpfchens führt [10]. Auch wenn es häufiger als bei der Weil-OP zur Pseudarthrosenbildung kommt, haben die Patienten selten Beschwerden postoperativ [12].

Berücksichtigt wird hier das gestörte Vorfußalignement nach Pisani [1,2], bei welchem ein dysharmonischer Vorfußbogen als Ursache der Beschwerden betrachtet wird. Natürlich muss immer auch die Fehlstellung des ersten Strahles beachtet werden. Häufig ist ein Metatarsus primus elevatus – bei vorliegendem Hallux valgus – die Ursache der gestörten Lastaufnahme. Diese Fehlstellung sollte primär mit dem Patienten besprochen und auch operativ korrigiert werden. Erst dann ist eine operative Intervention an den Metatarsalia sinnvoll.

6.6 Nachbehandlung und Komplikationen

Abgesehen von der üblichen Thromboseprophylaxe bzw. dem Weiterführen der oralen Antikoagulation und üblichen Analgetika sind keine Medikamente notwendig.

Im Rahmen des Verbandes der Kleinzehen erfolgt eine plantigrade Zügelung, beim Hallux nehmen wir elastische konfektionelle Bandagen; auf harte (schienende) Hallux-Bandagen wird in der postoperativen Mobilisation verzichtet.

In der Nachbehandlung wird unterschieden zwischen Bewegungs- und Belastungsstabilität. In der Regel sollten die durchgeführten Operationen mindestens zu einer Bewegungsstabiltät führen. Daher sind postoperativ Bewegungsübungen sofort möglich und notwendig. Dem Patienten wird angeraten, zeitnah die Zehen zu bewegen, um das Lymphsystem zu aktivieren. Weiterhin sollten eine entsprechende Hochlagerung und Kryotherapie durchgeführt werden. Je nach Operation kann voll- oder im Vorfußentlastungsschuh teilbelastet werden. Letzteres ist meist nur bei den Hallux-Valgusoperationen oder bei Arthrodesen erforderlich. Die Patienten sollten die Praxis erst nach ausreichender Mobilisation verlassen.

Wichtig in der präoperativen Planung und der entsprechenden Nachbehandlung ist eine Beurteilung der bestehenden Gelenkveränderung (Arthrosegrad) sowie die Einschätzung der Osteoporose, welche insbesondere nach Hallux oder Helal-OP vermehrt zur Pseudarthrosebildung führen kann. Stärkere Arthrosen, die oft erst bei der Operation sichtbar werden, können anhaltende postoperative Schmerzen erklären. Weiterhin spielen mögliche schon päoperativ bestehende Durchblutungsstörungen oder ein Diabetes (s. u.) eine wichtige Rolle als Ursache postoperativer Infektionen.

Wesentliche Komplikationen wie Thromembolie, Nachblutung oder auch Infektion treten sehr selten auf. Ebenfalls selten kann es zur Materiallockerung bis zur Dislokation der Osteosnthese kommen. Es erfolgt dann die frühzeitige Materialentfernung und ggf. Reosteosynthese. Anhaltende, teilweise schmerzhafte Schwellungszustände (leichtes CRPS = komplexes regionales Schmerzsyndrom) werden gelegentlich beobachtet, einen Übergang in einen endgradigen M. Sudeck haben wir noch nie gesehen. Hier wenden wir die in der Handchirurgie gebräuchlichen Maßnahmen an (Kortisongabe, Schmerztherapie, Lymphdrainage, Entlastung).

6.7 Besondere Aspekte beim Diabetischen Fußsyndrom

Beim Diabetiker steht im Fußbereich die Verletzungs- und Infektionsgefahr durch die bestehende Neuropathie im Vordergrund operativer Überlegungen. Zu unterscheiden ist hierbei die neuropathisch gestörte Oberflächensensibilität mit Ausbildung von Zehenkuppennekrosen und Malum perforans sowie die gestörte Tiefensensibilität mit Ausbildung einer Charcot-Arthropathie bei rezidivierenden Mikrotraumata im Sinne einer diabetischen neuropathischen Osteoarthropathie (DNOAP) [13].

So erfolgt eine relativ großzügige Indikationsstellung zur raschen Operation, wenn sich Druckstellen zum Beispiel durch Schuhkonflikte bei Krallen- oder Hammerzehen anbahnen. Dabei gilt es, das Therapieprinzip der inneren Druckentlastung mit möglichst kleinen Eingriffen konsequent durchzusetzen. So reicht bei der Malletzehe die Tenotomie der tiefen Beugesehne über eine kleine plantare Stichinzision im DIP-Bereich, um ein Druckulcus der Zehenspitzen wirksam zu vermeiden. Bei Hammer- und Krallenzehen kann eine Kombination von Strecksehnenverlängerung und Beugesehnentenotomie zur Druckentlastung über dem PIP-Gelenk durchgeführt werden. Druckstellen unter den MTP-Gelenken können durch Anheben derselben im Rahmen einer Helal-Operation (funktionelle retrograde Schrägosteotomie) ohne Einbringen von Osteosynthesematerial sicher und schnell entlastet werden. Alle diese Maßnahmen sollten in einer gemeinsamen Fußsprechstunde mit einem Diabetologen und einem herangezogenen Orthopädieschuhmacher geplant werden. Auch die Nachbehandlung sollte immer interdisziplinär erfolgen. Von diesen druckentlastenden Operationen am nichtinfektiösen Fuß müssen Eingriffe bei eingetretener Infektion insbesondere mit Knochenbeteiligung unterschieden werden. Bei ausbleibender Besserung der Osteitis nach langfristiger Antibiotikabehandlung werden hier gezielt eine Resektion der betroffenen Gelenksabschnitte, aber gegebenenfalls auch die Amputation von Zehen und ggf. ebenso Fußstrahlen notwendig.

Ist der Patient im häuslichen Umfeld gut versorgt, können diese Fußoperationen auch beim Diabetiker problemlos ambulant operiert werden. Einige Besonderheiten sollten allerdings beachtet werden. Zum einen operieren wir in der Regel nicht in Blutleere und verwenden keine Diathermie, um Hitzenekrosen als Infektionsbett zu vermeiden. Grundsätzlich sind die Eingriffe immer im Fußblock möglich, so dass dem Diabetiker die präoperative Nahrungskarenz erspart bleibt. Nach der Operation sind eine Druckentlastung mittels gut sitzender orthopädischer Schuhversorgung und eine rasche Mobilisation unumgänglich.

Zusammenfassung
Fußprobleme stellen eine dankbare Aufgabe für eine ambulant operative Praxis dar, wenn die geschilderten speziellen Probleme und – wie bei anderen ambulanten Operationen auch – die subjektiven Gegebenheiten des Patienten und dessen soziales Umfeld nicht außer Acht gelassen werden. Beachtet der Operateur die Indikationen unter realer Einschätzung der eigenen Fähigkeiten, sind Komplikationen in der Regel auch ambulant beherrschbar. Betten im OP-Zentrum oder konsiliarisch in der Klinik können hilfreich bei der Organisation der Operation bei alleinstehenden Patienten oder komplizierteren Gegebenheiten sein.

Literatur

[1] Pisani G, Küster H-H, Thomas W. Fußchirurgie, Georg Thieme Verlag Stuttgart, 1998.
[2] Meyer R-P, Kappeler U. Fußchirurgie in der Praxis, Springer-Verlag Berlin, 1996.
[3] Sabo. Vorfußchirurgie, Springer-Verlag Berlin, 2010.
[4] Wülker N, Stephens MM, Cracchiolo III. A. Operationsatlas Fuß und Sprunggelenk, Georg Thieme Verlag Stuttgart, 2007.
[5] Richter M.,Aktualisierte Leitlinien Fuß und Sprunggelenk; elsevier Urband Fischer 2010.
[6] Jerosch J, Heisel J. Operative Therapie von Fuß und Sprunggelenk, Deutscher Ärzte-Verlag Köln, 2009.
[7] Wülker N.,Hallux valgus – Halux rigidus, Ferdinand Enke Verlag Stuttgart, 1997.
[8] Götz et al. Hallux rigidus, Orthopäde 2011; Springer-Verlag.
[9] Redkina V et al. Deformitäten der Kleinzehen – Pathogenese und praxisnahe Nomenklatur, Fuß und Sprunggelenk 2013; elsevier Urban Fischer Verlag 2013.
[10] Zwipp H. Chirurgie des Fußes, Springer Verlag Wien, 1994.
[11] Wingenfeld et al. German Journal of Foot and Ankle Surgery, Dezember 2014.
[12] Götz et al. Weil-Osteotomie, Fuß und Sprunggelenk, elsevier Urban Fischer Verlag 2014.
[13] Hochlehnert, Engels, Morbach. Das Diabetische Fußsyndrom, Springer Berlin-Heidelberg 2014.

Gaby Fromberg und Eva-Maria Baur

Kapitel 7 Plastische Chirurgie

7.1 Allgemeines

In der Vorstellung des Laien wird vom plastischen Chirurgen eine unsichtbare Narbe erwartet. Trotz aller Sorgfalt bezüglich chirurgischer Techniken beeinflussen weitere Faktoren das endgültige kosmetische Ergebnis einer Narbe: Das Kollagen in der Dermis ist hauptsächlich in einer Ebene im 90-Grad-Winkel zum darunter liegenden Muskelzug angeordnet, das Kollagen bei der Narbenheilung befindet sich parallel zur Längsachse der Narbe. Daher wird eine Narbe, die im 90-Grad-Winkel zum Muskelzug liegt, mit Kollagenfasern heilen, die in die gleiche Richtung wie das normale Gewebe orientiert sind [1].

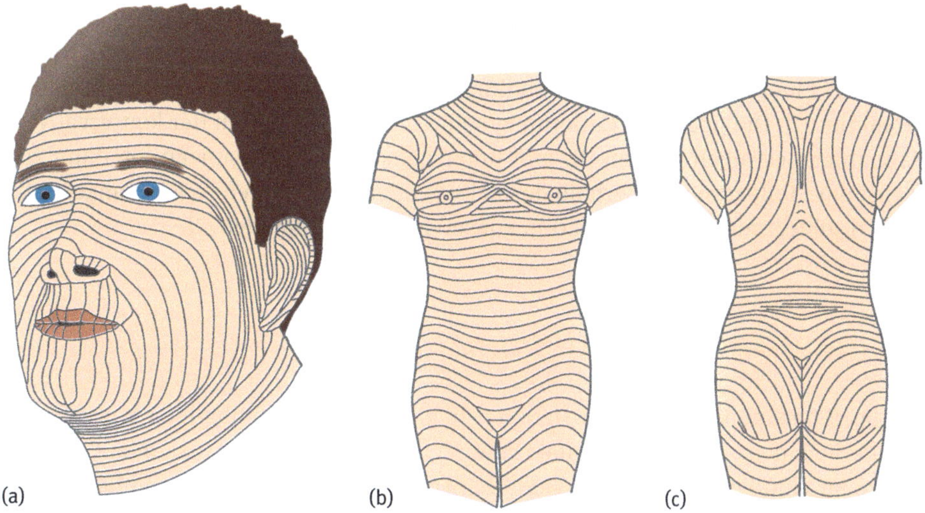

(a) (b) (c)

Abb. 7.1: Linien minimaler Hautspannung.

Alte Menschen bilden fast unsichtbare Narben, während Kinder, Jugendliche und dunkelhäutige Menschen häufig hypertrophe und manchmal keloidartige Narben entwickeln. Erhöhte Oberflächenspannung, Narbenverlauf parallel zum Muskelzug, Scherkräfte und Sekundärheilung prädisponieren zu unschönen Narben, besonders im Bereich Clavicula, Schulter, Decolleté.

Jede Narbe ist nach ca. zwei bis drei Wochen rot, erhaben, hart und reift innerhalb von sechs Monaten bis einem Jahr, wird blasser und flacher. Bei manchen Patienten nehmen jedoch die Rötung und Schwellung zu, es kann zu Juckreiz und Schmerzen kommen. Wenn diese Symptome für mehr als ein Jahr anhalten und sich die Narbe auf das umgebende Gewebe ausweitet, wird von einem Keloid gesprochen, wobei der Übergang fließend ist und die Behandlung schwierig. Die frische Narbe muß mindestens für sechs Monate vor UV-Strahlen und Austrocknen geschützt werden. Wenn möglich, sollte ein Jahr vor einer Narbenkorrektur abgewartet werden. Ausnahmen sind Fremdkörpereinsprengungen, „Treppenstufe" im Lippenrot oder funktionell beeinträchtigende Verziehungen anatomischer Strukturen (z. B.: Ektropium, inkompletter Mundschluss).

Keloide werden bei chirurgischer Therapie im aktiven Stadium nur ein noch größeres Keloid zur Folge haben. Daher sollten das Abblassen und Flacherwerden zunächst durch lokalen Druck (Pelotte, Kompressionskleidung, Ohrclip) unterstützt werden. Silikongel und Silikongelfolien üben einen positiven Einfluss auf hypertrophe Narben und Keloide aus. Die intraläsionalen Applikationen von Steroiden mit einer Art Impfpistole (Dermojet) alle vier bis sechs Wochen können die Rötung, den Juckreiz und die Schmerzen bessern, aber auch zur Atrophie, Dehiszenz und petechienartiger Gefäßzeichnung führen. Falls die genannten, routinemäßig zum Einsatz kommenden Maßnahmen über drei bis sechs Monate keine Besserung erzielen, sind Weichteilbestrahlung, Kryotherapie, Laserbehandlung und medikamentöse Therapien mit 5-Fluorouracil weitere Behandlungsansätze in den Händen darin erfahrener Behandler [2]. Die operative Entfernung sollte nur nach Versagen der konservativen Maßnahmen erwogen werden. Es gibt unterschiedliche Auffassungen, ob dann zunächst eine Teilexcision innerhalb des Keloids oder die Komplettexcision angestrebt werden sollte, immer ergänzt mit o. g. konservativen Maßnahmen [3].

7.2 Hauttransplantationen

Für das Einheilen körpereigener Haut ist ein gleichmäßig durchbluteter Wundgrund erforderlich, d. h., Hauttransplantate sind nicht geeignet, wenn avaskuläre Gewebeanteile im Wundgrund zu finden sind. Der Anspruch an den Wundgrund liegt umso höher, je dicker das Transplantat ist. Das bedeutet, ein dünnes Spalthauttransplantat, in Gitter-Form aufgebracht (meshgraft), wird bei nicht idealem Wundbett besser einheilen als ein Vollhauttransplantat.

7.2.1 Spalthaut

Im Ausheilungsergebnis ist Spalthaut in der Regel nicht verschieblich, zeigt eine Schrumpfungstendenz und ist daher ungünstig für Zonen starker Belastung, insbesondere im Bereich von Gelenken.

Sie ist gut geeignet zur Anwendung auf einer granulierenden Fläche nach Vakuumbehandlung oder auf Muskeltransplantaten. In diesen Fällen stellt meist auch die Schrumpfungstendenz keinen Nach-, sondern einen Vorteil dar.

Achtung: Bei Patienten mit „Cortisonhaut" ist extreme Vorsicht bei Hautentnahme wie auch bei jedem Verbandswechsel geboten.

Nur wenige Wundauflagen sind geeignet (nicht klebend, aber auch nicht verrutschend). Bei kleineren Defekten ist bei diesen Patienten Vollhaut mit Direktverschluss der Entnahmestelle dem nicht oder extrem langsam heilenden Entnahmedefekt von Spalthaut vorzuziehen.

Transplantate sind vor Scherkräften, vor Ödem und Einblutung mit Überknüpfverband und Schaumstoff- oder Wattepolsterung, Hochlagerung und Kompression zu schützen. Bei stark sezernierenden Wunden empfiehlt sich ein Sekundärverband mit Superabsorber oder eine Vakuum-Behandlung.

Gittertransplantate (meshgraft) sollen nicht im Gesicht und auf der Hand eingesetzt werden, da das Gittermuster dauerhaft erkennbar bleiben wird.

Auch nach dem Einheilen sollte konsequent Kompressionskleidung getragen werden, um ein optimales Ergebnis zu erzielen.

Hautentnahmestellen: Zur Entnahme von Spalthaut sind die proximale Oberschenkelinnen- und -außenseite und das Gesäß geeignet, die kosmetischen Aspekte müssen mit dem Patienten diskutiert werden.

Der Verband sollte möglichst für zehn bis 14 Tage belassen werden, dann kann er mit dem Wundschorf entfernt werden (z. B. in der Dusche oder schrittweise mit Fettcreme einweichen). Zu häufige Verbandwechsel stören die Epithelisierung, führen zu erneuten Blutungen und Schmerzen und begünstigen hypertrophe Narben.

Empfohlen sind: nicht klebende, aber sekretdurchlässige Wundauflage, möglichst silikonbeschichtet; rückfettende Salbe/Lotion/Creme nach Abheilen.

7.2.2 Vollhauttransplantat

Hierfür ist ein sehr gut durchbluteter Wundgrund erforderlich, das Vollhauttransplantat schrumpft weniger als Spalthaut, ist oft wenig verschieblich, daher ungünstig für Zonen starker Belastung, aber gut als Abdeckung von Muskellappen und für kleinere Defekte im Gesichtsbereich. Als Entnahmestelle sollte Haut von ähnlichem Hautkolorit gewählt werden, z. B. aus dem Halsbereich und um das Ohr herum, und es sollte eine Verpflanzung von behaarter Haut in eine nicht behaarte Defektregion vermieden werden. Größere Vollhauttransplantate können im Bereich Unterbauch, Leiste und Oberschenkel gewonnen werden. Bei Kindern ist wegen des erhöhten Risikos hypertropher Narben im Bereich von Spalthautentnahmestellen häufig einer Vollhautentnahme aus dem Unterbauch mit intracutanem Direktverschluss der Vorzug zu geben.

7.3 Lappenplastiken

7.3.1 Lokale Lappenplastiken

Mit „zufälliger“ Blutversorgung im Gefäßstiel (random pattern flap) bilden die im Alltag am häufigsten verwendeten Lappen. Sie leben im Wesentlichen vom subdermalen Hautplexus und sind in ihrem Breiten- und Längenverhältnis (1 : 2; im Gesicht 1 : 4) limitiert auf ein Verschieben in die unmittelbare Nachbarschaft.

7.3.1.1 Z-Plastik

Bei dieser lokalen Lappenplastik werden zwei dreieckförmige Lappen mit gleichseitigen Schenkeln gegeneinander verschoben. Die Winkel der Läppchen können variieren und dementsprechend auch der Längengewinn bei Verschwenken des Läppchens (ideal ca. 60–70°). Häufig kommt sie bei der Behandlung von Kontrakturen zur Anwendung. Dabei wird der diagonale Schenkel des Zs auf die Kontrakturlinie platziert und zur Auflösung des Stranges entweder eine große Lappenplastik oder mehrere hintereinander geschaltete kleine Z-Plastiken verwendet. Bei vernarbtem Gewebe ist es allerdings gefährlich, sich auf eine Reißbrettplanung des Längengewinns zu verlassen. In diesen Fällen ist es sicherer, zunächst den Strang aufzulösen und dann die seitlichen Schenkel des Zs nach Entlastung der Hautspannung anzulegen. Ein weiteres häufiges Einsatzgebiet ist die Verlagerung von ungünstig gelegenen Narben in den Verlauf der Hautspaltlinien. Hier ermöglicht die Z-Plastik eine zumindest teilweise Richtungsänderung, die die Narbe optisch weitaus weniger auffällig macht.

Risiken: Lappenspitzennekrosen durch zu dünne Lappenpräparation und zu viel Spannung durch unzureichende Lappenmobilisierung. Im Idealfall sollten sich nach Lösen der Kontrakturspannung die vorgesehenen Z-Läppchen automatisch in die neue Position legen. Voraussetzung ist natürlich ein ausreichender Weichteilüberschuss in der Querdiagonalen zum Kontrakturstrang [1]. Alternativ kann eine auffällige Narbe, die im 90°-Winkel zu den mimischen Falten oder den Hautspaltlinien verläuft, auch durch zick-zack-förmiges Ausschneiden und Wiederzusammenfügen in Form von ineinandergreifenden Läppchen korrigiert werden, der sogenannten **W-Plastik**.

Bei der **VY-Lappenplastik** gestattet der Vorschub des V-förmigen Anteils in Richtung der Schnittverlängerung an der Spitze des Vs einen Streckengewinn von etwa der Länge des kurzen Ypsilon-Schenkels. Sie kommt häufig in der Handchirurgie zum Einsatz. Im Gesicht werden zahlreiche Nahlappen eingesetzt, um aus Regionen von Hautüberschuss Gewebe für die Rekonstruktion zu rekrutieren. Oft werden mehrere Lappen hintereinandergeschaltet, eine Kombination aus axialen Lappen und Random-pattern-Lappen, vorzugsweise aus dem Glabellabereich, der Schläfe, der nasolabialen Region oder dem Kieferwinkel. Meist kann der Hebedefekt direkt verschlossen oder mit einem Hauttransplantat versehen werden, was dann in einer optisch weniger exponierten Position zu liegen kommt.

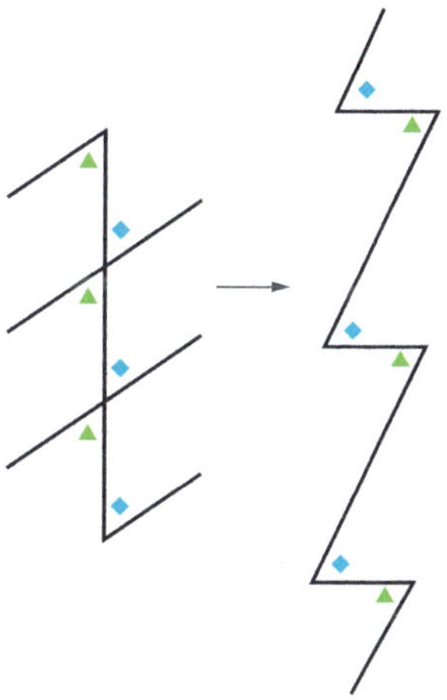

Abb. 7.2: Z-Plastik.

7.3.2 Gestielte Lappen

Lappen mit axialem Gefäßmuster können wesentlich länger und größer gehoben und wenn nötig isoliert am versorgenden Gefäßstiel um mehr als 180° gedreht in einen Defekt eingepasst werden. Weitere Unterteilungen in Muskellappen, fasziokutane Lappen und Perforatorlappen bieten heutzutage eine Vielzahl an Deckungsmöglichkeiten, bevor auf einen freien Lappen zurückgegriffen werden muss [1].

Ihre Vorteile bestehen in der evtl. schnelleren Präparation im Vergleich zu freien Lappen und der verlässlichen Anatomie, v. a. aber in der fehlenden Notwendigkeit einer mikrochirurgischen Gefäßanastomose mit all ihren Risiken.

Auswahlkriterien für die Frage, welche Lappenplastik ideal ist, sind Dicke, Volumen, Notwendigkeit von Sensibilität oder motorische Funktion durch nervalen Anschluss, Belastbarkeit, Verwachsungstendenz mit benachbartem Gewebe (sind Sekundäreingriffe möglich?), Farbe, Hebedefekt.

Risiken: Distal gestielte Lappen neigen zu vermehrter Stauung und Ödem, sind ggf. problematisch bei der Mobilisierung, vermehrte Kälteintoleranz.

(a)

(b)

(c)

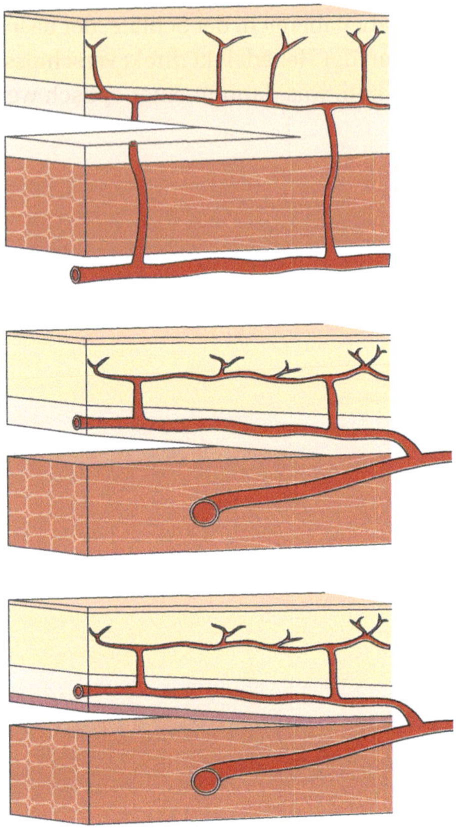

Abb. 7.3: Gestielter Lappen. **(a)** Random pattern flap: „zufällige" Blutversorgung im Gefäßstiel, **(b)** axial gestielter Lappen: konstanter Gefäßstiel, **(c)** fasziocutaner Lappen: zusätzlich Mitnahme der Faszie.

7.4 Verbrennungen

Etwa drei Viertel der Verbrennungen und Verbrühungen ereignen sich im Rahmen von Haushaltsunfällen. Der direkte Hitzeeinfluss verursacht ab ca. 60° Nekrosen. Seltener, aber schwerer zu beurteilen und zu behandeln sind Nekrosen durch Einwirkung von elektrischer Energie oder Chemikalien, da sie häufig „nachbrennen", d. h. auch nach ordnungsgemäßem Debridement bei der geplanten Revision neue Nekrosen verursachen. Im ambulanten Bereich wird man Verbrennungen von Grad 1 mit Rötung und Schmerzen antreffen (sie heilen i. d. R. mit kühlenden Umschlägen folgenlos ab) sowie 2a mit zusätzlicher Blasenbildung, die meist ohne bleibende Schäden abheilen, und schließlich kleinere 2b-Verbrennungen. Hierbei treten im Zentrum der Verbrennung weiße Areale auf, Blasenbildung und Rötung im Randbereich sowie Schmerzen, auch kleinere 3°-Verbrennungen kommen sicher vor.

Nach antiseptischer Spülung und dem Abtragen von Blasen sollten nicht haftende Wundauflagen verwendet werden, die entweder selbst saugfähig sind oder durchlässig und dann mit sterilen Kompressen als Sekundärverband versorgt werden können. Im ambulanten Bereich spielt die Anwendung von Allografts, Xenografts und Hautkulturen keine Rolle. Synthetischer Hautersatz, wie z. B. Epigard, kann durch Wundauflagen mit Silikonbeschichtung, die nicht in die Wundoberfläche einwachsen und leicht zu entfernen (und weniger teuer) sind, ersetzt werden. Es dürfen keine einschnürenden Verbände angelegt werden. Der Tetanusimpfschutz ist zu kontrollieren und für ausreichende Flüssigkeitszufuhr zu sorgen. Bei Verbrennungen in Gelenkregionen ist eine adäquate Schienung in Funktionsstellung wichtig. Engmaschige Verbandswechsel in den ersten Tagen sind erforderlich, um festzustellen, ob tiefere Verbrennungsareale ein weiteres Debridement und eine erneute Deckung mit Hauttransplantat oder Lappenplastik erfordern. Je nach Lokalisation ist dies durch Kompressionswäsche, Krankengymnastik und Lymphdrainage zu ergänzen. Insbesondere bei Kleinkindern ist die engmaschige Neuanpassung von Kompressionswäsche mit Silikonpelotten wichtig, um Keloide und Kontrakturen zu vermeiden. Gittertransplantate (Meshgraft) sollten nicht im Gesicht und an der Hand verwendet werden, da das Gittermuster permanent verbleiben kann [1,4]. Verbrennungen von mehr als 15 % der Körperoberfläche (KOF) zweitgradig oder 5 % drittgradig und/oder Inhalationstrauma bedürfen der spezialisierten stationären und systemischen Behandlung (Verbrennungszentrum), ebenso Starkstromverletzungen. Für die Größenabschätzung hilfreich ist die grobe Richtlinie, dass 1 % KOF der Handfläche des Patienten entspricht, oder die Neuner-Regel nach Wallace. Verbrennungen von Händen, Füßen, Genitalien, Axilla und Gesicht können komplexe plastisch-chirurgische Probleme aufwerfen und der Behandlung im Verbrennungszentrum bedürfen.

7.5 Mamma-Chirurgie

Im Rahmen der Vorbereitung auf eine Operation an der Mamma sollte durch Sonographie oder Mammographie ein malignes Geschehen ausgeschlossen werden. Der Wunsch nach einer Brustkorrektur ist häufig, da einerseits mit zunehmendem Lebensalter, aber auch nach Schwangerschaften und Gewichtsschwankungen eine Involution des Drüsengewebes erfolgt, das Volumen schwindet und die Hautelastizität nachlässt.

7.5.1 Augmentation mit Silikon-Implantaten

Patientinnen mit Wunsch nach einer Brustvergrößerung mit Implantaten müssen ausführlich über die Tatsache aufgeklärt werden, dass das Implantat unabhängig von Material und Größe als Fremdkörper erkannt wird und der Körper mit Kapselbildung reagiert, und dies in unterschiedlicher und nicht vorhersehbarer Ausprägung. Diese sogenannte Kapselfibrose kann schon nach kurzer Zeit oder aber erst nach Jahren entstehen und Verhärtungen und Schmerzen, Asymmetrien sowie eine deutliche optische Verschlechterung eines ursprünglich schönen Ergebnisses bewirken. Silikonimplantate haben ansonsten in großen Studien ihre Anwendungssicherheit unter Beweis gestellt und verursachen kein erhöhtes Mammakarzinomrisiko. Sie sollten wegen eines erhöhten Kapselfibroserisikos jedoch nicht bei Patientinnen mit Autoimmunerkrankungen angewendet werden. Kochsalzgefüllte Implantate haben den Nachteil, dass sie bei dünner Weichteilabdeckung unnatürlich aussehende Rillen an der Oberfläche der Brustkontur hinterlassen und in manchen Fällen bei sportlicher Betätigung gluckern können. Frauen mit sehr dünnem Hautmantel und wenig elastischen Fasern sollten vor der Implantation zu großer Implantate gewarnt werden, denn das eingebrachte Gewicht wird den Hautmantel schneller ausweiten, als wenn man sich mit einem moderaten Größenzuwachs begnügt. Das Implantat kann unter die Brustdrüse platziert werden, bei sehr wenig eigenem Drüsengewebe erfolgt die Implantation jedoch häufig unter dem M.pektoralis, der den oberen Anteil des Implantates abdeckt und für eine natürliche Kontur der oberen Quadranten sorgt. Sportbegeisterte Frauen sollten allerdings gewarnt werden, dass bei dieser Implantatplatzierung bei sportlicher Betätigung des M. pektoralis das Implantat hüpfen kann. Für die Implantation von silikon- oder kochsalzgefüllten Implantaten sind verschiedene Zugänge möglich. Am häufigsten wird der inframammäre Zugang verwendet. Er ermöglicht eine gute Kontrolle und Übersicht des OP-Feldes, verglichen mit den Zugängen am Rand der Axilla oder des Warzenhofes.

Risiken: Hämatom, Serom und Infekt des Implantatlagers begünstigen die Entstehung einer Kapselfibrose. Als deren Ursache wird häufig auch eine Besiedlung mit Staphylokokkus epidermidis diskutiert. Bei Kapselfibrose wird die Kapsel gespalten, teilweise oder ganz entfernt oder ein Implantatlagerwechsel vorgenommen. Bei Kochsalzimplantaten kann es zu Volumenverlusten kommen, bei Silikonimplantaten zu Rupturen. Brustimplantate sollten nach zehn bis 15 Jahren in der Regel ausgetauscht werden [4].

Bei Patientinnen mit ausreichenden Fettdepots bietet seit einigen Jahren eine moderate **Augmentation mittels körpereigenem Fettgewebe** eine gute Alternative [5]. Hierbei wird mittels dünnkalibriger Liposuktionskanülen körpereigenes Fettgewebe über ein Filtersystem gewonnen und in gleicher Sitzung fächerförmig mit stumpfen Kanülen in die defizitären Areale der Brust transplantiert. Für die Applikation des Fettgewebes sind winzige Stichinzisionen ausreichend.

Risiken: Es ist mit einem Resorptionsverlust über die folgenden Wochen von 30–40 % des Volumens zu rechnen. Somit muss der Eingriff unter Umständen wiederholt werden, denn ein Überfüllen des Hautmantels mit körpereigenem Fettgewebe wird die Chancen der Vaskularisierung dieses Fettgewebes reduzieren. Das Verhalten mit dem Fettgewebe transplantierter Stammzellen ist noch nicht abschließend geklärt (mögliche erhöhte Rezidivgefahr bei Mammakarzinompatientinnen mit bestrahlter Restbrust, die eine Symmetriekorrektur mit Fettgewebe wünschen).

Mastopexie: Die Straffung der erschlafften Brust ohne Entfernung von Drüsengewebe erlaubt eine Form- oder Symmetriekorrektur durch gefäßgestieltes Versetzen des Brustwarzen-Areola-Complexes (MAC) und Resektion des überschüssigen Hautmantels [4].

Narbenkorrekturen nach Brustkrebsoperationen mit histologischem Ausschluss eines Rezidivs können mit Hilfe von lokalen Lappenplastiken oder Unterfütterung mit körpereigenem Fettgewebe mit Skarefizierung der Narbe erfolgen [5].

Mamillenrekonstruktion: Die Brustrekonstruktion nach Ablatio wird durch die Rekonstruktion des MAC abgeschlossen. Hierzu wird die genaue Position der Mamille in Bezug auf die gesunde Gegenseite aufgezeichnet, die Mamille wird durch ein gestieltes Hautläppchen gebildet, der Warzenhof in entsprechender Größe um diese Mamille entepithelisiert und ein Vollhauttransplantat aufgebracht. Dies sollte farblich zur Gegenseite passen und kann aus dem Hautüberschuss an den Oberlidern gewonnen werden, alternativ auch aus dem Schamlippenbereich. Ein Überknüpfverband sorgt für das gleichmäßige Anwachsen des Transplantates. Haut aus anderen Spenderbereichen bedarf meist einer zusätzlichen Tätowierung zum Farbangleich.

Risiken: Asymmetrie, Farbdifferenz, Höhenverlust der Mamille [4].

Gynäkomastie: Hyperplasie der Brustdrüse beim Mann, am häufigsten idiopathisch, aber auch als Nebenwirkung von Medikamenten und bei Systemerkrankungen. Nicht selten bekommen Männer mit Prostatakarzinom als Nebenwirkung der Hormonbehandlung eine Gynäkomastie. Diese ist abzugrenzen von einer reinen Fettgewebsansammlung bei starkem Übergewicht bzw. Fettgewebs- und Hautüberschuss nach massiver Gewichtsabnahme. Die G. bei Säuglingen und in der Pubertät verschwindet meist spontan. Zur Abklärung der übrigen Fälle gehören die urologische Untersuchung, die Bestimmung des Hormonspiegels, Sonographie, ggf. Mammografie. Bei nicht zu ausgeprägten Befunden kann die subkutane Mastektomie über einen Warzenhof-Randschnitt erfolgen, bei größeren Hautüberschüssen erfolgt zusätzlich eine Hautresektion, eventuell in Kombination mit einer Liposuktion.

Das entfernte Gewebe wird histologisch abgeklärt, denn auch wenn nur eins von zehn Mammakarzinomen den Mann betrifft, fällt die Prognose der betroffenen Männer schlechter aus. Eine einseitig auftretende G. ist diesbezüglich verdächtiger als die häufigere beidseitige Ausprägung. Wir verwenden Redondrainagen für 48 Std., um der Hämatom- und Seromgefahr entgegenzuwirken.

Risiken: Asymmetrie, Dellenbildung, besonders hinter dem Brustwarzenhof durch zu viel Resektion, Rezidiv [4].

Kompressionskleidung (z. B. auch enges Sport-Shirt) ist für vier bis sechs Wochen zu tragen, um eine glatte Oberfläche zu erzielen und Seromansammlungen entgegenzuwirken. Scherkräfte (z. B. Aktivität im Fitnessstudio) sollten für sechs Wochen vermieden werden. Sollte eine Fluktuation beim Verbandwechsel festzustellen sein, wird das Serom/Hämatom im Sitzen punktiert und ein Kompressionsverband angelegt. Elastische, selbstklebende Bandagen sind hier hilfreich. Darüber wird die Kompressionsweste getragen.

7.6 Haut und Weichteile

Viele kleine Eingriffe an Haut und Weichteilen können in Lokalanästhesie mit und ohne Sedierung durchgeführt werden. Bei allen Formen von Sedierung sollte allerdings die Möglichkeit einer mehrstündigen Überwachung gegeben sein. Aus logistischen Gründen verzichten wir daher bei Excision von kleinen Haut- und Weichteiltumoren auf eine Sedierung. Bei Eingriffen im Kopf- und Halsbereich empfiehlt sich wegen der sehr guten Blutversorgung die Verwendung eines Vasokonstringens. Wir verwenden Lidocain 1 % mit Adrenalin 1 : 100 000, sofern nicht Kontraindikationen für Vasokonstriktoren bestehen: tachykarde Rhythmusstörungen, Schilddrüsenüberfunktion, Koronarsklerose und Phäochromozytom sowie die Anwendung im Rahmen von Finger-, Zehen- und Penis-Blocks. Ansonsten kommen Allgemeinnarkose mit Larynx-Maske oder Regionalanästhesie-Verfahren zur Anwendung. Die Dauer der Operation, die psychische Verfassung des Patienten, die Notwendigkeit einer Blutsperremanschette und der Wunsch des Patienten müssen bei der Entscheidung berücksichtigt werden.

7.6.1 Hauttumore gutartig

Gutartige Tumoren der Haut und Unterhaut stellen dann eine medizinische Indikation zur Operation dar, wenn eine mechanische Irritation benachbarter Strukturen, Nervenkompressionen, Perforationsgefahr oder Infektion besteht oder der Ausschluss eines malignen Geschehens erforderlich ist (rasches Wachstum eines einzelnen "Lipoms", zur Tiefe nicht abgrenzbar, ist verdächtig und sollte per MRT abgeklärt werden). Größere Lipome im Nacken- (mühsame Präparation bei derber Konsistenz und häufig starker Vaskularisierung) und Halsbereich (Gefahr von Nervenläsionen) sollten in Allgemeinnarkose, mit Lupenbrillenvergrößerung, bipolarer Kauterisation und verfügbarer Absaugung operiert werden.

Der optisch störende Eindruck dagegen begründet den Wunsch nach kosmetischer Verbesserung. Beispiele: **Nävuszellnävus, Fibrom, Lipom, Atherom.** Bei medizinisch nicht notwendigen Eingriffen ist die besonders ausführliche Schilderung möglicher negativer Auswirkungen des Eingriffs erforderlich, z. B. die Entwicklung von hypertrophen Narben und Keloiden, insbesondere bei Kindern und Jugendlichen, Nervenläsion, Rezidiv.

Gichttophi und **Rheumaknoten** sind Symptome von Systemerkrankungen, die eine operative Entfernung erfordern, wenn sie eine funktionelle Beeinträchtigung darstellen oder perforiert und/oder superinfiziert sind.

7.6.2 Hauttumore bösartig

7.6.2.1 Basaliom

Das Basalzellkarzinom stellt den häufigsten bösartigen Hauttumor dar. Er wächst lokal destruierend, metastasiert aber in der Regel nicht. Sonnenexposition und Immunsuppression sind die häufigsten Ursachen. Die knotige Form mit perlschnurartigem Rand ist gut abgrenzbar zu erkennen. Die oberflächlich spreitende Form dagegen ist in ihrem Ausmaß manchmal schwer zu ermitteln. Wenn möglich, sollte die Exzision sicher im Gesunden erfolgen, zum Sicherheitsabstand gibt es keine eindeutigen Angaben, Rezidive sind häufig. Bei lokal nicht komplett zu entfernenden oder inoperablen Tumoren kann eine Strahlentherapie durchgeführt werden. Bei therapierefraktären Basalzell-karzinomen oder wenn eine Strahlentherapie nicht indiziert ist, kann eine Behandlung mit einem Hedgehog-Inhibitor (Vismodegib, LDE225) angeboten werden [6].

Zur Defektdeckung kommen Direktverschluss, lokale Lappenplastik sowie Vollhaut- oder Spalthauttransplantat – je nach Lokalisation und Wundgrund – infrage. Bei einem superfiziell spreitenden Basaliom ist häufig das 2-zeitige Vorgehen besser geeignet, da auch mit Lupenbrille die Ausläufer nicht erkennbar sind und sich ein Sicherheitsabstand von mehr als 2 mm empfiehlt, um das Rezidivrisiko zu senken.

7.6.2.2 Plattenepithelkarzinom, Spinaliom

Das Plattenepithelkarzinom entwickelt sich langsam, ätiologisch unter ähnlichen Gesichtspunkten wie beim Basaliom. Keratinozyten bilden die Grundlage der Tumorentwicklung, manchmal mit starker Hornproduktion, so dass die Abgrenzung zum Cornu Cutaneum schwierig sein kann. Nach Lymphknotenmetastasen ist zu suchen und ggf. eine Lymphadenektomie vorzunehmen, evtl. mit Sentinel-LK. Staging-Untersuchungen sind erforderlich und die Exzision im Gesunden ist notwendig. Es liegen keine standardisierten Angaben zum Sicherheitsabstand vor.

Bei nicht in sano zu operierenden Patienten oder inoperablen Fällen ist die Strahlentherapie indiziert [7].

Morbus Bowen ist ein Karzinoma in situ und kann in ein Plattenepithelkarzinom übergehen. Es sollte daher exzidiert werden. Es imponiert als schuppige intradermale, gerötete Flecken.

Das **maligne Melanom** tritt seltener als die vorgenannten bösartigen Tumore auf, ist aber wegen der frühzeitigen Metastasierung in Abhängigkeit der Tiefenausdehnung weitaus gefährlicher.

Mit über der Hälfte am häufigsten ist das superfiziell spreitende Melanom (SSM), gefolgt vom nodulären malignen Melanom und dann vom lentigo maligna Melanom (LMM). Selten ist das akrolentiginöse Melanom (ALM) an Füßen oder Fingern.
Ziel der chirurgischen Behandlung ist die weite Exzision in Abhängigkeit von der Tumordicke. Die Metastasierung erfolgt sowohl hämatogen als auch lymphatisch. Staging-Untersuchungen sind erforderlich.

Das Stadium, eingeteilt nach Breslow, orientiert sich an der Tumordicke und erfordert einen Sicherheitsabstand lt. S3-Leitlinie bei pT1, pT2: ≤ 1–2 mm von 1 cm, bei pT3, pT4: 2,01–4,0 mm von 2 cm.

Die Exzision soll zur Tiefe hin bis zur Faszie erfolgen. Beim In-situ-Melanom soll eine komplette Exzision mit einem seitlichen Sicherheitsabstand von 5 mm vorgenommen werden.

Es heißt aber in der Leitlinie auch: „[B]ei malignen Melanomen (z. B. Lentigo-maligna-Melanom, akrale Melanome) an speziellen anatomischen Lokalisationen, wie Grenzflächen im Gesicht, Ohren, Finger und Zehen, können reduzierte Sicherheitsabstände verwendet werden.

Retrospektive Arbeiten zeigten unter Einsatz der 3-D-Histologie nicht vermehrt Lokalrezidive oder ein geringeres Gesamtüberleben. Da die Datenlage für diese Situation limitiert ist, sollte der Operateur die Entscheidung mit dem informierten Patienten treffen“ [8].

Tab. 7.1: Malignes Melanom: Stadieneinteilung nach Breslow, Sicherheitsabstände für die Excision.

Tumordicke (mm)	Sicherheitsabstand (mm)
in situ	5
1–2	10–20
2,01–4	20–30

Ist die komplette/adäquate Entfernung maligner Tumoren nicht gesichert, kann die temporäre Deckung mit synthetischen Materialien erfolgen. Häufig ist diese Wartezeit auch hilfreich für die Konditionierung zum besseren Anwachsen von Hauttransplantaten bzw. zum Schrumpfen des Defektes. Die Entscheidung über die Art der Defektdeckung ist abhängig von dem Tumorstadium, der Lokalisation und dem Allgemeinzustand des Patienten. Bei unklaren Verhältnissen bzgl. der vollständigen Exzision ist das 2-zeitige Vorgehen besser geeignet, insbesondere wenn zur Defektdeckung eine Lappenplastik o. Ä. erforderlich ist.

7.6.3 Chronische Wunde

Die Behandlung einer chronischen Wunde erfordert zunächst die Klärung und wenn möglich die Behandlung ihrer Ursachen:

Druck, Reibung und Scherkräfte führen zu Druckulzera und Wundheilungsstörungen über lokale Ischämie und ggf. zusätzlich vorhandene Durchblutungsstörungen (venös, arteriell oder gemischt). Die besten Rollstühle und Kissen ersetzen die Druckentlastung nicht.

Stoffwechselerkrankungen wie Diabetes mellitus und Niereninsuffizienz können die Wundheilung ebenso beeinträchtigen wie medikamentöse Therapien (z. B.: Immunsuppressiva, Chemotherapeutika, insuffiziente Herzinsuffizienz-Behandlung mit Ödemen). Bei unklaren, langwierigen Verläufen muss schließlich auch an die Möglichkeit von Artefakten im Rahmen psychiatrischer Krankheiten gedacht werden.

7.6.3.1 Wunddebridement

Selbst eine phantastisch durchblutete Lappenplastik kann ein mangelhaftes Debridement nicht wettmachen! Ein Wunddebridement sollte erreichen, dass möglichst alles nekrotische oder infizierte Gewebe entfernt wird. Hilfreich ist das Anfärben der Wunde mit Methylenblau vor Excision. Gewebeproben sollten sowohl für die Bakteriologie als auch für die Histologie zum Ausschluss eines Malignoms oder Autoimmungeschehens gewonnen werden.

Bei tieferen Wunden sollte das Debridement unter Blutsperre-Bedingungen erfolgen, damit wichtige Strukturen wie Gefäße und Nerven sorgfältig geschont werden können. Bei Vorliegen einer Polyneuropathie kann dies häufig ohne Anästhesie erfolgen. Nach Abschluss des Debridements sollte eine zügige Defektdeckung stattfinden, d. h. sobald der Allgemeinzustand und die Keimsituation akzeptabel und keine weiteren Nekrosen vorhanden sind. Insbesondere über Knochen und Gelenken sowie im Hand- und Fußbereich ist das Züchten von Granulationsgewebe mit Vakuum-Verbänden häufig nicht zielführend. Folgen verzögerter Versorgung sind ein chronisches Ödem, Fibrose, Bewegungseinschränkungen durch lange Ruhigstellung, zahlreiche Folgeeingriffe.

Die Art der Defektdeckung richtet sich nach der Wundbeschaffenheit und Lokalisation und umfasst die gesamte Palette von Sekundärheilung über Hauttransplantate und alle Arten von Lappenplastiken sowie Fetttransfer [5].

Eine besondere Problematik bietet der knappe Weichteilmantel am distalen Unterschenkel bzw. Fuß. Dadurch ist häufig ein Primärverschluss bzw. lokaler Verschiebe-Schwenk-Lappen nicht möglich und oft liegt der Knochen bzw. die Sehne frei, so dass eine Spalthauttransplantation nicht möglich ist. Patienten mit chronischen Wunden an den unteren Extremitäten sind nicht selten multimorbide, übergewichtig, haben chronische Ödeme und eine Kombination von venösen und arteriellen Durchblutungsstörungen, zusätzlich häufig noch Diabetes mellitus und Polyneuropathie. In diesen Fällen bietet sich oftmals das Bild eines chronischen Kompartmentsyndroms und in Anlehnung an dieses Krankheitsbild sollte immer auch an die Option der Kompartmentspaltung und Nervendekompression [9] als adjuvante Maßnahme zur Defektdeckung gedacht werden. Die Faszienspaltung im Rahmen des Debridements beschleunigt den Rückgang von Ödemen und trägt zur Schmerzreduktion bei.

7.6.4 Periphere Nerven

Schmerzhafte Operationsnarben können durch narbig komprimierte Nervenäste oder Verletzungen derselben entstehen. Durch die mikrochirurgische Darstellung dieser Nerven, Dekompression, Neuromresektion sowie Nerven-Verlagerung und Neueinbettung kann eine Schmerzlinderung oder -beseitigung erzielt werden.

Nach vorausgegangenen Operationen können an der unteren Extremität betroffen sein: Äste des Nervus saphenus/infrapatellaris, Nervus cutaneus femoris lateralis, N. suralis, N. peronaeus superficialis oder in der Leistenregion Äste des N. ilioinguinalis und N. hypogastricus.

Auch ohne vorausgegangenes Trauma können Nerven an anatomischen Engstellen unter chronischen Druck geraten, Schmerzen verursachen und von einer Entlastung profitieren, z. B. bei Morton-Metatarsalgie (es ist kein Neurom!), im Bereich der Tarsaltunnel (Plural !) der N. tibialis posterior und am Wadenbeinköpfchen und Fußrücken der N. peronaeus.

7.7 Ästhetisch-plastische Eingriffe

7.7.1 Blepharoplastik

Oberlidplastik: häufigste ästhetische Operation im Gesicht. Meist ästhetische Indikation, aber bei Nachweis einer relevanten Gesichtsfeldeinschränkung durch ophthalmologische Untersuchung kann die medizinische Indikation gegeben sein.

Anzeichnen des Hautüberschusses im Sitzen, gegebenenfalls zusätzlich Muskelstraffung und Fettresektion.

Unterlidplastik: ästhetische Indikation, es sei denn, es besteht ein Ektropium, was auch das Hauptrisiko des ästhetischen Eingriffs darstellt: Ektropium des Unterlids bei zu großzügiger Hautresektion oder starker postoperativer Narbenschrumpfung; bei älteren Patienten mit bereits schlaffem Tarsusrand ist daher zusätzlich eine Kanthopexie und ggf. Keilexcision zur horizontalen Kürzung des Unterlids durchzuführen [2].

7.7.2 Liposuktion

Fettabsaugung im Bereich von Fettgewebsüberschüssen mit unterschiedlich großen Kanülen. Einsatz zur Entfernung hartnäckiger Fettdepots, kein Ersatz für Umstellung der Ernährung/sportliche Betätigung. Zunehmende Bedeutung hat auch die Gewinnung von Fettgewebe für die Transplantation auf Defektareale oder auch chronische Wunden und Narben im Rahmen der rekonstruktiven Chirurgie. In der Regel wird das abzusaugende Areal mit Tumeszenzinfiltration vorbereitet, alternativ gibt es vibrations- und ultraschall-assistierte Absaugsysteme.

Risiken: Unregelmäßigkeiten der Oberfläche, Asymmetrien, Rezidiv, falls Lymphödem zusätzlich zum Fettüberschuss besteht [2].

7.7.3 Straffungsoperationen

Kleinere und mittlere Straffungsoperationen zum Entfernen von Hautüberschüssen am ganzen Körper können ambulant vorgenommen werden und werden manchmal mit Fettabsaugungen kombiniert. In den ersten Wochen postoperativ ist eine Kompressionsbehandlung anzustreben sowie eine sorgfältige Narbenpflege und Schutz vor UV-Strahlung. Wann immer möglich, sollte sich die Straffung nicht nur auf das Entfernen überschüssiger Haut beschränken, sondern es sollte versucht werden, auch die tieferen, im Laufe der Zeit weniger elastischen Strukturen wie Muskeln und Faszien nachzuspannen und ebenfalls zu straffen, um einen nachhaltigen Effekt zu erzielen. Dies ist insbesondere im Gesichtsbereich wichtig, wo ein spezielles Fasziensystem, das SMAS, eine Vernetzung von Dermis und mimischer Muskulatur darstellt. Dieses SMAS geht im Halsbereich in das Platysma über und in der Augenpartie in den Muskulus orbicularis oculi. Sollten trotz dieser Aufhängung noch Unregelmäßigkeiten bestehen, kann diese Maßnahme ergänzt werden durch Applikation verschiedener Füllsubstanzen, die resorbierbar sind, wie Hyaluronsäure, oder nicht resorbierbare Substanzen. In den letzten Jahren hat in diesem Zusammenhang zunehmend die

Verpflanzung von körpereigenem Fettgewebe an Bedeutung gewonnen. Hier kommt es zwar zu einem Teilverlust durch Resorption, es besteht aber nicht die Gefahr einer Fremdkörperreaktion, sondern allenfalls die einer Volumenzunahme des verpflanzten Fettgewebes bei Gewichtszunahme. Straffungsoperationen im Gesicht können offen oder endoskopisch durchgeführt werden, wobei ein Teil der OP-Zugänge in den Bereich der behaarten Kopfhaut gelegt wird [2].

Risiken: Hautnekrosen durch zu starke Spannung am Wundrand, Hämatom (operative Entlastung zur Vermeidung von Hautnekrosen im Wundrandbereich erforderlich), Schädigung von Nervus-facialis-Ästen, meist reversibel, Haarausfall im Zugangsbereich, Asymmetrie.

7.7.4 Otopexie (Ohranlegeplastik bei abstehenden Ohren)

Korrektur von sonstigen angeborenen Deformitäten des äußeren Ohres sind weniger häufig. Der conchoscaphale Winkel trägt normalerweise 90° und der Winkel zwischen Mastoid und Ohr ca. 30°.

Viele verschiedene Methoden führen zum Ziel mit unterschiedlichen Vor- und Nachteilen. Generell reicht eine Hautresektion alleine nicht aus. Die Knorpeldicke und Formbarkeit sind individuell sehr unterschiedlich, dementsprechend muss das OP-Verfahren angepasst werden [4]. Die Inzision erfolgt mit oder ohne Resektion einer Hautspindel auf der Rückseite der Ohrmuschel. Die Faltung des Ohrknorpels, um die inkomplett angelegte Anthelixfalte zu korrigieren, kann die Resektion von Knorpelanteilen oder nur formende U-Nähte erfordern, Skarifizieren des Knorpels und in manchen Fällen zusätzliche fixierende Nähte des Ohres am Mastoid. Postoperativ wird für ca. zehn Tage ein gepolsterter elastischer Verband angelegt, anschließend ein gut sitzendes Stirnband für ca. vier Wochen, insbesondere zur Nacht, um ein unabsichtliches Vorklappen des Ohres zu verhindern.

Risiken: Fadenfistel, erneutes Abstehen (bes. bei resorbierbarem Fadenmaterial), tastbare oder sichtbare Knorpelstufe, unnatürlich „angenageltes“ Aussehen, fibrotisch umgewandeltes Hämatom/Keloid, sog. „Blumenkohlohr“ (selten). Knorpelinfekt/-nekrose (selten).

In der Vergangenheit wurde bei Kindern im Vorschulalter die medizinische Indikation einer Korrektur von abstehenden Ohren nicht in Frage gestellt. Bei Kindern sollte die Ohranlegeplastik vor der Einschulung erfolgen, um die psychosoziale Entwicklung nicht zu gefährden. Diese Gefahr ist letztlich auch die medizinische Begründung des Eingriffs, denn das Organ Ohr ist schließlich in seiner Funktion nicht beeinträchtigt. Wir legen Wert darauf, dass das Kind den Eingriff wünscht und nicht nur die Eltern.

In der heutigen Zeit ist das Einholen einer Kostenzusage des Versicherungsträgers erforderlich. Zumeist wird diese bei Kindern auch erteilt (hierfür reicht bei Kindern in unserer Erfahrung das Attest des Kinderarztes), bei älteren Jugendlichen und Erwachsenen wird dagegen in der Regel eine Einstufung als ästhetischer Eingriff resultieren.

7.7.5 Rhinoplastik

Die Veränderung der Nasenkontur und des darunterliegenden knorpeligen und knöchernen Gerüstes umfasst ein sehr komplexes Aufgabenfeld und bedarf im Vorfeld einer sorgfältigen Analyse des Ist-Zustandes, der Funktion der Nase und der Wünsche des jeweiligen Patienten. Knorpel- oder Knochentransplantate finden häufig ihren Einsatz [4]. Ambulant kommen eher kleinere Höckerabtragungen, die keine Osteotomie der Seitenwände fordern, infrage bzw. reine Weichteileingriffe an der Nasenspitze und Columella, in Vollnarkose oder Analgosedierung mit zusätzlicher Regionalanästhesie mit 5–10 ml Lidocain 1 % mit Adrenalin, insbesondere um die Blutungsneigung zu reduzieren. Der Zugang zum korrekturbedürftigen Anteil der Nase wird entweder im Bereich der Nasenschleimhaut in den Nasenlöchern gewählt – bei der geschlossenen Technik mit dem Nachteil einer schlechteren Übersicht oder mit der offenen Technik, bei der der Nasensteg (Columella) stufenförmig durchtrennt und von dort die knorplige Nase freipräpariert und die Weichteile nach cranial weggeklappt werden können. Postoperativ erfolgt eine Schienenruhigstellung für zwei bis drei Wochen und in den ersten Tagen in der Regel eine Nasentamponade.

Risiken: Nachblutung, Septumdeviation, Loch im Septum, Knorpelnekrose, Asymmetrie, Sattelnase.

Literatur

[1] McGregor Ian A. Plastische Chirurgie, Springer, 1992.
[2] Abeck D. Häufige Hautkrankheiten in der Allgemeinmedizin. Klinik, Diagnose, Therapie. Springer 2012.
[3] http://www.awmf.org/leitlinien/detail/ll/013-030.html
[4] Krupp Rennekampf. Plastische Chirurgie, Klinik und Praxis, Ecomed, 2014.
[5] Coleman SR, Mazzola RF. Fat Injection From Filling to Regeneration, QMP St.Louis, 2009.
[6] http://www.awmf.org/uploads/tx_szleitlinien/032-021l_S2k_Basalzellkarzinom_2013-12.pdf
[7] http://www.awmf.org/uploads/tx_szleitlinien/032-022l_S2k_Plattenepithelkarzinom_2013-12.pdf
[8] http://www.awmf.org/uploads/tx_szleitlinien/032-024l_S3_Melanom_Diagnostik_Therapie_Nachsorge_2013-02.pdf
[9] Dellon AL. Treatment of Symptomatic Diabetic Neuropathy by Surgical Decompression of Multiple Peripheral Nerves. Plast. Reconstr. Surg. 89: 689, 1992.

Kapitel 8 Unfallchirurgie

Gaby Fromberg und Eva-Maria Baur

8.1 Ambulant-operative Versorgung von Handverletzungen

8.1.1 Wunden

Jede Wunde, bei der Unfallmechanismus und Lokalisation die Verletzung tieferer Strukturen vermuten lassen, sollte revidiert werden. Nur wenn z. B. ein Nerv oder eine Sehne als intakt dargestellt werden konnte, kann in der Folge der Patient (und Behandler) bei einer Funktionsbeeinträchtigung dahingehend beruhigt werden, dass sich die Funktion wieder einstellen wird (… „bis zum Beweis des Gegenteils gilt die Struktur als verletzt“…).

8.1.2 Defekte

Besonders an den Fingerkuppen können nicht infizierte, gesäuberte Defekte, die sogar bis zum Knochen reichen können, in vielen Fällen mit einer Okklusionsfolie zur Abheilung gebracht werden. Sowohl hinsichtlich der Kontur als auch der Sensibilität können hiermit bessere Ergebnisse erreicht werden als mit lokalen Lappenplastiken. Allerdings geht diese feuchte Wundbehandlung mit einer Geruchsbelästigung einher, die eine engmaschige gute Patientenführung erfordert.

Liegen jedoch Sehnen, Gelenke oder größere Knochenanteile frei, ist eine Lappenplastik erforderlich, die ihre eigene Durchblutung mitbringt: z. B. die V-Y-Lappenplastik zur Stumpfdeckung, Crossfinger-Lappen, Metacarpale-Lappen, A. interossea posterior-Lappen und andere [1].

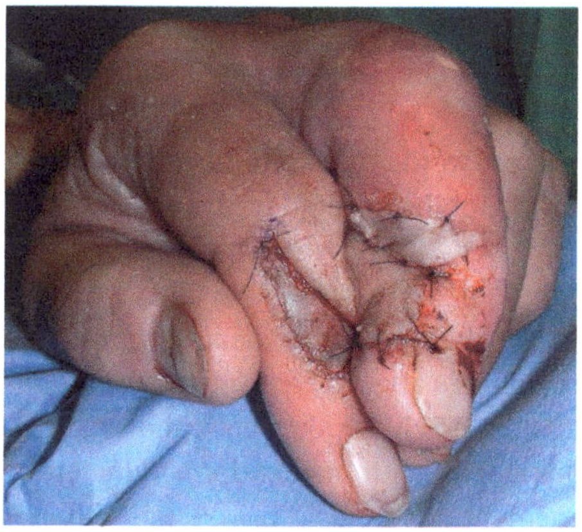

Abb. 8.1.1: Crossfinger-Lappenplastik und Vollhauttransplantat zur Deckung von freiliegender Beugesehne und Gefäß-/Nervenbündel des radialseitigen Mittelfingers.

8.1.3 Thermische Schäden

Verbrennungen und Verbrühungen der Hände stellen bei Kleinkindern die häufigste Handverletzung dar. Erfrierungen treten bei Bergsportlern oder im Drogenrausch auf, Hitze- wie Kälteschäden bei Patienten mit Polyneuropathie oder fortgeschrittenem CTS oder SUS.

In akuten Fällen muss neben Debridement und Hauttransplantaten ein Kompartmentsyndrom in Betracht gezogen und ggf. notfallmäßig eine Faszienspaltung durchgeführt werden, in chronischen Fällen sollten neben den Kontrakturkorrekturen und Lappenplastiken auch Nervendekompressionen nicht vergessen werden.

8.1.4 Frakturen

Klinisch ist mit Schmerzen, Hämatom, Deformität und ggf. Krepitationen die wahrscheinliche Frakturlokalisation bereits einzugrenzen. Bei Fingerfrakturen gibt der aktive oder passive Faustschluss Aufschluss über Rotationsfehlstellungen. Ist bei massiver Schwellung in der Nativröntgenaufnahme keine eindeutige Fraktur feststellbar, empfiehlt sich die Durchführung einer Dünnschicht-CT mit Darstellung des Carpus und insbesondere des carpometacarpalen Übergangs, da hier häufig Frakturen übersehen werden können.

Zur Diagnostik der häufigsten Handwurzelfraktur, der Scaphoidfraktur (80 % aller Handwurzelfrakturen) ist eine Dünnschicht-CT-Untersuchung in Längsachse des Scaphoids zu empfehlen. Die früher üblichen Quartettaufnahmen führen wir nicht mehr durch, sondern konventionelle Handgelenksaufnahmen und a. p. in maximaler Ulnarduktion, evtl. kombiniert mit 15°-Verkippung der Rö.-Röhre (Stecher-Aufnahme). Bei Mittelhandverletzungen erfolgt das Röntgen in drei Ebenen, um auch in der streng seitlichen Aufnahme die Achsabkippung beurteilen zu können. Für das Handgelenk gilt: Standard-Röntgen in zwei Ebenen, evtl. kombiniert mit a. p.-Faustschlussaufnahmen und a. p.-Ulna-/Radialduktionsaufnahmen.

Viele nicht dislozierte Frakturen können konservativ zur Ausheilung gebracht werden, leichte Achsenabweichungen können dabei eher toleriert werden als Drehfehler.

Gipsschienen müssen engmaschig kontrolliert werden, sollten nur die wirklich notwendigen Skelettanteile ruhigstellen und die Mobilisierung der übrigen Gelenke gestatten.

Ziel der Behandlung sollte immer die Übungsstabilität sein. Die Risiken von Verklebungen des Sehnengleitlagers müssen aber mit dem Patienten diskutiert, und gegenüber dem Einsteifungspotenzial in der Gipsschiene abgewogen werden [2].

Mögliche Indikation zur Osteosynthese: instabile Schaftfrakturen, bandtragende Abrissfrakturen, Luxationsfrakturen, Gelenkbeteiligung mit Dislokation, offene Frakturen, Handwurzelfraktur mit Pseudarthrosengefahr.

Im Bereich der Mittelhand gibt es drei spezielle dislokationsgefährdete Frakturformen des Daumenmittelhandknochens: die Wintersteinfraktur, die keine Gelenkbeteiligung aufweist, die Rolandofraktur als Mehrfragmentfraktur mit Beteiligung des Daumensattelgelenks und die Bennett-Fraktur. Bei letzterer verbleibt ein kleines bandtragendes Fragment der ulnaren Metacarpale-1-Basis an Ort und Stelle, während der gesamte restliche Daumen durch den Zug des Abduktor-pollicis- Muskels die Fraktur disloziert. Das Besondere an dieser Fraktur ist, dass sie im Gips nicht zu halten ist und daher immer eine Operationsindikation darstellt, mit direkter Versorgung der Fraktur oder temporärer Transfixation MC-I an MC-II.

Bei Trümmerfrakturen in Gelenknähe mit intaktem Hautmantel sollte das Prinzip der Ligamentotaxis genutzt werden, bei dem unter kontinuierlichem Zug der Weichteilmantel die Frakturfragmente wieder an Ort und Stelle drückt [3].

Osteosyntheseverfahren: Kirschnerdrähte, Drahtnähte, einzeln oder als Zuggurtung zur Neutralisation dislozierender Zugkräfte durch Muskelzug. Beide Seiten der Kortikalis müssen hierfür intakt sein. Eine Drahtschlinge wird dabei um zwei parallele K-Drähte gelegt.

Die Verwendung von Einzelschrauben, Zugschrauben und Platten, ggf. in Kombination erlauben eine übungsstabile Versorgung. Der Fixateur externe erlaubt eine Stabilisierung in kritischen Weichteilsituationen und bei größeren Trümmerzonen.

Metallentfernung: K-Drähte müssen in der Regel entfernt werden. Titanminiimplantate können belassen werden, es sei denn, sie mussten sehr gelenknah eingebracht werden oder sind narbig mit ihrer Umgebung verwachsen, so dass funktionelle Einschränkungen bestehen. Zu lange Schrauben können eine sekundäre Sehnenruptur verursachen. In diesen Fällen erfolgt die Metallentfernung, sobald dies von der Frakturheilung vertretbar ist.

Bei Platten-Osteosynthesen ist unbedingt auf eine frühfunktionelle aktive Nachbehandlung zu achten, um Verklebungen weitestgehend zu vermeiden. Sollte dies bei komplexen intraartikulären Frakturen nicht möglich sein, ist mit hoher Wahrscheinlickeit eine Metallentfernung mit Tenolyse nach knöcherner Durchbauung erforderlich.

8.1.5 Luxationen, Kapsel-/Bandläsionen

8.1.5.1 Ruptur ulnarseitiges Seitenband (Skidaumen)

Hängenbleiben in der Skistockschlaufe oder Sturz auf den abgespreizten Daumen führt zum Abriss des ellenseitigen Seitenbandes, meist ohne oder seltener mit knöchernem Fragment der Basis des Grundgliedes. Da der Bandstumpf durch den Zug der Adduktormuskulatur disloziert wird und in der Muskulatur liegt oder ins Gelenk einschlägt, ist die operative Revision häufig erforderlich, um eine Instabilität des

Daumens zu vermeiden. Nur bei nicht dislozierten knöchernen Ausrissen reicht die Ruhigstellung in einer Daumenmittelhandschiene für sechs Wochen.

Operation: bogen- oder zickzack-förmige Inzision über dem ellenseitigen Daumengrundgelenk. Schonung der Äste des N. radialis superficialis, Darstellen der teils eingerissenen Adduktoraponeurose, unter der das meist distal abgerissene ellenseitige Seitenband zum Vorschein kommt. Darstellen der Ausrissstelle an der Grundgliedbasis. Anlegen von zwei 0.8-mm-K-Draht-Bohrungen schräg von der Ausrissstelle durch das Grundglied. Durchflechtungsnaht des Bandstumpfes mit 3/0 PDS, dann wird der PDS-Faden durch die beiden Bohrkanäle geführt, zurück durch den Bandstumpf, wo der Faden verknotet wird.

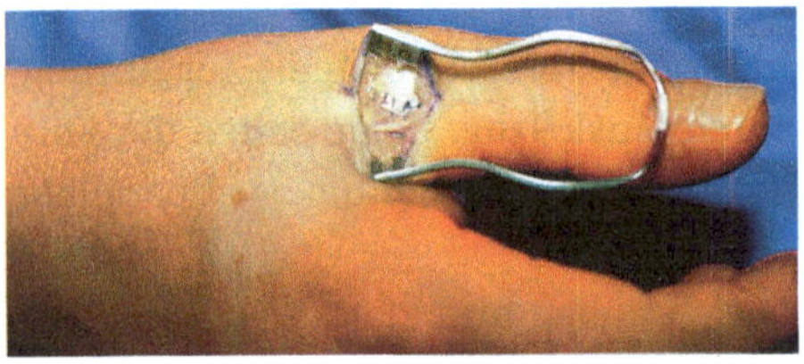

Abb. 8.1.2: Skidaumen, transossäre Naht, Schonung N. radialis superficialis-Ast.

Alternativ kann ein Miniankersystem zum Einsatz kommen, zusätzlich verdichtende Nähte mit PDS. Naht der Adduktoraponeurose, Subcutis und Haut. Daumenmittelhandschiene für sechs Wochen.

Risiken: Lockerung und Instabilität, Irritation von Ästen des N. radialis superficialis. Bei fortgeschrittener Arthrose ist die Arthrodese des Grundgelenks vorzuziehen.

8.1.5.2 Verletzung der palmaren Platte (nach Luxation im PIP-Gelenk)

Bei Ballsportunfällen kommt es häufig zu Luxationen im Mittelgelenk mit Kapseleinriss und Abriss der palmaren Platte mit kleinem knöchernem Fragment an der Basis des Mittelglieds. Dies ist nur selten eine OP-indikation – z. B. wenn das Fragment > 1/3 der Gelenkfläche darstellt (Basisfraktur!) oder bei persistierender Fehlstellung mit Verdacht auf eingeschlagenes Kapselgewebe. Ansonsten erfolgt eine Schienenruhigstellung in Funktionsstellung bis zum Abschwellen, dann Mobilisierung in Zwillingsklett-schiene mit dem Nachbarfinger, bei seitlicher Instabilität mit oval8-Schiene, die Flexion erlaubt, aber vor lateralem Stress schützt; evtl. auch Streckschiene im PIP zur Nacht, wenn die Tendenz zur Beugefehlstellung besteht.

8.1.6 Sehnenverletzung

Bei offener Verletzung sollte eine Sehnennaht primär, d. h. innerhalb von 24–48 Stunden durchgeführt werden. Recht gute Ergebnisse können aber auch bei einer etwas verzögerten Versorgung innerhalb der ersten zwei Wochen erwartet werden. Spätsekundäre Versorgungen sind funktionell deutlich schlechter, da die Sehnenenden schrumpfen und vernarben, angefrischt werden müssen und dann zumeist ein Sehnentransplantat erfordern – auf der Beugeseite zusätzlich mit dem Zwischenschritt der Vorbereitung des Sehnenscheidengleitlagers durch Implantation eines Silastikplatzhalters. Dies bedeutet sehr lange Ausfallzeiten mit unsicherem funktionellem Ausgang. Ziel der verschiedenen verfügbaren Nahttechniken ist es, die Sehnenenden stabil, aber möglichst atraumatisch und ohne Gleithindernis zu adaptieren. Dies wird für die Beugesehnen durch eine oder mehrere Kernnähte mit 3/0 oder 4/0 (monofilem) Faden, (nicht) resorbierbar, durchgeführt. Zusätzlich ist eine fortlaufende, verdichtende 5/0 oder 6/0 Naht vorzunehmen. Auf der Streckseite sind im Handbereich meist nur U-Nähte mit verdichtender 6/0 Naht möglich. In den ersten sechs Wochen ist eine schützende Lagerungsschiene erforderlich, die je nach intraoperativem Befund und Compliance des Patienten zur frühfunktionellen Behandlung vom Therapeuten entfernt werden kann.

Das Ergebnis einer Sehnen-Rekonstruktion wird immer auch abhängig sein von der knöchernen Situation (gleichzeitig bestehende Frakturen, arthrotische Veränderungen, entzündliche Gelenkverdickungen),

Der Streckapparat der Finger wird geformt aus den extrinsischen Muskeln und den fibrösen Strukturen sowie der intrinsischen Muskulatur. Er ist komplizierter aufgebaut als der Beugesehnenapparat.

8.1.6.1 (Knöcherner) Strecksehnenabriss am Endglied

Die häufigsten Strecksehnenverletzungen sind subkutane Strecksehnenabrisse degenerativer Natur oder auch traumatischer Art bei verschiedenen Ballsport-Anpralltraumata, gefolgt von offenen, scharfen Verletzungen durch Glasscherben, Messer etc. Wichtig für die Nachbehandlung ist die deutlich längere Behandlungs- und Ruhigstellungsnotwendigkeit des betroffenen Fingers bei degenerativer Ätiologie der Verletzung. Während eine frisch durchschnittene und sofort genähte Sehne nach sechs Wochen wieder auftrainiert werden kann, ist ein degenerativer Strecksehnenabriss am Endgelenk zehn bis zwölf Wochen ruhigzustellen.

Risiken: erneutes Streckdefizit

8.1.6.2 EPL-Ruptur

Die spontane Ruptur der langen Daumenstrecksehne (EPL, Extensor pollicis longus) kann nach osteosynthetischer Versorgung einer Radiusfraktur durch vorstehende Schraubenspitzen entstehen, durch Einblutung in das dritte Strecksehnenfach oder aber auch als Folge eines zu engen Gipsverbandes oder sekundär durch Osteophytenbildung im Verlauf der EPL-Sehne. Schließlich ist die EPL-Ruptur bei chronischer Polyarthritis keine Seltenheit. Hier spielen Autoimmunprozesse, aber eben auch die anatomische besondere Enge des dritten Strecksehnenfaches eine zerstörende Rolle. Grundsätzlich können diese spontanen Rupturen auch ohne Fraktur und/oder systemische Erkrankung auftreten.

Indicis-proprius-Plastik

Eine direkte Naht der EPL-Sehne ist meist aufgrund der Schädigung nicht möglich. Grundsätzlich kommt eine Transplantation (z. B. Palmaris-longus-Sehne) in Frage oder die Transposition (oder motorische Ersatzplastik) mittels der Indicis-proprius-Sehne. Hierzu wird die ulnare der beiden Strecksehnen dorsal am Grundgelenk D2 abgesetzt und nach proximal mobilisiert und unterhalb des R. superficialis n. radialis und der Strecksehnen nach radial verlagert und stabil in den distalen EPL-Stumpf eingeflochten. Die anzulegende Spannung kann mit Tenodese überprüft werden; ein Auslockern im Verlauf sollte bedacht, allerdings keine „maximale Spannung“ angelegt werden – die passive Flexion des Daumenendgelenks sollte in Neutralstellung des Handgelenkes möglich sein. Nachbehandlung: je nach Stabilität frühaktiv geführt mit palmarer Schiene wie bei einer Strecksehnenverletzung.

Die Indicis-Sehne bietet einen guten Ersatz für die ausgefallene EPL-Sehne, ihr Verlust kann vom Zeigefinger gut kompensiert werden und im Gegensatz zu einem Interpositionstransplantat muss hier nur eine Nahtstelle heilen.

Risiken: zu starke Spannung der Rekonstruktion, erneute Ruptur, narbige Verwachsungen, Irritation des Nervus radialis superficialis.

8.1.6.3 Mittelzügelabriss an der Basis des Mittelgliedes

Besteht bei einer geschlossenen Verletzung der Verdacht auf den Abriss des Mittelzügels an der Basis des Mittelgliedes ist eine Ruhigstellung in Streckstellung des Mittelgelenks sehr wichtig. Falls sich nach dem Abschwellen der Verdacht bestätigt, kann die operative Reinsertion mit transossärer Naht erfolgen, ggf. mit Knochenanker oder temporärer K-Draht-Transfixierung des Gelenkes oder 6-wöchiger Schienenruhigstellung in Streckstellung des PIP-Gelenks.

Hat das PIP-Gelenk dagegen mehrere Tage oder gar Wochen eine Beugestellung eingenommen, entwickelt sich eine fixierte Beugefehlstellung und im Spätstadium eine Knopflochdeformität durch Abrutschen der Seitenzügel. Dies ist nur mühsam und zeitaufwendig zu redressieren. Dann ist auch eine direkte Mittelzügel-Reinsertion nicht mehr möglich, sondern eine Umkippsehnenplastik oder ein Sehnentransplantat erforderlich. Die anschließend notwendige Ruhigstellung beinhaltet die Gefahr der Einsteifung, daher muss die Indikation beim älteren Menschen mit bereits arthrotisch vorgeschädigtem Gelenk kritisch gestellt werden; evtl. besteht dann auch eher die Indikation zur Arthrodese.

8.1.6.4 Beugesehnenverletzung

Jeder Langfinger verfügt über eine oberflächliche Beugesehne, die mit zwei Zügeln an der Basis des Mittelglieds ansetzt, und eine tiefe Beugesehne, die an der Basis des Endglieds inseriert. Die Durchtrittsstelle in Höhe des Grundgliedes, das Chiasma, wo sich die oberflächliche Sehne in zwei Zügel aufspaltet und die tiefe Beugesehne dazwischen hindurchtreten lässt, ist besonders problematisch bei der Wiederherstellung der Gleitfunktion nach Verletzung.

Durchtrennte Sehnenenden auf der Beugeseite sind häufig weit entfernt von der Durchtrennungsstelle zu finden. Schnittverlängerungen sind erforderlich, das Gleitgewebe und die Ringbandstrukturen müssen sorgfältig geschont werden. Das proximale Ende kann zur Nahtvorbereitung mit einer Kanüle in den Weichteilen fixiert und sollte nicht mit Instrumenten gequetscht werden.

Zur Nachbehandlung ist eine passive Frühmobilisierung oder bei stabiler Versorgung und zuverlässigem Patienten auch eine aktive Frühmobilisierung unter Anleitung eines erfahrenen Therapeuten erforderlich. In der übungsfreien Zeit erfolgt für sechs Wochen eine Schienenruhigstellung, um die Sehnennaht vor unbeabsichtigter Streckung zu schützen. Werden Gummizügel verwendet, sollten diese unbedingt zur Nacht ausgehängt werden. Eventuell ist die Schiene zur Nacht noch für weitere zwei Wochen zu tragen. Mit einer stabilen Ausheilung ist nach drei Monaten zu rechnen.

Risiken: Krallenfinger. Vor einer Tenolyse sollte mindestens für drei Monate eine adäquate Therapie erfolgen. Sehnenruptur: spontan oder nach Tenolyse, dann sind in der Regel eine 2-zeitige Rekonstruktion mit Implantation eines Silastic-Platzhalters und sechs bis zwölf Wochen später die Sehnentransplantation erforderlich. Für eine Tenolyse ist ein passiv frei bewegliches Gelenk unabdingbar. Im mittleren und höheren Lebensalter fallen die Ergebnisse dieser Bemühungen nicht zufriedenstellend aus.

8.1.7 Nerven- und Gefäßläsionen

Unversorgte Verletzungen verursachen trophische Störungen, Schmerzen, Schonhaltung und durch diese Kombination manchmal eine Funktionsstörung der gesamten Hand. Sind die technischen Voraussetzungen für eine mikrochirurgische Erstversorgung nicht vorhanden, sollte der Patient in den folgenden Tagen unter besseren Voraussetzungen endgültig versorgt werden. Andernfalls können aufwendige mehrzeitige Sekundäreingriffe mit Kabeltransplantaten, Neurolysen und Arthrolysen die Folgen sein.

Die Digitalnervenkoaptation erfolgt mittels weniger 9/0-Einzelknopfnähte, möglichst mit Anastomose der begleitenden Arterie mit Lupenbrillenvergrößerung oder Mikroskop und Mikroinstrumenten und blutleerem Feld. Sie sollte auch bei isolierter Gefäßnervenbündelverletzung stattfinden, um die Gefahr der Neuromentwicklung, Kälteüberempfindlichkeit und Entwicklung eines pathologischen Bewegungsmusters zu reduzieren.

8.1.8 Infektionen

Die meisten Infektionen an der Hand entstehen aus Bagatellverletzungen. Zu etwa drei Vierteln kann Staphylococcus aureus als Erreger identifiziert werden. Bissverletzungen sind besonders infektgefährdet, vor allem Menschen- und Katzenbisse.

Paronychie: akute oder chronische Infektionen um den Nagel mit Eiteransammlung zwischen Nagelhäutchen und Nagelmatrix, meist durch Staphylokokken verursacht. Therapie: Drainage des Abszesses, Schienenruhigstellung des Fingers, Elevation des Armes. Ein Übergreifen der Infektion auf die Fingerbeere ist extrem schmerzhaft, da die fibrösen Septen eine Ausbreitung des Eiters verhindern. Die Druckerhöhung kann zur Thrombose der distalen Digital-Gefäße und nach vorne zur Nekrose führen. Radiologische Verlaufskontrollen sind erforderlich, um eine Knochenbeteiligung frühzeitig zu erkennen und zu behandeln – mit Ausräumen des Herdes, Einlegen von Antibiotikaträgern, ggf. sekundärer Knochenrekonstruktion.

Sehnenscheidenphlegmone: Bei Infektion der Beugesehnenscheiden, der Hohlhand, des Daumen- oder Kleinfingerballens sind neben der antibiotischen Behandlung eine rasche operative Revision, Spülung, Drainage, je nach Befund zusätzlich Karpalkanal-Spaltung und A1-Ringbandspaltung oder sogar eine beuge- und streckseitige Unterarm- und Mittelhand-Kompartmentspaltung erforderlich. Diese Behandlung muss dann unter stationären Bedingungen fortgesetzt werden. Eine Second-look-Operation ist meist notwendig, teilweise eine Interims-Weichteildeckung mit VAC oder Epigard [2].

Literatur

[1] Rudigier J, Meier R. Kurzgefasste Handchirurgie. 6. Auflage, Thieme, 2014.
[2] Sauerbier M, Eisenschenk A, Krimmer H, Partecke B-D, Schaller H-E. Die Handchirurgie. München, Elsevier, 2015.
[3] Towfigh H, Hierner R, Langer M. Handchirurgie, Springer, 2011.

Wolfgang Willauschus

8.2 Die ambulant-operative Traumatologie der Schulter

8.2.1 Einleitung

Die Schulter stellt mit ihrer extrem guten Beweglichkeit, Fähigkeit zu werfen und schleudern sicherlich – ähnlich der Oppositionsfähigkeit des Daumens – einen entscheidenden Baustein in der Evolution des Menschen dar. Bei der Schulter handelt es sich um einen komplizierten verletzungsanfälligen Gelenkkomplex mit verschiedenen anatomischen Besonderheiten und vier Gelenkpartnern. Das Schultergelenk ist für ambulante Operationen besonders geeignet, da hier postoperativ keine relevante Belastungsaufnahme erfolgen muss. Der postoperative Schmerz lässt sich insbesondere bei den immer häufiger angewendeten minimalinvasiven Eingriffen meist gut beherrschen. Eine relative Ausnahme für einen ambulanten Eingriff stellen allerdings die Humerus- und Humeruskopffraktur dar.

Im Weiteren sollen die ambulant durchzuführenden Operationen dargestellt werden. Auf die Versorgung von Humerusfrakturen wird an dieser Stelle nicht eingegangen.

8.2.2 Anatomie

Das Schultergelenk besitzt im Gegensatz zum Hüftgelenk den größten Bewegungsumfang aller Gelenke des Menschen. Der große Humeruskopf artikuliert mit dem relativ kleinen Glenoid als Kugelgelenk. Die aktive Stabilisierung erfolgt durch die Rotatorenmanschette, eine massive Muskelsehnenschlinge. Der Arm selbst ist nur über das Acromioclaviculargelenk, die Clavicula und das Sternoclaviculargelenk mit dem Rumpf verbunden. Am Schultergelenk sind somit folgende Gelenke funktionell anatomisch beteiligt:

- Sternoclaviculargelenk,
- Acromioclaviculargelenk,
- Glenohumeralgelenk,
- thoracoscapuläre Gleitschicht.

Die große Bewegungsfreiheit des Armes mit sechs Freiheitsgraden resultiert aus dem koordinierten Zusammenwirken der einzelnen Gelenkpartner. Die Stabilisierung der Schulter wird sowohl durch aktive als auch passive Stabilisatoren gewährleistet.

Die Bandkomplexe des Ligamentum acromioclaviculare wie auch des Ligamentum coracoclaviculare und des Ligamentum conoideum sowie das Ligamentum trapezoideum stabilisieren Scapula und Clavicula. Das Sternoclaviculargelenk wird von dem Ligamentum sternoclaviculare sowie Ligamentum interclaviculare wie auch dem Ligamentum costoclaviculare gesichert (Abb. 8.2.1).

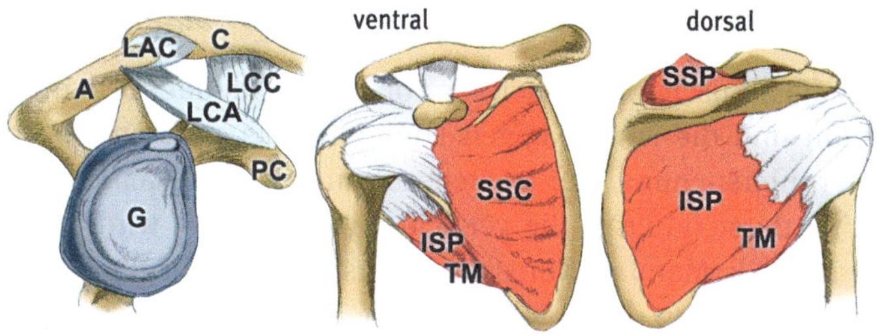

Abb. 8.2.1: Anatomie der Schulter. **A** Acromion **C** Clavicula **G** Glenoid **LAC** Ligamentum acromioclaviculare **LCA** Ligamentum coracoacromiale **LCC** Ligamentum coracoclaviculare **PC** Processus coracoideus **ISP** Musculus infraspinatus **SSC** Musculus subscapularis **SSP** Musculus supraspinatus **TM** Musculus teres minor.

Die Schulterpfanne bedeckt nur ca. 30 % des Oberarmkopfes. Als passive Stabilisatoren dieses Gelenkes finden sich folgende Strukturen und Mechanismen:
- Labrum glenoidale,
- Ligamentum glenohumerale superius, medius und inferius,
- Kapselvolumen,
- Adhäsions- und Kohäsionskräfte,
- Größe, Form und Orientierung des Glenoids.

Als kraniale Sicherung fungiert der coracoacromiale Bogen, bestehend aus dem Acromion, dem Coracoid und dem coracoacromialen Ligament.

In ihrer Funktion einer Gleitschicht des Humeruskopfes zum Schulterdach stellt die Bursa subacromialis eine wichtige funktionelle und hochinnervierte Struktur dar.

Die aktive Zentrierung des Oberamkopfes wird durch die Rotatorenmanschette (Abb. 8.2.1) vermittelt. Diese besteht aus dem
- Musculus subscapularis,
- Musculus supraspinatus,
- Musculus infraspinatus,
- Musculus teres minor.

Weiterhin dient die lange Bizepssehne als zusätzlicher Oberarmkopfdepressor.

Die Blutversorgung der Schulterregion erfolgt aus den Ästen der Arteriae subclavia und axillaris sowie auch der Arteria circumflexa anterior humeri.

Die Innervation der Schulterregion geschieht durch den Plexus brachialis. Besondere Bedeutung kommt dem Nervus axillaris (häufig bei Schulterluxationen bzw.

bei deren Reposition geschädigt) und dem Nervus suprascapularis (Nervenkompressionssyndrom, auch bei Lastenträgern) zu.

8.2.3 Diagnostik

Neben der Anamnese ist die klinische Untersuchung von entscheidender Bedeutung. Die Inspektion, Palpation und die einschlägigen Funktionstests gehören zu einer standardisierten Schulteruntersuchung. Auf Letztere soll in diesem Zusammenhang aufgrund der Komplexität darstellungsmäßig verzichtet werden. Hier wird auf das didaktisch hervorragende DVSE- Manual „Klinische Untersuchung der Schulter" verwiesen [1]. Auf der Webseite werden die Untersuchungstechniken additiv in Videos erläutert [2].

8.2.3.1 Infiltrationstest

Der Infiltrationstest dient der Differenzierung eines Subacromialsyndroms gegenüber einer Affektion des AC-Gelenkes. Hier wird alternativ ein Lokalanästhetikum in den subacromialen Raum oder in einer weiteren Sitzung in das AC-Gelenk eingespritzt und danach werden die klinischen Tests (Impingementtest, horizontaler Adduktionstest, Hyperabduktionstest usw.) wiederholt, um eine Differenzierung der Krankheitsbilder zu erreichen. Zu empfehlen ist eine primäre Infiltration des Subcaromialraumes. Die Punktion geschieht von lateral in etwas ansteigender Richtung. Wenn sich beim Druck auf die Spritze ein hoher Widerstand zeigt, liegt die Nadel meist in der Sehne und sollte dann etwas zurückgezogen werden, bis die Injektion leichterfällt. Die Injektion in das AC-Gelenk erfolgt von cranial leicht medialwärts nicht allzu tief durch das Ligamentum acromioclaviculare intraartikulär zwischen Clavicula und Acromion.

In ähnlicher Weise kann auch an der langen Bizepssehne vorgegangen werden.

8.2.4 Bildgebende Verfahren

8.2.4.1 Röntgen

Je nach Verletzungsmuster werden folgende Röntgenaufnahmen empfohlen:
- A.p.-Aufnahme (true-ap) (Abb. 8.2.2),
- Aufnahme im lateralen Strahlengang (Y-Aufnahme) (Abb. 8.2.2) und
- axillare Aufnahme (falls möglich) (Abb. 8.2.2),
- zur Beurteilung der Clavicula wird eine ergänzende Aufnahme in einem Winkel unter 45° bei craniodorsal angelegter Röntgenplatte angeraten.

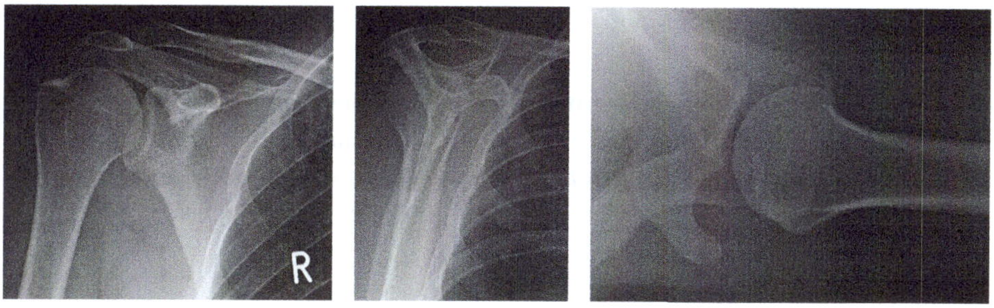

Abb. 8.2.2: Röntgen der Schulter.

Zur Diagnostik einer Schultereckgelenkssprengung dient die Panoramaaufnahme des Schultergürtels mit Belastung, hierbei ist die Untersuchung mit Gewichten von 5–10 kg an den Handgelenken (nicht vom Patienten selbst halten lassen!) sensitiver als eine Aufnahme ohne Belastung.

8.2.4.2 Computertomographie

Die Nativcomputertomographie stellt die knöchernen Strukturen des Schultergelenkes sehr gut dar und kann insbesondere bei knöchernen Läsionen des Glenoids, wie sie bei Schulterluxationen vorkommen, verwendet werden. Die früher eingesetzte Doppelkontrastcomputertomographie wurde zwischenzeitlich durch die Kernspintomographie mit und ohne Kontrastmittel abgelöst. Eine gute Indikation zur Beurteilung des Ausmaßes einer knöchernen *Bankart-Läsion* stellt die 3-D-Rekonstruktion des Glenoids mit Wegsättigen (= digitale Entfernung) des Humeruskopfes dar (Abb. 8.2.3).

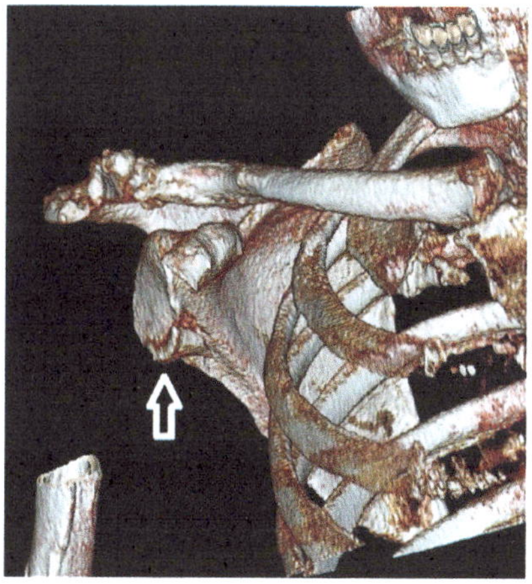

Abb. 8.2.3: CT mit 3-D-Rekonstruktion eines knöchernen Bankart-Defektes (Pfeil).

8.2.4.3 MRT

Die Kernspintomographie wird vornehmlich bei der Beurteilung von weichteiligen Läsionen, wie zum Beispiel Abklärung von Rotatorenmanschettenrupturen und Labrumläsionen, eingesetzt. Verbessert wird diese Diagnostik durch ein sogenanntes Arthro-MRT und Auffüllung des Gelenkes mit physiologischer Kochsalzlösung oder hochverdünntem Kontrastmittel (Abb. 8.2.4).

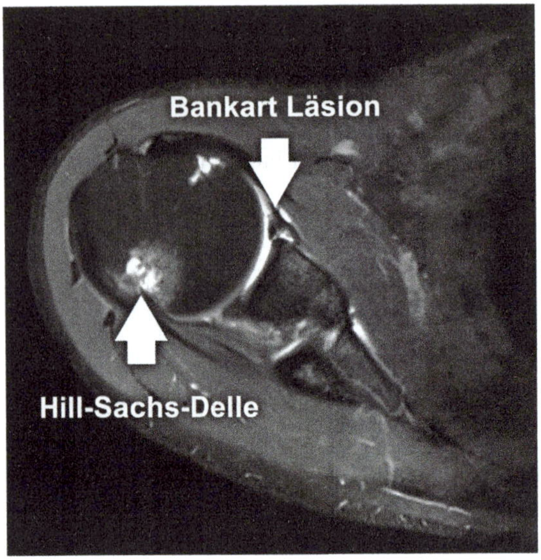

Abb. 8.2.4: MRI mit Kontrastmittel. Bankart-Läsion und Hill-Sachs-Delle.

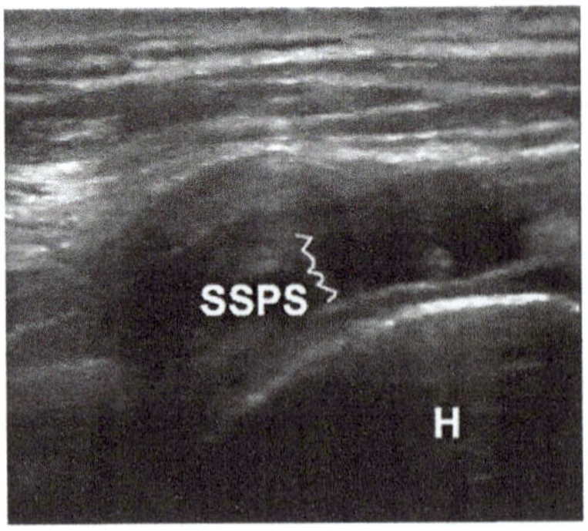

Abb. 8.2.5: Sonographie der Schulter mit Läsion der Supraspinatussehne (SSPS), H = Humeruskopf.

8.2.4.4 Sonographie

Die fast ubiquitär vorhandene Möglichkeit einer Ultraschalluntersuchung bietet ebenfalls eine gute Möglichkeit der Weichteildiagnostik mit Ausnahme des Labrums (Abb. 8.2.5). Gerade durch die dynamische Untersuchung lassen sich hierdurch weiterführende Informationen gewinnen. In der Hand des geübten Untersuchers liegen eine sehr hohe Spezifität und gute Treffsicherheit vor.

8.2.5 Verletzungen

8.2.5.1 Luxation des Glenohumeralgelenkes

Ätiologie

Die Schulterluxation bildet die häufigste Luxation großer Gelenke. Die traumatische Luxation wird durch eine hebelnde Krafteinwirkung auf den meist außenrotierten und abduzierten Arm ausgelöst. Dies geschieht zum Beispiel beim Handballspieler mit Trauma auf den ausgestreckten Wurfarm (Abb. 8.2.6) oder beim Abfangen eines Sturzes. Es findet sich eine Inzidenz von 15 pro 100.000 Patienten. Männer sind bis zu 2,5-mal häufiger betroffen. Die erstmalige Luxation tritt meist beim jungen Erwachsenen auf. Im Verlauf können schon bei geringeren Auslösekräften rezidivierende Luxationen vorkommen. Meist liegen hier dann Schäden am Kapselbandapparat mit Schäden des Labrum glenoidale und der glenohumeralen Bänder oder aber auch knöcherne Defekte der Pfanne vor. Bei habituellen Luxationen finden sich entsprechende prädisponierende Faktoren mit verschiedenen Anomalien und Bindegewebsschwächen.

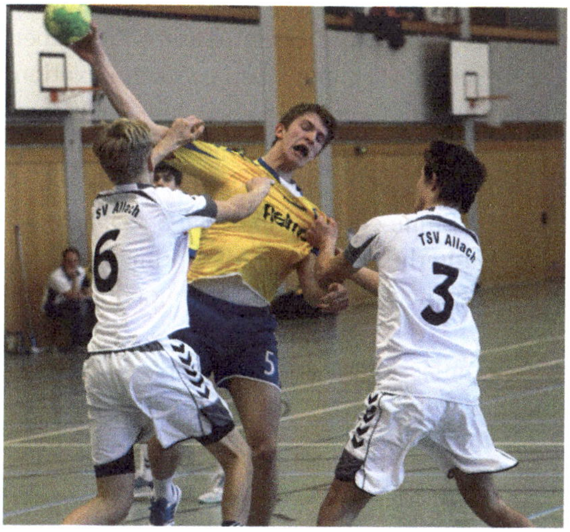

Abb. 8.2.6: Trauma auf ausgestreckten Wurfarm beim Handball (mit freundlicher Genehmigung von Klaus Waldmann).

Nach der Richtung der Luxation werden vier verschiedene Luxationsformen unterschieden:

- anteriore Schulterluxation,
- anterior-inferiore Schulterluxation,
- posteriore Schulterluxation,
- axilläre Schulterluxation, paracoracoidale Schulterluxation, Luxatio erecta.

Die vordere Schulterluxation ist mit über 90 % die häufigste. Sehr selten, aber sofort erkennbar, ist die Luxatio erecta, bei der der Oberarmkopf nach kaudal luxiert ist bei zusätzlich senkrecht nach oben gehaltenem Arm.

Bei jüngeren Patienten finden sich, wie ausgeführt, häufig Verletzungen des Kapsellabrumkomplexes, bei entsprechender Verletzung des anteroinferioren Kapsellabrumkomplexes ohne Ablösung des periostalen Ansatzes liegt eine *Bankart-Läsion* vor. Ist hier noch eine knöcherne Schuppe anhaftend, wird von einer knöchernen *Bankartläsion* gesprochen. Bei der *Perthesläsion* handelt es sich um einen frischen kompletten Abriss des Labrum glenoidale zusammen mit dem inferioren glenohumeralen Ligament (IGHL) vom Limbusrand. Das IGHL ist hier subperiostal vom Scapulahals abgerissen. Die Labrumläsion kann auch eine chondrale Komponente aufweisen, hier liegt dann eine *GLAD-Läsion* (= glenolabral articular disruption) vor. Erst nach mehrfachen Luxationen findet sich eine sogenannte *ALPSA-Läsion* (= anterior labro-ligamentous-periostal-sleeve-avulsion). Bei diesen Pathologien zeigt sich eine gemeinsame periostale Ablösung des Labrums und des inferioren glenohumeralen Bandes, wobei beide Strukturen weit verschoben sind und sich am Boden der Periosttasche narbig vorfinden. Seltener findet sich eine *HAGL-Läsion* („humeral avulsion of glenohumeral ligament"). Hierbei handelt es sich um eine humeralseitige Ablösung des Kapselbandapparates.

In Kombination mit diesen Verletzungen des anterioren Kapsellabrumkomplexes finden sich im Rahmen der Schulterluxation aber auch Verletzungen des Rotatorenintervalls oder Rotatorenmanschettenverletzungen. Diese treten eher im Alter über 45 Jahren auf. An der korrespondierenden Seite des Humeruskopfes nach Luxation sollte ebenfalls nach einer *Hill-Sachs-Delle* gefahndet werden, da hier zum Teil tiefere Defekte mit teilweise einhakendem Luxationsgrund vorliegen. Eine mögliche Ursache von hinteren Schulterluxationen ist der cerebrale Krampfanfall. Hier imponiert zum Teil eine größere Impressionsfraktur im Sinne einer *Reverse-Hill-Sachs-Läsion*. Ca. 50 % der hinteren dorsal verhakten Schulterluxationen werden primär übersehen. Deshalb sind eine genaue klinische Untersuchung und Bildgebung mit exakter Röntgendiagnostik notwendig.

Die Ersttherapie nach Schulterluxation umfasst nach entsprechender Sicherung der Diagnose die möglichst zeitige Reposition der Schulter, die nochmalige radiologische Kontrolle und Dokumentation der erfolgreichen Reposition. Gleichzeitig sollte eine Überprüfung der Gefäß- und Nervensituation erfolgen. Die Reposition kann nach Arlt/Hippokrates oder besser nach Kocher möglichst in Analgo-Sedierung durchgeführt werden. Insbesondere die Reposition nach Arlt und Hippokrates führt häufiger zu Schäden des Nervus axillaris, die Reposition nach Kocher ist hier nicht so brüsk (Abb. 8.2.7). In letzter Zeit haben sich Scapulamanipulationstechniken etabliert (Abb. 8.2.7).

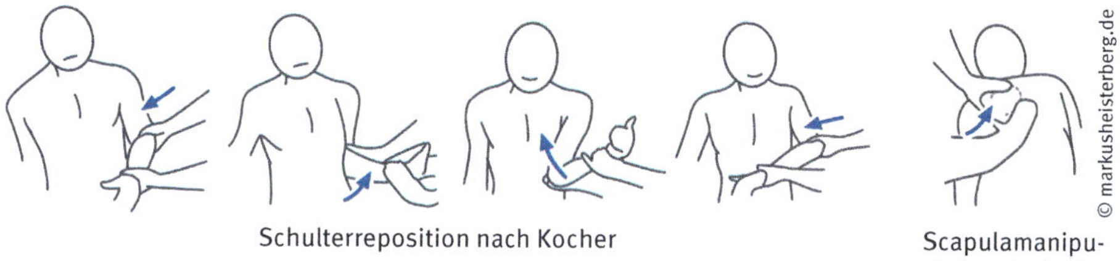

Abb. 8.2.7: Schulterrepositionstechnik nach Kocher und Scapulamanipulation in Bauchlage.

Operative Therapie

Die Indikation für eine operative Therapie richtet sich einerseits nach der zugrunde liegenden Pathologie und andererseits nach dem Alter des Patienten. Entsprechend der aktuellen Literatur ist es ratsam, bei jungen Männern einen *Bankart*-Repair durchzuführen, da die Wahrscheinlichkeit einer Rezidiv-Luxation deutlich höher ist als bei Patienten über 40 Jahren. Bei Letzteren kann zunächst primär konservativ vorgegangen werden (zehn bis 14 Tage Gilchristverband, dann Scapulamobilisation und Beginn mit Bewegungsübungen, sechs Wochen keine Außenrotation oder Retroversion). Von Itoi et al. stammt ein neues Konzept zur konservativen Therapie der traumatischen Schulterluxation. Itoi stellt die reponierte Schulter in einer 10°-Außenrotationsposition für drei Wochen ruhig [3].

Naturgemäß sollten die nach Schulterluxation auftretenden Pathologien objektiviert und mittels bildgebender Diagnostik gesichert werden. Hier bietet sich idealerweise neben einer Röntgendiagnostik ein MRT mit intraartikulärer Kontrastmittelgabe an (Abb. 8.2.4).

Der sogenannte *Bankart*-Repair wird heutzutage überwiegend arthroskopisch durchgeführt und gilt als Standardverfahren zur Stabilisierung einer luxierten Schulter (Tab. 8.2.1 arthroskopische Bankart-Operation). Im Verlauf haben sich für die Rekonstruktion des Kapsellabrumkomplexes zahlreiche Operationstechniken entwickelt. In letzter Zeit haben sich die Verwendung von Nahtankern und hier insbesondere die knotenlose Technik durchgesetzt. Nahezu sämtliche Nahtanker sind inzwischen bioresorbierbar, so dass nach einer Implantatdislokation zumindest geringere Schäden als in der Zeit der Titananker auftreten. Der Autor bevorzugt für den *Bankart*-Repair den Labral SwiveLock-Anker 3,5 mm der Firma Arthrex. Der SwiveLock-Anker ist zum Einschrauben und knotenlos. Er vereint die Vorteile eines knotenlosen Ankers mit flachem Design, schneller Technik und der Möglichkeit des Setzens der Naht vor

Tab. 8.2.1: Arthroskopische Bankartoperation.

– Bohrmaschine, – Trokar (kanüliert) für Twist-In-Kanüle, – Twist-In-Kanüle 7 cm/9 cm, – Bankart-Raspartorium 30° zur Labrum-Kapsel Mobilisierung (Abb. 8.2.9), – Glenoid-Raspel zum Anfrischen des knöchernen Pfannenrandes (Abb. 8.2.9), – Suture Lasso 25° rechts oder links zum Fadentransport (Abb. 8.2.9), – FiberWire/Fiber Link #2 Fäden, – Fadenfaßzange, – Spear-Setzinstrument (Bohrhülse und Setz-/Ziel-Instrument), – Bohrer für 3,5 mm SwiveLock, – Fadenabschneider.

dem Anker mit hoher Ausreißkraft. Selbstverständlich können ähnliche Produkte anderer Hersteller genauso angewendet werden. Neben der Refixation des Labrums muss auch eine adäquate Raffung der durch die Luxation aufgedehnten Gelenkkapsel durchgeführt werden. Bei größerer knöcherner *Bankart*-Läsion (ein Viertel Glenoiddurchmesser) sollte dies mitadressiert werden. Die Schulterstabilisierung kann sowohl in Beach-chair- als auch Seitenlagerung erfolgten. Der Autor bevorzugt die Beach-chair-Position mit Armhalter und Extension (Abb. 8.2.8). Nach dorsalem Zugang erfolgt zunächst eine Sichtung der verletzten Strukturen in systematischer Reihenfolge (z. B.: LBS → Pfanne → Labrum → glenohumerale Bänder → SSC → axillarer Rezessus → LBS → SSP → ISP). Häufig findet sich hier dann eine Ablösung des glenohumeralen Komplexes sowie eine Hills-Sachs-Delle am dorsalen Humeruskopf. Unter Sicht erfolgt die Positionierung von zwei Arbeitskanülen anterior-superior und anterior-inferior, einmal mit 6-mm- und einmal mit 8,5-mm-Arbeitskanüle. Wichtig ist, dass durch diese Arbeitskanülen der Labrum-Ligament- Komplex gut erreichbar ist. Im Weiteren erfolgt eine sorgfältige Präparation des Labrum-Ligament-Komplexes, für die Mobilisierung des Labrums und der Kapsel wird ein Bankart-Raspar (Abb. 8.2.9) verwendet. Der Pfannenrand wird von Narbengewebe gesäubert und der Knochen mit einer Spezialraspel angefrischt, bis Sickerblutungen eintreten. Der *Bankart*-Repair selbst wird von distal nach proximal durchgeführt; wichtig ist eine suffiziente Armierung des Labrumligament-Komplexes. Der Autor bevorzugt hierfür ein Suture Lasso mit 25°-Biegung bei der rechten Schulter nach rechts und bei der linken Schulter nach links. Mit diesem Lasso (Abb. 8.2.9) wird der Faden gedoppelt hindurchgezogen, extraartikulär durch den Loop hindurchgeshuttelt und dann wieder in das Gelenk zurücktransportiert [Knotenlose doppelte Vertikalnaht (Cinch Stitch)] (Abb. 8.2.10c). Dieser Faden wird in die Öse des Bio-SwiveLock-Ankers eingebracht. Dieses Prozedere kann natürlich auch nur mit einem einfachen und nicht gedoppelten Faden durchgeführt werden. Zunächst erfolgt ein Vorbohren mit Hilfe eines Spear Obturators zur Führung des Bohrers und korrekter Positionierung am Pfannenrand (Abb. 8.2.10a). Unter entsprechender Vorspannung wird dann der Labral-SwiveLock-Anker eingedreht (Abb. 8.2.10b) und der überstehende Faden abgeschnitten. Insgesamt sollten mindestens drei Anker in entsprechender Weise eingebracht werden (Abb. 8.2.10d). Neben der Refixierung des Labrumkapselkomplexes wird auch ein kapsulärer „Shift up" zur Volumenreduktion empfohlen (Verlagerung des inferioren glenohumeralen Ligamentes nach kranial) (Abb. 8.2.10e).

Bei großen auch nach arthroskopischer Stabilisierung noch einhakenden Hill-Sachs-Defekten kann dieser mittels einer Hill-Sachs-Remplissage mitadressiert werden.

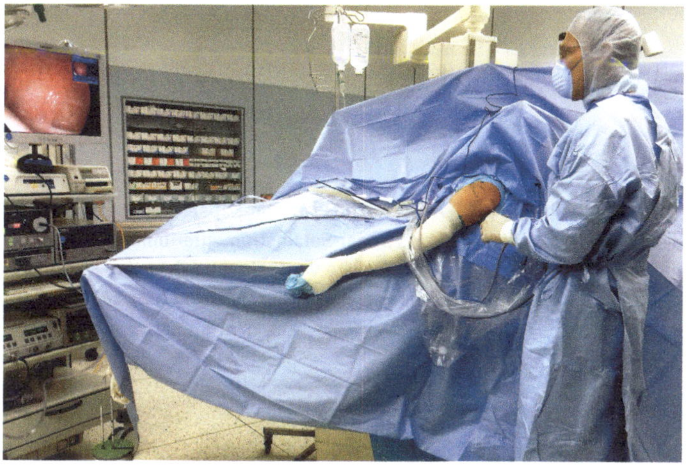

Abb. 8.2.8: Beach-Chair-Lagerung mit Extension.

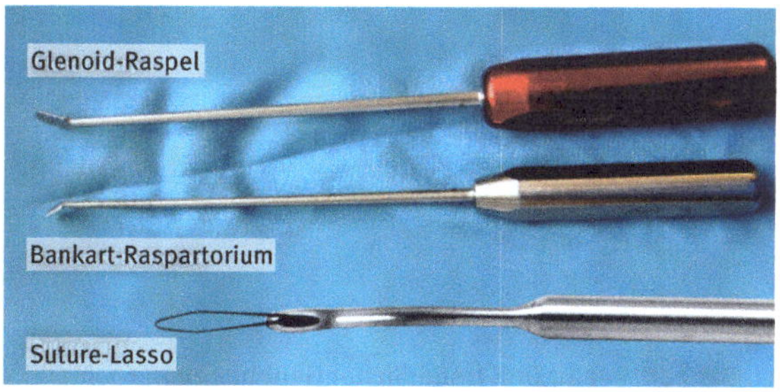

Abb. 8.2.9: Glenoid-Raspel und Bankart-Raspartorium und Suture-Lasso (mit freundlicher Genehmigung Fa. Arthrex).

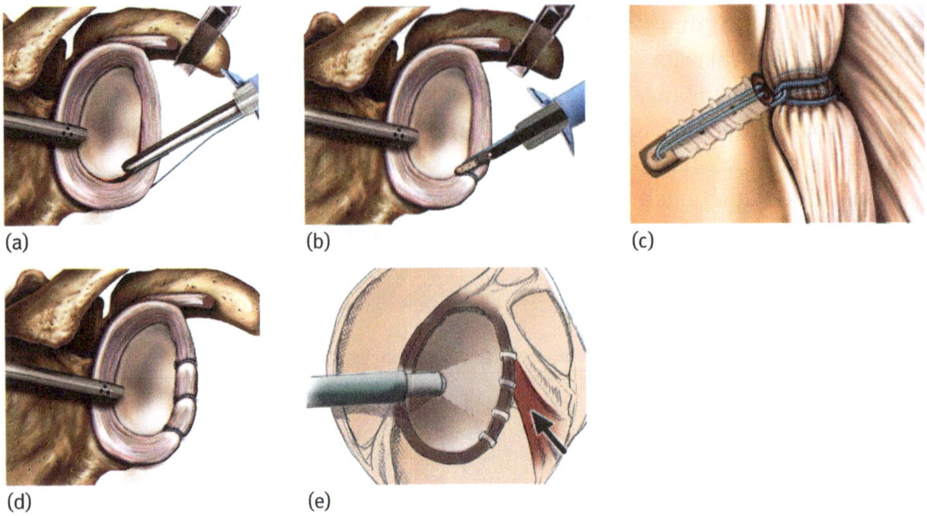

Abb. 8.2.10: Bankart-Repair mit Kapselshift. **(a)** Nach Armieren des Labrum-Kapsel-Komplexes Anlage des Bohrloches im Glenoid unter Zuhilfenahme des Spear-Setzinstrumentariums, **(b)** Einbringen des SwiveLock-Ankers in das Glenoid, **(c)** Knotenlose doppelte Vertikalnaht, **(d)** Fertige Rekonstruktion, **(e)** Kapselshift zur Volumenreduktion (Bilder a–d mit freundlicher Genehmigung Fa. Arthrex).

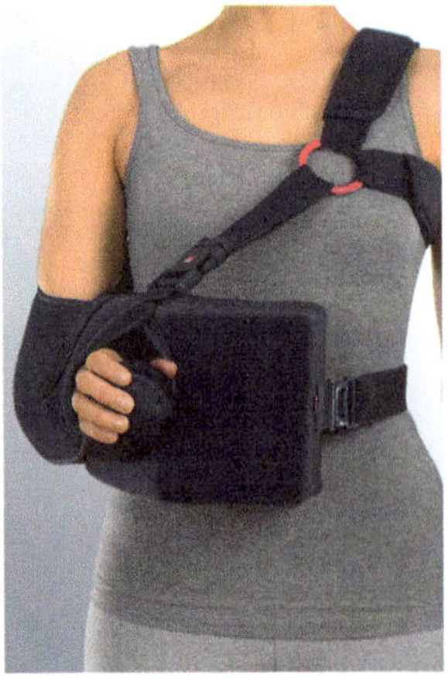

Abb. 8.2.11: Schulterlagerungskissen nach Bankart-Repair (mit freundlicher Genehmigung Fa. Medi).

Nachbehandlung

Die Nachbehandlung erfolgt im Gilchrist-Verband oder besser in einem Schulterkissen (Abb. 8.2.11). Eine Bewegung von mehr als 0° Außenrotation und Abduktion/Flexion über 60° sollte in den ersten fünf Wochen vermieden werden. Eine krankengymnastische Übungsbehandlung mit passiven/assistiven Bewegungsübungen bis

60°-Abduktion/-Flexion erfolgt von der 1. bis 3. Woche. In der 4. bis 6. Woche finden passive/assistierte Bewegungsübungen bis 90°- Abduktion/-Flexion statt. Ab der 7. Woche schließt sich die zunehmende Mobilisierung mit schrittweiser Steigerung der Außenrotation an. Eine Sportfähigkeit ergibt sich eingeschränkt nach drei und vollständig frühestens nach sechs Monaten. Eine Thromboseprophylaxe ist nur am OP-Tag notwendig.

8.2.5.2 Verletzungen der Rotatorenmanschette

Ätiologie

Diskontinuitäten der Rotatorenmanschette werden eingeteilt in frische, traumatische Rupturen und degenerative Schäden.

Häufig finden sich beide Komponenten gemeinsam, wobei der degenerative Anteil bei der Läsion der Supraspinatus- und Infraspinatussehne deutlich höher ist als bei der Subscapularissehne. Bei den degenerativen Läsionen zeigt sich auch häufig eine Verschleißbildung der langen Bizepssehne mit Ruptur/Teilruptur.

Eine Indikation zum operativen Vorgehen liegt vor bei:

- frischer, ausschließlich oder vorwiegend traumatischer Ruptur,
- operationsbedürftigen Subacromialsyndromen mit gleichzeitiger Versorgung der Engpass-Symptomatik mit Acromioplastik und ggf. lateraler Clavicularesektion und gleichzeitiger Rekonstruktion der Rotatorenmanschette,
- anhaltenden Beschwerden nach konservativen Therapieversuch über sechs bis zwölf Monate.

OP-Technik

Der Autor führt seit über zehn Jahren ausschließlich arthroskopische Rekonstruktionen der Rotatorenmanschette durch. Insbesondere die Mobilisierung der Rupturenden mit subacromialem und perigenoidalem Release lässt sich arthroskopisch deutlich besser durchführen als in der offenen Technik.

Der Hauptvorteil des arthroskopischen Vorgehens liegt aber darin, dass der Deltamuskel nicht geschädigt wird und eine schnelle Mobilisierung ohne die häufig vorkommenden Schultersteifen gelingt. In der Literatur lassen sich inzwischen im Vergleich zum offenen Verfahren gleichwertige Ergebnisse nach arthroskopischer Rotatorenmanschettennaht finden [4]. Der Autor kann diese Ergebnisse aus eigener Erfahrung nur unterstreichen. Bei entsprechender Erfahrung stellt sich sogar heraus, dass gerade die sehr großen Rupturen arthroskopisch besser und schonender mobilisiert und refixiert werden können. Zu Beginn der arthroskopischen Rekonstruktion der Rotatorenmanschette erfolgt nach diagnostischer Arthroskopie und Objektivierung der Läsion (Abb. 8.2.12) sowohl artikularseits als auch bursaseits eine sparsame subacromiale Dekompression. Letztere sollte nur dann durchgeführt werden, wenn auch mit hoher Sicherheit eine Rekonstruktion der Rotatorenmanschette möglich erscheint, um dann im Falle einer nicht mehr umsetzbaren Rekonstruktion den coracoacromialen Bogen zu erhalten. Im Weiteren erfolgt die Probereposition mittels Fasszange, hier soll geprüft werden, in welcher Richtung die Rotatorenmanschette zu reponieren ist und um welche Rissform (C-förmig, U- oder V-förmig, L-förmig) (Abb. 8.2.13) es sich handelt. Bei größeren Rotatorenmanschettendefekten hat es sich bewährt, zum einen die Verwachsungen im subacromialen Raum bis tief in den muskulären Übergang zu lösen, aber auch ein periglenoidales Release durchzuführen. Hierbei erfolgt eine Durchtrennung der glenohumeralen Gelenkkapsel im oberen und hinteren Abschnitt, evtl. muss auch das Ligamentum coracohumerale mitreleased werden.

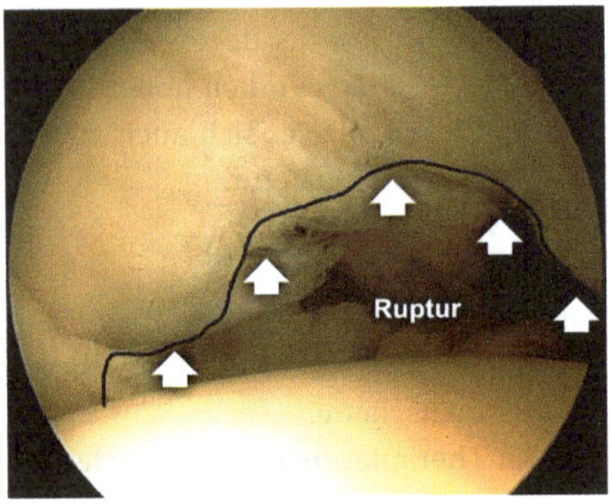

Abb. 8.2.12: arthroskopisches Bild einer SSPS-Läsion, Blick von gelenkseitig.

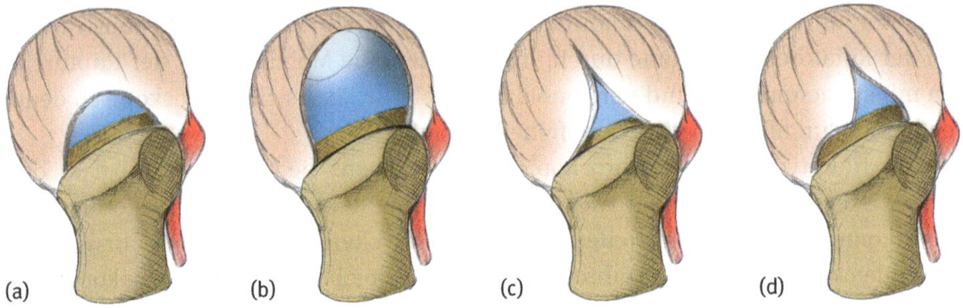

Abb. 8.2.13: RM-Risstypen, **(a)** C-förmig, **(b)** U-förmig, **(c)** V-förmig, **(d)** L-förmig.

Halbmondförmige Rotatorenmanschettenschäden (C-shaped, crecend-shaped tears) lassen sich auch bei größerer Ausdehnung gut reponieren und ohne große Spannung refixieren. U-förmige Schäden (U-shaped tears) können in dieser Weise nicht reponiert werden. Hier hat sich die Umwandlung des U-förmigen Risses in einen C-förmigen Riss durch intratendinöse Seit-zu-Seit-Nähte (margin convergence) mit anschließender transossärer Refixation bewährt.

Auch beim L-förmigen Riss erfolgen zunächst eine Reposition ggf. mit Hilfsfäden und eine Seit- zu-Seit-Naht und dann hiermit eine Umwandlung des L-förmigen Risses in einen C-förmigen Riss. Danach wird weiter wie bei einem C-förmigen Riss vorgegangen (Abb. 8.2.14). Für die transossäre Refixation selbst wird nach entsprechender Präparation – und insbesondere Schaffung eines lateralen Portales für das Arthroskop bei deutlich besserer Übersicht über die Rotatorenmanschette – ein Debridement des TBC majus mit Entfernung des Narbengewebes durchgeführt, bis eine blutende Oberfläche vorliegt. Allerdings sollte die Corticalis nicht wesentlich kompromittiert werden, um die Haltbarkeit der Anker nicht einzuschränken. Der Autor verwendet für die transossäre Refixation meist eine Double-row-Technik mit knotenloser Fixierung in der sogenannten Speed-Bridge-Technik. Das Shutteln der eigentlichen Nahtfäden durch die Rotatorenmanschette wurde in den letzten Jahren durch entsprechende Nahtinstrumente ähnlich wie eine Nähmaschine mit Fadentransport erst an der Spitze der Nadel und später seitlich an der Nadel ohne wesentliche Fadenzerstörung erleichtert. Aktuell konnte durch spezielle Fassmechanismen am Ende der Nahtzange das mühsame Fangen des Fadens durch ein weiteres Portal mit einer Fasszange weiter erleichtert werden (Abb. 8.2.15). Allerdings sind alle Nahtzangen bei kräftig ausgeprägter Rotatorenmanschette immer noch nicht vollständig ausgereift, so dass hier teilweise Geduld notwendig ist. Im Speziellen erfolgt bei der Speed-Bridge-Technik zunächst die Anlage der medialen Reihe mit Einbringen von zwei SwiveLock-Ankern nach Punchen des Knochenloches. Durch das Eindrehen des SwiveLock-Ankers wird das Nahtmaterial (FiberTape) knöchern fixiert (Abb. 8.2.16a). Mit einem Faden und einer daran befindlichen Öse (FiberLink), was als Transportfaden fungiert, wird mit der Nahtzange die Rotatorenmanschette medialseitig perforiert und der Ösenfaden hindurchgezogen (Abb. 8.2.16b). Über diesen Ösenfaden geschieht dann der Transport des FiberTapes durch die mediale Rotatorenmanschette, insgesamt zweimal (Anlage der medialen Nahtreihe) (Abb. 8.2.16c). Nun erfolgen das Überkreuzen jeweils eines Fadens und die Anlage der lateralen Reihe ca. 10 mm lateral der Kante des Tuberculum majus (Abb. 8.2.16d) unter entsprechender Vorspannung, wobei jeder FiberTape-Schenkel einzeln gespannt werden muss. Durch das Eindrehen der lateralen Anker in knotenloser Form erfolgt die Verklemmung des FiberTapes im Knochen (Abb. 8.2.16e und f). Dieser Arbeitsschritt geschieht in ca. 60°-Abduktion des Armes, welcher vom Springer so lange gehalten wird. Alternativ bieten sich steril verstellbare Armhalter an. Die überstehenden Fäden können am Ende abgeschnitten werden, so dass keine Knoten im subacromialen Raum zu liegen kommen (Abb. 8.2.16f und g).

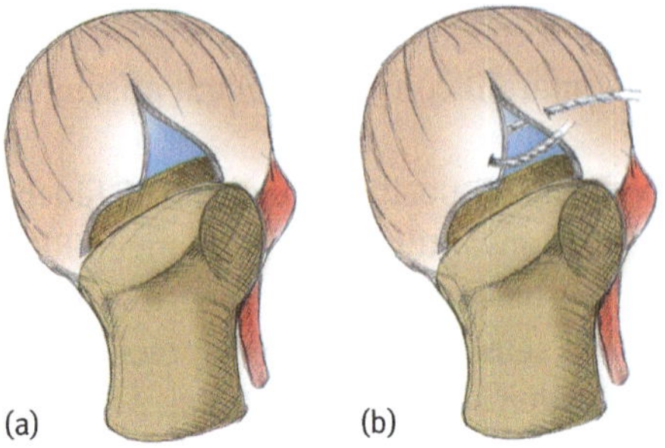

Abb. 8.2.14: L-förmiger Riss mit Umwandlung in einen C-förmigen Riss.

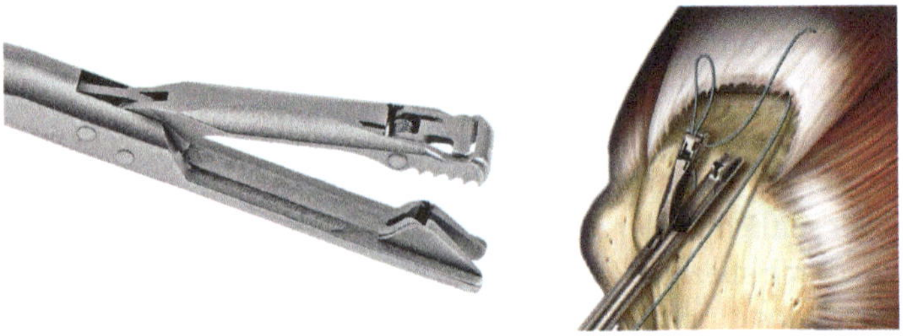

Abb. 8.2.15: Nahtzange mit speziellem Fassmechanismus am Ende (mit freundlicher Genehmigung Fa. Arthrex).

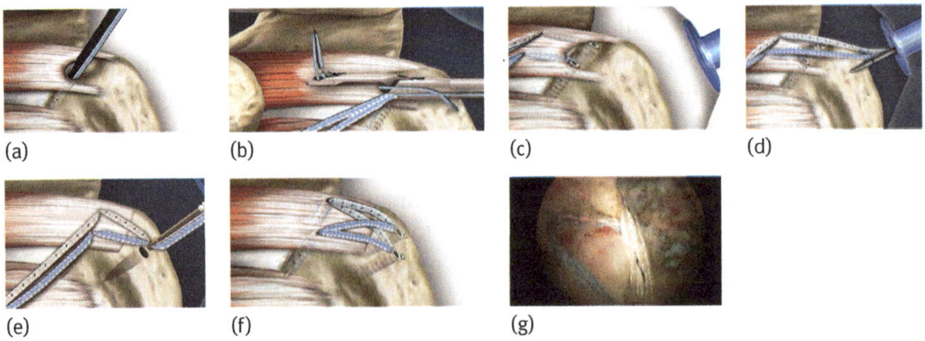

Abb. 8.2.16: RM-Rekonstruktion in Doppel-Reihen-Technik. **(a)** Nach Anlage eines Knochenloches mit einem Punch Einbringen des FiberTapes mit einem SwiveLock-Anker für die mediale Verankerung, **(b)** Transport des FiberTapes mit einem Ösenfaden (FiberLink) durch die Rotatorenmanschette, **(c)** Analoges Vorgehen bei dem anterioren Anker. Hierbei wird zur besseren Unterscheidung ein anders gefärbtes Tape verwendet, **(d)** Zunächst überkreuzen von jeweils einem Tape und Anlage der lateralen Knochenlöcher. Der Anker sollte 5–10 mm lateral der Kante des TBC majus liegen, **(e)** Den Anker über die FiberTapes bis zum Knochenloch vorschieben, **(f)** Die Enden des FiberTape nacheinander mit einem Fadenschneider abschneiden. Die Schritte analog für den zweiten lateralen Anker wiederholen. → Fertige Rekonstruktion, **(g)** Arthroskopisches Bild der Rekonstruktion (Blick von bursaseitig) (Bilder a–f mit freundlicher Genehmigung Fa. Arthrex).

Nochmals verwiesen werden soll auf die korrekte Anlage der Portale. Hier ist ein streng laterales Portal für das Arthroskop mit entsprechendem Komplettüberblick über die Rotatorenmanschette und den Riss von entscheidender Bedeutung für die erfolgreiche Rekonstruktion der Rotatorenmanschette.

Knotentechnik

Für die Seit-zu-Seit-Rekonstruktion ist die Beherrschung einer arthroskopischen Knotentechnik zwingende Voraussetzung. In der Literatur werden eine Vielzahl von Gleitknoten beschrieben. Der Autor verwendet den Duncan loop (Abb. 8.2.17). Aufgrund der durchaus schwierigen bildtechnischen Darstellung der Knotentechnik soll auf entsprechende Webseiten mit Videos hingewiesen werden, zum Beispiel: https://www.youtube.com/watch?v=TRhrvgoyu0s oder https://www.youtube.com/watch?v=sEyyXDH81i8. Über diesen Knoten müssen dann natürlich noch zwei bis drei einfache Schläge zur Sicherung gesetzt werden, auch diese können mit dem Knotenschieber festgezogen werden.

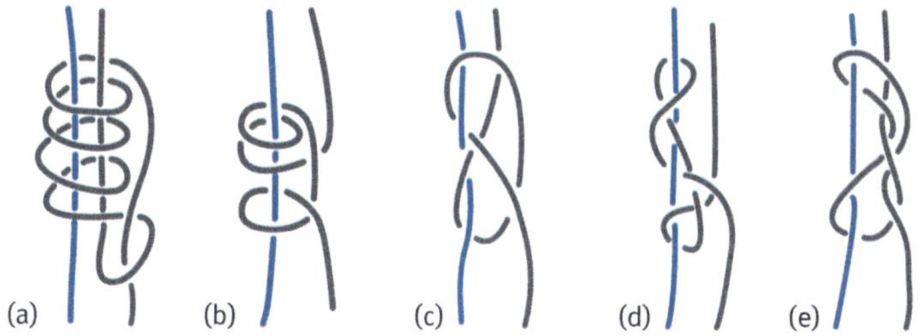

Abb. 8.2.17: Arthroskopische Knoten. **(a)** Duncan Loop, **(b)** Nicky's Knot, **(c)** Tennessee Slider, **(d)** SCM Knot, **(e)** Weston Knot.

Nachbehandlung

Die Patienten mit Rotatorenmanschettenrekonstruktion erhalten für vier bis sechs Wochen ein Abduktionskissen (Abb. 8.2.18).

Erlaubt wird nur eine passiv geführte Mobilisierung. Der Autor verzichtet auf Motorschienen, da

1. bei der arthroskopischen Rekonstruktion kaum Verklebungen auftreten und
2. doch die Gefahr besteht, dass sich der rekonstruierte Rotatorenmanschettenanteil wieder lockert.

Frühestens nach der 4. Woche können auch aktiv assistierte Bewegungen unter krankengymnastischer Anleitung durchgeführt werden.

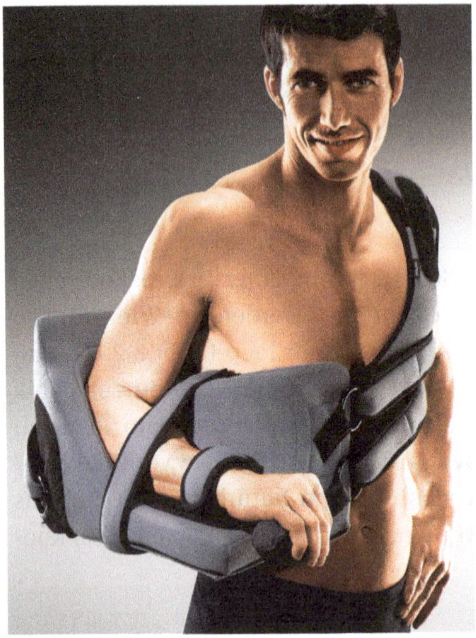

Abb. 8.2.18: Stuttgarter Abduktionskissen (mit freundlicher Genehmigung Fa. Sporlastic).

Eine endgültige Ausheilung der Rotatorenmanschettenrekonstruktion ist frühestens nach zwölf Wochen gegeben, eine Endfestigkeit nach einem Jahr (!).

8.2.5.3 Claviculafrakturen

Ätiologie

Ungefähr 70 % der Claviculafrakturen befinden sich im mittleren Drittel. Entsprechend der Frakturposition werden die Frakturen in Brüche des mittleren, lateralen und medialen Claviculaanteiles unterschieden.

Klassifikation

Die lateralen Claviculafrakturen werden je nach Beteiligung des coracoclaviculären Bandkomplexes extra unterteilt. Hier hat sich die Klassifikation nach Jäger und Breitner bewährt. Frakturen mit Gefäß- und Nervenschäden sollten notfallmäßig versorgt werden. Frakturen im mittleren Clavicula-Anteil können fast immer konservativ versorgt werden.

Konservative Therapie

Diese Frakturen werden meist mit einem Rucksackverband ruhiggestellt. Dieser Verband sollte so sitzen, dass er tolerierbar ist. Der Rücksackverband muss in den ersten Tagen regelmäßig nachgezogen werden. Bei ausgeprägter Fehlstellung kann ein Repositionsversuch in Analgosedation oder evtl. auch in Bruchspaltanästhesie durchgeführt werden. Alternativ kann auch eine Ruhigstellung im Gilchristverband erfolgen, welcher für die Patienten wesentlich angenehmer ist. Letzterer weist allerdings den Nachteil auf, dass der Patient nur einen Arm freihat. Eine Studie bereits aus den 1980er Jahren zeigte, allerdings mit niedriger Evidenz, keinen Unterschied beider Verfahren [5].

Operative Therapie

Eine Indikation zum operativen Vorgehen besteht bei begleitenden Gefäß-Nerven-Verletzungen und schweren Weichteilschäden mit Hautdurchspießung. Auch bei mehr als 2 cm dislozierten Frakturen/Mehrfragmentfrakturen oder einer Claviculaverkürzung von mehr als 1,5 cm besteht eine Operationsindikation – dies erstens wegen einer signifikant höheren Wahrscheinlichkeit einer Pseudarthrosenbildung [6] und zweitens wegen der funktionell wichtigen Aufhebung der Verkürzung [7]. Bei einer floating shoulder besteht fast immer eine OP-Indikation, hier reicht in den meisten Fällen eine alleinige Stabilisierung der Clavicula mit einer Rekonstruktionsplatte aus.

Zur operativen Versorgung einer solitären Clavicula-Fraktur bietet sich zum einen eine Plattenosteosynthese mit einer Rekonstruktionsplatte (Abb. 8.2.19a und b) und zum anderen die mehr oder weniger minimalinvasive Versorgung mit sogenannten elastischen Nägeln [ESIN (Elastic stable intramedullary nailing), ECMES (Embrochage centromedullaire elastique stable) Nägel] an. Bei einer Plattenosteosynthese hat sich ein Zugang entlang den Spaltlinien der Haut senkrecht zur Clavicula bewährt. Die 3,5-mm-Rekonstruktionsplatte ist hier das Implantat der Wahl. Die Rekonstruktionsplatte kann entsprechend der anatomischen Form der Clavicula geschränkt werden. Bei Versorgung mit elastischen Nägeln (Abb. 8.2.19c und d) sollte ein relativ kräftiger Nagel gewählt werden (3–4 mm). Es handelt es sich um eine minimal-invasive Operationsmethode ohne wesentlichen Weichteilschaden. Bei der Versorgung mit elastischen Nägeln wird eine ca. 1,5 bis 2 cm längsverlaufende Inzision direkt über dem Sternoclaviculargelenk verwendet. Die Clavicula wird vorsichtig mit einem Pfriem eröffnet. Gelingt jedoch eine geschlossene Reposition des Bruches nicht, wird eine zweite Inzision auf Höhe der Fraktur notwendig, um die Frakturenden anatomisch zu reponieren. Dies liegt unter Umständen in der Tatsache begründet, dass die Clavicula zum Teil desmal ossifiziert.

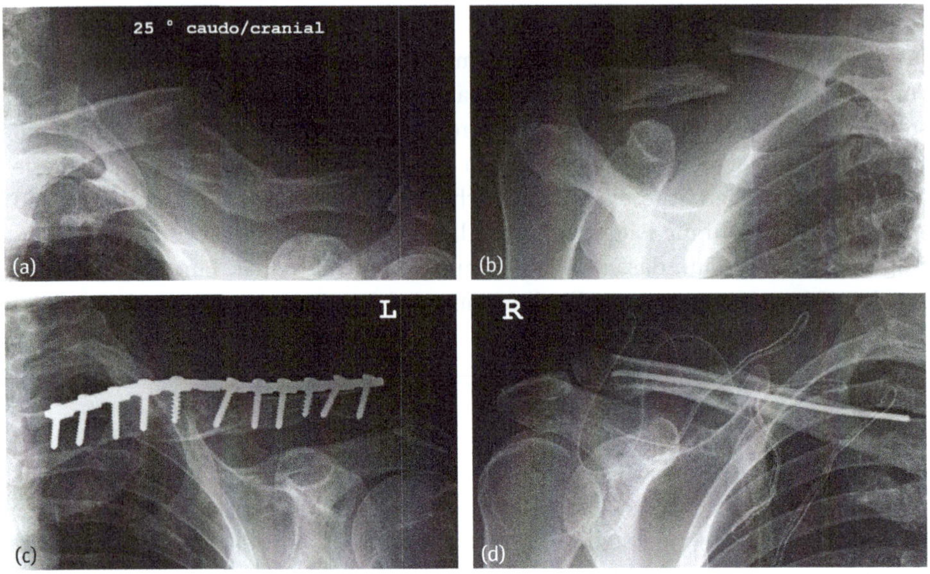

Abb. 8.2.19: Claviculafraktur mit operativer Versorgung. **(a, c)** Mehrfragmentfraktur, Versorgung mit einer Rekonstruktionsplatte, **(b, d)** Dislozierte Fraktur, Versorgung mit ECMES-Nagel.

Bei Revisionseingriffen muss grundsätzlich eine Rekonstruktionsplatte verwendet werden, da diese eine sicherere Stabilität gewährleistet als ein elastischer Nagel.

Nach operativer Behandlung erfolgt eine Ruhigstellung der Schulter für gut eine Woche und danach eine schrittweise Remobilisierung. Eine Abduktion oder Flexion über 90° sollte für vier bis sechs Wochen vermieden werden. Nach drei Monaten können sportliche Belastungen wiederaufgenommen werden.

8.2.5.4 Frakturen des lateralen Drittels der Clavicula

Ätiologie

Laterale Claviculafrakturen stellen seltene Verletzungen dar und machen weniger als ein Drittel aller Claviculafrakturen aus. Differenzialdiagnostisch sollte eine AC-Gelenksverletzung ausgeschlossen werden.

Klassifikation

Die Frakturen der lateralen Clavicula werden in Typ 1–4 nach Jäger und Breitner eingeteilt (Abb. 8.2.20). Sowohl bei Typ-1- als auch bei Typ-3-Frakturen kann bei geringer Dislokation eine konservative Therapie durchgeführt werden. Typ-2-Frakturen sind konservativ problematisch zu behandeln. Bei geringer Dislokation reicht eine konservative Therapie aus, bei stärker dislozierten Frakturenden sollte eine operative Therapie durchgeführt werden, da das Risiko einer Pseudarthrose sehr hoch ist. Operativ kommt entweder ein intramedullärer Nagel oder eine Schraubenosteosynthese oder alternativ eine Hakenplatte zur Anwendung; eine Bandnaht ist meist nicht notwendig.

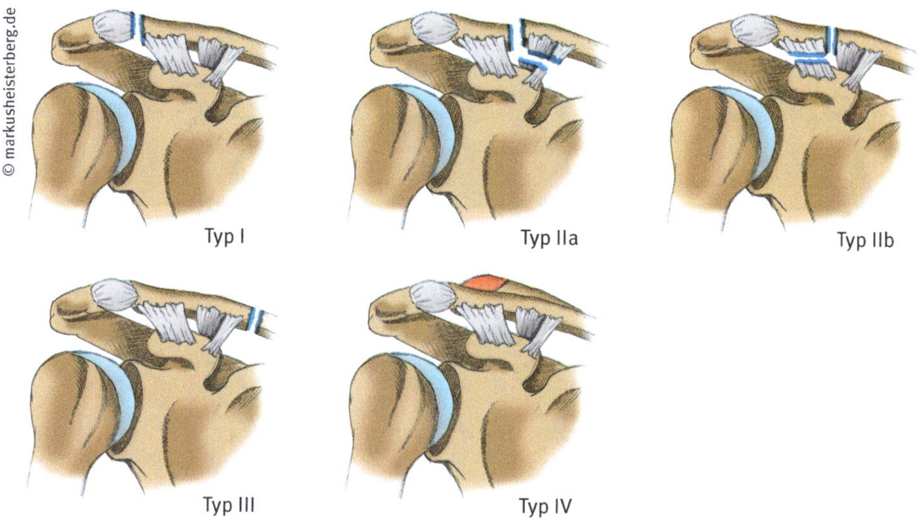

Abb. 8.2.20: Einteilung der lateralen Claviculafrakturen nach [8].

Typ 4 stellt eine Sonderindikation dar. Bei Typ 4 liegt eine kindliche Frakturform vor, bei der die laterale Klavikula aus dem verletzten Periostschlauch heraustritt. Wegen der ausgeprägten Fehlstellung wird eine operative Therapie empfohlen (→ Naht des Periostschlauchs).

8.2.5.5 Verletzungen des Acromioclaviculargelenkes

Klassifikation

Diese Verletzungen werden nach Tossy [9] in drei Schweregrade eingeteilt (Abb. 8.2.21):

Tossy I: Distorsion mit intakten acromioclavicularen als auch coracoclavicularen Bändern.

Tossy II: Ruptur der acromioclavicularen Bänder bei erhaltenen coracoclavicularen Bändern, im Röntgen nur mäßige Stufenbildung.

Tossy III: Ruptur der acromioclavicularen als auch coracoclavicularen Bänder, Tieferstellung des Schulterblattes mit erheblicher Stufenbildung und Zunahme der Dislokation bei Belastung.

Eine Erweiterung dieser Klassifikation wurde von Rockwood [10] durchgeführt (Abb. 8.2.21).

Typ IV: Die Clavicula steht dorsal im Schlitz des Musculus trapezius gefangen.

Typ V: Erhebliche Dislokation in der Frontalebene (axiale Aufnahme), dies geht meist mit einer Ruptur der trapeziodeltoidalen Fascie einher.

Typ VI: Die laterale Clavicula tritt unter das Acromion oder das Coracoid.

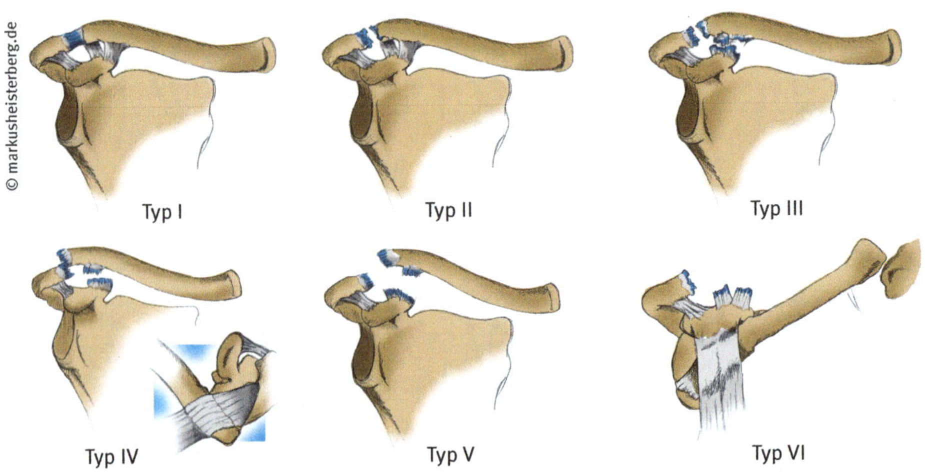

Abb. 8.2.21: Einteilung der Schultereckgelenksverletzung nach [9,10].

Konservative Therapie

Bei der Typ-I- und Typ-II-Verletzung ist eine konservative Behandlung die Therapie der Wahl. Bei der Typ-III-Verletzung werden operative Rekonstruktionsmöglichkeiten kontrovers diskutiert. Bei sehr aktiven Sportlern hat sich allerdings gezeigt, dass trotz einer operativen Therapie häufig Rezidive auftreten und nach konservativer Therapie die subjektiven Ergebnisse trotz verbleibender Fehlstellung der Clavicula mit Subluxation oder Luxation meist als gut oder sehr gut beurteilt werden. Bei Überkopfarbeitern oder intensiven Überkopfsportlern ist dies nicht so häufig. Diesen Patienten wird deswegen eine operative Therapie empfohlen.

Operative Therapie

In der Literatur finden sich zahlreiche Operationsmethoden mit über 100 Techniken, angefangen bei artikulären Eingriffen mit Kirschnerdrähten über extraartikuläre Techniken wie Stellschrauben nach Bosworth sowie nicht resorbierbare Kordeln zwischen Clavicula und Coracoid und nicht zuletzt Hakenplatten. Nicht zu unterschätzen ist die zusätzliche Rekonstruktion der trapeziodeltoidalen Fascie bei Acromioclaviculargelenksluxationen Typ III bis VI nach Tossy/Rockwood.

Der Autor bevorzugt bei den Tossy/Rockwood-Verletzungen III–V die Fixation mit nicht resorbierbaren Fäden in Verbindung mit zwei TightRope-Systemen (Abb. 8.2.22).

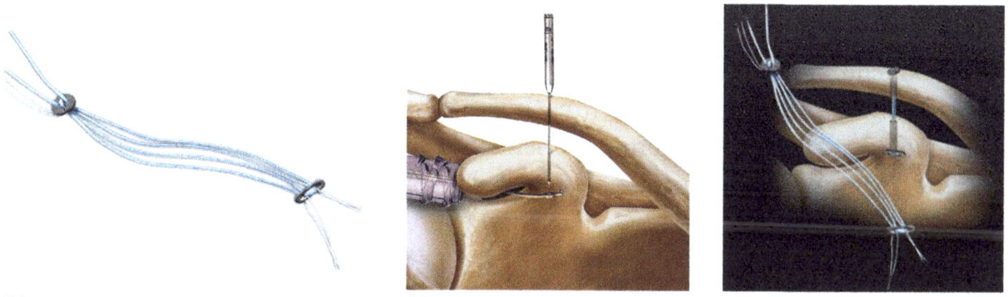

(a) (b) (c)

Abb. 8.2.22: AC-Repair mit Fadenankersystem. **(a)** AC TightRope Fadenankersystem, **(b)** Mit der Bohrlehre Positionieren des Bohrstopps unter der Basis des Coracoides, Einbringen eines Ziel-K-Drahtes und überbohren, **(c)** Nach Einbringen des TightRopes in den Kanal Flippen des Buttons distal und Knoten in reponierter Position der Clavicula. Ein zweiter TightRope sollte in der gleichen Technik eingebracht werden (mit freundlicher Genehmigung der Fa. Arthrex).

Diese Operation kann minimalinvasiv rein arthroskopisch durchgeführt werden und führt zu reproduzierbaren guten Ergebnissen.

OP-Technik

Die fortlaufende Schlaufe, die aus vier Fibre-Wire-Lagen der Stärke 5 besteht und an den Scheitelpunkten je einen Titanbutton aufweist, schafft zur Unterstützung der Heilung des Ligamentum coracoclaviculare und Ligamentum acromioclaviculare eine feste mechanische Fixierung. Mit Hilfe von Spezialinstrumentarien analog zu den Positionshilfen bei der Kreuzbandplastik werden präzise Knochenkanäle durch die Clavicula und das Coracoid gebohrt (Abb. 8.2.21b), welche einen einfachen transossären Durchzug des distalen Buttons durch die Bohrkanäle ermöglichen. Zur Fixierung wird der proximale Button auf die Clavicula aufgesetzt und anschließend in reponierter Stellung verknotet (Abb. 8.2.22 c).

Nachbehandlung

Ruhigstellung in einem Gilchrist-Verband für sechs Wochen mit passiver Mobilisierung in den ersten drei Wochen bis 60° und Steigerung dieser Mobilisierung auf 90° bis zur 6. Woche. Nach der 8. postoperativen Woche kann mit einer aktiven Mobilisierung begonnen werden. Kontaktsportarten sollten erst nach sechs Monaten wiederaufgenommen werden.

8.2.6 Die Arthroskopie des Schultergelenkes

Für die Arthroskopie der Schulter wird eine arthroskopische Standardausrüstung benötigt, welche in ähnlicher Form für die Kniegelenksarthroskopie verwendet wird. Zusätzlich gebraucht werden Lagerungshilfen, aber auch entsprechende Spezialinstrumente. Bezüglich der Lagerung haben sich zwei Varianten etabliert, zum einen die Seitenlagerung und zum anderen die Beach-chair-Position. Der Vorteil der Beach-chair-Position liegt in der Option, auch eine weitere offene Operation durchzuführen. Der Autor bevorzugt die Beach-chair-Lagerung mit Extension (Abb. 8.2.23a). Grundsätzliche Voraussetzung ist ein entsprechender OP-Tisch, bei welchem auf der jeweiligen zu operierenden Seite ein Tischelement entfernt werden kann, um den dorsalen Zugang problemlos zu gewährleisten (Abb. 8.2.23b). Weiterhin verwendet wird eine entsprechende Kopflagerungsschale, welche als Verlängerung am OP-Tisch angebracht werden kann. Zur Sicherung des Patienten werden außerdem entsprechende Gurte angebracht. Für die Extension existieren mannigfaltige Arm- oder Handgelenkshalter, um die Extension zu gewährleisten (Abb. 8.2.23c).

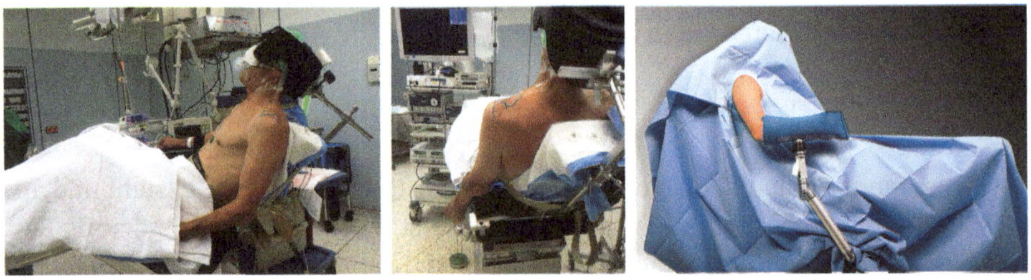

(a) (b) (c)

Abb. 8.2.23: Beach-Chair-Lagerung.

Bezüglich der Anästhesieform wird grundsätzlich eine Vollnarkose verwendet, zusätzlich bevorzugt der Autor eine intraskalenäre Blockade durch den Anästhesisten. Eine entsprechende Katheteranlage mit der Option einer kontinuierlichen Schmerztherapie mittels Pumpe auch postoperativ lässt sich im Rahmen einer ambulanten Operation leider nicht durchführen. Weiterhin sollte zur besseren Übersicht der systolische Blutdruck auf unter 100 mmHG gesenkt werden. Eine gute Kooperation mit der anästhesiologischen Abteilung ist hier notwendig, aber gerade dies zeichnet ein ambulant operierendes und aufeinander eingespieltes OP-Team aus.

Für die operativen Eingriffe am Schultergelenk ist neben den bei der Kniearthroskopie üblichen Shavern und Motorinstrumenten eine entsprechende Fräse für die subacromiale Dekompression notwendig. Von fast unabdingbarer Voraussetzung ist ein Elektrodenresektor, welcher eine entsprechende Blutstillung gewährleistet. Ebenfalls unentbehrlich ist eine druck- und flowgesteuerte Arthroskopiepumpe (8–150 mmHG) für die Spülflüssigkeit ggf. auch unter Zugabe von Suprarenin (1 mg/3 L) um hier eine entsprechende Sicht zu gewährleisten (Tab. 8.2.2: OP-Ausstattung diagnostische Schulterarthroskopie/Arthroskopische Chirurgie der Schulter).

Tab. 8.2.2: OP-Ausstattung diagnostische Schulterarthroskopie/arthroskopische Chirurgie der Schulter.

OP-Ausstattung
Diagnostische Arthroskopie der Schulter
– Operationstisch mit herausnehmbaren Tischelementen (s. o.), – Lagerungsstütze, – Lagerungsschale für den Kopf (nur für Beach-Chair-Lagerung), – ggf. anatomische Lagerungsmatte oder Achselrolle, Lagerungskissen für den Kopf, Lagerungskissen für die Beine, – Finger-Fänger oder Extensionsgamasche für den Unterarm, – Extensionsgewichte 4–8 kg (maximal 10 kg), – Videokette mit Chipkamera, Kaltlichtquelle und Monitor, – Dokumentationssystem (Printer, Videorekorder, digitales Videosystem), – Spülflüssigkeit, – wasserdichtes Abdeckmaterial mit Klebekanten, – wasserdichte OP-Kittel, – sterile Kameraabdeckung.
Arthroskopische Chirurgie der Schulter
– Motor-Instrumenteneinheit, – OP-Absaugung, – elektrochirurgische Ausrüstung, – Neutral-Klebeelektrode und evtl. elektrolytfreie Spülflüssigkeit für monopolare Chirurgie, – optional Sauger für den OP-Boden.

Für die Rotatorenmanschettennaht sollten entsprechende Nahtinstrumentarien vorliegen sowie bezüglich der Verwendung von Nahtankern geeignete Ahlen, um die Löcher vorzubohren. Auch sollten für die Rekonstruktion des Kapsel-Labrum-Komplexes spezielle Zielinstrumente und Bohrer mit Bohrstoppeinrichtung vorhanden sein. Weiterhin notwendig sind für rekonstruktive Eingriffe die entsprechenden Arbeitskanülen unterschiedlicher Länge und insbesondere ein hierfür geeigneter Obturator, um diese einzubringen. Wichtige Voraussetzung hierfür ist ein Wechselstab als Führung für den mit der Kanüle bestückten Obturator (Tab. 8.2.3: Ausstattung Instrumententisch: Diagnostische Arthroskopie/Arthroskopische Chirurgie).

Tab. 8.2.3: Ausstattung Instrumententisch: diagnostische Arthroskopie/arthroskopische Chirurgie.

Ausstattung Instrumententisch
Diagnostische Arthroskopie
– Hautmarkierungsstift, – 1er-Kanülen, – 11er-Skalpell, – Arthroskop-Kanüle mit stumpfem Obturator, – Arthroskop 4 mm Durchmesser, Blickwinkel 30°, – Katlichtkabel, – Inflow-Schlauch, – Wechselstäbe, – Tasthaken.
Arthroskopische Chirurgie
– Arbeitskanülen mit Diaphragma und kanüliertem Obturator, – Shavermotor mit Synovialisresektor und Abrasionsfräse, – Handinstrumente (Punch, Fasszange), – Elektromesser oder Bipolarelektrode, – Spezial-Instrumente, Nahtanker (RM-Rekonstruktion, SLAP-, *Bankart*-OP).

Als Abdeckung verwendet der Autor wasserdichte Klebetücher mit anhängendem Wassersack, welcher einen Großteil der Flüssigkeit auffängt. Die Desinfektion des OP-Feldes erfolgt von der Schulter einschließlich der Hand. Der Unterarm selbst wird steril in einer Extension gelagert (Abb. 8.2.8). Für eine notwendige temporäre Abduktion (z. B. für die Rotatorenmanschettennaht und speziell die zweite Reihe der Rotatorenmanschettennaht) kann der Arm vom Springer ohne Sterilitätsverlust mobilisiert werden. Eleganter, aber auch mit mehr Anschaffungs- und Verbrauchskosten verbunden, lässt sich der Arm in einem 3-D-Gelenkarm steril lagern und kann dann vom Operateur selbst bewegt und wieder fixiert werden (Abb. 8.2.8).

8.2.6.1 Arthroskopische Zugänge

Zur Anlage der Zugänge hat sich eine Anzeichnung der anatomischen Landmarken bewährt. Dies sollte am besten mit einem sterilen Stift geschehen. Die wichtigen anatomischen Landmarken sind der Processus coracoideus, die Clavicula mit dem AC-Gelenk, das Acromion und die Spina scapulae. Der dorsale Zugang (**1**) stellte den Standardzugang für das Arthroskop dar. Hierbei wird der Soft-Spot dorsal aufgesucht (2 cm medial und 2 cm caudal der hinteren Acromionecke) und danach der Arthroskopieschaft mit dem liegenden stumpfen Trokar in Richtung Processus coracoideus vorgeschoben, bis die dorsale Kapsel perforiert ist.

Als weitere Portale dienen sowohl ein anterior-inferiores Portal (**5**) für Pathologien des Glenohumeralgelenkes als auch ein laterales Portal (**3**) für die operativen Eingriffe des subacromialen Raumes (Abb. 8.2.24). Als zusätzliche Portale fungieren ein dorso-lateraler Zugang für die Optik bei einer Rotatorenmanschettenrekonstruktion (**2**) und ein antero-superiores Portal (**4**). Zusätzlich kann auch ein Neviaser-Zugang (2 cm medial der medialen Acromionbegrenzung) für Pathologien am Bizepssehnenanker angebracht werden. Für den Anfänger hat es sich bewährt, die Position der Zugänge vorher mit einer Kanüle unter arthroskopischer Sicht zu prüfen; dies gilt insbesondere für die ventralen Zugänge zur Labrumrekonstruktion. Bezüglich der Rekonstruktion der coracoclaviculären Bänder bei Schultereckgelenksverletzung benutzt der Autor einen transtendinösen Zugang durch die Supraspinatussehne für die Optik, welcher nach entsprechender Punktion mit einer Kanüle und Einbringen eines Wechselstabes angelegt wird, um in idealer Weise Einblick unter den Processus coracoideus zur Rekonstruktion und Platzierung der Anker zu erhalten. Als Zugang zum Acromioclaviculargelenk dienen ebenfalls über Kanülen ausgelotete Zugänge von ventral und evtl. auch dorsal des AC-Gelenkes.

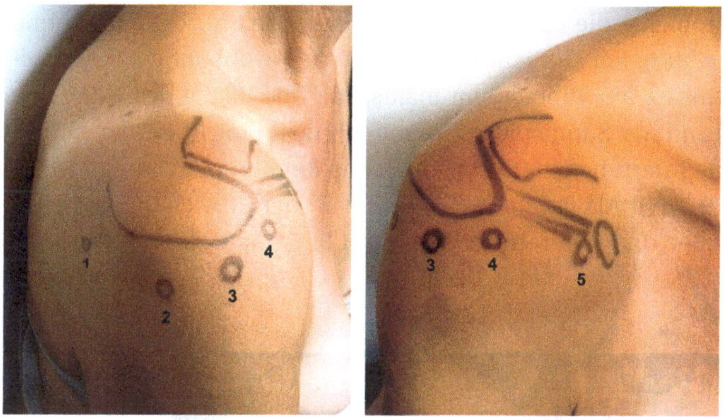

Abb. 8.2.24: Arthroskopische Schulterzugänge, **(1)** dorsales Portal, **(2)** dorso-laterales Portal, **(3)** laterales Portal, **(4)** anterior-superiores Portal, **(5)** anterior-inferiores Portal.

Für die diagnostische Arthroskopie hat sich ein standardisierter Untersuchungsplan bewährt. Zur Beurteilung kommen folgende Strukturen:

Glenohumeral:
- Synovia,
- Knorpel,
- Labrum glenoidale,

- Bizepssehnenanker und Bizepssehne mit Pulleyregion,
  - Gelenkkapsel mit den glenohumeralen Bändern (Entsprechende anatomische Varianten wie ein sublabraler Rezessus, ein sublabrales Foramen oder ein Buford-Komplex sind zu beachten)
- Rotatorenmanschette

Bezüglich des subacromialen Raumes werden folgende Strukturen beurteilt:
- Ligamentum coracoacromiale,
- Bursa,
- Rotatorenmanschette, AC-Gelenk.

Zumindest bei der Beach-chair-Lagerung sollte das Gelenk bei dem standardisierten Untersuchungsgang zur besseren Vorstellung immer horizontal eingestellt werden. Dadurch wird das Glenoid bei dem Blick von dorsal mit dem gegenüberliegenden Humeruskopf senkrecht eingestellt. Über diesem lässt sich die lange Bizepssehne (LBS) als gut erkennbare Leitstruktur erkennen und kann nochmals horizontal eingestellt werden. Die lange Bizepssehne, das Glenoid und der Humeruskopf bilden annähernd ein Dreieck, durch welches in die vordere Gelenkkapsel hineingesehen werden kann. Hier fällt meist ohne Probleme die ebenfalls quer verlaufende Subscapularissehne auf. Nun kann durch Drehung am Kaltlicht-Kabel der Blick sowohl auf die Supraspinatussehne (SSS) mit Ansatz am Tuberculum majus, die Oberfläche des Humeruskopfes (H), den Vorderrand der Supraspinatussehne mit dem Eintritt der langen Bizepssehne in den Sulcus Intertubercularis wie auch das Rotatorenintervall sichtbar gemacht werden (Abb. 8.2.25). Als Rotatorenintervall wird der Bereich der vorderen Gelenkkapsel, der zwischen und Oberrand der Subscapularissehne zu liegen kommt, bezeichnet.

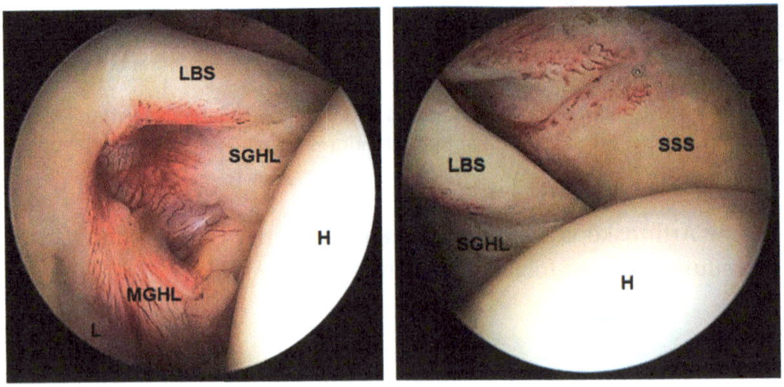

Abb. 8.2.25: Arthroskopische Anatomie glenohumeral **H** Humeruskopf **L** Labrum glenoidale **LBS** lange Bicepssehne **MGHL** mediales glenohumerales Ligament **SGHL** superiores glenohumerales Ligament **SSS** Supraspinatussehne.

Bei Drehung in die andere Richtung können das Glenoid wie auch die Bizepssehnenanker gut dargestellt werden. Die Bizepssehne selbst liegt in einer Schlinge (Pulley-System). Wenn die Optik subtil nach ventral verschoben wird, kann auch hier in den Pulley hineingesehen werden. Bei weiterem Blick nach ventral können das Ligamentum glenohumerale superius (SGLH) sowie das Ligamentum glenohumerale medius (MGHL) dargestellt werden (Abb. 8.2.25). Das Ligamentum glenohumerale inferius ist meist eine Kapselverstärkung mit drei Zügeln zum unteren Pfannenrand. Die glenohumeralen Bänder und das Labrum glenoidale (L) sind sehr unterschiedlich ausgeprägt und zeigen eine Reihe von Normvarianten (siehe oben). In diesem Zusammenhang soll davor gewarnt werden, diese anatomischen Varianten operativ anzugehen und zum Beispiel eine Refixierung eines Buford-Komplexes durchzuführen. Dies führt in den meisten Fällen zu einer erheblichen Einschränkung der Außenrotation. Nicht zuletzt sollte auch ein Blick in den axillären Rezessus geworfen werden.

Grundsätzlich sollte eine Untersuchung mit dem Tasthaken erfolgen.

Zur Diagnostik des Subacromialraumes wird nach Herausziehen des Arthroskopes mit dem stumpfen Trokar und Einbringen desselben in den subacromialen Raum zunächst ein Hin- und Herwischen zur Lösung eventueller Verklebungen empfohlen. Hierdurch lassen sich entsprechende Verwachsungen problemlos lösen und eine gute Übersicht erlangen.

Für operative Eingriffe im subacromialen Raum hat sich das laterale Portal (Abb. 8.2.25) bewährt. In diesem Areal ist besonders die Verwendung von Einmalelektrodenresektoren notwendig, weil hier häufig – je nach Pathologie – ein entzündungsreiches Gewebe vorliegt, welches teilweise zur stärkeren Blutung neigt und entsprechend mit dem Einmalelektrodenresektor adressiert werden kann. Liegt eine Tendinitis calcarea vor, hat es sich bewährt, bereits vor der Arthroskopie des subacromialen Raumes das Kalkdepot durch Nadelpunktion meist der Supraspinatussehne aufzusuchen. Findet sich an der Nadel Kalk, kann hier ein PDS-Faden eingebracht werden, welcher den Kalkherd bei der späteren Bursoskopie gut markiert.

Dieser Beitrag soll die theoretischen Grundlagen der verschiedenen Techniken aufzeigen. Für die manuellen und technischen Fertigkeiten dieser speziellen arthroskopischen Techniken bedarf es einer regelmäßigen Übung, beginnend am besten am Leichenpräparat.

Literatur

[1] http://www.dvse.info

[2] http://www.dvse.info/fortbildung/untersuchungstechniken.html

[3] Itoi E, Hatakeyama Y, Kido T, Sato T, Minagawa H, Wakabayashi I, Kobayashi M. A new method of immobilization after traumatic anterior dislocation of the shoulder: A preliminary study. J Shoulder and Elbow Surg 2003; 12, 413–415.

[4] Kasten P. Arthroskopische Rotatorenmanschettennaht Sinn oder Unsinn? Obere Extremität 2011, 6, 19–23.

[5] Andersen K, Oestergaard-Jensen P, Lauritzen J. Treatment of clavicular fractures. Acta Orthop Scand 1987, 57, 71–74.

[6] Böhme J, Bonk A, Bacher GO, Wilharm A, Hoffmann R, Josten C. Aktuelle Behandlungskonzepte der Klavikulaschaftfraktur – Ergebnisse einer prospektiven Multicenterstudie Z Orthop Unfall 2011; 149(1), 68–76.

[7] Meijden van der OA, Gaskill TR, Millett PJ. Treatment of clavicle fractures: current concepts review. J Shoulder Elbow Surg 2012, 21(3): 423–429.

[8] Jäger M, Breitner S. Therapiebezogene Klassifikation der lateralen Klaviculafraktur. Unfallheilkunde 1984. 87, 467–473.

[9] Tossy JD, Mead NC, Sigmond HM. Acromioclavicular separations: useful and practical classification for treatment. Clinical orthopaedics and related research. 1963, 28, 111–119.

[10] Rockwood CJ. Injuries in the acromioclavicular joint – subluxations and dislocations about the shoulder. In: Rockwood CJ, Green D (Hrsg) Fract. adults. Lippincott, Philadelphia, 1984, 890–910.

Weitere Literatur

Agneskirchner JD, Lafosse L, Lobenhofer P. Arthroskopische Schulterchirurgie. Deutscher Ärzte-Verlag Köln, 2013.

Eisenhart-Rothe v R, Englert C, Greiner S et al. Untersuchungstechniken des Schultergelenks Expertenevaluation auf der Basis einer Literaturanalyse. Obere Extremität 2012, Supplement 1, 3–67.

Habermeyer P, Lichtenberg S, Magosch P. Schulterchirurgie. Elsevier GmbH, Urban & Fischer Verlag München, 2010.

Hedtmann A. Weichteilerkrankungen der Schulter-Subakromialsyndrome Teil 1. Orthopädie und Unfallchirurgie up2date,2009, 4, 85–106.

Hedtmann A. Weichteilerkrankungen der Schulter-Subakromialsyndrome Teil 2. Orthopädie und Unfallchirurgie up2date 2010, 5, 147–170.

Jäger M, Orgon P, Südkamp N. Schulterinstabilität. Teil 1: Therapeutisches Vorgehen. Orthopädie und Unfallchirurgie up2date 2012, 7, 399–415.

Jäger M, Orgon P, Südkamp N. Schulterinstabilität. Teil 2: Posttraumatische Schulterinstabilität. Orthopädie und Unfallchirurgie up2date 2012, 7, 419–431.

Kraus TM, Martetschläger F, Schrödl C et al. Die elastisch stabile intramedulläre Osteosynthese der diaphysären Klavikulafraktur Offene vs. geschlossene Reposition. Unfallchirurg 2013, 116,102–108.

Lichtenberg S, Habermeyer P, Magosch P. Atlas Schulterarthroskopie. Elsevier GmbH, Urban & Fischer Verlag München, 2008.

Reuter S, Martetschläger F, Imhoff AB. Schulterluxation bei Sportlern. Chirurg 2014, 85, 864–871.

Rüter A., Trentz O, Wagner M. Unfallchirurgie. Urban & Fischer München Jena, 2004.

Schliemann B, Breiter S, Theisen C et al. Die laterale Klavikulafraktur – Grundlagen, OP-Indikationen, Versorgungstechniken. Obere Extremität 2014, 9, 222–228.

Seppel G, Lenich A, Imhoff AB. Die laterale Klavikulafraktur. Oper Orthop Traumatol 2014, 26, 254–262.

Südkamp N, Jäger M. Schulter und Schultergürtel – Luxationen. Orthopädie und Unfallchirurgie up2date 2006, 1, 95–124.

Trompetter R, Seekamp A. Klavikulafrakturen. Unfallchirurg 2008, 111, 27–39.

Voigt C, Katthagen C, Lill H. Frakturen des Schultergürtels. Orthopädie und Unfallchirurgie up2date 2009, 4, 321–338.

Christoph Keßler

8.3 Ambulante arthroskopische OP-Verfahren am Kniegelenk

8.3.1 Wann kann ambulant arthroskopiert werden?

Operative Eingriffe an den großen Gelenken setzen eine ausreichende Analgesie und Relaxation voraus. Erst durch die Entwicklung gut steuerbarer und kurz wirksamer Narkotika ergaben sich Möglichkeiten, Eingriffe am Kniegelenk ambulant durchzuführen [1]. Minimal-invasive OP-Techniken konnten sehr schnell entwickelt und verfeinert werden. Seit den 80er Jahren haben ambulante arthroskopische Verfahren viele ältere goldene Standards ersetzen können [2–4].

8.3.1.1 Möglichkeiten und Grenzen der Indikation

Für ambulante arthroskopische Eingriffe gelten dieselben Voraussetzungen wie für alle anderen ambulanten Operationen. Bei der Arthroskopie des Kniegelenkes muss sichergestellt sein, dass der Patient postoperativ ausreichend mit oder ohne Gehhilfen mobilisiert werden kann, damit er im häuslichen Umfeld zurechtkommt.

Der zu erwartende Blutverlust des Eingriffs muss abschätzbar sein. Eingriffe, bei welchen eine Transfusion erforderlich sein könnte, lassen sich kaum verantwortbar ambulant realisieren. Da jedoch die Möglichkeit der Operation in Blutleere oder -sperre gegeben ist, sind prinzipiell auch große Eingriffe der Endoprothetik denkbar.

8.3.1.2 Betriebswirtschaftliche Betrachtung

Von Seiten der gesetzlichen Versicherungen sind bereits für viele arthroskopische Eingriffe Möglichkeiten der Abrechnung geschaffen [5]. In der Praxis lassen sich jedoch nicht alle vorgesehenen Eingriffe kostendeckend ambulant durchführen. Es existieren regionale Unterschiede bezüglich der Sachkostenerstattung von Implantaten oder Laborkosten bei Knorpeltransplantation.

Bei privat versicherten Patienten empfiehlt es sich, vor dem Eingriff einen Kostenvoranschlag zur Verfügung zu stellen, damit der Patient die Kostenübernahme seiner Versicherung einholen kann.

Wenn aufwändigere arthroskopische Eingriffe nicht kostendeckend durchführbar sind, muss die Problematik mit einem stationären Eingriff (z. B. konsiliar- oder belegärztlich) gelöst werden. In diesem Bereich liegt jedoch noch viel medizinisches und volkswirtschaftliches Entwicklungspotenzial.

8.3.2 Perioperatives Management bei arthroskopischen Knie-Eingriffen

8.3.2.1 Diagnostik

Der Erfolg des arthroskopischen Eingriffs hängt wesentlich von der vorab durchgeführten Diagnostik ab.

Durch die Anamnese lassen sich die in Frage kommenden Diagnosen eingrenzen. Es kann zwischen akuter und chronischer Problematik unterschieden werden. Es sollte eruiert werden, ob – eventuell auch vor längerer Zeit – ein Trauma erlitten wurde. Voruntersuchungen und -behandlungen (Operationen, Punktionen etc.) müssen abgefragt werden. Zu klären ist, ob sich Hinweise auf eine lokalisierte Problematik oder eine systemische Erkrankung (Psoriasis, rheumatischer Formenkreis, Arthritis urica ...) finden.

Bei der Untersuchung des Kniegelenkes sollte man sich ein Schema erarbeiten, das regelmäßig abgearbeitet wird. Hierdurch fallen seltene Befunde eher auf.

Obligatorisch sind standardisierte Röntgenaufnahmen des Kniegelenkes in zumindest zwei Ebenen anzufertigen. Die Breite des Gelenkspaltes (= Knorpeldicke) kann beurteilt werden. Eine vermehrte subchondrale Sklerosierung deutet auf Knorpel- oder Meniskusschäden hin. Bei fortgeschrittenen Schäden finden sich osteophytäre Reaktionen. Selten sind Weichteilverkalkungen, Osteolysen oder Knochentumore zu sehen.

Zusätzliche Informationen bietet die Sonographie. Gelenkergüsse (Abb. 8.3.1a) lassen sich hiermit quantifizieren. Bakerzysten (Abb. 8.3.1b) oder Pathologica an den Sehnen sind ebenfalls gut sonographisch abzuklären. Freie Gelenkkörper können – vor allem, wenn sie sich im Recessus suprapatellaris befinden – abgegrenzt werden.

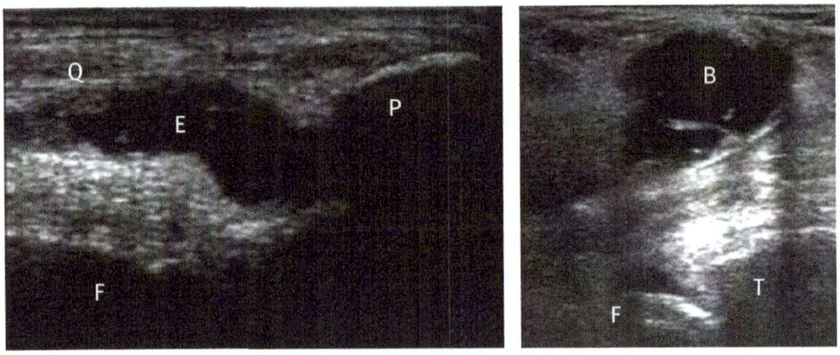

(a) (b)

Abb. 8.3.1: **(a)** Sonographie Erguss suprapatellar. Schallkopf suprapatellar sagittal. P = Patellla, Q = Quadrizeps-Sehne, F = Femur, E = Erguss im Recessus suprapatellaris, **(b)** Sonographie Bakerzyste. Schallkopf sagittal popliteal. B = Bakerzyste mit Septierung, T = Tibiakopf Hinterkante, F = Femurkondylus dorsal.

Da Untersuchungen mittels MRT kostenaufwändig und in manchen Regionen erst nach längerer Wartezeit möglich sind, sollten diese nicht routinemäßig durchgeführt werden. In Zweifelsfällen können sie aber zur Klärung der Problematik beitragen. Die Sensitivität dieser Methode darf jedoch nicht überschätzt werden. Gerade bei der Suche nach freien Gelenkkörpern oder Partialrupturen der Kreuzbänder finden sich immer wieder falsch negative MRT-Befunde. Unabdingbar ist diese Methode, plant man eine Chondrozytentransplantation, ohne vorab eine Arthroskopie durchgeführt zu haben.

Zur Beurteilung der Retropatellar-Problematik bietet sich ein 3-D-CT an. Hierbei können auch exakte Winkelvermessungen durchgeführt werden.

Labortechnische Untersuchungen können bei spezieller Fragestellung hilfreich sein. Hier steht meist ein chronischer Prozess (Hyperuricämie, rheumatische Erkrankung, Infektionen etc.) im Fokus.

8.3.2.2 Vorgespräch

Angst stellt einen wichtigen Faktor beim Auslösen eines verstärkten Schmerzempfindens dar. Die Diagnostik und das Aufklärungsgespräch sollten vom Operateur deshalb persönlich durchgeführt werden.

Er hat hierbei die Möglichkeit, die üblichen Angst-Fragen vorab anzusprechen, bevor der Patient später nachfragen muss. Dies vermittelt das Gefühl der vorausschauenden Sorge des Arztes und gibt dem Patienten Geborgenheit. Die entstehende Vertrauensbasis hat sich als ‚stabiles Analgetikum‘ herausgestellt.

Es ist sinnvoll, die Informationen des Vorgesprächs (Tab. 8.3.1) den Patienten auf einem gesonderten Merkblatt zur Verfügung zu stellen. Die Erfahrung hat gezeigt, dass nur ein Bruchteil der im Aufklärungsgespräch erwähnten Informationen von den Patienten längerfristig in Erinnerung behalten wird.

Gerade wenn es postoperativ zu Stress wegen Schmerz kommt, wird es geschätzt, diese Informationen noch einmal nachlesen zu können. Zusätzlich lässt sich hierdurch die Zahl der nächtlichen Telefonkontakte mit dem Operateur deutlich vermindern.

Tab. 8.3.1: Leitfaden für ein Patientenmerkblatt „Vor der Operation“.

Wichtige Aspekte für das Vorgespräch:
– Welche Seite soll operiert werden? (Markierung!)
– Wo ist was für ein Schmerz zu erwarten?
– Was kann gegen den Schmerz unternommen werden?
– Welche Mobilität kann erwartet werden?
– Wie kann die Mobilität verbessert werden?
– Muss vorsorglich etwas gegen Thrombosen unternommen werden?
– Wie kann der Operateur oder ein kundiger Vertreter 24 Stunden erreicht werden?

8.3.2.3 Präoperativ

Direkt vor Einleitung der Narkose sollte der Patient noch einmal die Gelegenheit erhalten, seinen Operateur zu sprechen. Auch dies stärkt das Vertrauensverhältnis.

Der Patient hat nun die Gewissheit, vom Chirurgen persönlich und nicht von einem Assistenten operiert zu werden.

Das zu behandelnde Problem sollte noch einmal kurz angesprochen werden. Um dem Patienten die Sicherheit zu geben, dass die korrekte Seite operiert wird, sollte noch einmal nach der Lokalisation des Schmerzmaximums gefragt werden. Dieser Punkt wird mit einem wasserfesten Stift markiert.

Hierdurch erhält auch der Operateur die Gewissheit, den richtigen Eingriff an der korrekten Extremität durchzuführen.

Wenn alle Fragen des Patienten beantwortet sind, wird nochmals auf die 24-Stunden-Erreichbarkeit des Operateurs hingewiesen.

Meist kann durch diese Maßnahmen eine deutliche emotionale Entspannung des Patienten erreicht werden.

8.3.2.4 Spezielles Schmerzmanagement

Die postoperative Analgesie beginnt schon vor Einleitung der Narkose. Ein entspannter Patient benötigt weniger Narkotika und postoperativ weniger Analgetika.

Zu Beginn des Eingriffs empfiehlt sich eine präemptive Analgesie. Hierbei wird das Kniegelenk punktiert und mit einer Mischung aus z. B. Ropivacain und Morphin aufgefüllt. In nur wenigen Sekunden werden die synovialen Schmerzrezeptoren blockiert [6].

Intraoperativ sollte möglichst schonend vorgegangen werden. Ist es notwendig, an der sehr schmerzempfindlichen Gelenkkapsel tätig zu werden (z. B. beim Needeling des Innenbandes bei kontraktem Gelenkspalt), so sollte der Patient vor dem Eingriff darüber informiert werden, dass an den betroffenen Stellen später Schmerzen auftreten können. Vorab dargelegte Fakten werden von den Patienten nicht als Problem oder Komplikation bewertet.

Möglichst atraumatisches Vorgehen sowie sorgfältige Blutstillung erlauben es bei nahezu allen arthroskopischen Eingriffen, ohne Drainagen zu arbeiten. Wird am Ende der Operation das Gelenk mit Spüllösung aufgefüllt und somit tamponiert, so kann zusätzlich intraartikulär lokale Analgesie mit Morphin, Ropivacain und Clonidin (Tab 8.3.2) angewandt werden.

Postoperativ im Aufwachraum wird üblicherweise Metamizol und Piritramid ausreichen.

Auch zu Hause müssen ausreichend Analgetika zur Verfügung stehen. Hier hat sich ein Stufenschema bewährt. Neben einem Antiphlogistikum werden Metamizol-Tropfen (bei Bedarf einzunehmen) verordnet. Bei aufwändigeren Eingriffen wie z. B.

bei Kreuzbandersatzplastiken kann zusätzlich Tramadol und als ‚Backup-Analgetikum' Oxicodon angeboten werden. Oxicodon kann tablettenweise (zwei Stück) ausgehändigt und ggf. dann auch wieder zurückgegeben werden.

Tab. 8.3.2: Perioperative Analgesie.

Schmerz-Management perioperativ bei ambulanter Arthroskopie	
Antiphlogistikum präoperativ	1 A Diclofenac
Präemptive Analgesie	5 mg Morphin-HCL, 10 ml Ropivacain-HCL 7 % (z. B. Naropin©) intraartikulär vor Beginn des Eingriffs
Keine Drainage	Sorgfältige Blutstillung, am Ende der OP Tamponade des Gelenkes mit Spüllösung
Lokal-Anästhesie postoperativ	5 mg Morphin-HCL, 0,15 mg (1A) Clonidin (z. B. Catapresan©), 10 ml Ropivacain-HCL (z. B. Naropin©) 7 % intraartikulär zusätzlich zur Spüllösung-Tamponade am Ende der OP
Kompression und Kühlung (im OP beginnend bis ca. 5. Tag postoperativ)	Z. B. Cryo-Cuff-System© (Fa. Aircast)
Analgesie Aufwachphase	Metamizol-Infusion (z. B. Novalgin©), Piritramid (Dipidolor©)
Analgesie zu Hause	Metamizol-Tropfen, Diclofenac, ggf. Oxycodon-Tbl (Oxygesic©)
Frühfunktionelle Mobilisation	Krankengymnastik, Lymphdrainage, CPM-Schiene

8.3.2.5 Postoperativ

Direkt nach Wundverschluss (noch vor Eröffnung der Blutsperre, wenn genutzt) sollte das Gelenk durch einen Verband komprimiert und mit geeigneten Systemen (z. B. Cryo-Cuff®) gekühlt werden.

Der Operateur (oder ein anderer kundiger Kollege) sollte rund um die Uhr telefonisch erreichbar sein. Erfahrungsgemäß nehmen Patienten diesen Service nur selten in Anspruch. Allerdings trägt die Option, den Operateur jederzeit erreichen zu können, enorm zur Zufriedenheit der Patienten bei.

Soweit es der Eingriff zulässt, sollte frühfunktionell mobilisiert werden. Es hat sich bei resektiven Eingriffen bewährt, Belastung – ggf. Vollbelastung – bis zur Schmerzgrenze zu erlauben. Bei unsicheren Patienten sollten zusätzlich Unterarmgehstützen angeboten werden.

Nach rekonstruktiven Eingriffen muss die Belastung individuell geplant werden. Prinzipiell ist aber eine Mobilisierung an Gehstützen zu ermöglichen, sollte der Eingriff unter ambulanten Bedingungen geplant sein.

Der Einsatz von motorgetriebenen Bewegungsschienen (CPM) bis zu vier Wochen postoperativ verhindert arthrofibrotische Verwachsungen und beschleunigt die Resorption von Hämatomen. Hierdurch können die Motivation und Akzeptanz der Patienten zur frühen Mobilisation und Rehabilitation bei größeren Eingriffen wie Bandrekonstruktionen günstig beeinflusst werden.

Orthese sollten immer dann eingesetzt werden, wenn aufgrund des Schadens das Bewegungsausmaß eingeschränkt werden muss oder ein Bandschaden operativ versorgt wurde.

Die Mobilisation und Rehabilitation können durch isometrische Übungen unter häuslicher Kontrolle beschleunigt werden. Es empfiehlt sich, diese Übungen den Patienten am ersten postoperativen Tag zu zeigen. Zusätzlich sollte bei größeren Eingriffen physiotherapeutisch mit Krankengymnastik und Manueller Therapie sowie ggf. mit Lymphdrainage Unterstützung geboten werden. Leider stößt man hier im ambulanten Bereich schnell an die gefürchtete ‚Regress-Grenze'. Wird auf die korrekte Begründung bei Verordnung der Maßnahme geachtet, so können in der Regel Konflikte mit den Kostenträgern vermieden werden (Tab 8.3.2 perioperativ bei ambulanter Arthroskopie).

8.3.3 Eingriffe

8.3.3.1 Meniskusruptur

Bei allen Eingriffen am Meniskus sollte es das Ziel sein, so viel gesundes tragfähiges Gewebe wie möglich zu erhalten.

Die partielle Resektion des Innen- oder Außenmeniskus stellt wohl den derzeit am häufigsten durchgeführten Eingriff der ambulanten Knie-Chirurgie dar. Vor Durchführung der Resektion sollte der Meniskus nicht nur inspiziert, sondern ebenfalls palpiert werden. Um auch das Hinterhorn korrekt beurteilen und ggf. behandeln zu können, muss vor allem der mediale Zugang perfekt positioniert sein. Dies wird am einfachsten erreicht, wenn mit einer langen Kanüle an der geplanten Inzisionsstelle eingestochen wird. Im Gelenk kann dann mit der Kanüle getestet werden, ob alle Zielstrukturen erreichbar sind. Erst danach wird mit der Kanüle als Schiene der mediale Zugang gelegt.

Kann der rupturierte Meniskus nicht refixiert werden, muss das geschädigte Gewebe reseziert werden (Abb. 8.3.2). Dies wird meist mechanisch (Punch, Shaver) oder elektrothermisch (HF-Strom) realisiert [7]. Auf Schonung des benachbarten Knorpels sollte penibel geachtet werden.

Sollte der Gelenkspalt medial zu eng sein, so empfiehlt es sich, die medialen Kapselstrukturen durch ‚Kanülenstichelung' (Needeling) oder Inzision so weit zu schwächen (= mediale Arthrolyse), dass das Gelenk ohne Schädigung des lateralen Kompartiments so weit aufgeklappt werden kann, dass die zu adressierenden Strukturen erreicht werden können [8]. Die geschaffene partielle mediale Instabilität verheilt in der Regel in wenigen Wochen. Die Patienten sollten darüber informiert werden, dass medial deshalb etwas mehr ‚Kapselschmerz' zu erwarten ist (Abb. 8.3.3).

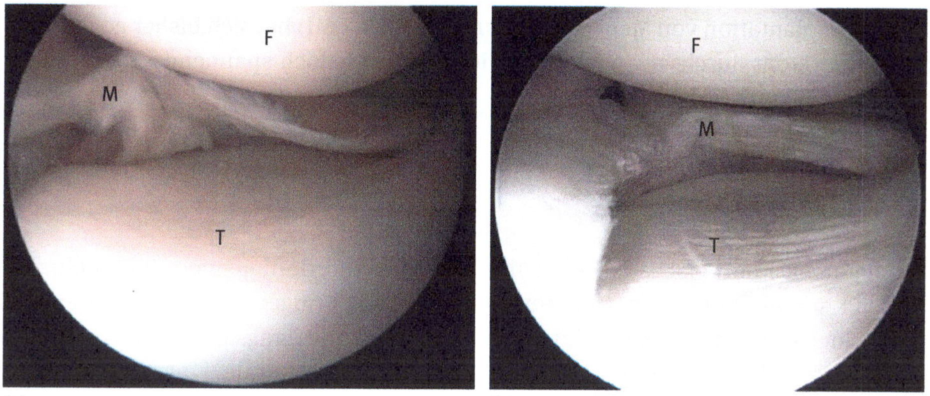

(a) (b)

Abb. 8.3.2: **(a)** Lappenriss Innenmeniskus. Arthroskopie: mediales Kompartiment des Kniegelenkes von ventral gesehen. F = Femurcondylus, M = Meniskus mit Lappenriss, der nach caudal umgeschlagen ist, T = Tibiaplateau, **(b)** Lappenriss Innenmeniskus nach Resektion. Arthroskopie: mediales Kompartiment des Kniegelenkes von ventral gesehen. F = Femurcondylus, M = Meniskus nach Resektion des Lappenrisses, T = Tibiaplateau.

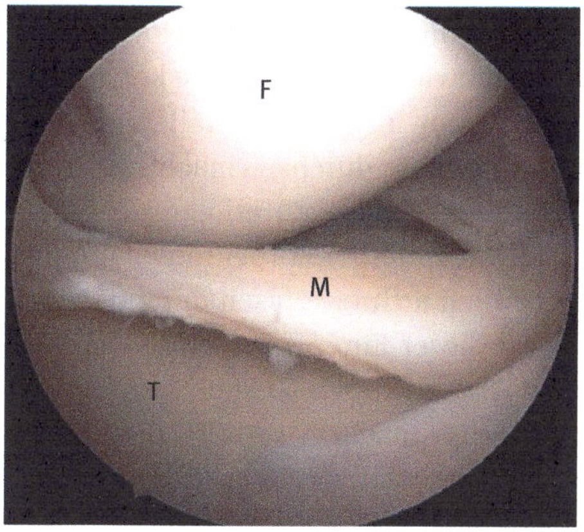

Abb. 8.3.3: Korbhenkelriss Innenmeniskus. Arthroskopie: mediales Kompartiment des Kniegelenkes von ventral gesehen. F = Femurcondylus, M = Meniskus mit Korbhenkelriss (nach zentral eingeschlagen), T = Tibiaplateau.

Frische traumatische Rupturen bieten bei basisnahen (im *roten Bereich* liegenden) Verletzungen oft die Möglichkeit der Refixation. Hier sind jedoch eine sorgfältige Exploration und überdurchschnittliche technische Fähigkeiten gefragt. Verfügt der Operateur nicht über das notwendige Instrumentarium oder die entsprechende Erfahrung, sollte er nicht den Meniskus resezieren, sondern den Eingriff beenden, um die Refixation alio loco zu ermöglichen.

Die Implantation von Meniskusimplantaten (z. B. CMI) hat sich bisher noch nicht auf breiter Front durchsetzen können. Hier könnten jedoch spannende Entwicklungen in der Zukunft auf uns zukommen.

8.3.3.2 Knorpelschaden

Bei kleineren Knorpelschäden kann das Abtragen von flottierenden und subluxierenden Knorpelschollen (Shaving) Ruhe in das Gelenk bringen. Das Fortschreiten der Knorpeldegeneration kann hierdurch aufgehalten oder verlangsamt werden.

Finden sich intraoperativ chondrale oder osteochondrale Fragmente, so ist immer eine Refixation anzustreben. Hierfür stehen verschiedene resorbierbare Materialien zur Verfügung.

Bei kleinen IV°-Schäden (nach Outerbridge) können beachtliche Erfolge durch Mikrofrakturierung und die anschließende Auskleidung des Defektes durch Regenerat-Knorpel erreicht werden. Diese Behandlung bietet sich bei begrenzten Defekten bis 2,5 cm^2 an. Plant man einen solchen Eingriff, so muss sichergestellt sein, dass der Patient die notwendige Entlastung realisieren kann.

Knorpel-Knochen-Plastiken (sog. Mosaikplastiken) erfordern einen hohen technischen Aufwand. Die Belastung der Patienten durch die Entnahme-Pathologie rechtfertigt oft nicht den Aufwand. Zudem ist es häufig schwierig, eine korrekte Kongruenz wiederherzustellen. Ambulant wird dieser Eingriff nur in Ausnahmefällen zur Anwendung kommen, ist jedoch für den versierten Operateur durchaus machbar.

Knorpeldefekte von 2,5 cm^2 bis 10 cm^2 können inzwischen erfolgreich durch autologe Chondrozytentransplantation behandelt werden. Knorpeltransplantationen wären technisch problemlos ambulant und auch arthroskopisch durchführbar. Wegen der komplexen Kostenersatzstrukturen ist dieser Eingriff derzeit jedoch nur unter stationären Bedingungen und als offener Eingriff kostendeckend anzubieten. Hier wären neue Denkansätze bei den Kostenträgern wünschenswert. Bei der aktuell rasanten Entwicklung könnten damit so manche notwendigen Oberflächen-Ersatz-Operationen vermieden werden.

8.3.3.3 Fortgeschrittene Arthrose

Liegt ein chronischer Gelenkschaden mit Gonarthrose vor, so geben die Nativ-Röntgenbilder Auskunft, ob noch funktionstüchtiger Knorpel vorhanden ist. Sollte der Gelenkspalt medial und/oder lateral aufgebraucht sein, machen arthroskopische Eingriffe kaum noch Sinn.

Bei erhaltenem Gelenkspalt ist eine arthroskopische Sanierung oft sinnvoll, da neben häufig anzutreffenden Meniskusrupturen auch freie Gelenkkörper sowie Detritus entfernt werden können. Das Gelenk ist meist medial kontrakt, so dass eine mediale Arthrolyse (s. Meniskus) durchgeführt werden sollte. Alleine diese Druckentlastung führt schon zu deutlicher Schmerzreduktion. Da die Stabilität in der Regel nach sechs Wochen wieder komplett gegeben ist, wird auch die Option zu einem partiellen Oberflächenersatz (Hemiprothese) nicht verbaut.

Bei intaktem lateralem Kompartiment kann postoperativ eine ‚funktionelle Umstellung' durch Außenranderhöhung des Schuhwerks zusätzlich Vorteile bieten. Ein Oberflächenersatz kann durch ein arthroskopisches Gelenkdebridement in der Regel nicht verhindert, oft aber verzögert werden.

8.3.3.4 Freier Gelenkkörper

Freie Gelenkkörper (FGK) werden häufig als Zufallsbefund bei der Arthroskopie bemerkt. Die Sensitivität des MRT ist hier leider begrenzt. Anamnestisch wird über Einklemmungen oder wandernden Schmerz berichtet. In seltenen Fällen ist der FKG suprapatellar tastbar oder sonographisch nachweisbar. Die arthroskopische Entfernung des FGK sowie Sanierung der Ursprungspathologie stellt einen ambulanten Standardeingriff dar, erfordert aber technische Fähigkeiten, alle Kompartimente komplett einsehen zu können (Abb. 8.3.4).

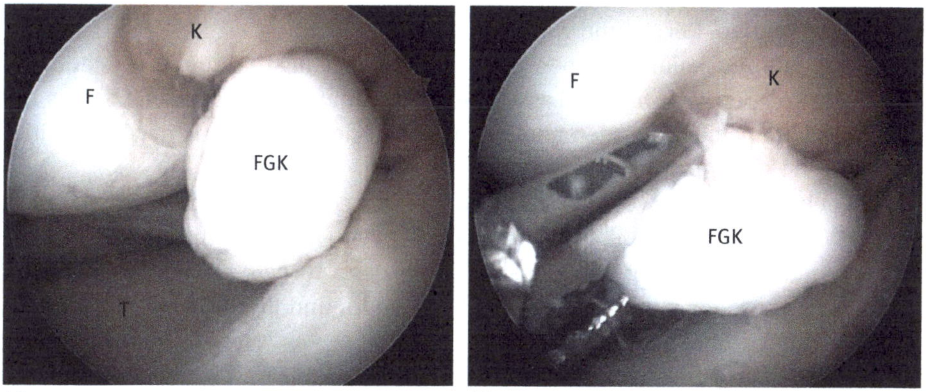

(a) (b)

Abb. 8.3.4: **(a)** Freier Gelenkkörper. Arthroskopie des Kniegelenkes anteroventral mit partiellem Blick in die Notch, **(b)** Freier Gelenkkörper in Fasszange. Arthroskopie des Kniegelenkes anteroventral mit partiellem Blick in die Notch.
F = Femurcondylus, T = Tibiaplateau, FGK = Freier Gelenkkörper, K = Ursprung hinteres Kreuzband femoral.

8.3.3.5 Hämarthros

Findet sich ein Hämarthros, so ist zwingend nach der Blutungsquelle zu suchen. Nach unserer Erfahrung finden sich am häufigsten Rupturen am vorderen Kreuzband, Basisrupturen an den Menisken, osteochondrale Frakturen oder Kapselrupturen (z. B. bei Kollateralband-Rupturen oder bei Rupturen des medialen Retinaculums oder MPFL-Bandes nach Patella-Luxation). Die rupturierten Strukturen sollten, soweit es möglich ist, wiederhergestellt werden. Es ist wenig sinnvoll, eine Kreuzbandersatzplastik hinauszuzögern, nur weil ein Hämarthros vorliegt. Es hat sich gezeigt, dass z. B. das Einwachsverhalten eines refixierten Meniskus deutlich besser ausfällt, wenn „noch blutig" operiert wird. Ist bei einer solchen basisnahen Meniskusruptur auch das vordere Kreuzband rupturiert, sollte dieses gleichzeitig und nicht zweizeitig ersetzt werden. Die Gefahr der arthrofibrotischen Komplikation ist durch die frühfunktionellen Nachbehandlungsmethoden, die uns zur Verfügung stehen, inzwischen minimiert.

8.3.3.6 Ruptur vorderes Kreuzband

Findet sich nach einem Trauma ein Hämarthros, so sollte neben einer Fraktur oder einer basisnahen Meniskusruptur auch an eine Schädigung des vorderen Kreuzbandes gedacht werden. Der Befund wird häufig übersehen.

Durch gute muskuläre Kompensation kann über einige Jahre die entstandene Instabilität kompensiert werden. Lassen der Muskeltonus sowie der Reflexstatus im Laufe der Jahre nach, so werden alle Patienten mit der Problematik der Instabilität des passiven Halteapparates konfrontiert werden [9].

Liegt eine Ruptur des vorderen Kreuzbandes vor, so kann mit an Sicherheit grenzender Wahrscheinlichkeit davon ausgegangen werden, dass ohne Stabilisierung eine sekundäre Schädigung der Menisken sowie des Knorpels zu erwarten ist. Dies gilt auch und besonders bei Verletzungen bei Kindern und Jugendlichen (d. h. wenn die Wachstumsfugen noch offen sind) [10].

Leitsymptome für eine vordere Instabilität sind die subjektive Instabilität („giving way") sowie infrapatellarer Schmerz (mechanische Überlastung durch wiederholte anteriore Subluxation).

Gerade wenn das Trauma lange zurückliegt oder wenn z. B. bei Sportlern ein hoher Muskeltonus besteht, kann der Lachmanntest oft falsch negativ sein. In diesem Fall kann ein ‚Wackel-Lachmanntest' (Abb. 8.3.5) sinnvoll sein: Der Patient liegt mit angestelltem Bein auf dem Rücken. Der Fuß wird mit dem Fuß des Untersuchers auf der Liege fixiert. Der Lachmann-Test wird wiederholt bilateral (wechselseitige vordere oder hintere Schublade) ausgelöst. Hierdurch kann der Muskeltonus überspielt und eine ggf. vorliegende Schublade ausgelöst werden.

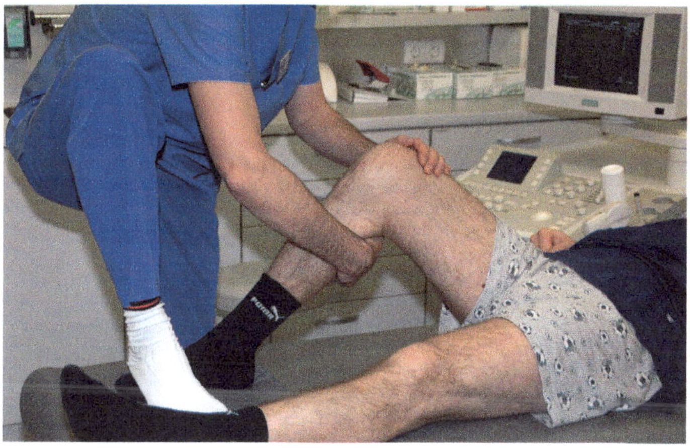

Abb. 8.3.5: Wackel-Lachmanntest. Unter Fixation des Fußes kann das Knie kurzzeitig hintereinander in die vordere und hintere Schublade (Wackelbewegung) gebracht werden. Hierdurch kann eine musukuläre Kompensation der Instabilität überwunden werden.

Konservative Maßnahmen (Muskelaufbau, Reflextraining etc.) können die Instabilität nur partiell kompensieren.

Mittel der Wahl (auch und gerade bei Kindern und Jugendlichen) ist die Stabilisierung des Gelenkes durch Refixation (bei knöchernem Ausriss sowie bei Teilrupturen des vorderen Kreuzbandes) oder durch einen Ersatz des vorderen Kreuzbandes mittels einer Sehne [11].

Abwarten bedeutet, Folgeschäden bewusst in Kauf zu nehmen.

Die Transplantate sollten bei der Erstoperation ipsilateral entnommen werden. Hierdurch wird gerade bei ambulantem Vorgehen die postoperative Mobilisation erleichtert. Zur Verfügung stehen die Semitendinosus-Sehne, die Gracilis-Sehne, das mittlere Drittel der Patella-Sehne sowie die Quadrizeps-Sehne (Abb. 8.3.6) [12].

Die Stabilisierung wird meist gelenknah, z. B. durch Interferenzschrauben (inzwischen meist resorbierbare Implantate), oder bei speziellen Problemen (offene Wachstumsfugen) gelenkfern (Endo-Button, Suture-Disk) durchgeführt. Bei osteoporotischem Knochen bietet sich eine Kombination beider Verfahren als Hybrid-Fixation an.

Der Operateur sollte über gute Kenntnisse der Anatomie und Bewegungsphysiologie des Kniegelenkes verfügen. Werden die Insertionspunkte im Gelenk nicht korrekt getroffen, so sind sekundäre Knorpelprobleme (Hyperkompression des Knorpels im Sinne eines ‚Nussknacker-Phänomens‘) zu erwarten.

Begleitschäden (z. B. Meniskus- oder Knorpelschäden) sind immer abzuklären und zu sanieren. Gerade basisnahe Meniskusrisse heilen erfahrungsgemäß nach Refixation gut ein, wenn sie im Rahmen einer Kreuzbandersatzplastik durchgeführt werden.

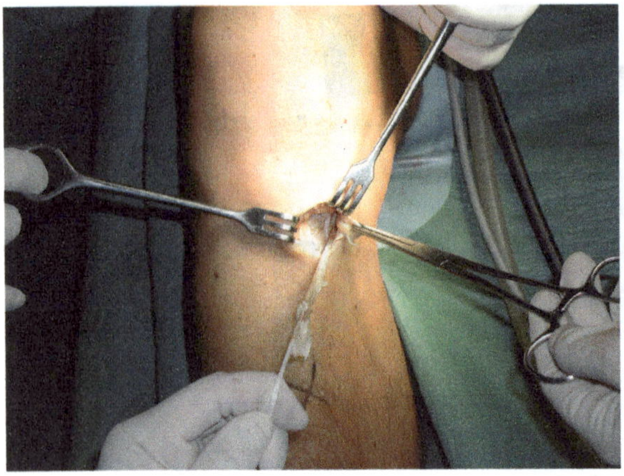

(a)

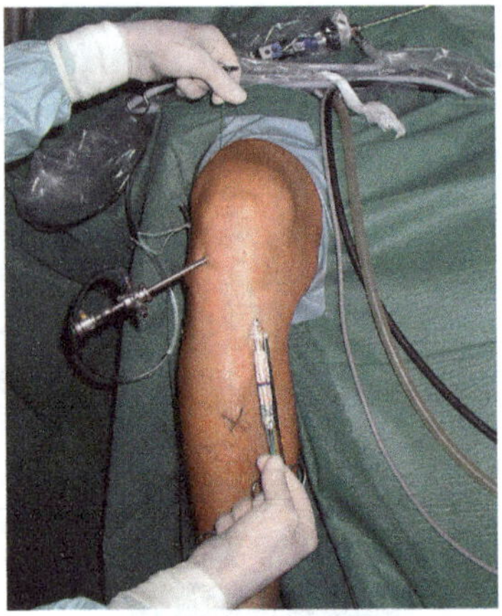

(b)

Abb. 8.3.6: **(a)** Kreuzbandersatzplastik Entnahme Semitendinosus-Sehne, **(b)** Kreuzbandersatzplastik Einzug Semitendinosus-Sehne.

Die Nachbehandlung sollte nach Vorgaben des Operateurs erfolgen. Er ist am besten über die Gelenkverhältnisse informiert. Eine frühfunktionelle Mobilisierung sollte gerade im ambulanten Bereich angestrebt werden [13]. Die Rehabilitation wird je nach zu erwartender beruflicher Belastung vier bis zwölf Wochen in Anspruch nehmen.

8.3.3.7 Ruptur hinteres Kreuzband

Verletzungen des hinteren Kreuzbandes (LCP) werden oftmals übersehen oder missgedeutet. Häufigste Ursache stellt das prätibiale Anpralltrauma (*dashboard injury*) dar. Wenn posttraumatisch popliteal oder posterolateral ein Hämatom auftritt, sollte das LCP kontrolliert werden. Bei Schädigung des hinteren Kreuzbandes kann regelmäßig ein positives Lachmannzeichen ausgelöst werden. Es gilt jedoch zu differenzieren, ob eine vordere oder hintere Instabilität vorliegt. Nicht wenige Patienten erhielten eine Ersatzplastik des vorderen Kreuzbandes, obwohl eine hintere Instabilität vorlag.

In der Anamnese findet sich regelmäßig ein erhebliches Trauma, bei dem oft knöcherne Verletzungen im Vordergrund stehen. Deshalb werden Bandschäden häufig primär nicht korrekt diagnostiziert. Die Patienten klagen bei länger bestehender Instabilität über retropatellaren Schmerz und bieten alle Zeichen der Retropatellararthrose.

Ein eindeutiges Zeichen einer hinteren Instabilität ist eine Konvexizität (Recurve) der Linie von der Patellaspitze über die Tuberositas tibiae bis zur Vorderkante der Tibia (Abb. 8.3.7). Im Seitvergleich kann dies gut dargestellt werden. Ist man sich nicht sicher, so kann die Recurve durch Anheben des Gesäßes bei aufgestelltem Bein verstärkt werden.

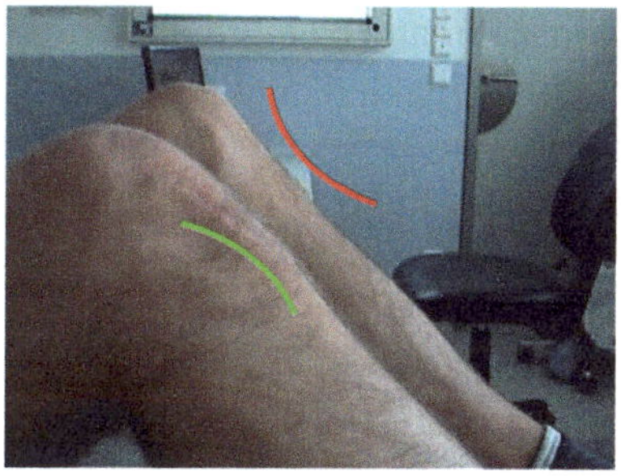

Abb. 8.3.7: Ruptur LCP Recurve im Vergleich. Vorne (rechtes Bein): Z. n. Ersatzplastik des vorderen Kreuzbandes. Korrekte convexe Kontur. Hinten (linkes Bein): Hintere Instabilität bei Ruptur des hinteren Kreuzbandes: Concave Kontur.

Das Nativ-Röntgen zeigt bisweilen knöcherne Ausrisse tibial dorsal. Im MRT findet sich bei einem frischen Trauma ein Hämatom popliteal, oft eine partielle oder eher selten eine komplette Durchtrennung der Kontinuität des Bandes. Da im Gegensatz zum vorderen Kreuzband eine relativ gute Weichteildeckung der Umgebung des hinteren Kreuzbandes besteht, können Rupturen maskiert sein. Liegt das Trauma länger zurück, so kann die regelmäßig eintretende Narbenbildung stabile Verhältnisse vortäuschen.

Nur durch Stressaufnahmen (vordere und hintere Schublade im Seitvergleich) kann apparativ die Instabilität diagnostiziert und quantifiziert werden.

Durch die Dominanz der Beuger wird das Knie aus der Neutralstellung in eine hintere Schublade gezogen. Hierdurch wird eine Hyperkompression der Patella verursacht, die häufig falsch gedeutet und behandelt wird.

Primär sollte die Gelenkkapsel durch konservative Maßnahmen dorsal aufgedehnt werden, so dass das Kniegelenk wieder in Neutralstellung gelangt. Dies gelingt am besten durch redressierende Orthesen und Schienen, die das Knie in die vordere Schublade drängen.

Wenn das Knie dann in Neutralstellung steht und die vorliegenden Narben nicht ausreichend Stabilität bieten, sollte ein Ersatz des hinteren Kreuzbandes durchgeführt werden.

Da die Indikation für diesen Eingriff relativ selten vorliegt, sollte er an Zentren mit ausreichender Erfahrung durchgeführt werden. Wie der Ersatz des vorderen Kreuzbandes kann auch dieser Eingriff bei entsprechender Compliance ambulant durchgeführt werden. Als Transplantat muss neben der Semitendinosus-Sehne auch die Gracilis-Sehne eingesetzt werden. Der längere intraartikuläre Verlauf erfordert die Verwendung dieser zwei Sehnen. Für den Eingriff ist ein spezielles Ziel-Instrumentarium erforderlich, um die poplitealen Gefäße und Nerven beim Bohrvorgang zu schonen. Der Operateur muss neben den anterioren Standardzugängen auch über Erfahrungen mit posterioren Zugängen verfügen, um den Eingriff sicher durchführen zu können.

Die Nachbehandlung kann und soll – wie bei allen ambulanten Eingriffen – frühfunktionell erfolgen. Gerade bei diesem Eingriff ist eine perfekte Koordination zwischen Operateur und Physiotherapeut erforderlich. Die meist bekannten Behandlungsschemata, die für die Nachbehandlung nach vorderer Kreuzbandersatzplastik angewandt werden, sind hier komplett kontraindiziert.

Die Rehabilitation bei hinterer Kreuzbandersatzplastik dauert mit mindestens drei Monaten etwa doppelt so lange wie beim vorderen Kreuzband.

8.3.3.8 Ruptur der Kollateralbänder

Kommt es zu einer isolierten Ruptur des Innenbandes, so passiert dies meist am femoralen Ursprung. Klinisch findet sich neben der medialen Instabilität (in leichter Beugestellung zu testen!) ein isolierter Druckschmerz, manchmal mit Hämatom, am medialen Femurkondylus etwas proximal des Gelenkspaltes (→ DD Meniskusschaden).

Liegen keine Begleitverletzungen (Meniskus, Kreuzband, Knorpelschaden) vor, so genügt meist die konservative Behandlung.

Ist aufgrund von Kombinationsverletzungen eine operative Behandlung indiziert, so kann das prinzipiell gute Heilungspotenzial des Innenbandes durch additive Maßnahmen wie Shrinking verbessert werden.

Eine primäre Naht oder ein plastischer Ersatz stellen nur Ausnahmeindikationen dar.

Isolierte Rupturen des Außenbandes sind lediglich selten zu sehen. Bis das Gegenteil bewiesen ist, sollte nach Schäden am hinteren Kreuzband sowie an den Menisken gesucht werden (siehe dort). Eine primäre Naht kommt nur selten in Frage. Meist ist eine posterolaterale Stabilisierung unter Nutzung der Semitendinosus-Sehne und Fixation mit Interferenzschrauben indiziert. Liegt auch ein stabilisierungspflichtiger Schaden am hinteren Kreuzband vor, so wird man neben der ipsilateralen ebenfalls die kontralaterale Semitendinosus-Sehne sowie die Gracilis-Sehne benötigen. Eine alleinige Stabilisierung des Außenbandes würde bei weiterbestehender posteriorer Schublade keine sinnvolle Funktionsverbesserung ergeben.

Auch derartig komplexe Eingriffe sind ambulant durchführbar, da meist junge mobile und motivierte Patienten betroffen sind. Dieser Eingriff sollte jedoch einem erfahrenen Operateur vorbehalten bleiben.

8.3.3.9 Osteochondrosis dissecans

Bei unzspezifischen, belastungsabhängigen Schmerzen sollte an eine Osteochondrosis dissecans (OD) gedacht werden. Im fortgeschrittenen Stadium ist die Nativ-Röntgenaufnahme beweisend. Bei ungeklärtem Schmerz sollte jedoch eine MRT angefertigt werden, da hier auch Frühstadien nachgewiesen werden können.

Die am häufigsten anzutreffende Lokalisation einer Osteochondrosis dissecans am Knie findet sich an der medialen Schulter des Femurcondylus. Dieser Bereich ist arthroskopisch gut zugänglich und kann sowohl anterograd als auch unter Durchleuchtung retrograd angebohrt werden, um eine Revaskularisierung zu induzieren. Vor der Operation muss mit dem Patienten das Nachbehandlungsmanagement mit entsprechendem Entlastungsintervall und ggf. partieller Immobilisierung (z. B. durch eine Orthese) besprochen werden.

8.3.3.10 Osteochondrales Fragment

Osteochondrale Fragmente können arthroskopisch gestützt refixiert werden. Es ist bei frischen Traumen mit größeren Blutungen intraartikulär zu rechnen. Dennoch sollte der Druck der Spülflüssigkeit nicht zu sehr erhöht werden, um eine Embolisierung zu vermeiden. Hier empfiehlt sich auf jeden Fall die Nutzung einer Oberschenkel-Blutsperre oder -leere.

8.3.3.11 Empyem

Das Empyem des Kniegelenks (und der Verdacht auf ein Empyem) stellen einen absoluten Notfall dar! Eine sofortige arthroskopische Reinigung des Gelenkes ist durchzuführen. Je nach Stadium der Entzündungsreaktion ist eine Synovektomie indiziert. Es ist Material für die bakteriologische Untersuchung (Abstrich) zu gewinnen. Eine antibiotische Behandlung ist notwendig. Zunächst wird man mit geeigneten Breitband-Präparaten arbeiten, bis ein Antibiogramm vorliegt.

Soweit die Behandlung entsprechend den AWMF-Leitlinien [14] realisiert werden kann, ist bei leichteren Verläufen und bei entsprechender Erfahrung des Operateurs auch ein ambulantes Vorgehen denkbar. Es sei jedoch auf die Brisanz der Fehleinschätzung hingewiesen. Kompromisse dürfen bei der Behandlung des Empyems nicht eingegangen werden.

8.3.3.12 Bakerzyste

Wenn sich aufgrund chronischer Ergüsse bei intraartikulärer Pathologie eine Bakerzyste entwickelt, so sollte zunächst die Primärpathologie (z. B. Meniskusruptur, Chondromalazie, freier Gelenkkörper, Instabilität) arthroskopisch behandelt werden. Wird die Position der Zyste präoperativ sonographisch markiert, so kann die Zyste intraoperativ vom Gelenk aus gefenstert werden. Meist ist damit das popiteale Kompressionsproblem gelöst und eine offene Exzision der Zyste kann vermieden werden.

8.3.3.13 Traumatische Patellaluxation

Die Erst-Luxation der Patella stellt für den Patienten ein dramatisches Geschehen dar. Häufig kommt es zur spontanen Reposition. Da die Luxation regelhaft nach lateral abläuft, ist von einer Schädigung des medialen Retinaculums oder des medialen patellofemoralen Ligaments (MPFL) auszugehen.

Meist finden sich ein Hämarthros sowie eine mediopatellare Dolenz (Lateralisationstest). Bei länger zurückliegendem Trauma ist die Patella nach lateral subluxierbar. Im Seitvergleich lässt sich eine Ruptur des MPFL oft schon durch Tasten diagnostizieren. Bei frischem Trauma wird dieser Test nicht toleriert.

Differentialdiagnostisch sollte auch an eine Schädigung des vorderen Kreuzbandes gedacht werden. Das Traumaerlebnis wird vom Patienten oft ähnlich geschildert und fehlinterpretiert.

Kommt es zu osteochondralen Abscherungen durch die Luxation, ist dies im Nativ-Röntgen nachweisbar. In der MRT kann die Ruptur des Retinaculums oder des MPFL nachgewiesen werden. Hier können auch rein chondrale Fragmente (meist von der medialen Patella-Kante) festgestellt werden.

Das mediale Retinaculum kann arthroskopisch nach Anfrischung (z. B. mit einem Shaver) durch Naht rekonstruiert und gerafft werden. Ist das MPFL ebenfalls rupturiert, dann sollte hier eine Rekonstruktion (z. B. Semitendinosus-Sehne, Fixation mit Interferenz-Schrauben) erfolgen. CAVE: Wird nicht korrekt rekonstruiert, so wird ein mediales Hyperkompressionssyndrom hervorgerufen.

Es hat sich inzwischen gezeigt, dass ein lateral Release keine zusätzlichen Vorteile bringt. Somit kann die Traumatisierung des Eingriffs eingeschränkt werden.

Je früher stabilisiert wird, desto besser ist die Prognose. Die Nachbehandlung sollte frühfunktionell unter Schutz einer Orthese mit partieller Einschränkung der Beweglichkeit erfolgen. Physiotherapeutisch kann die Mobilisation beschleunigt werden. Eine Rehabilitation von vier bis sechs Wochen ist oft schon ausreichend.

8.3.3.14 Plica-Syndrom/Synoviales Impingement

Wird anteromedial und parapatellar medial über Schmerz geklagt, so ist an eine pathologische Hypertrophie der Plica mediopatellaris zu denken. Mediale Meniskusschäden müssen spätestens arthroskopisch ausgeschlossen werden. Intraoperativ findet sich eine verdickte oder synovitisch veränderte Plica, die zu Impingement patello-femoral führen kann. Das Impingement kann arthroskopisch primär nachgewiesen werden. Im Zweifelsfall kann die Spülflüssigkeit abgelassen werden, um zu sehen, wie sich die Plica legt. Wird die Pathologie von der hyptertrophen Plica verursacht, finden sich regelmäßig Knorpelschäden an den Impingement-Punkten retropatellar medial und an korrespondierender Stelle im femoralen Gleitlager.

Arthroskopisch kann inzidiert oder komplett reseziert werden. Die Resektion ist zwar aufwändiger und erfordert eine gewissenhafte Blutstillung, stellt aber sicher, dass nicht durch verbliebenes Gewebe eine ‚Rezidiv-Problematik' auftritt.

8.3.3.15 Patella-Fraktur

Liegt eine Querfraktur der Patella vor, so wird ein offenes Verfahren zur Rekonstruktion (z. B. Zuggurtung) zur Anwendung kommen. Finden sich nach Patella-Luxationen osteochondrale Abscherungen, so können diese arthroskopisch refixiert werden. Je nach Position des Defektes ist dann postoperativ die Beugung für einige Wochen zu reduzieren. Da von derartigen Verletzungen meist jüngere Patienten betroffen sind, kann die Behandlung gut unter ambulanten Umständen durchgeführt werden.

Literatur

[1] Hempfling H (1995). Farbatlas der Arthroskopie großer Gelenke, 2. Auflage Fischer Stuttgart.

[2] Strobel M, Eichorn J, Schießler W (1989). Arthroskopische Untersuchung des Kniegelenkes, Deutscher Ärzteverlag Köln.

[3] Strobel MJ, Stedtfeld HW, Eichhorn HJ (1995). Diagnostik des Kniegelnenkes. 3. Auflage, Springer, Berlin Heidelberg New York.

[4] Strobel Michael J., Zantop Thore (2014). Arthroskopische Chirurgie. 2. Auflage. Springer Verlag Berlin Heidelberg New York.

[5] DIMDI (2015). Operations- und Prozedurenschlüssel http://www.awmf.org/leitlinien/detail/ll/003-001.html

[6] Alagol A. (2005). Intraarticular analgesia after arthroscopic knee surgery: comparison of neostigmine, clonidine, tenoxicam, morphine & bupivacain. Knee Surgery, Sports Traumatology, Artroscopy 13(8): 658–663.

[7] Eichhorn J, Kolditz D, Krämer J (1985). Vorteile der Hochfrequenzchirurgie bei der Meniskektomie. In: Hofer H Fortschritte in der Arthroskopie Enke Stuttgart 43–49.

[8] Agneskirchner JD, Bernard M, Lobenhofer P (2005): Verbesserte Übersicht bei artrhoskopischen Eingriffen am Innenmeniskushinterhorn durch perkutanes Needling des Innenbandes. Arthroskkopie 18: 69–70.

[9] Eriksson E. (2007). Partial ACL injuries. Knee Surg Sports Traumatol. Arthrosc 15: 1065.

[10] Gebhard F, Ellermann A, Hoffmann F, Jaeger JH, Friederich NF (2006). Multicenter-study of operative treatment of intraligamentous tears of the anterior cruciate ligament in children and andolescents: comparison of four different techniques. Knee Surg Sports Traumatol Arthrosc 14; 797–803.

[11] Attmanspacher W, Dittrich V, Stedtfeld HW(2003): Results on treatment of anterior cruciate ligament rupture of immature and adolescents. Unfallchirurg 106: 136–143.

[12] Fu FH, Bennet CH, MA B, Menetrey J, Lattermann C (2000). Current trends in anterior cruciatet ligament reconstruction. Part II: Operative procedures and clinical correlations. Am J Sports Med 28: 124–130.

[13] Eichhorn J, Hoffmann H. (2008). Nachbehandlungsstrategien nach Rekonstruktion des vorderen Kreuzbandes. SFA Arthroskopie Aktuell Nr. 21.
[14] AWMF (2015): Leitlinie Bakterielle Gelenkinfektion http://www.awmf.org/leitlinien/detail/ll/012-010.html

Piet Koeppen

Kapitel 9 Spezielle ambulante Kinderchirurgie

9.1 Allgemeine Besonderheiten des Kinderalters

Schon seit vielen Jahrzehnten werden Operationen bei Kindern ambulant durchgeführt. Als Hecker zunehmend das Konzept vertrat, Kinder ambulant zu operieren, formierte sich auch nicht unerheblicher Widerstand gegen diese Konzept. Die Entscheidung, eine Operation ambulant durchzuführen, hängt nicht nur von dem überschaubaren Umfang der Operation ab, sondern auch von der Bereitschaft der Eltern (oder anderer Pflegepersonen), die postoperative Betreuung zu übernehmen. Die Entscheidung, ob ein Eingriff bei einem Kind ambulant durchgeführt werden kann, hängt von mehreren Faktoren ab:

1. Chirurgische Erkrankung und Operation (Standardoperation, keine Komplikationen zu erwarten, Expertise des Operateurs).
2. Bereitschaft des familiären Umfeldes, die postoperative Betreuung zu übernehmen.
3. Allgemeiner Gesundheitszustand und Alter des Kindes.
4. Kindgerechtes Umfeld im Operationssaal und Aufwachraum, welches die Anwesenheit mindestens eines Elternteils ermöglicht.

Ambulant werden vor allem Eingriffe an der Körperwand, an den Extremitäten und an der Haut durchgeführt. Intrathorakale, intrakranielle und die meisten intraabdominellen Eingriffe sind für ein ambulantes Vorgehen nicht geeignet.

Für die Eltern bedeutet „ambulante Operation", dass sie den Transport vom Operationszentrum/Krankenhaus nach Hause, die Überwachung des operierten Kindes, die Gabe von Schmerzmitteln und das Erkennen von Komplikationen, welche eventuell einer neuerlichen Intervention bedürfen, übernehmen. Eltern sind es gewohnt, sich um ihre Kinder zu kümmern, weshalb gerade bei Kindern ein hoher Anteil der Operationen ambulant durchgeführt wird. Dies entspricht in den meisten Fällen dem Wunsch der Eltern. Diese müssen zuvor sowohl über die Operation als auch über die postoperative Betreuung informiert sein, um selbst die Zuversicht entwickeln zu können, diese zu übernehmen. In den meisten Fällen handelt es sich daher um geplante Operationen. Fast ausnahmslos werden operative Eingriffe bei Kindern in Allgemeinanästhesie durchgeführt, erst im Jugendalter kann auch ein Eingriff in Lokalanästhesie erwogen werden. Nichtsdestotrotz ist es sinnvoll, ein regionales Anästhesieverfahren (Leitungsblock, lokale Wundinfiltration o. a.) zusätzlich einzusetzen, um sowohl eine „flachere Narkose" als auch ein weitgehend schmerzfreies Aufwachen des Kindes zu ermöglichen.

Die Einschätzung des Gesundheitszustandes obliegt dem operierenden Chirurgen und dem Anästhesisten. Es kann und sollte in zweifelhaften Fällen immer auch der behandelnde Kinderarzt zu Rate gezogen werden. Gegen eine ambulante Operation sprechen bekannte kardiale, renale und neurologische Erkrankungen, Systemerkrankungen, Infektionen, Fieber und Gerinnungsstörungen sowie Probleme im sozialen und familiären Umfeld.

Bei der Altersgrenze gibt es keine einheitlichen Kriterien, jedoch sind die jeweiligen Empfehlungen der kinderchirurgischen und anästhesiologischen Fachgesellschaften hier wegweisend. Eine ambulante Operation ist im Allgemeinen beim gesunden Kind ab einem Alter von zwölf Monaten (stellenweise auch ab sechs Monaten) möglich. Vorerkrankungen, insbesondere chronische Erkrankungen, können eine stationäre postoperative Überwachung sinnvoll erscheinen lassen. Ehemalige Frühgeborene werden in der Regel erst ab einem korrigierten Alter von zwölf Monaten ambulant operiert, da bei ihnen vor allem in den ersten Lebensmonaten eine erhöhte Inzidenz postoperativer Apnoen bekannt ist. Auch wenn es einzelne Veröffentlichungen gibt, die ambulante Operationen bei ansonsten gesunden Kindern ab einem Alter von 50 Wochen nach Konzeption für möglich halten, so hat sich diese Einstellung bisher in Deutschland nicht durchgesetzt [1].

In vielen Fällen werden bei Kindern die Nachbehandlung und die Wundkontrollen vom Kinderarzt durchgeführt. Dieser muss wie auch die Eltern vom Chirurgen entsprechend informiert werden, insbesondere sollten Hinweise auf mögliche Komplikationen und deren rechtzeitige Erkennung erfolgen. Nichtsdestotrotz muss der Operateur vor allem am Operationstag und auch im weiteren Verlauf für die Eltern auch direkt erreichbar sein.

9.2 Ambulante Eingriffe im Kindesalter

9.2.1 Leistenhernie

Definition: Die Leistenhernie ist eine Lücke der Bauchwand in der Leistenregion, durch die Eingeweide (Darm, Omentum, Ovar) austreten und dann in der Leiste bzw. bis in das Skrotum bei Jungen und bis in die große Schamlippe bei Mädchen sicht- und tastbar sein können. Die Bruchpforte entspricht bei Kindern in fast allen Fällen dem persistierenden Prozessus vaginalis, der sich nicht verschlossen hat bzw. nicht obliteriert ist. Der Prozessus vaginalis bzw. der Bruchsack verläuft im Leistenkanal entlang dem Samenstrang bei Jungen und entlang dem Ligamentum rotundum (Halteband des Uterus) bei Mädchen. Von dieser angeborenen (= indirekten) Leistenhernie unterscheiden wir die erworbene (= direkte) Leistenhernie, bei der der Bruchsack medial der epigastrischen Gefäße direkt durch die Bauchwand in den äußeren Leistenring verläuft. Diese kommt bei Kindern wie auch die Schenkelhernie nur selten vor [2].

Leistenhernien und Hydrozelen können ein- oder beidseits und kombiniert auftreten.

Klinik: Beim Pressen, Schreien und Husten, aber auch spontan, findet sich eine Schwellung in der Leiste bzw. am äußeren Leistenring. Meist wird die Schwellung von der Mutter bzw. von den Eltern beim Wickeln, nach dem Baden oder Duschen oder zuweilen auch bei Schmerzangabe zufällig entdeckt. Trinkschwäche, Erbrechen, Unruhe können Hinweise bei Kleinkindern und Säuglingen auf das Vorliegen einer Leistenhernie sein. Häufig verschwindet der Bruchsackinhalt bei Entspannung oder im Liegen wieder spontan und ist dann bei der Untersuchung nicht mehr nachweisbar. Bei der Untersuchung lässt sich beim stehenden Kind zuweilen der Prolaps des Bruchsackinhaltes provozieren, weshalb beim älteren Kind immer eine Untersuchung im Stehen und im Liegen erfolgen sollte. Möglicherweise lassen sich beim reponierten Bruchsackinhalt die Bruchsackhüllen als eine gleitende Schicht im Leistenkanal tasten (sogenanntes „silk-glove-sign"), ein palpatorisch weiter Leistenring stellt klinisch ein eher unsicheres Zeichen dar. Bei jedem Verdacht einer Leistenhernie ist die Lagekontrolle der Hoden erforderlich, da der nicht obliterierte Bruchsack auch die weitere Deszension des Hodens in das Skrotum aufhalten (siehe Hodenhochstand) und eine Schwellung in der Leiste ebenso der dort befindliche Hoden sein kann.

Diagnostik und Differentialdiagnose: Jede Schwellung in der Leiste kann einem gefüllten Bruchsack und somit einer Leistenhernie entsprechen. Im Bruchsack kann sich statt des Darmes bei Mädchen auch das Ovar finden, ebenfalls kann der Bruchsack mit Flüssigkeit gefüllt und gekammert sein (siehe auch Hydrozele funiculi oder testis), eine Hydrozele ist meist nicht reponibel. Bei der Leistenhernie ist der Bruchsackinhalt in der Regel reponibel, bei eingeklemmten Leistenbrüchen findet sich eine druckschmerzhafte, nicht reponible Schwellung in der Leiste. Druckschmerzhafte, nicht reponible Schwellungen in der Leiste können auch vergrößerte oder infizierte Lymphknoten sein, bei nicht im Skrotum abgrenzbarem Hoden ist ein Hodenhochstand oder eine Hodentorsion mit sekundärem Hodenhochstand zu erwägen. Neben den anamnestischen Angaben (intermittierend auftretende Schwellung in der Leiste, Hodenlage, Infektion) und dem klinischen Befund kann die sonographische Untersuchung der Leiste die Differentialdiagnose klären: echoarme Zyste (Hydrozele bei Jungen, Nuck'sche Zyste bei Mädchen), Darmwand (Leistenhernie), Lymphknoten, Hoden [3].

In vielen Fällen weisen nur die anamnestischen Angaben der Eltern auf die Diagnose einer Leistenhernie hin, ohne dass bei der körperlichen Untersuchung ein eindeutiger Bruchsackinhalt nachgewiesen werden kann.

Operationsindikation: Die Diagnosestellung ist in Ermangelung eines alternativen konservativen Verfahrens gleichbedeutend mit einer Operationsindikation. Bei fehlendem klinischen Nachweis einer Leistenhernie, aber weitgehend eindeutigen anamnestischen Angaben, ist die Planung einer Operation durchaus gerechtfertigt. Die druckschmerzhafte, irreponible Schwellung in der Leiste kann auf eine eingeklemmte Leistenhernie (Darmeinklemmung, Ovareinklemmung bei Mädchen) hinweisen und stellt somit eine dringliche bzw. notfallmäßige Operationsindikation dar. Die Notfallsituation einer eingeklemmten Leistenhernie erfordert angesichts fehlender Planbarkeit ebenso wie die Operation eines für eine ambulante Operation zu kleinen Kindes die stationäre Behandlung in einer kinderchirurgischen Abteilung. Ein vorsichtiger Repositionsversuch ist sicher angezeigt, doch erfordert dies neben Erfahrung auch häufig eine Sedierung des kleinen Patienten. Gleichfalls eine dringliche Operationsindikation stellt der nicht mehr im Skrotum tastbare Hoden dar.

Liegen keine Beschwerden bei klinisch nachweisbarer, reponibler Leistenhernie vor, so kann die Operation in Absprache mit den Eltern geplant werden. Bestehen immer wiederkehrende Beschwerden und Hinweise auf kurzfristige Einklemmungen und schmerzhafte Episoden, so sollte mit den Eltern ein zeitnaher ambulanter Operationstermin vereinbart werden. Nach erfolgter Reposition eines eingeklemmten Leistenbruches ist es durchaus sinnvoll, mit der Operation weitere ein bis zwei Tage zu warten, damit sich das lokale Ödem im Bruchsack zurückbilden kann.

Operationsmethoden: Ziel der Operation ist es, den Bruchsack zu präparieren und abzutragen, wobei er in Höhe des inneren Leistenringes verschlossen wird. Neben dem klassischen offenen Verfahren über einen kurzen querverlaufenden Hautschnitt in der Leiste ist der Verschluss des Bruchsackes bzw. des inneren Leistenringes auch laparoskopisch möglich. Gerade bei kleinen Jungen sollte die Hautdesinfektion das Skrotum einschließen, um vorbereitet zu sein, falls der Hoden bei der Operation in die Leiste luxieren und entsprechend im Skrotum pexiert werden sollte (siehe auch Hodenhochstand).

Beim konventionellen Verfahren nach Ferguson wird über den Hautschnitt in der Leiste der Leistenkanal nach Inzision der Externusaponeurose eröffnet. Findet sich ein Bruchsackinhalt, so wird dieser (möglichst geschlossen) reponiert. Bei Jungen wird der Bruchsack vorsichtig angeklemmt und der Samenstrang unter Schonung des Bruchsackes von diesem abgelöst. Bei unübersichtlichen Verhältnissen hat es sich bewährt, vor der Trennung Bruchsack und Samenstrang vor dem äußeren Leistenring zu unterfahren und anzuschlingen. Nach Ablösen des Samenstranges (Testikulargefäße und D. deferens) wird der Bruchsack durchtrennt oder vollständig abgetragen, wenn er vor dem äußeren Leistenring enden sollte. Reicht der Bruchsack bis zum Hoden bzw. in das Skrotum, so wird der distale Anteil nach Durchtrennung des Bruchsackes belassen. Der Samenstrang wird unter leichtem Zug vom proximalen Anteil bis in Höhe des inneren Leistenringes vom Bruchsack abgelöst, eine Traumatisierung des Samenstranges ist dabei zu vermeiden. Der Bruchsack wird torquiert, um möglichen Bruchsackinhalt zu reponieren, basisnah wird der Bruchsack mittels Durchstichligatur verschlossen und anschließend über der Ligatur abgetragen. Vor dem Kürzen der Ligatur ist es sinnvoll, sich zu vergewissern, dass die Ligatur nicht abrutscht (der Durchstich verhindert das Abrutschen der Ligatur). Der ligierte Bruchsackstumpf sollte anschließend unter die Internusmuskulatur zurückgleiten und nicht mehr sichtbar sein. Mögliche Rezidive sind vor allem bei zu lang belassenem Bruchsack zu befürchten. Grob [4] hatte die Technik beschrieben, die Bruchpforte anschließend mit Nähten zwischen dem M. obliquus internus und dem Leistenband zu verschließen, doch scheint der Verzicht auf diese Nähte keine erhöhte Rezidivgefahr zu bedeuten [5]. Der Leistenkanal darf durch die Nähte nur so weit geschlossen werden, dass die Samenstranggebilde nicht eingeengt werden, eine fingerkuppengroße Durchtrittspforte sollte erhalten werden. Bei Mädchen lässt sich meist das Lig. rotumdum nicht vom Bruchsack ablösen. Nach Unterfahren des Bruchsackes wird dieser daher durchtrennt, der distale Anteil wird wegen des durchtrennten Ligamentes mittels Ligatur verschlossen. Der Bruchsack wird gleichfalls bis zum inneren Leistenring präpariert, torquiert und mittels Durchstichligatur verschlossen. Um das Lig. rotundum zu refixieren, wird der Bruchsackstumpf mit Naht im inneren Leistenring unter dem M. obliquus internus fixiert, bevor die Bruchpforte und der Leistenkanal wie auch bei Jungen verschlossen werden (Operation nach Bastianelli). Alternativ kann der Bruchsack bei Mädchen auch längs bis zum inneren Leistenring eröffnet werden, um das Lig. rotundum zu schonen. Der Bruchsack wird am inneren Leistenring unter Schonung des Ligamentes mit innerer Tabaksbeutelnaht verschlossen, beim Verschluss der Bruchpforte (Nähte zwischen M. obliquus internus und Leistenband) wird das Ligament mit erfasst, um es im Leistenkanal zu fixieren. Sowohl bei der Präparation als auch bei den Nähten müssen die nahe am Bruchsack verlaufenden Nerven geschont werden.

Bei der Laparoskopie wird zunächst über eine kurze Inzision am Nabel die Faszie im Bereich der Mittellinie/Linea alba dargestellt und eröffnet. Nach sicherer Eröffnung des Peritoneums wird der Trokar platziert, das Pneumoperitoneum hergestellt und die Optik (Licht und Kamera) eingeführt. Durch zwei weitere zusätzliche kleine Schnitte werden zwei kleine Trokare (z. B. am Unterbauch beidseits) unter Sicht platziert. Laparoskopisch lässt sich der offene innere Leistenring darstellen, durch den bei Jungen Testikulargefäße und Samenleiter und bei Mädchen das Lig. rotundum ziehen. Vorteil der Laparoskopie ist die Beurteilbarkeit beider Leisten- und Schenkelbruchpforten. Der innere Leistenring wird mittels laparoskopisch angelegter Naht verschlossen, ohne dabei Samenleiter oder Gefäße zu verletzen oder einzuengen. Wichtig beim laparoskopischen Operieren sind ein sicherer Umgang mit der Technik und dem Instrumentarium sowie das Beherrschen möglicher Komplikationen.

Die postoperative Lagekontrolle der Hoden noch im Operationssaal ist obligat, ebenso deren Dokumentation im OP-Bericht.

Komplikationen: Das Rezidiv nach Operation einer kindlichen Leistenhernie sollte eine Ausnahme darstellen (max. 3 %). Hauptrisikofaktor ist der nicht ausreichend hohe oder der unzureichende Verschluss des Bruchsackes oder des Bruchsackhalses in Höhe des inneren Leistenringes. Durch die Manipulation am Samenstrang und die Vernarbung kann es zu einem sekundären Hodenhochstand kommen (0,2 %), im Rahmen der Nachsorge ist daher eine Lagekontrolle der Hoden nach drei bis sechs Monaten empfehlenswert. Intraoperative Komplikationen umfassen die Verletzung des Samenstranges (Gefäße und/oder Samenleiter) bei Jungen, des Ovars oder der Tube, welche sich im Bruchsack befinden können, bei Mädchen. Selten kann es zu einer Hodenatrophie kommen (0,5 %), nach Inkarzeration ist die Hodenatrophierate deutlich höher. Auch eine versehentliche Eröffnung der Blase, die dem Bruchsack adhärent sein kann, ist möglich und muss intraoperativ erkannt werden: auffallende Flüssigkeitssekretion nach Eröffnen des Bruchsackes, „Bruchsack" innen nicht glatt spiegelnd. Blasen- und Darmverletzungen müssen intraoperativ behandelt werden, eine postoperative stationäre Beobachtung nach Versorgung solcher Komplikationen ist empfehlenswert.

Postoperative Nachsorge: Bei kleinen Kindern sind außer einer Wundkontrolle bis zum Abschluss der Wundheilung keine weiteren Maßnahmen sinnvoll. Bei größeren Kindern sollte für drei bis vier Wochen eine Befreiung vom Sport empfohlen werden.

Präoperative Aufklärung: Zur Aufklärung zählt die Information über Symptome einer Einklemmung. Sowohl durch Einklemmung als auch durch die Operation kann es zu einer Störung der Hodendurchblutung kommen (Hinweis auf Hodenhypotrophie bzw. Hodenatrophie). Komplikationen, die einen Zweiteingriff erfordern könnten, sind die Rezidivhernie und der sekundäre Hodenhochstand.

Besonderheiten beim Rezidiv: Beim Rezidiveingriff findet sich kein Bruchsack mehr an typischer Lokalisation in Nachbarschaft und im Verlauf des Samenstranges. Es handelt sich entweder um eine bei Kindern allerdings sehr seltene neu aufgetretene erworbene (mediale) Hernie, eine Schenkelhernie oder um ein Rezidiv einer angeborenen Hernie mit zu lang belassenem Bruchsack oder unvollständig verschlossenem Bruchsack. Durch die Vernarbung können die Darstellung und Mobilisation des Samenstranges vom peritonealen Bruchsack schwieriger sein und ein sorgfältiges und atraumatisches Vorgehen erfordern, um den Hoden nicht unnötig zu kompromittieren.

9.2.2 Hydrozele – Hydrozele testis, Hydrozele funiculi, Nuck'sche Zyste

Definition: Die Hydrozele (Wasserbruch) ist analog zur Leistenhernie Ausdruck eines nicht obliterierten Prozessus vaginalis peritonei, eines unvollständig verschlossenen Bruchsackes im Verlauf des Leistenkanales bis zum Skrotum bzw. Hoden. Bei der Hydrozele sammelt sich im Bruchsack die Flüssigkeit, es besteht über den Proz. vaginalis eine Verbindung zur Bauchhöhle. Die Hydrozele bei Kindern hat fast immer eine (wenn auch manchmal nur kapilläre) Verbindung zur Bauchhöhle, allerdings können die Peritonealblätter bei nicht erfolgter Obliteration auch Flüssigkeit sezernieren (Exsudat), welche als Hydrozele imponiert. Dies ist eine mögliche Erklärung für die manchmal zu beobachtende auffallende Größenzunahme einer Hydrozele nach fieberhaften Infekten oder Gastroenteritiden.

Je nach Lokalisation der Flüssigkeitsansammlung unterscheiden wir Hydrozelen im Verlauf des Samenstranges im Leistenkanal (Hydrozele funiculi oder Funikulozele) oder am Hoden (Hydrozele testis), die Hydrozele beim Mädchen im Verlauf des Leistenkanales bis zur großen Schamlippe nennen wir Nuck'sche Zyste (oder Hydrozele mulieris).

Hydrozelen können wie Leistenbrüche ein- oder beidseits auftreten, die Kombination einer Hydrozele mit einer Leistenhernie ist möglich.

Klinik: Eine Hydrozele imponiert als prall-elastische oder weiche, nicht schmerzhafte Schwellung im Verlauf des Samenstranges/Leistenkanales oder im Skrotum. Bei offenem Proz. vaginalis kann ein Ausdrücken der Flüssigkeit in den Bauchraum ähnlich der Reposition eines Bruchsackinhaltes bei der Leistenhernie möglich sein, meist ist die Zyste oder Schwellung jedoch nicht reponibel und etwas mobil. Der Hoden ist meist palaptorisch abgrenzbar. Typische anamnestische Angaben sind eine Zunahme der Größe im Verlauf des Tages, morgens kann eine Hydrozele fast verschwunden und kaum nachweisbar sein.

Diagnostik und Differentialdiagnose: Die wichtigste Differentialdiagnose zur Hydrozele ist die Leistenhernie. Jede Schwellung in der Leiste kann einem gefüllten Bruchsack und somit einer Leistenhernie entsprechen. Typisch für die Hydrozele ist die positive Diaphanoskopie, beim Durchleuchten mit einer stärkeren Lichtquelle erscheint die Zyste transparent und hellrot ohne Strukturen. Die Hydrozele ist in der Regel nicht schmerzhaft. Druckschmerzhafte, nicht reponible Schwellungen in der Leiste können auch vergrößerte oder infizierte Lymphknoten sein. Auch der Hoden kann sich als Schwellung in der Leiste (siehe Hodenhochstand) zeigen. Neben den anamnestischen Angaben (Schwellung wechselnder Größe) und dem klinischen Befund kann die sonographische Untersuchung die Differentialdiagnose klären, die Hydrozele stellt sich zystisch und echoarm dar, der Hoden ist frei flottierend und von homogener Echostruktur [3].

Operationsindikation: Eine Hydrozele kann sich im Säuglingsalter spontan zurückbilden. Insofern ist ein abwartendes Verhalten im Alter unter einem Jahr durchaus gerechtfertigt. Bei allerdings eher ausgeprägter, prall-elastischer oder auch im Verlauf zunehmender Hydrozele ist eine operative Entlastung mit gleichzeitigem Verschluss der Bruchpforte indiziert, da der chronische Druck auf die Testikulargefäße zu trophischen Hodenveränderungen (Hodenatrophie) führen kann. Bei Druckschmerz ist die eingeklemmte Leistenhernie differentialdiagnostisch auszuschließen, in Zweifelsfällen sollte eine dringliche operative Revision des Leistenkanales erfolgen.

Eine Punktion zur Entlastung der Hydrozele ist nicht sinnvoll, zumal neben dem traumatisierenden Erlebnis und möglichen Komplikationen wie Verletzung des Samenstranges auch keine dauerhafte Besserung zu erwarten ist.

Operationsmethoden: Die Operation erfolgt analog zur Operation eines Leistenbruches (s. S. 356). Der Prozessus vaginalis (= Bruchsack) wird wie bei der Leistenbruchoperation durchtrennt und die Bruchpforte am inneren Leistenring entsprechend verschlossen. Die im Verlauf des Proz. vaginalis liegende Funikulozele wird dabei wie der Bruchsack vom Samenstrang abgelöst und vollständig entfernt. Die Fensterung und weitgehende Resektion unter Belassung eines kleinen Wandanteiles sind ebenfalls möglich, um den Samenstrang bei Adhärenz zu schonen. Die im Bereich des Skrotums liegende Hydrozele wird in den Wundbereich in der Leiste luxiert und in sicherem Abstand von dem Samenstrang längs eröffnet und die Flüssigkeit entlastet, die Ränder werden angeklemmt. Anschließend erfolgt eine Teilresektion der Hydrozelenwand (breite Fensterung) unter Schonung des Samenstranges und des Hodens. Sorgfältige Blutstillung! Der Hoden wird wieder in das Skrotalfach reponiert, eine Orchidopexie ist selten erforderlich. Ein skrotales operatives Vorgehen (wie bei Erwachsenen) ist bei Kindern nicht sinnvoll und in Einzelfällen dem Rezidiv vorbehalten. Eine meist vorliegende Morgagnische Hydatide ist zu abzutragen, um einer eventuellen späteren Hydatidentorsion vorzubeugen.

Die postoperative Lagekontrolle der Hoden noch im Operationssaal ist wie bei der Operation einer Leistenhernie obligat.

Komplikationen: (siehe auch Komplikationen bei Leistenhernie). Auffallend kann im Bereich des Skrotums ein Hämatom (trotz sorgfältiger Blutstillung) sein, welches wie eine Rezidiv-Hydrozele erscheint. Trotz sorgfältiger Darstellung des Bruchsackes und Verschluss desselben am inneren Leistenring kann es gerade bei lange bestehenden Hydrozelen ebenfalls im Bereich der verbliebenen Hydrozelenwand zu einer Serombildung (oder Hämatom) kommen, welche auch wie ein Rezidiv imponiert. Es empfiehlt sich bei weitgehender Beschwerdefreiheit abzuwarten, da sich die meisten Serome und Hämatome spontan auch wieder auflösen. Die prophylaktische Kühlung der operierten Skrotalseite mit Rivanol-Umschlägen kann die Schwellung verringern. Bei Beschwerden oder Zeichen einer Infektion ist die umgehende operative Revision empfehlenswert, um den Hoden nicht unnötig zu gefährden.

9.2.3 Nabelhernie/Umbilikalhernie

Definition: Die Nabelhernie ist eine verbleibende Lücke an der ventralen Bauchwand im Bereich des Nabels, nachdem sich der Nabelring nach Abfallen der Nabelschnur nicht spontan bzw. nicht vollständig verschlossen hat. Wie die anderen Hernien, wird die Nabelhernie auch „Nabelbruch“ genannt. Die Nabelhernie ist eine echte Hernie und weist neben der Bruchpforte (Nabelring) einen Bruchsack (Peritoneum) auf, in den Baucheingeweide (Omentum, Darm) prolabieren können.

Klinik: Die Nabelhernie fällt durch eine Schwellung wechselnder Größe am Nabel auf, bei Betätigung der Bauchpresse nimmt sie zu (prolabierender Bruchsackinhalt). Die Reposition des Bruchsackinhaltes gelingt fast immer, Einklemmungen sind im Kindesalter extrem selten. Die Bruchpforte entspricht dem nicht verschlossenen Nabelring, sie lässt sich durch die Haut des Nabels vor allem im Liegen mit einem Finger bzw. mit einer Fingerkuppe gut tasten.

Diagnostik und Differentialdiagnose: Im Kindesalter ist eine reponible Schwellung am Nabel bzw. im Nabelgrund mit tastbarer Bruchlücke praktisch immer eine Nabelhernie. Eine irreponible Geschwulst am Nabel kann in seltenen Fällen einem persistierenden Rest des Urachus (Urachuszyste) oder des Ductus omphaloentericus entsprechen. Abzugrenzen von der Nabelhernie sind Schwellungen und Lücken in der Bauchwand knapp kranial des Nabels (supraumbilikale Hernie).

Operationsindikation: Da sich in über 90 % der Fälle eine Nabelhernie durch Verschluss des Nabelringes in den ersten zwei Lebensjahren noch spontan zurückbilden kann, ist anfangs ein abwartendes Verhalten angezeigt [6]. Eine dringliche Operationsindikation besteht auch in den folgenden Jahren im Kleinkind- und Vorschulalter nicht, da es nur sehr selten in diesem Alter zu Einklemmungen kommt. Bei Persistenz einer Nabelhernie und ausbleibender Rückbildung über die ersten (zwei,) drei bis fünf Lebensjahre hinaus, sollte der operative Bruchpfortenverschluss empfohlen werden. Aus praktischen und termintechnischen Gründen wird die Operation meist spätestens im Vorschulalter vor der Einschulung durchgeführt. Komplikationen wie Einklemmungen treten in der Regel erst im Erwachsenenalter vor allem bei Adipositas und bei Schwangerschaft auf. Der Verschluss im Erwachsenenalter erfordert meist auch eine Netzimplantation.

Operationsmethoden: Die Operation beinhaltet die Resektion des Bruchsackes, die Darstellung der Bruchpforte und deren Verschluss mit anschließender Refixation der Nabelhaut bzw. des Nabels an der Faszie im Bereich der verschlossenen Bruchpforte. Verschiedene Techniken sind dazu beschrieben, der Verschluss der Bruchpforte kann längs oder quer erfolgen.

Der Zugang erfolgt über einen infraumbilikalen oder supraumbilikalen, bogenförmigen, noch im Nabel liegenden Hautschnitt. Die Haut im Nabel wird nach kranial bzw. kaudal gezogen oder gestrafft, die Hautinzision kann dann als gerader querverlaufender Schnitt in der infra-/supraumbilikalen Hautfalte erfolgen. Die Faszie wird dargestellt und der Nabel auf der Faszie zirkulär umfahren. Der Nabel wird von der Faszie scharf abgelöst, wobei der Bruchsack, das Peritoneum, eröffnet wird. Die peritonealen Bruchsackränder werden reseziert. Nach Blutstillung und Kontrolle auf Bluttrockenheit wird die Faszie quer oder längs mittels direkter Naht verschlossen, eine Fasziendoppelung (nach Mayo) ist möglich. Fremdmaterial wie präformierte oder auch selbst zurechtgeschnittene Netze werden im Kindesalter nicht eingesetzt. Die gleichzeitige Laparoskopie über den eröffneten Bruchsack kann bei nässendem Nabel zum Ausschluss eines Urachus oder D. omphaloentericus erfolgen. Beide Strukturen sollten, sofern sie sich darstellen, auch über den Zugang am Nabel entfernt werden.

Die Haut wird mittels resorbierbarer Intrakutannaht verschlossen. Zur Prophylaxe eines Wundhämatoms oder Seroms erfolgt die Anlage eines leicht komprimierenden Verbandes (kleiner Tupfer im Nabel, darüber eine zweimal gefaltete Kompresse).

Komplikationsmanagement: Bei der Ablösung des Nabels und der Eröffnung des Bruchsackes kann es zu einer Verletzung der Nabelhaut kommen. Dieser Defekt wird durch eine von innen angelegte intrakutane Naht verschlossen, wobei auch eine Z-Naht, Einzelknopfnähte oder eine Tabaksbeutelnaht möglich sind.

9.2.4 Bauchwandhernie – epigastrische Hernie/supraumbilikale Hernie

Definition: Eine Hernie an der Bauchwand ist eine angeborene oder auch erworbene Lücke meist an der ventralen Bauchwand in Mittellinie zwischen Nabel und Xiphoid bzw. im Epigastrium (epigastrische Hernie), durch die sich überwiegend nur präperitoneales Fett, seltener auch eine Darmschlinge vorwölbt. Sie weist meist keinen Bruchsack (Peritoneum) auf, es handelt sich somit nicht um eine echte Hernie. Findet sich die Lücke oder die Vorwölbung knapp kranial des Nabels, so wird von einer supraumbilikalen oder paraumbilikalen Hernie gesprochen. Auch andere Lokalisationen sind möglich, solche Lücken der Bauchwand sind aber deutlich seltener. Das Auftreten gleichzeitig mit einer Nabelhernie ist möglich, häufig findet sich nur eine schmale Faszienbrücke zwischen den beiden Bruchpforten.

Klinik: Die Bauchwandhernie fällt durch eine Schwellung wechselnder Größe auf, bei Betätigung der Bauchpresse kann sie zunehmen. Durch die Bruchpforte (Defekt/Lücke in der Faszie) tritt meist nur präperitoneales Fett, sehr selten ein Darmanteil. Gelingt die Reposition der Vorwölbung, so lässt sich die Faszienlücke vor allem im Liegen mit einem Finger bzw. mit einer Fingerkuppe gut tasten. Bei Einklemmungen findet sich ein subkutaner, etwas druckschmerzhafter Knoten in Mittellinie, die Einklemmung kann durch Reiz des Peritoneums zu dauerhaften oder auch kolikartigen Bauchschmerzen führen.

Diagnostik und Differentialdiagnose: Der klinische Befund mit tastbarer Faszienlücke ist für die Diagnosestellung ausreichend. Subkutane Lipome oder Fibrome können ein ähnliches Bild wie eingeklemmtes präperitoneales Fett verursachen, wobei sich subkutane Geschwülste meist nicht genau in der Mittellinie befinden.

Operationsindikation: Die tastbare Lücke und der tastbare, nicht reponierbare Knoten (meist in Mittellinie zwischen Nabel und Xiphoid) stellen die Operationsindikation dar, wobei die Beschwerdesymptomatik die Dringlichkeit festlegt. Mit einem Spontanverschluss der Bruchlücke ist nicht zu rechnen.

Operationsmethode: Die Operation beinhaltet die Resektion des prolabierten und möglicherweise eingeklemmten Fettgewebes und den Verschluss der Faszienlücke (Bruchpforte).

Der Zugang erfolgt über eine kurze, querverlaufende Inzision über der Faszienlücke. Bei supraumbilikalen Hernien kann aus kosmetischen Gründen der operative Zugang über einen umbilikalen oder supraumbilikalen, bogenförmigen, noch im Nabel liegenden Hautschnitt erfolgen. Bei gleichzeitiger Nabelhernie kann diese zusammen mit einer supraumbilikalen Hernie über den infra- oder supraumbilikalen Zugang zur Nabelhernienoperation (siehe Nabelhernie) verschlossen werden.

Prolabierendes präperitoneales Fett wird abgetragen, die Faszienlücke wird dargestellt. Der Verschluss der Bruchpforte erfolgt mit querverlaufender Naht in ein- oder zweireihiger Technik (langsam-resorbierbares Nahtmaterial). Dabei muss sorgfältig darauf geachtet werden, weder das Omentum noch Darmschlingen mitzufassen, eine ausreichende Relaxierung ist daher zu diesem Zeitpunkt wichtig. Eine Drainage ist fast nie erforderlich. Die Haut wird mittels resorbierbarer Intrakutannaht verschlossen. Zur Prophylaxe eines Wundhämatoms oder Seroms erfolgt die Anlage eines leicht komprimierenden Verbandes.

Die Einlage von Kunststoffnetzen oder anderem Fremdmaterial ist im Kindesalter auch beim Rezidiv nicht indiziert. Bei der Operation einer Rezidivhernie bzw. einer Narbenhernie kann die Verwendung nichtresorbierbaren Nahtmaterials erwogen werden.

9.2.5 Hodenfehllage – Maldescensus testis

Definition: Der Hoden befindet sich nicht im Skrotum. Der Descensus ist nicht vollständig erfolgt (primärer Hodenhochstand) oder der Hoden war im Skrotum nachweisbar gewesen und befindet sich nicht mehr dort (sekundärer Hodenhochstand).

Folgende Formen der Hodenfehllage werden beschrieben:

Leistenhoden: Der Hoden befindet sich in Höhe des Leistenkanales, er ist etwas verschieblich, kann jedoch nicht in das Skrotum mobilisiert werden.

Gleithoden: Der Hoden findet sich am äußeren Leistenring oder im Leistenkanal und kann unter Spannung bis in das Skrotum mobilisiert werden, verbleibt dort jedoch nicht.

Intraabdomineller Hoden (Kryptorchismus): Der Hoden ist intraabdominell verblieben und somit nicht tast- oder sichtbar, er kann jedoch bei Bauchpresse und bei Ausstreichen des Leistenkanales in Richtung Skrotum möglicherweise kurzfristig im Leistenkanal tastbar sein.

Hodenektopie: Der Hoden hat beim Descensus seinen Weg in Richtung Skrotum verlassen, die Anheftung des Gubernaculums ist an anderer Stelle erfolgt: meist epifaszial vor dem Leistenkanal, seltener femoral, penil oder auch perineal.

Klinik: Die Fehllage des Hodens fällt den Eltern oder dem untersuchenden Arzt auf, Beschwerden verursacht die Hodenfehllage nicht. Der Hoden lässt sich im Leistenkanal, am äußeren Leistenring oder hoch im Skrotum tasten, er weist eine weiche

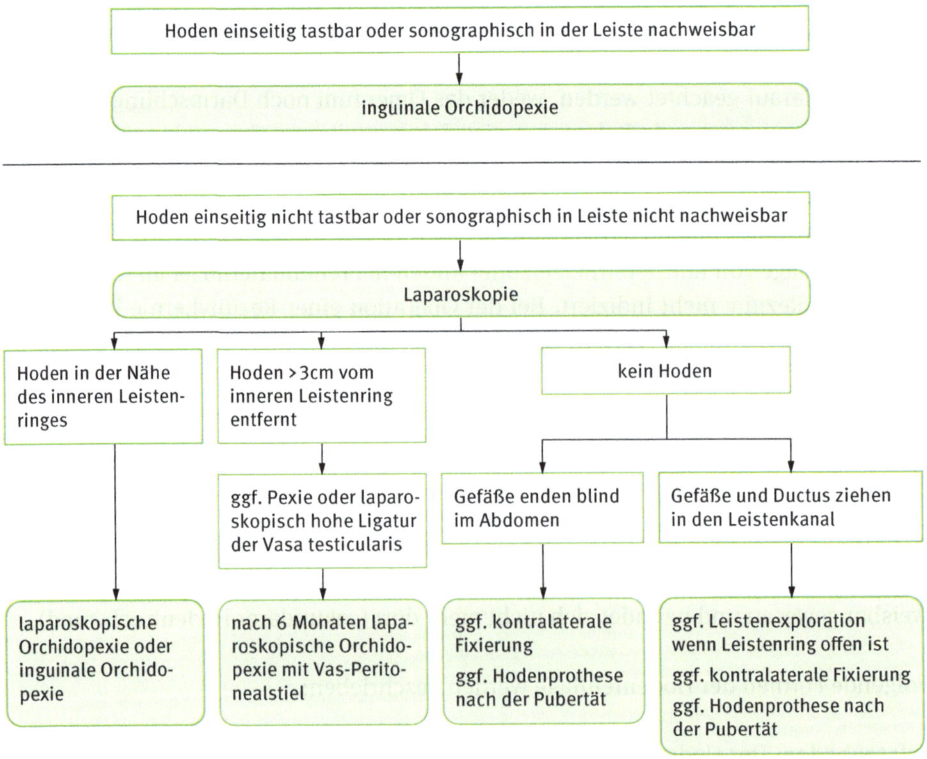

Abb. 9.2.1: Algorithmus der operativen Therapie beim einseitigen Hodenhochstand [7].

Konsistenz auf und ist etwas druckschmerzhaft. Das Skrotum ist häufig klein, bei einseitigem Hodenhochstand wirkt es meist asymmetrisch, es erscheint leer. Eine Hodenfehllage kann einseits oder beidseits auftreten, der nicht tastbare Hoden kann Hinweis auf einen intraabdominell verbliebenen Hoden sein.

Diagnostik: Wegweisend ist neben den anamnestischen Angaben zur Hodenlage vor allem der körperliche Untersuchungsbefund. Die Untersuchung sollte beim Jungen im Stehen wie im Liegen erfolgen, bei Säuglingen im Liegen. Da der Hoden druckschmerzhaft ist und das Manöver, den Hoden in das Skrotum zu luxieren, unangenehm bis schmerzhaft sein kann, gilt es, durch zunächst schmerzlose Manöver und Untersuchungen das Vertrauen des kleinen Patienten zu gewinnen. Von den oben beschriebenen behandlungsbedürftigen Hodenfehllagen ist der gerade bei kleinen Jungen physiologische „Pendelhoden“ bei ausgeprägtem Kremasterreflex abzugrenzen: Der Hoden findet sich im Skrotum oder auch hoch im Skrotum, er lässt sich ebenso spannungsfrei bis unten in das Skrotum mobilisieren und verbleibt dort auch. Durch Auslösung des starken Kremasterreflexes wird der Hoden jedoch wieder bis an den

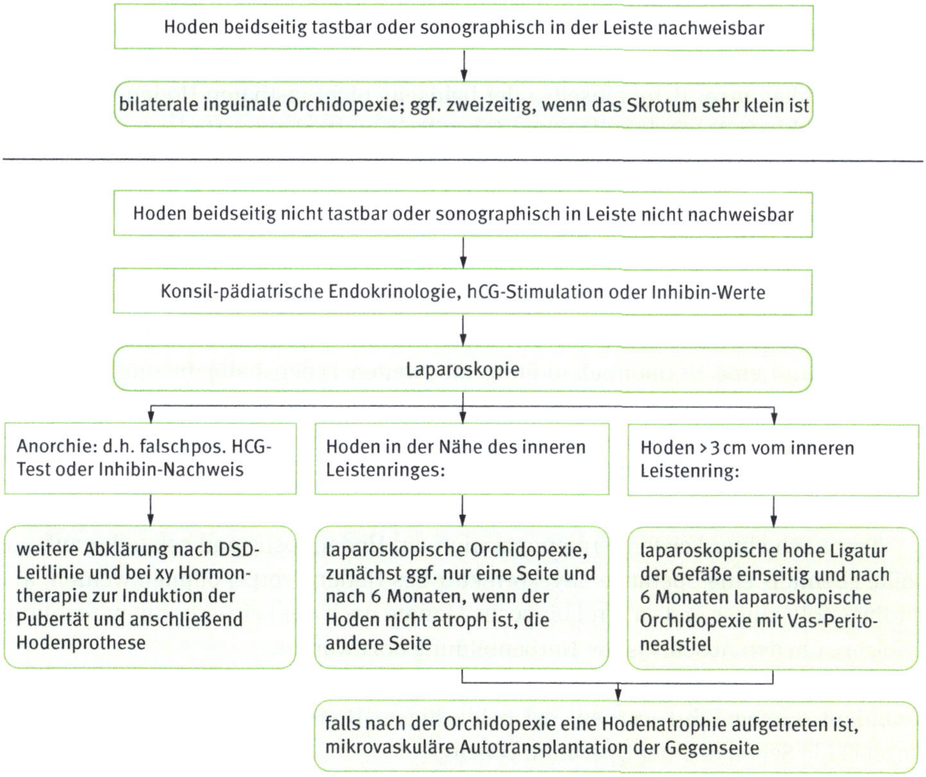

Abb. 9.2.2: Algorithmus der operativen Therapie beim beidseitigen Hodenhochstand [7].

äußeren Leistenring gezogen. Dieser Reflex kann gleichfalls durch Kälte, Angst oder Stress ausgelöst werden, weshalb die Untersuchung im warmen Raum und in entspannter Atmosphäre erfolgen sollte.

Die zuverlässige Diagnosestellung beim schreienden und sich wehrenden Jungen ist praktisch nicht möglich. Im Zweifelsfall und insbesondere bei klinisch unsicherer Entscheidung zwischen Pendel- und Gleithoden sollte der Untersuchungsbefund (z. B. nach drei Monaten) kontrolliert werden. Grundsätzlich gehört die Kontrolle der Hodenlage zu jeder Vorsorgeuntersuchung.

Ein primär im Skrotum lokalisierter Hoden kann sich im Verlauf wieder in Richtung Leiste retrahieren und dann als Gleit- oder Leistenhoden auffallen, weshalb auch bei Folgeuntersuchungen im Kindesalter immer die Hodenlage kontrolliert werden muss. Nach Leistenoperationen kann es durch Trauma und Vernarbung zum sekundären Hodenhochstand kommen (siehe Leistenhernienoperation/Komplikationen).

Der Hodenhochstand ist in erster Linie eine klinische Diagnose, bei Unsicherheiten steht an erster Stelle die klinische Kontrolluntersuchung. Bildgebende Diagnostik wie Sonographie und MRT sind meist nicht weiter zielführend, ihre Sensitivität ist vermindert. Beim nicht tastbaren Hoden kann mittels Sonographie (hochauflösender Schallkopf ≥ 7,5 MHz) möglicherweise ein Hoden nachgewiesen werden, was zuweilen bei der Operationsplanung hilfreich sein kann [7].

Differentialdiagnose: Beim einseits oder beidseits nicht tastbaren Hoden kann eine Hodenatrophie (z. B. nach evtl. schon intrauterin stattgehabter Hodentorsion) oder ein intraabdomineller Hoden vorliegen. Bei beidseitig nicht tastbarem Hoden erfolgt eine endokrinologische Untersuchung (hCG-Stimulation oder Inhibin-Test) zur Abklärung einer möglichen Anorchie.

Operationsindikation: In den ersten sechs Lebensmonaten wird ein möglicher spontaner Deszensus abgewartet (ca. 7 %). Die Leitlinien empfehlen beim primären Hodenhochstand eine Hormonbehandlung im zweiten Lebenshalbjahr und anschließend eine frühe Operation im Alter von spätestens ca. zwölf Monaten. Beim späteren Aszensus jenseits des Alters von einem Jahr, der erst bei Folgeuntersuchungen und auch in späterem Alter auffällt, besteht die Indikation zur operativen Lagekorrektur des Hodens ohne vorherige Hormonbehandlung.

Tritt nach einer Leistenhernienoperation ein Hodenhochstand sekundär auf, so sollte ebenfalls eine operative Lagekorrektur des Hodens vorgenommen werden, allerdings sollte diese erst ca. drei bis sechs Monate nach der Leistenhernienoperation erfolgen, um den Abschluss der Narbenbildung abzuwarten.

Die Operation eines Hodenhochstandes kann bei fehlenden Kontraindikationen ambulant durchgeführt werden, bei beidseitigem Hodenhochstand werden in der Regel beide Seiten in einer Operation versorgt.

Operationsmethoden: Ziele der Operation sind die Mobilisation des Hodens und des Samenstranges (Funikulolyse) und die Fixation des Hodens im Skrotum (Orchidopexie). Verschiedene Techniken der Hodenfixation sind beschrieben, am weitesten verbreitet ist die Fixation zwischen Skrotalhaut und Tunica dartos (Schoemaker). Je höher sich der Hoden befindet, umso ausgedehnter ist die Mobilisation. Beim intraabdominell liegenden Hoden bietet sich ein laparoskopisches Verfahren an, da es einen besseren Überblick bei minimalem Trauma darstellt.

Hautdesinfektion und steriles Abdecken beider Leisten, des Genitale und des Skrotums bis zu den prox. Oberschenkeln sind vorzunehmen. Wie bei der Leistenhernienoperation erfolgt der operative Zugang über einen querverlaufenden (horizontalen) Hautschnitt vorzugsweise im Verlauf einer Hautfalte, anschließend wird die Externusaponeurose bis zum äußeren Leistenring dargestellt. Findet sich der Hoden schon am äußeren Leistenring oder vor der Externusaponeurose (epifaszial), so wird er vorsichtig mobilisiert und der Samenstrang identifiziert, um ihn nicht versehentlich zu verletzen. Es folgen die Stichinzision der Externusaponeurose lateral und oberhalb des äußeren Leistenringes und die Eröffnung des Leistenkanales im Faserverlauf nach lateral und nach medial bis in den äußeren Leistenring. Das Lig. gubernaculum testis wird identifiziert, präpariert und durchtrennt, die Blutstillung erfolgt mittels Durchstichligatur oder bipolaren Elektrokauter. Der Samenstrang einschließlich des Proz. vaginalis peritonei sind darzustellen. Der mobilisierte Hoden wird unter leichter Spannung des Samenstranges nach medial angespannt und gehalten. Der (fast immer ventral liegende) Proz. vaginalis wird mit zwei Klemmen (z. B. Moskito- oder Arterienklemmen) angeklemmt. Der Proz. vaginalis kann nun vorsichtig vorzugsweise mit den Fingern im Bereich der Klemmen angespannt werden, dabei wird der Samenstrang (Testikulargefäße und D. deferens) stumpf (evtl. auch scharf bei festen Adhäsionen) vom sehr feinen Proz. vaginalis (bzw. vom Bruchsack, z. B. bei gleichzeitig vorhandener Leistenhernie) gelöst. Nach Ablösen des Samenstranges und eindeutiger Identifizierung desselben wird der Bruchsack durchtrennt und angeklemmt. (Alternativ kann der Bruchsack zwischen den beiden Klemmen auch eröffnet werden, um dann unter Sichtkontrolle von der Innenseite des Bruchsackes den Samenstrang an der Außenseite schrittweise abzulösen. Nach vollständiger Ablösung ist gleichfalls die Durchtrennung des Bruchsackes erfolgt.) Der Samenstrang wird unter leichtem Zug am Hoden vom proximalen Anteil des Bruchsackes bis in Höhe des inneren Leistenringes abgelöst, eine Traumatisierung des Samenstranges und des Hodens ist dabei zu vermeiden. Nachdem der Bruchsackhals im inneren Leistenring dargestellt und die Samenstranggebilde bis zu dieser Höhe vom Bruchsack gelöst sind, erfolgt eine vorsichtige Torquierung des Bruchsackes. Vor der Durchstichligatur des Bruchsackhalses bietet sich das Einsetzen eines Gewebeschutzes für den Samenstrang (z. B. eine Myrtenblattsonde) an. Nach der Ligatur schließen sich das Einsetzen eines Langenbeck-Hakens in den inneren Leistenring unter den M. obliquus internus und das weitere Ablösen des Samenstranges vom Peritoneum an. Ist eine ausreichende Länge des Samenstranges erreicht, wird der Bruchsack über der Verschlussligatur abgetragen. Digital wird stumpf ein Kanal bis in das Skrotum erweitert. Über der tastbaren Fingerspitze erfolgen eine querverlaufende, horizontale Inzision der Skrotalhaut und anschließend die stumpfe Präparation einer subkutanen Tasche, die den Hoden aufnehmen soll. Die über der Fingerspitze angespannte Tunica dartos wird angeklemmt, über eine Stichinzision wird eine Klemme bis in die Leiste eingeführt und der Hoden am Gubernaculum-Rest durch die Inzision der Tunica dartos und die Skrotalinzision gezogen. Der Hoden wird an der Tunica vaginalis mit zwei Einzelknopfnähten beidseits an der Tunica dartos fixiert und in die subkutane Skrotaltasche platziert. Auf eine korrekte Lage des Samenstranges (keine Verdrehung!) ist dabei zu achten. Die Skrotalinzision wird mit fortlaufender resorbierbarer Naht verschlossen [7]. (Alternativ kann statt der Skrotalinzision das Skrotum eingestülpt und über einem kleinen eingespannten Präpariertupfer bis in die Leiste eingestülpt werden. Der Hoden wird dann am Gubernaculum-Rest an der eingestülpten Skrotalhaut bzw. an der darüber liegenden Tunica dartos mit zwei Einzelknopfnähten fixiert und anschließend bei Ausstülpung der Skrotalhaut im Skrotum platziert.)

Der Wundverschluss in der Leiste erfolgt wie bei der Leistenhernienoperation, die Hautnaht wird vorzugsweise intrakutan mit resorbierbarem Nahtmaterial angelegt. Die postoperative Lagekontrolle beider Hoden ist obligat, bevor die Narkose ausgeleitet und das Kind in den Aufwachraum verlegt wird.

Ist der Hoden nicht sicht- oder tastbar und auch sonographisch nicht sicher in der Leiste nachweisbar, so liegt entweder ein intraabdomineller Hoden (Kryptorchismus) vor oder der Hoden ist nicht angelegt (Hodenaplasie, Hodenatrophie). In diesen Fällen ist ein laparoskopisches Vorgehen sowohl diagnostisch als auch therapeutisch vorteilhaft (siehe ebenfalls „Ambulante Laparoskopie“).

Im Nabel erfolgt nach einem kurzen Hautschnitt die Darstellung der Faszie in Mittellinie, diese wird angeklemmt und inzidiert. Nach vorsichtiger Eröffnung des Peritoneums wird der Trokar (5 mm) platziert und das Pneumoperitoneum hergestellt. Es schließen sich das Einführen der Kamera und die Inspektion des Bauchraumes zur Suche des Hodens an. Bei der Darstellung der inneren Leistenringe findet sich dort entweder der Samenstrang (D. deferens von medial und Testikulargefäße von lateral/dorsal), welcher in den Leistenring zieht, der Hoden oder auch keine dieser Strukturen. Ist kein Hoden am Leistenring auszumachen, so kann dieser auch wenige Zentimeter weiter kranial und lateral liegen. Für weitere Maßnahmen müssen ein bis zwei Arbeitstrokare platziert werden.

Findet sich der Hoden nahe am oder im Leistenring, so kann je nach persönlicher Erfahrung und Präferenz in der Regel eine laparoskopische oder eine inguinale Funikulolyse und Orchidopexie in gleicher Narkose erfolgen (siehe oben).

Liegt der Hoden mehr als 3 cm vom inneren Leistenring entfernt und ist die Verlagerung des Hodens zum kontralateralen inneren Leistenring möglich, ist meist ebenfalls die Orchidopexie in derselben Sitzung durchführbar. Lässt sich der Hoden nicht bis zum kontralateralen Leistenring mobilisieren, so werden die Testikulargefäße laparoskopisch möglichst ohne weitere Dissektion des Ductus deferens durchtrennt (Fowler-Stephens-Operation 1. Teil). Sechs Monate später kann die Mobilisation des

Hodens am Ductus deferens und an seinen Begleitgefäßen bis in das Skrotum durchgeführt werden (Fowler-Stephens-Operation 2. Teil). Wichtig bei der Aufklärung ist der Hinweis auf eine Hodenatrophierate bis zu 30 % [12].

Finden sich statt eines Hodens im Abdomen blind endende Gefäße und Ductus deferens, so ist kein Hoden vorhanden. Möglich ist eine zuvor erfolgte Torsion (intrauterin). Die Laparoskopie wird beendet. Die kontralaterale Orchidopexie des verbleibenden einzelnen Hodens kann erwogen werden, eine Aufklärung der Eltern über das Risiko einer Hodentorsion sollte stattfinden.

Ziehen die Testikulargefäße und der Ductus deferens in den Leistenkanal, ohne dass sich ein Hoden in der Leiste nachweisen ließ, so wird gleichfalls die Laparoskopie beendet. Eine offene Exploration der Leiste mit dem Ziel, das atrophe Hodenrestgewebe zu entfernen, kann erwogen werden.

Liegen beide Hoden intraabdominell, so sollte wegen der erhöhten Atrophierate die Orchidopexie jeweils nur einer Seite durchgeführt werden, während beim Leisten- und Gleithoden die Operation beider Seiten in einer Sitzung durchaus üblich ist.

Hodenbiopsien bei Hodenhochstand sind routinemäßig nicht indiziert.

Komplikationen und Komplikationsmanagement: Wichtigste und im Aufklärungsgespräch präoperativ schon zu erwähnende Komplikation ist die Hodenatrophie. Sie tritt nach konventioneller Funikulolyse und Orchidopexie in ca. 1 % der Fälle auf, nach der hohen Ligatur der Testikulargefäße (Fowler-Stephens bei intraabdominellem Hoden) bis zu 30 %.

Die versehentliche intraoperative Durchtrennung des Ductus deferens sollte möglichst erkannt und in derselben Sitzung mikrochirurgisch (Lupenbrille oder Operationsmikroskop!) mittels Readaptation (PDS 8-0) versorgt werden.

Ein Rezidiv-Hodenhochstand (ca. 1 bis 5 %) wird frühestens sechs Monate nach der Erstoperation erneut operativ behandelt. Wegen der nun bestehenden Verwachsungen ist die Verletzungsgefahr des D. deferens und der Gefäße mit anschließender Hodenatrophie größer [12].

Wie bei der Leistenhernienoperation ist eine Verletzung des Nervus ileo-inguinalis möglich. Während die Durchtrennung des Nerven zu einer lokalisierten Hyposensibiltät führt, kann das Einnähen des Nerven in die Faszie anhaltende Schmerzen nach sich ziehen, welche bei ausbleibender Besserung erneut eine operative Revision und Lösung des Nerven erfordern.

Fazit: Die Diagnostik und operative Behandlung des Hodenhochstandes stellen an den behandelnden Kinderchirurgen gerade beim Säugling und beim Kleinkind eine große Herausforderung, die eine nicht unerhebliche Erfahrung erfordert.

9.2.6 Varikozele

Definition: Als Varikozele wird eine pathologische Erweiterung der Testikularvenen im Verlauf des Samenstranges bezeichnet, auch „Krampfaderbruch“ genannt. Sie tritt vor allem links (fehlende Venenklappen, hohe Mündung der Testikularvene in die Nierenvene) und bei ca. 15 % der Jugendlichen auf.

Klinik: Es finden sich vor allem im Stehen und beim Pressversuch nach Valsalva erweiterte Venen im Skrotum (links). Beschrieben werden ziehende Beschwerden und/oder ein Schweregefühl im Hoden, es ist eine Skrotalschwellung zu erkennen. Häufig bestehen keine Beschwerden.

Diagnostik: Inspektion und Tastuntersuchung im Stehen und im Pressversuch sichern schon meist die Diagnose. Ergänzt wird der Befund durch eine sonographische Größenbestimmung des Hodens (im Seitenvergleich) und eine dopplersonographische Untersuchung der Venen [9].

Operationsindikation: Bei Jugendlichen ist generell Zurückhaltung in der operativen Therapie der Varikozele angezeigt. Eine Indikation zur Operation besteht bei kleinerem Hoden (links), bei Beschwerden und bei ausgesprochen störendem Aussehen. Die Varikozele gilt als eine mögliche Ursache verminderter Fertilität, die asymptomatische Varikozele führt allerdings zu keiner Beeinträchtigung der Hodenentwicklung.

Operationsmethode: Neben dem offenen operativen Verfahren und der Sklerosierung bietet sich minimal-invasiv das laparoskopische Vorgehen ambulant an. Über einen kurzen umbilikalen Zugang wird ein Trokar platziert und die Kamera eingeführt. Je nach Instrumentarium können über denselben oder einen weiteren Trokar die Arbeitsinstrumente eingeführt werden. Dabei werden die Testikularvenen retroperitoneal dargestellt, freigelegt und verschlossen bzw. durchtrennt (z. B. mit Clips).

Komplikationen: Auftreten können eine Hydrozele und bei unvollständig verschlossenen Venen ein Rezidiv. Die Hodenschrumpfung oder -atrophie ist eine sehr seltene Komplikation, welche vor allem nach vollständiger Durchtrennung der Testikulargefäße auftreten kann.

9.2.7 Vorhautenge – Phimose

Kaum eine Operation führt zu solch heftigen Diskussionen und Auseinandersetzungen wie die Beschneidung, unser Augenmerk in diesem Kapitel wird jedoch religiöse, ethische, traditionelle und hygienische Aspekte ausklammern und sich auf die operative Behandlung der Phimose konzentrieren.

Definition: Eine Verengung oder eine Einengung der Öffnung der Vorhaut wird als Phimose bezeichnet. Die Einengung der Öffnung und der Vorhaut bedeutet, dass die Vorhaut nicht über die Glans zurückgestreift werden kann. Dies ist im Kleinkindalter bei noch vorhandenen Verklebungen zwischen Vorhaut und Glans ein physiologischer Zustand. Pathologische Formen sind die kongenitale, primäre Phimose, die sekundäre narbige Phimose und die Folgezustände nach rezidivierenden Entzündungen (rez. Balanoposthitis) [10].

Klinik: Bei der Inspektion des äußeren Genitale und der Vorhaut zeigt sich bei der kongenitalen primären Phimose meist eine stecknadelkopfgroße Öffnung der Vorhaut, die Vorhaut stellt sich in der Regel glänzend dar. Eine Sondierung mit einer Knopfsonde führt zu einer unnötigen Traumatisierung des Kindes und ist nicht indiziert. Wichtiger sind anamnestische Angaben zur Miktion: Die Miktion ist häufig erschwert und verlängert, die Vorhaut balloniert bei Miktion (bläst sich wie ein kleiner Ballon auf).

Bei der sekundären narbigen Phimose findet sich ein enger Narbenring an der distalen Vorhaut im Bereich der Öffnung, das Zurückstreifen der Vorhaut wird als schmerzhaft und unangenehm empfunden. Dabei kann es zu Einrissen und Blutungen kommen, welche ihrerseits eine weitere Vernarbung und Einengung bedingen.

Beschrieben werden Rötungen und Schwellungen der Vorhaut sowie Miktionsbeschwerden. Es finden sich ödematöse Schwellungen, Rötungen, ekzematöse Veränderungen und Smegmaretention (als „weißliche Zysten“ unter der Vorhaut).

Die Vorhaut kann rüsselförmig verlängert bzw. hypertrophiert sein.

Diagnostik und Differentialdiagnose: Vorhaut- und Penisvarianten können als Phimose erscheinen. Insbesondere der sogenannte „versteckte Penis“ („buried penis“) und die rüsselförmige Hypertrophie der Vorhaut können ebenfalls zur Ballonierung der Vorhaut bei Miktion führen, ohne dass eine tatsächliche Einengung der Vorhautöffnung vorliegt.

Fragen nach stattgehabten Entzündungen und Miktionsbeschwerden, nach Schmerzen und Einrissen bei Erektionen und nach dem bisherigen Verlauf und der Zurückstreifbarkeit der Vorhaut lassen eine Differenzierung zwischen primärer und sekundärer narbiger Phimose zu. Zeigen sich narbige, weißliche Veränderungen an der Vorhaut, so können diese Hinweis auf einen Lichen sclerosus sein.

Zur Beurteilung der Ausprägung einer Phimose dienen folgende Fragen:

- Ist die Vorhaut retrahierbar und zeigt sie dabei eine Einengung?
- Ist die Glans oder nur der Meatus bei Retraktion der Vorhaut sichtbar?
- Finden sich Narben oder narbige Veränderungen an der Vorhaut?

Sind weder Glans noch Meatus einzusehen, so liegt eine Einengung der Vorhaut vor.

Operationsindikation: Klinische Hinweise auf das Vorliegen eines Lichen sclerosus, derbe Vernarbungen nach Trauma (Retraktionsversuche, Einrisse der Vorhaut o. a.), eine stattgefundene Paraphimose und Harnverhalt als Folge der Einengung sind klare Indikationen zur operativen Behandlung.

Bei grenzwertigen Befunden stellt eine topische Behandlung mit kortikoidhaltigen Salben oder Cremes eine therapeutische Option dar. Eine erfolgreiche Lösung der Enge kann in über 50 % der Fälle erreicht werden, wobei die Anwendung dreimal täglich erfolgen sollte und auf einen Zeitraum von vier Wochen (max. sechs Wochen) begrenzt werden kann. Bei ausbleibender Besserung hat auch eine längere Anwendung nur wenig Aussicht auf Erfolg. Beschwerden bei der Retraktion der Vorhaut, rezidivierende Entzündungen und Einrisse, z. B. bei Erektionen, sind Indikationen zur Behandlung, wobei vor der Operation ein konservativer Behandlungsversuch angeboten werden kann.

Bei Penisfehlbildungen (z. B. Hypospadie) ist eine Zirkumzision vor möglichen plastischen Korrekturoperationen zu unterlassen, da die Vorhaut zur Rekonstruktion benötigt wird. Bei „verstecktem Penis“ ist die Indikation zur Zirkumzision kritisch zu stellen bzw. sehr sparsam durchzuführen.

Operationsmethoden: Im Aufklärungsgespräch werden mit den Eltern und je nach Alter des Kindes auch unter Beteiligung des Kindes das Operationsverfahren und vor allem das Ausmaß der zu entfernenden Vorhaut sowie das zu erwartende kosmetische Ergebnis besprochen und vereinbart.

Die Operation erfolgt beim Kind in Allgemeinnarkose, die Kombination mit einem lokal- bzw. leitungsanästhesierenden Verfahren ist gerade in der ambulanten Chirurgie sinnvoll (z. B. Penisblock, Penisringblock oder Kaudalanästhesie).

Auch wenn es verschiedene Verfahren gibt, so sind allen zunächst die Aufdehnung der engen Vorhautöffnung, die Retraktion der Vorhaut und die vollständige Lösung der möglicherweise noch verbliebenen Vorhautverklebungen gemein. Findet sich ein kurzes Frenulum, welches sich bei Retraktion der Vorhaut anspannt und narbig verändert ist, so wird dieses quer durchtrennt. Entsteht dabei ein Defekt, so kann dieser durch feine Nähte längs verschlossen werden (Frenulotomie bzw. Frenulumplastik).

Die Resektion der Vorhaut kann vollständig oder teilweise erfolgen. Bei ausgeprägten narbigen Veränderungen und dem Verdacht eines Lichen sclerosus ist wegen der Rezidivgefahr die vollständige Zirkumzision sinnvoll. Nach Anklemmen der Vorhaut wird der distale Anteil entfernt. Je nach zuvor vereinbartem Ausmaß der Resektion der Vorhaut erfolgt die Nachresektion des inneren und des äußeren Vorhautblattes. Eine subtile Blustillung ist obligat, der Wundverschluss wird mit feinen resorbierbaren Einzelknopfnähten durchgeführt.

Postoperativ kann ein zirkulärer Verband mit Fettgaze und z. B. Panthenol-Salbe angelegt werden, welcher am selben Abend oder am nächsten Tag entfernt wird. Um ein Verkleben mit der Wäsche zu verhindern, bieten sich das Auftragen von Panthenol-Salbe und die Auflage steriler Kompressen an. Bei der sparsam durchgeführten Präputialplastik sollte die Vorhaut frühzeitig vorsichtig zurückgestreift werden, um ein Verkleben mit der Glans zu verhindern.

Die histologische Untersuchung der entfernten Vorhaut sollte sowohl aus medizinischen Gründen (DD Lichen sclerosus) als auch zur Dokumentation (Forderung der kassenärztlichen Vereinigung, alternativ Fotodokumentation) veranlasst werden.

Als mögliche Alternative besteht immer noch das Abbinden der Vorhaut (Dissektionsligatur) über einer Kunststoffglocke (Plastibell). Empfehlenswert ist das Vefahren nur bei Kleinkindern. Nach kurzer dorsaler Inzision der Vorhaut wird das Kunststoffglöckchen über die Eichel gestülpt und die Vorhaut über dem Glöckchen abgebunden. Nach ein bis zwei Wochen sollte die zwischenzeitlich trockene und nekrotische Vorhaut abfallen oder sich lösen. Das kosmetische Ergebnis entspricht einer vollständigen Beschneidung, bei unvollständiger Nekrose der Vorhaut ist allerdings ein weiterer operativer Eingriff erforderlich.

Komplikationen und Komplikationsmanagement: Von allen ambulant bei Kindern durchgeführten Operationen scheinen die Beschneidungen die höchste Komplikationsrate zu zeigen, nicht selten werden Jungen nach Beschneidungen wegen vermeintlicher und auch tatsächlicher Komplikationen von den Eltern wieder vorgestellt.

1. Das kosmetische Aussehen entspricht nicht den Erwartungen, objektivierbar sind eine Asymmetrie des Vorhautrestes, die Länge des verbleibenden Vorhautrestes und auffallende Vernarbungen (z. B. nach Wundheilungsstörungen).
2. Praktisch immer tritt ein mehr oder weniger ausgeprägtes Ödem postoperativ auf, welches allerdings unter Schonung, Bettruhe und antiphlogistischer Behandlung wieder rückläufig ist.
3. Nach Lösen von Vorhautverklebungen bildet sich ein gelblicher Fibrinbelag auf der Glans, welcher nicht nur von den Eltern als Eiter fehlinterpretiert wird.
4. Nachblutungen können weitgehend durch eine subtile intraoperative Blutstillung (mit bipolarem Koagulationsstrom oder Durchstichligaturen) vermieden werden, die meisten Nachblutungen sistieren spontan bzw. erfordern lediglich kurzfristig die Anlage eines komprimierenden Verbandes.
5. Meatusstenose nach Entzündungen oder auch als Folge einer Ischämie (nach Durchtrennung der A. frenularis oder nach Diathermie in Meatusnähe). Diese wird konservativ mit topischer Korticoidtherapie und bei Versagen der konservativen Behandlung durch Meatotomie behandelt.
6. Fesselung des Penis (bei Erektionen) bei zu kurz belassener Penisschafthaut.
7. Ausbildung von urethralen Fisteln nach Nekrosen wegen zu tiefer Koagulation oder tiefgreifender Nähte.
8. Ausbildung einer narbigen Rezidiv-Phimose vor allem nach vorhauterhaltenden Operationsverfahren.

Fazit: Die operative Behandlung der Phimose ist komplexer, als es vordergründig den Anschein hat. Bei dem scheinbar „kleinen" Eingriff liegen die Komplikationsrate und die Häufigkeit postoperativer telefonischer Kontaktierung des Operateurs im Vergleich mit anderen ambulant durchgeführten kinderchirurgischen Operationen relativ hoch. Eine genaue Information der Eltern vor und nach der Operation, die telefonische Erreichbarkeit und eine postoperative, abendliche Televisite können viele Unsicherheiten vermeiden.

9.2.8 Haut- und Weichteilerkrankungen

9.2.8.1 Geschwülste und Veränderungen der Haut und des subkutanen Weichteilgewebes

Nicht wenige Kinder werden zunächst bei dem Kinderarzt oder bei dem Hausarzt wegen Veränderungen oder Auffälligkeiten an der Haut oder sicht- und tastbaren Veränderungen unter der Haut vorgestellt. Auch wenn der weitaus größte Anteil dieser Veränderungen gutartiger Natur ist, so wird doch in vielen Fällen im Verlauf die Bitte nach Entfernung der Veränderungen an den operativ tätigen Kinderchirurgen/Chirurgen herangetragen. Bei nicht zwingender Indikation und Unsicherheit der Eltern ist die Hinzuziehung eines (Kinder-)Dermatologen sinnvoll. Die meisten dieser Eingriffe an der Körperoberfläche können ambulant durchgeführt werden. Im Folgenden werden die wichtigsten operativ entfernbaren Haut- und Weichteilerkrankungen vorgestellt.

9.2.8.2 Hämangiome

Definition: Infantile Hämangiome stellen die häufigsten Hautveränderungen bei Kleinkindern und Kindern dar. Wie die meisten Hautgeschwülste und Hautveränderungen sind sie praktisch immer gutartig, können jedoch im Verlauf zu Komplikationen wie Größenzunahme, Blutung (vor allem bei Verletzung und bei Kratzen) und Infektion führen. Sie sind proliferierende vaskuläre Tumore. Von den infantilen Hämangiomen, die umgangssprachlich auch „Blutschwämmchen" genannt werden, müssen differentialdiagnostisch andere Gefäßtumore (z. B. Hämangioendotheliome) und Gefäßanomalien abgegrenzt werden [11].

Klinik: Hämangiome zeichnen sich nach erstmaligem Auftreten in den ersten Lebenswochen zunächst durch Wachstum aus. Sie können an der Haut sichtbar oder im Subkutangewebe palpatorisch als Schwellung oder Knoten imponierend lokalisiert sein. Es folgt eine Stillstandsphase und schließlich eine spontane Rückbildung. Das initiale Wachstum lässt sich über ca. neun Monate beobachten, die Stillstandsphase kann einige Jahre umfassen, die spontane Rückbildung ist meist bis zum 8. oder 9. Lebensjahr abgeschlossen. Bei kleineren Hämangiomen sind nach der Rückbildung meist keine Hautveränderungen mehr erkennbar, bei größeren können eine unterschiedliche Pigmentierung, Teleangiektasen oder eine atrophe Haut als Residuen verbleiben.

Hämangiome im Gesicht, an Nase und an Ohren können zu auffallenden Residuen und zu Entstellungen führen, Hämangiome im Analbereich neigen zu Ulzerationen.

Sind schon bei der Geburt auffallende Gefäßgeschwülste oder Gefäßveränderungen vorhanden, so handelt es sich dabei meist um kongenitale Hämangioendotheliome oder andere vaskuläre Fehlbildungen.

Diagnostik: Die wichtigsten Hinweise auf das Vorliegen eines Hämangioms lassen sich den anamnestischen Angaben entnehmen: Auftreten nach der Geburt, Wachstum, Stillstand und Regression. Die Diagnose wird mittels Sonographie und Duplexsonographie gestellt, bei der ein vaskularisierter Tumor in der Haut und/oder im Subkutangewebe nachgewiesen wird. Bei Beteiligung von Organen ist eine MRT indiziert, wobei dann auch eine ambulante Operation eher nicht in Betracht kommt. Differentialdiagnose: Hämangioendotheliome, vaskuläre Fehlbildungen [11].

Operationsindikation: Ziele aller Maßnahmen sind die Beschleunigung der Regression und das Vermeiden von Komplikationen wie Blutungen und Superinfektionen. Die Behandlung an Größe zunehmender Hämangiome vor allem bei Auftreten von Komplikationen ist indiziert, insbesondere im Gesicht und im Anogenitalbereich ist eine frühzeitige Behandlung empfehlenswert. In der Phase des Wachstumsstillstandes und der Regression ist eine Behandlung bei Auftreten von Komplikationen angezeigt.

Methoden: Neben der operativen Exzision des Hämangioms kommen auch Verfahren, die die Regression und die Obliteration von Gefäßen beschleunigen, zur Anwendung: Lasertherapie mit gepulstem Laser oder Nd-YAG-Laser, Kryotherapie mit lokaler Anwendung einer elektrischen Kühlung oder Stickstoff, systemische und topische Behandlung mit Propanolol.

Der Vorteil der operativen Therapie liegt in der einzeitig definitiven Behandlung. Auch an der behaarten Kopfhaut ist die Operation das Verfahren der Wahl, da die Haut nach Regression eines Hämangioms meist kahl/haarlos bleibt und eine schmale Narbe das bessere kosmetische Ergebnis darstellt. Angesichts der auch mit anderen Verfahren zu erzielenden Erfolge bleibt ansonsten die operative Exzision den auftretenden Komplikationen vorbehalten: Blutungen (spontan oder unter Behandlung), Superinfektionen, Schmerzen.

Präoperative Aufklärung: Der Hinweis auf den spontanen Verlauf ist wichtig und sollte bei allen therapeutischen Überlegungen bedacht werden, wenn es sich eindeutig um ein Hämangiom handelt. Die operative Entfernung eines Hämangioms stellt bei rascher Größenzunahme und zu erwartenden Problemen vor allem im Gesicht und im Anogenitalbereich eine frühe Behandlungsoption dar. Zur Aufklärung gehören Hinweise auf die zu erwartenden Hautveränderungen bzw. Narben sowohl im Spontanverlauf als auch nach therapeutischen und operativen Maßnahmen.

Komplikationen: Hautveränderungen wie Teleangiektasien und Hyperpigmentierungen können mit dem Laser behandelt werden. Entstellende Narben, Gesichtsasymmetrien oder Hautüberschüsse werden möglichst vor Einschulung plastisch-chirurgisch korrigiert.

9.2.8.3 Lymphangiome

Definition: Lymphangiome sind kongenitale Fehlbildungen der Lymphgefäße. Sie bilden sich nicht spontan zurück und können durch Infektionen und/oder Einblutungen rasch an Größe zunehmen. Lymphangiome können schon bei der Geburt manifest sein, treten in vielen Fällen auch im Kleinkind- und Kindesalter auf.

Klinik: Es zeigt sich eine von der Konsistenz schwammartige, etwas komprimierbare Schwellung. Prädilektionsorte sind in der Reihenfolge der Häufigkeit der Hals, die Axilla und die Leiste, sie finden sich in unmittelbarer Nachbarschaft zu Gefäßen und Nerven. Lymphangiome können aber an jeder anderen Stelle des Körpers ebenfalls auftreten. Bei lokalen Infektionen und auch Allgemeininfekten können sie rasch an Größe zunehmen und bei Lokalisation im Halsbereich zu Atemnot führen. Ein Lymphangiom weist dann auch lokale Entzündungszeichen wie Rötung, Schwellung und Druckschmerz auf. Bei Einblutung kann ebenfalls eine rasche Größenzunahme erfolgen, es tritt in diesem Fall eine bläuliche Hämatomverfärbung bei zunehmend derber Konsistenz auf [12].

Diagnostik: Ein Lymphangiom kann in der Sonographie diagnostiziert werden, bei größeren Lymphangiomen ist wegen der Nähe zu Gefäßen und Nerven die präoperative Bildgebung mittels MRT sinnvoll.

Operationsindikation und Operationsverfahren: Die vollständige Entfernung eines Lymphangioms ist operativ nicht immer möglich. Wegen der Gutartigkeit der Erkrankung ist ein radikales Vorgehen unter Verletzung oder Mitentfernung benachbarter Strukturen wie Nerven oder Gefäßen nicht gerechtfertigt. Letztendlich stellt aber nur die vollständige operative Entfernung eine kurative Behandlung dar. Alternative Behandlungsverfahren sollen die Sklerosierung des Lymphangioms induzieren. Hier wären vor allem die Laserbehandlung und die Injektion von OK432 (Streptokokkus A Antigen) zu nennen. Die Injektion von Äthoxysklerol oder Bleomycin wird nur in Ausnahmefällen durchgeführt. Alle Behandlungen müssen gerade bei kleineren Kindern in Allgemeinnarkose durchgeführt werden.

Ergebnisse und Komplikationen: Die vollständige Entfernung eines Lymphangioms gelingt nicht immer, weshalb die Operation häufig mit einem sklerosierenden Verfahren kombiniert wird. Nach der Operation ist oftmals ein Serom zu beobachten, welches bei entsprechender Größe entlastet bzw. punktiert wird. Verbleibende Lymphangiom-Anteile imponieren als Rezidiv, eine entsprechende präoperative Aufklärung sollte schon darüber informieren.

Komplikationsmanagement: Das nicht selten auftretende postoperative Serom sollte engmaschig klinisch kontrolliert werden. Bei Größenzunahme erfolgt eine Punktion, kleine Kinder benötigen dafür eine Sedierung, ansonsten reicht zuweilen auch die örtliche Applikation von Lokalanästhetikum als Salbe oder als Pflaster.

Hinweis: Es handelt sich um eine gutartige Erkrankung, welche mit minimalem Risiko für benachbarte Strukturen auch mittels Sklerosierungstechniken (Laser, OK432) behandelt werden kann. Ein operatives Risiko der Verletzungen von Nerven und Gefäßen ist nicht akzeptabel, weshalb die Operation mit den konservativ-sklerosierenden Techniken verbunden werden sollte. Das Rezidiv sollte sklerosiert werden, da ein erneutes operatives Vorgehen mit einer deutlich höheren Komplikationsrate einhergeht.

9.2.8.4 Naevi

Vielen Eltern fallen bei ihren Kindern Hautveränderungen auf, welche zunächst meist dem Kinderarzt oder auch dem Dermatologen vorgestellt werden. Weisen diese Hautflecken ein Größenwachstum oder Veränderungen auf, so erfolgt in vielen Fällen die Vorstellung zur Entfernung der Naevi. Bei auffallenden und kosmetisch störenden Hautveränderungen findet häufig schon frühzeitig die Vorstellung zur operativen Entfernung statt. Meist handelt es sich um melanozytäre Naevi. Bei der präoperativen Beratung sind zwei Aspekte zu erörtern: das maligne Potenzial des Naevus und die durch die Entfernung zu erwartenden kosmetischen Veränderungen (Narbenbildung). Nur 1–2 % aller im Kindesalter entfernten Hauttumoren weisen maligne Veränderungen auf. Die Entfernung von sehr großen Naevi sowie die Behandlung von Melanozytosen, die andere Organe betreffen, gehören nicht in den ambulanten Bereich [13].

Definition: Pigmentnaevi sind lokalisierte Hautveränderungen. Sie bestehen aus einer Ansammlung von Melanozyten, liegen zwischen Dermis und Epidermis und bilden Melanin, wodurch die dunklere Verfärbung entsteht. Sie können angeboren sein oder sich auch im Laufe des Lebens entwickeln. Sie werden nach Größe klassifiziert, wobei das Potenzial der malignen Entartung auch mit der Größe zunimmt. Während die kleineren Naevi auf die Haut begrenzt sind, können größere Naevi ebenfalls auf das Subkutangewebe bis zur Faszie ausgedehnt sein.

Klinik: Die Melanozytennaevi stellen Flecken und Hautveränderungen unterschiedlicher Größe dar, die eine hellbraune bis dunkle/schwärzliche Pigmentierung aufweisen. Häufig ist eine vermehrte Behaarung zu beobachten, daher auch die frühere Bezeichnung „Tierfellnaevus". Kleinere Naevi zeigen im Kindesalter bis zur Pubertät praktisch keine maligne Transformation auf, größere Naevi können auch schon im Kindesalter maligne entarten. Dysplastische Naevi weisen eine größere Farbvielfalt (braun, rot oder auch depigmentiert) und ein unruhigeres Muster auf, sie können auch eher erhaben sein. Der Naevus flammeus hat eine dunkelrote bis violette Farbe (engl.: „port-wine-stain"). Er erscheint ähnlich wie ein „Storchenbiss". Der „Storchenbiss" tritt bei Neugeborenen meist am Hinterhaupt, seltener auch an den Augenlidern auf und bedarf keiner Behandlung.

Diagnostik und Differentialdiagnose: Unregelmäßig begrenzte Naevi, Farb- oder Pigmentveränderungen, unregelmäßige Pigmentierungen sind verdächtig. Große Naevi weisen häufiger Dysplasien auf als kleinere.

Operationsindikation: Die Operationsindikation ergibt sich aus den differentialdiagnostischen Erwägungen. Da erst die histologische Untersuchung Bestätigung zur Dignität liefert und nur die vollständige Exzision eine Heilung im Hinblick auf das Malignitätsrisiko darstellt, wird bei verdächtigen Befunden die Indikation zur operativen Exzision gestellt. Feuermale (Naevus flammeus) können oftmals wegen der Größe und der Lokalisation im Bereich des Kopfes nicht mit einem vertretbaren kosmetischen Ergebnis exzidiert werden. Eine Alternative bietet hier die Laserbehandlung, wobei oft viele Sitzungen erforderlich sind [13].

Operation: Bei kleineren Naevi erfolgt die wetzsteinförmige, vollständige Exzision im Gesunden. Wird eine Malignität vermutet, empfiehlt sich ein Sicherheitsabstand von zunächst 2 mm, um den Naevus sicher im Gesunden zu exzidieren. Bei Kindern findet die Operation in Narkose statt, bei Jugendlichen kann zuweilen auch eine lokale Infiltrationsanästhesie ausreichend sein. Bei größeren Naevi kann die Exzison in mehreren Operationen erfolgen, um eine allzu große Narbe zu vermeiden. Die einzeitige vollständige Exzison großer Naevi kann plastische Verschiebelappen zur Deckung des Wunddefektes erfordern und sollte daher nur bei entsprechender Vorbereitung (Aufklärung) und Expertise geplant werden. Zum Wundverschluss wird nichtresorbierbares Nahtmaterial benutzt, da wegen der oft großen Spannung auf den Hautnähten diese bisweilen länger belassen werden. Bei weitgehend spannungsfreiem Verschluss, welcher auch durch eine Intrakutannaht oder eine zusätzliche Subkutannaht erreicht werden kann, kann vor allem bei jüngeren Kindern ein resorbierbarer Hautfaden verwendet werden. Bei sehr mobilen Kleinkindern kann nach Entfernung großer Naevi an den Extremitäten zur Ruhigstellung und somit zur besseren Wundheilung eine Schiene angelegt werden.

9.2.8.5 Atherome – Epidermiszysten – Dermoidzysten

Definition: Atherome (auch als Trichilemmalzysten bezeichnet) sind zystische, meist kugelige, prallelastische bis einige Zentimeter große Raumforderungen unterhalb der Haut. Sie treten häufig multipel – vor allem an der Kopfhaut – auf. Epidermalzysten (auch als Epidermiszysten bezeichnet) sind ebenfalls zystische, meist kugelige, prallelastische in oder knapp unter der Haut, bis zu 2 cm große Raumforderungen, welche von Haarfollikeln ausgehen. Sie nehmen langsam an Größe zu und treten vor allem im Gesicht, am Hals und am Rücken auf. Sie liegen in der Haut oder subkutan und sind mit Hornlamellen gefüllt.

Klinik: Es finden sich schmerzlose, etwas unter der Haut gelegene, verschiebliche, zystische, meist erbsen- bis haselnussgroße Geschwülste. Bei sekundärer Infektion imponieren an der Haut die Zeichen eines Abszesses: Rötung, Schwellung, Druckschmerz.

Diagnostik und Differentialdiagnose: Anamnestische Angaben und der klinische Befund leiten schon zur Verdachtsdiagnose. Sonographisch findet sich eine zystische Geschwulst in oder unter der Haut ohne Binnenstrukturen, der Inhalt stellt sich echoarm dar. Differentialdiagnostisch können vergrößerte Lymphknoten ein ähnliches klinisches Bild bieten.

Operationsindikation: Die operative Entfernung der kleinen Geschwülste wird bei typischem klinischem Befund und vor allem bei beobachteter Größenzunahme empfohlen. Eine Entzündung kann zum Bild eines Abszesses führen.

Operation: Über der tastbaren subkutanen Geschwulst erfolgt eine kurze Inzision im Verlauf der Hautspannungslinien oder eine schmale wetzsteinförmige Umschneidung. An einem schmalen, aufliegenden Hautstreifen lässt sich die Geschwulst besser greifen, das Risiko der versehentlichen Eröffnung sinkt. Ziel ist die vollständige Exzision der Zyste bzw. der Geschwulst, ohne sie zu eröffnen. Kommt es zu einer Eröffnung, so müssen der austretende Inhalt und die Reste der Zystenwand noch vollständig entfernt werden, um ein Rezidiv zu vermeiden. Die histologische Untersuchung ist obligat, auch wenn in den seltensten Fällen mit einem malignen Befund zu rechnen ist.

Komplikationen: Wichtigste Komplikationen sind die Wundheilungsstörung, der Wundinfekt, überschießende Narben- und Keloidbildung sowie eine Rezidivzyste oder Rezidivgeschwulst bei unvollständig entfernter Zyste.

9.2.8.6 Pilomatrixom

Definition: Das Pilomatrixom (Epithelioma calcificans Malherbe) ist ein meist kleiner derber Tumor knapp unterhalb der Haut und tritt vor allem bei Kindern auf. Er entspringt den Haarmatrixzellen und weist im Inneren nekrotische Zellen und Verkalkungen auf.

Klinik: Es findet sich unter der Haut ein derber, fester, fast steinharter, nicht druckschmerzhafter Knoten. Meist wird im Laufe von Wochen bis Monaten eine Größenzunahme beobachtet, nachdem anfangs zuweilen nur ein sehr kleiner Knoten (wie „Insektenstich") aufgefallen war.

Operationsindikation: Die operative Entfernung der kleinen Geschwülste wird bei typischem klinischem Befund und vor allem bei beobachteter Größenzunahme empfohlen. Bei älteren Kindern und kleinem Befund kann auch eine Entfernung in Lokalanästhesie erwogen werden.

9.2.8.7 Lipome

Definition: Lipome sind benigne Geschwülste des Fettgewebes (mesenchymale Tumoren). Sie können eine Membran oder Kapsel aufweisen. Die Beteiligung anderer Gewebsanteile ist möglich (z. B. Angiolipom, Fibrolipom). Bösartige Liposarkome sind bei Kindern extrem selten.

Klinik: Meist zufällig findet sich ein schmerzloser, weicher, wenig verschieblicher Tumor im Subkutangewebe. Das Auftreten in tieferen Gewebsschichten ist möglich (z. B. intramuskulär). Beschwerden treten bei Größenzunahme und als Folge des Druckes z. B. auf Nerven auf, ansonsten finden sich meist keine Beschwerden.

Diagnostik und Differentialdiagnose: Typisch ist die weiche Konsistenz des Tumors. Sonographisch können zystische Tumore (siehe oben) ausgeschlossen werden.

Operationsindikation: Die operative Entfernung eines Lipoms ist bei Größenzunahme, störender auffälliger Lokalisation und bei Beschwerden zu empfehlen. Je größer der Befund, desto aufwändiger die operative Resektion, daher eher frühzeitige Indikation zur Entfernung stellen.

Operation: Über der tastbaren subkutanen Geschwulst erfolgt eine kurze Inzision im Verlauf der Hautspannungslinien. Ziel ist die vollständige Exzision des Lipoms (möglichst mit Kapsel). Die histologische Untersuchung ist obligat, auch wenn in den seltensten Fällen mit einem malignen Befund zu rechnen ist.

Komplikationen: Wichtigste Komplikationen sind die Serombildung, die Wundheilungsstörung und das Rezidivlipom.

9.2.8.8 Sinus pilonidalis

Definition: Der Sinus pilonidalis (auch Pilonidalzyste oder Pilonidalfistel) ist eine chronische, häufig abszedierende Entzündung mit Fistelbildung in der Gesäßfalte (Rima ani) über Steißbein und Sakrum. Ursächlich scheinen eingewachsene Haare zu sein, deshalb vor allem das Auftreten bei sitzender Tätigkeit. Betroffen sind selten Kleinkinder, meist Jugendliche ab der Pubertät, Jungen sind häufiger betroffen als Mädchen. Anmerkung: Der Sinus entspricht nicht dem Steißbeingrübchen, welches keinerlei Behandlung erfordert.

Klinik: Bei einer blanden Pilonidalfistel finden sich ein oder auch mehrere kleine Fistelöffnungen in der Haut über dem Sakrum im Bereich der Rima ani. Bei Auftreten einer Entzündung oder eines Abszesses zeigt sich über dem Sakrum eine druckschmerzhafte, gerötete Schwellung, über die Fistelöffnung oder eine spontane Perforation kann sich Eiter oder trübe Flüssigkeit entleeren. Anamnestisch können Hinweise auf eine immer wieder auftretende Sekretion (Nässen) bestehen.

Diagnostik: Die anamnestischen Angaben (Schwellung, Schmerzen, Sekretion im Bereich der Rima ani bzw. über dem Kreuzbein) und der lokale Untersuchungsbefund (Schwellung, Druckschmerz, Fistelöffnungen) sind meist für die Diagnosestellung ausreichend. Bildgebende Verfahren sind meist unnötig.

Operationsindikation: Mit der Diagnosestellung erfolgt die Indikation zur operativen Therapie, da konservative oder alternative Therapieansätze die Ursache nicht beheben können und somit auch nicht erfolgversprechend sind.

Operationsmethoden: Die früher meist durchgeführte radikale Exzision der Zyste und der Fistelgänge nach Injektion von Methylenblau bis auf das Sakrum mit anschließender offener Wundbehandlung ist in den letzten Jahren mehr und mehr verlassen worden und bleibt heute höchstens noch dem hartnäckigen Rezidiv vorbehalten.

Um den Heilungsverlauf zu beschleunigen, ist auch ein Wundverschluss nach Exzision der Zyste möglich, jedoch sind die Infektionsrate und das Risiko von Wundheilungsstörungen deutlich erhöht und erfordern in vielen Fällen sekundär doch eine

Eröffnung und offene Wundbehandlung. Das Risiko von Wundheilungsstörungen kann durch eine asymmetrische Ausschneidung und durch Lappenplastiken verringert werden. Bei großen Wundhöhlen (z.B. nach Rezidiv-Operation) bietet sich auch eine unterstützende Vakuum-Verbands-Technik an, um eine Abheilung in wenigen Wochen statt Monaten zu erreichen. Leider wird jedoch die ambulante Vakuum-Behandlung derzeit nicht von den gesetzlichen Krankenkassen übernommen.

Mehr und mehr werden heute jedoch Operationsverfahren gewählt, die weniger radikal mit kleineren Inzisionen auskommen. In der Mittellinie werden lediglich die Fistelöffnungen, die eingewachsenen Haarfollikel ausgeschnitten (ca. reiskorngroße Exzisionen), tiefere Fistelgänge werden knapp exzidiert, bestehende Abszesse evtl. von einer seitlichen Inzision eröffnet und entlastet. Der Gewebsdefekt ist somit deutlich kleiner und die Heilungsdauer entsprechend kürzer [14].

Prophylaxe: Das Enthaaren der Sakralregion im Bereich der Rima ani sollte postoperativ empfohlen werden, es dient der Rezidivprophylaxe.

Komplikationen: Wichtigste Komplikation ist die erneute Infektion bei knapper Exzision. Bei der radikalen Exzision stehen Wundheilungsstörung, verzögerte Wundheilung bei großem Gewebsdefekt und die Blutung im Vordergrund.

9.2.9 Mediane Halszyste

Definition: Eine mediane Halszyste entwickelt sich aus einem verbliebenen Rest des Ductus thyreoglossus, der sich nicht vollständig zurückgebildet hat. Der Ductus thyreoglossus befindet sich in Mittellinie (Medianlinie) zwischen Zungengrund und Schilddrüse, ein caudal verbliebener Anteil kann sich zum Lobus pyramidalis der Schilddrüse entwickeln. Bildet sich ein Teil des Ductus nicht zurück, so entwickelt sich durch die Schleim- und Flüssigkeitsproduktion der Epithelschicht in dem Ductus eine zystische Struktur. Kommt es zu einer Infektion, so entsteht ein Abszess, der spontan nach außen am Hals perforieren kann, wodurch sich sekundär aus der Zyste eine Fistel entwickeln kann.

Klinik: Am Hals findet sich in Mittellinie eine meist zunächst zufällig aufgefallene sicht- und tastbare Schwellung meist ein wenig caudal des Zungenbeines. Bei längerer Beobachtung kann sich diese vergrößern. Im Falle von Entzündungen kann es zu einer raschen Größenzunahme mit lokalen Entzündungszeichen (Rötung, Druckschmerz) und auch zu Fieber kommen. Findet sich nach anamnestisch stattghabten Schmerzen, Schwellungen und Entzündungen eine Fistelöffnung oder ein Porus in Nähe der Mittellinie auf der Ventralseite des Halses, so ist es zu einer Abszessperforation mit sekundärer Fistelung gekommen. Die zuvor beschriebene oder getastete Schwellung kann dabei weitgehend verschwunden sein.

Diagnostik und Differentialdiagnose: Eine Halszyste lässt sich meist klinisch diagnostizieren. Andere Schwellungen in Mittelinie ventral am Hals (z. B. Tumore, Schilddrüsenknoten) sind im Kindesalter sehr selten. Zur Größendarstellung der Zyste und möglicherweise auch eines Fistelganges ist die Sonographie geeignet, im Zweifelsfall ermöglicht die Sonographie auch die Abgrenzung zu anderen (seltenen) Raumforderungen [12].

Operationsindikation: Es handelt sich um eine ausgebliebene Rückbildung, mit einer spontanen Regression ist nicht zu rechnen. Da eine mediane Halszyste das Risiko einer Entzündung und Abszedierung birgt, sollten die Entfernung der Zyste und des Ductus thyreoglossus möglichst noch im entzündungsfreien Stadium erfolgen. Im akuten Entzündungsstadium wird zunächst eine antibiotische Behandlung vorgenommen, die Operation findet dann erst im entzündungsfreien Intervall statt [12].

Operation: Lagerung mit etwas überstrecktem Hals. Über der Zyste erfolgt ein kurzer horizontal querverlaufender Hautschnitt. Nach Darstellung und Mobilisation der Zyste wird diese angeschlungen oder angeklemmt und am kranialen Anteil der Zyste der Ductus thyreoglossus aufgesucht. Dieser kann sich etwas breiter darstellen, kann aber auch nur ein obliteriertes fibröses Band sein. Dieser Ductus wird bis zum Zungenbein verfolgt und präpariert, der anhängende mediale Teil des Zungenbeins wird ebenfalls reseziert. Knapp unter dem Zungengrund findet der Verschluss des Ductus statt, falls sich dieser dort noch darstellen lässt. Zyste und Zungenbein werden histologisch untersucht.

Im Falle einer zuvor eingetretenen Perforation nach Aszedierung erfolgt eine Instillation von Methylenblau in die Fistelöffnung, anschließend die knappe, quer verlaufende Umschneidung der Fistelöffnung mit anschließendem Versuch, die Zyste ebenfalls darzustellen, zu präparieren und den D. thyreoglossus aufzufinden (siehe oben). Nach stattgehabten Entzündungen gestalten sich die Präparation der Zyste und des Ductus allerdings ungleich schwieriger, da das Gewebe nicht so leicht abzugrenzen ist und die ehemalige Zyste Granulationsgewebe enthält und sehr vulnerabel ist.

Eine Drainage ist meist nicht erforderlich.

Ergebnisse und Komplikationen: Vor allem bei infizierten Zysten ist eine Wundinfektion oder eine verzögerte Wundheilung rechtzeitig zu erkennen, entsprechend sollten frühzeitig auch eine erneute Wunderöffnung und Behandlung des Abszesses erfolgen. Seltener ist die Nachblutung, welche fast immer durch subtile Blutstillung vermieden werden kann. Nervenverletzungen oder eine Verletzung der Speicheldrüse (Gl. submandibularis) können vor allem bei chronischer, vernarbender Infektion der Halszyste wegen der nicht mehr sicher zu differenzierenden Schichten auftreten. Bei fehlender Darstellung und Resektion des D. thyreoglossus bis zum Zungenbein und darüber hinaus kann eine Rezidivzyste im Bereich des belassenen Ductus auftreten.

Diese wird gleichfalls operativ entfernt, wobei beim Rezidiveingriff die Vernarbung die anatomisch exakte Präparation erschwert.

Fazit: Die Diagnose einer medianen Halszyste ist in erster Linie eine klinische Diagnose, die Behandlung ist operativ und sollte frühzeitig vor einer Infektion erfolgen.

9.2.10 Laterale Halsfistel/Halszyste

Definition: Eine laterale Halsfistel ist (wie die mediane Halszyste) eine kongenitale Rückbildungsstörung. Die in der Embryonalzeit angelegten Hohlräume und Gänge (meist der 2. oder 3. Kiemenbogen) haben sich nicht oder nicht vollständig verschlossen und sind nicht obliteriert. Es verbleibt daher neben einem Hohlraum und/oder einem Gang (Fistel) auch möglicherweise eine Öffnung nach außen auf der Halsseite. Der Gang ist epithelialisiert und kann vom Rachen bis zur Haut ziehen, die Epithelien produzieren Schleim. Bei stellenweiser Obliteration des Ganges oder bei entzündlichen Verklebungen kann sich eine schleimgefüllte Zyste seitlich am Hals ausbilden, bei offenem Porus kann sich über die Öffnung zeitweise etwas Flüssigkeit oder Schleim entleeren.

Klinik: Die laterale Halsfistel fällt durch eine kleine Öffnung am Vorderrand des Musculus sternocleidomastoideus seitlich am Hals auf, aus der milchiges oder eitriges Sekret fließen kann. Weist der (angeborene) Gang keine Hautöffnung nach außen auf, bildet sich noch in der Kindheit an der Halsseite eine zystische Schwellung, die bei Entzündung rasch an Größe zunehmen kann und dann auch schmerzt. Die laterale Halszyste kann eine erhebliche Größe erreichen (bis zu 5 cm), sie wird am Vorderrand des Musculus sternocleidomastoideus getastet und ist meist gut sichtbar.

Diagnostik und Differentialdiagnose: Die Verdachtsdiagnose einer lateralen Halsfistel ergibt sich aus dem klinischen Bild einer Fistelöffnung an der Halsseite am Vorderrand des M. sternocleidomastoideus. Eine laterale Halszyste ohne Fistelgang auf der Haut lässt sich sonographisch bestätigen, es findet sich echoarmer Inhalt als Hinweis auf eine Zyste. Differentialdiagnostisch werden bei der Sonographie ein Lymphangiom, vergrößerte Lymphknoten bzw. eine Lymphknoteneinschmelzung abgegrenzt (z. B. Lymphadenitis bei atypischen Mykobakterien). Eine MRT zur Abgrenzung kann in seltenen unklaren Fällen sinnvoll sein.

Operationsindikation: Die Diagnosestellung einer lateralen Halsfistel oder einer lateralen Halszyste bedeutet die Indikation zur operativen Therapie. Alternative Verfahren oder ein abwartendes Verhalten erhöhen nur die Infektionsgefahr. Nach Infektion und Abszedierung ist die laterale Halsfistel ungleich schwieriger operativ zu entfernen, eine akute Entzündung sollte jedoch präoperativ zunächst mit Antibiotika behandelt werden.

Operation: Über die Fistelöffnung an der lateralen Halsseite erfolgt zunächst die Instillation von Methylenblau. Dabei sollte kein Druck ausgeübt werden, um eine Perforation des Fistelganges zu vermeiden. Anschließend finden eine Umschneidung der Fistelöffnung und sukkzessive Präparation des Fistelganges nach kranial statt. Der Fistelgang kann in voller Länge nicht über die erste Inzision herausgelöst werden, deshalb wird eine zweite querverlaufende Inzision weiter kranial am Hals angelegt, um von dort den Fistelgang bis zur Einmündung in den Pharynx darzustellen und zu entfernen. Am Pharynx erfolgt der Verschluss der Fistel mit Durchstichligatur. Die Einlage von Drainagen ist meist nicht erforderlich.

Komplikationen: Neben der Wundheilungsstörung, dem Wundinfekt vor allem nach infizierten Fisteln und der Nachblutung ist die Rezidivzyste bei unvollständig entferntem Fistelgang die wichtigste Komplikation. Sie fällt durch eine erneut tastbare Schwellung seitlich am Hals auf, bei Abszedierung/Entzündung stellt sich eine an Größe zunehmende, schmerzhafte zystische Geschwulst dar. Die erneute Operation nach antibiotischer Behandlung der Infektion ist die Therapie der Wahl.

9.2.11 Präaurikuläre Anhängsel – präaurikuläre Fistel

Definition: Kleine, meist knorpelhaltige Geschwülste, die mit normaler Haut überzogen sind und sich ventral des äußeren Ohres an der Haut finden.

Klinik: Präaurikuläre Anhängsel und Veränderungen fallen schon bei der Inspektion nach der Geburt auf. Sie können breitbasig oder gestielt sein, in ihrer Nachbarschaft können kleine Pori (Fistelöffnungen) erkennbar sein. Die Fistelgänge sind meist sehr kurz und enden blind.

Diagnostik und Differentialdiagnose: Einige seltene Syndrome sind mit dem Auftreten von präaurikulären Anhängseln assoziiert, daher sollte zumindest eine orientierende sonographische Untersuchung des Abdomens und der Nieren erfolgen.

Operationsindikation: Die Anhängsel und die Fistelöffnungen stellen ein kosmetisches Problem dar und sollten vollständig einschließlich des häufig enthaltenen Knorpels exzidiert werden.

Operationsmethoden: Das manchmal immer noch praktizierte Abbinden führt zu unbefriedigenden kosmetischen Ergebnissen. Es erfolgen daher die knappe wetzsteinförmige Umschneidung, die Exzision des Anhängsels und des Knorpels bzw. die

Exzision des sondierten Fistelganges bis zum Knorpel mit anschließendem Wundverschluss. Die vorsichtige Injektion von Methylenblau kann den Fistelgang ebenfalls markieren, doch reicht meist das Sondieren mit feiner Sonde.

Komplikationen: Fistelrezidiv bei Infektion oder unvollständiger Exzision. Verletzung eines Astes des N. facialis bei längerem Fistelgang.

9.2.12 Verkürztes Zungenbändchen – Ankyloglosson

Definition: Bei einer Entwicklungsstörung der Zunge bildet sich ein straffes, kurzes Band (Frenulum linguae) weit vorn an der Zungenspitze aus, welches die Zungenspitze am Mundboden fixiert. Die Zunge lässt sich dabei nicht über die untere Gaumenleiste herausstrecken oder hervorziehen.

Klinik: Es kann sich um einen Zufallsbefund bei den Vorsorgeuntersuchungen U1 oder U2 handeln. Die Zungenspitze stellt sich etwas eingezogen dar, so dass die Zunge in der Form eher herzförmig wirkt.

Bei der eingeschränkten Beweglichkeit der Zungenspitze wird das verkürzte Zungenbändchen aber auch als mögliche Ursache von Stillproblemen bzw. von Trink- oder Saugschwäche angesehen. Häufig berichten daher die Mütter, dass sich ihr Kind nicht stillen lasse, beim Trinken nicht saugen würde und immer wieder abrutsche oder dass sie häufig Entzündungen an der Brustdrüse hätten. Bei der Sprachentwicklung im Kleinkindalter kann die mangelnde Beweglichkeit der Zunge zu Problemen bei der Lautbildung und zu Auffälligkeiten beim Sprechen führen.

Diagnostik: Das verkürzte Zungenbändchen ist eine Blickdiagnose und wird meist bei den Vorsorgeuntersuchungen diagnostiziert. Inwieweit es tatsächlich die wichtigste oder auch einzige Ursache von Stillproblemen sein kann, lässt sich häufig nicht sicher feststellen. Allerdings geben viele Mütter Schmerzen an der Brust und Probleme beim Anlegen des Kindes zum Stillen an. Insofern ist neben der Erfassung des Zungenbefundes des Kindes auch die Anamneseerhebung der Mutter für die Diagnose eines pathologischen Frenulum linguae wichtig.

Auch Sprachauffälligkeiten können viele Ursachen haben, von denen das verkürzte Zungenbändchen nur eine ist. Nicht selten werden ältere Kinder daher vom Logopäden dem Kinderchirurgen vorgestellt

Operationsindikation: Zur Indikation gibt es eine weite Bandbreite an Meinungen – von der prophylaktischen frühen Durchtrennung jedes verkürzt auffallenden Zungenbändchens bis zum Abwarten und Beobachten. Bei asymptomatischen Zungenbändchen lässt sich ein abwartendes Verhalten durchaus rechtfertigen, bei Stillproblemen oder Brustbeschwerden der Mutter ist eine operative Lösung zur möglichen Verbesserung des Trinkverhaltens sicher empfehlenswert.

Operationsmethoden: Die Operation besteht in der Durchtrennung des Zungenbändchens bis zum Zungengrund, wodurch die Zungenspitze gelöst wird. Es kommt selten zu einer nennenswerten Blutung, wenn eine Verletzung des Mundbodens und des Zungengrundes vermieden werden kann. In den ersten drei Lebensmonaten kann dieser sehr kurze Eingriff auch in örtlicher Betäubung durchgeführt werden, die Kinder können unmittelbar nach der Operation gefüttert bzw. gestillt werden. Die örtliche Betäubung wird durch ein mehrfach z. B. mit einem Watteträger aufgetragenes oberflächenanästhesierendes Gel oder aufgesprühtes oberflächenanästhesierendes Spray (wie bei der Rachenanästhesie) erreicht. Ab dem Alter von vier Monaten ist eine Operation in Lokalanästhesie für Eltern, Operateur und vermutlich auch für das Kind ein traumatisches Erlebnis, weshalb bei älteren Kindern die Operation dann wie praktisch alle Operationen im Kleinkind- und Kindesalter in Narkose durchgeführt werden sollte. Nach der Lösung und Durchtrennung des Zungenbändchens in Narkose wird die entstehende rhombusförmige Wunde unter der Zunge mit einer oder zwei querverlaufenden Einzelknopfnähten verschlossen. Diese Nähte dienen der Blutstillung und verhindern eine Vernarbung der Wundfläche mit Ausbildung eines Rezidivs. Bei der Operation in Lokalanästhesie im Neugeborenenalter verzichten wir auf Nähte, um die Operationsdauer sehr kurz zu halten und für Eltern traumatische Erlebnisse zu vermeiden.

Ergebnisse und Komplikationen: Selten kommt es zu anhaltenden Blutungen, die sich fast immer auf eine zu tiefe Schnittführung im Mundboden zurückführen lassen. Mit kurzfristiger Kompression ist stets eine Blutstillung zu erreichen. Das Rezidiv nach Vernarbung der offen gelassenen Wunde nach alleiniger Durchtrennung des Bändchens tritt ebenfalls nur selten auf. Ansonsten fallen Komplikationen kaum auf.

9.2.13 Pubertätsbedingte Gynäkomastie

Definition: In der Pubertät kann es auch bei Jungen zu einem vermehrten Brustwachstum ähnlich wie bei Mädchen kommen. Das Brustwachstum ist hormonbedingt, es werden vermehrt östrogenartige Hormone produziert. Bis zu 40 % aller pubertierenden Jungen sind betroffen, in den meisten Fällen handelt es sich jedoch um eine vorübergehende Vergrößerung einer oder beider Brustdrüsen bei sonst unauffällig verlaufender Pubertätsentwicklung. In wenigen Fällen persistiert die Brustdrüsenvergrößerung. Neben der hormonbedingten Brustvergrößerung (Gynäkomastie) fällt bei meist adipösen Jungen auch eine lipomatös bedingte Brustvergrößerung (Lipomastie) auf, die klinische Unterscheidung kann schwierig sein. Der Krankheitswert ergibt sich aus dem von den Betroffenen oft als peinlich empfundenen Aussehen und dem damit verbundenen beeinträchtigten Selbstvertrauen sowie aus negativen Äußerungen aus dem Umfeld des betroffenen Jungen.

Klinik: Die durch die Pubertät induzierte Gynäkomastie ist eine Blick- und Ausschlussdiagnose. Neben der sichtbaren Brustdrüsenvergrößerung (ein- oder beidseits) können Spannungsgefühl und Berührungsempfindlichkeit der Mamillen vorliegen. Retromamillär ist ein vergrößerter Drüsenkörper oder ein Knoten tastbar. Das erstmalige Auftreten mit der Pubertät stellt eine wichtige anamnestische Information dar. Weitere zu erfragende Angaben sind die Familienanamnese, chronische Erkrankungen, Medikamenteneinnahme (z. B. u. a. Östrogene, Diazepam, Spironolacton, Ketoconazol, Omeprazol, Phenytoin), übermäßige Nutzung von Haargel, Haarshampoo oder Anabolika (Bodybuilding, hormonaktive Substanzen), Hodenerkrankungen (z. B. Mumpsorchitis, ehemals Maldescensus) oder Alkoholkonsum. Auch der übermäßige Konsum hormonbehandelten Fleisches kann zur Gynäkomastie führen [15].

Diagnostik und Differentialdiagnose: Bei der körperlichen Untersuchung dient die Einteilung der Pubertätsstadien nach Thanner zur Beurteilung der Pubertät und der Brustgröße. Neben der genauen Größenbestimmung der Brust werden die axillären Lymphknoten untersucht. Bei Auffälligkeiten der Pubertätsentwicklung werden weitere Untersuchungen wie Hormonbestimmungen, Leberwerte und Tumormarker veranlasst, die Sonographie der Leber und der Nebennieren kann möglicherweise einen Tumor nachweisen. Erst der Ausschluss anderer möglicher Ursachen führt zur Diagnose einer pubertätsbedingten Gynäkomastie.

Operationsindikation: In den meisten Fällen bildet sich die bei Jungen in der Pubertät auftretende einseitige oder beidseitige Vergrößerung des Brustdrüsenkörpers spontan ohne weitere Maßnahmen zurück. Die medikamentöse Behandlung ist in diesem Alter nur in den seltensten Fällen indiziert. Ein Abwarten über sechs bis zwölf Monate ist empfehlenswert. Bei über ein bis zwei Jahre anhaltender Gynäkomastie und psychischem Leidensdruck ist die Indikation zur subkutanen Entfernung des Brustdrüsenkörpers (subkutane Mastektomie) gegeben.

Operationsmethoden: Die Operation beinhaltet die Entfernung des Brustdrüsenkörpers unter Erhalt von Mamille und Areola. Über einen periareolären, ca. semizirkulären Schnitt am Übergang von der Areola zur Haut wird der Drüsenkörper teils stumpf, teils scharf unter Koagulation oder Unterbindung der zuführenden Blut- und Lymphgefäße mobilisiert und entfernt. Der Brustdrüsenkörper muss retromamillär scharf gelöst werden. Dabei darf die Haut der Mamille und der Areola nicht verletzt werden. Um eine Hautnekrose der Mamille zu vermeiden, sollte etwas Gewebe retromamillär belassen werden. Dies verhindert auch ein Einsinken der Mamille. Die Pektoralisfaszie sollte erhalten bleiben, eine Resektion der Faszie ist nicht indiziert. Die Wundhöhle wird mit einer Drainage (z. B. Saugdrainage, Redon-Drainage) versorgt, um einer Hämatom- und Serombildung vorzubeugen, bei adipösen Jungen führen auch die Mobilisation der Subcutis und deren Fixation an die Pectoralisfaszie zu einer Verkleinerung der Wundhöhle. Es empfiehlt sich, einen komprimierenden Verband anzulegen.

Ergebnisse und Komplikationen: Ein Rezidiv ist wenig wahrscheinlich. Blutungen und Serombildung bilden häufigere Komplikationen, weshalb eine Drainage für ein bis max. zwei Tage empfehlenswert ist. Bei ausgedehnter retromamillärer Ablösung des Brustdrüsenkörpers kann es zu einer Mamillen- bzw. Hautnekrose kommen, welche sekundär eine plastische Deckung erfordern würde. Bei adipösen Jugendlichen kann sich ein Einsinken der Mamille in das verbleibende subkutane Fettgewebe und somit ein kosmetisch nicht befriedigendes Ergebnis ergeben. Die Kombination mit einer Fettabsaugung (Vorstellung beim plastischen Chirurgen) kann hier eine Besserung verschaffen.

Komplikationsmanagement: Bei lividen Verfärbungen und drohenden Hautnekrosen ist ein Abwarten der Demarkierung des Hautareales zu empfehlen, bei eindeutiger Nekrose eine Wundrevision und ggfs. plastische Deckung. Bei ausgeprägtem Hämatom oder Serom erfolgen ein frühzeitiges Entlasten desselben und das Tragen eines komprimierenden Verbandes oder einer Kompressionsweste.

Bei dem Einsinken der Mamille bleibt die Wundheilung abzuwarten und ggfs. erfolgt sekundär ein Zweiteingriff.

Fazit und spezielle Tipps: Es handelt sich in erster Linie um einen kosmetischen Eingriff, der wegen des subjektiv empfundenen Leidensdruckes gerechtfertigt und indiziert ist. Wie bei jedem das Körperäußere verändernden Eingriff muss schon die präoperative Aufklärung auf ein möglicherweise nicht zufriedenstellendes und unerwartetes Ergebnis hinweisen. Oftmals reicht eine Inzision aus, die ca. ein Drittel der periareolären Zirkumferenz umfasst, kosmetisch scheint eine lateral-caudale Schnittführung ein besseres Ergebnis zu zeigen. Die Nachuntersuchung am 1. oder spätestens 2. postoperativen Tag ist obligat, um frühzeitig ein Hämatom erkennen und behandeln zu können. Sollte die Nachbehandlung von dem Kinder- oder Hausarzt durchgeführt werden, so sind entsprechende Informationen an diesen weiterzuleiten.

9.2.14 Ambulante Laparoskopie

In zunehmendem Umfang werden auch bei Kindern Eingriffe laparoskopisch durchgeführt. Wichtig ist das für Kinder geeignete Instrumentarium, je nach Alter eine 5-mm- oder 10-mm-Optik und mindestens 3,5-mm- und 5-mm-Instrumente. Ein möglicherweise erforderlicher Umstieg auf ein offenes konventionelles Verfahren muss jederzeit sowohl technisch instrumentell als auch personell möglich sein.

Der technische, zeitliche und personelle Aufwand ist in vielen Fällen erhöht, weshalb im ambulanten Bereich die Indikation zu laparoskopischen Eingriffen vielerorts zurückhaltend gestellt wird, da dieser Mehraufwand nur unzureichend vergütet wird.

Indikationen für laparoskopische Operationen im ambulanten Bereich:

Diagnostische Laparoskopie: Bei rezidivierenden Bauchschmerzen und nach Abklärung anderer möglicher Ursachen (u. a. Laktoseintoleranz, Fruktosemalabsorption oder -intoleranz, Zoeliakie) bleibt in manchen Fällen als Verdachts- bzw. als Ausschlussdiagnose die Möglichkeit intraabdomineller Adhäsionen. Eine diagnostische Laparoskopie kann die Diagnose ausschließen oder bestätigen, atypische und fetale Adhäsionen können gelöst werden, pathologische Befunde z. B. an Ovarien, am Mesenterium und an der Leber können erhoben und Biopsien entnommen werden.

Leistenhernie (siehe Leistenhernie, Operation)

Kryptorchismus (siehe Hodenhochstand, Operation)

Varikozele (siehe Varikozele, Operation)

Operation: Üblicherweise wird der erste Trokar am Nabel platziert. Von hier ist der Überblick über das gesamte Abdomen gewährleistet. Wird kein weiterer Trokar (z. B. bei der diagnostischen Laparoskopie) benötigt, so verbleibt am Abdomen auch keine weitere Narbe. Nach Hautinzision am Nabel wird nach Spreizen des Sukutangewebes die Faszie dargestellt, angeklemmt und inzidiert. Für den späteren Verschluss der Faszie bietet es sich an, die Fasziennaht ungeknotet vorzulegen. Nach Eröffnen des Peritoneums wird der Trokar unter Sicht platziert und das Pneumoperitoneum hergestellt. Dabei müssen der Druckanstieg und der Gasfluss beachtet und das Abdomen klinisch beurteilt werden. Nach Einführen der Kamera werden die weiteren Trokare unter Sicht gesetzt. Am günstigsten werden die weiteren Trokare in einem Halbkreis um das zu operierende Zielorgan platziert. Da sich ein Umstieg auf ein offenes Vorgehen nie sicher ausschließen lässt, sollte ein Schnitt so gewählt werden, dass er bei einem Umstieg verlängert werden könnte. Zum Abschluss der Operation werden die Trokare unter Sicht und zuletzt der Kameratrokar entfernt. Am Nabel wird die Faszie mit einer Naht verschlossen, ansonsten ist ein Faszienverschluss nicht erforderlich.

Komplikationen: Tyische und häufigste Komplikation ist die Verletzung von Gefäßen (Aorta, Iliakalarterien), seltener die Verletzung des Darmes, mit dem erstplatzierten Trokar. Gerade bei Kindern fallen die Abstände zwischen der Bauchwand und dem Retroperitoneum sehr klein aus, weshalb bei der Platzierung des ersten Trokares ein offenes Vorgehen weniger Komplikationen mit sich bringt. Blutungen aus großen Gefäßen müssen durch raschen Umstieg auf das offene Vorgehen unter Belassung des

Trokars beherrscht werden. Eine Darmverletzung kann je nach persönlicher Erfahrung auch laparoskopisch versorgt werden.

Fazit: Das laparoskopische Vorgehen erweist sich in vielen Fällen tatsächlich als minimal-invasiv, die Erholung der kleinen Patienten scheint schneller zu erfolgen, so dass sich laparoskopische Eingriffe durchaus auch ambulant geplant durchführen lassen. Der logistische und materielle Aufwand ist in vielen Fällen allerdings größer, weshalb im ambulanten Bereich aus ökonomischen Gründen die Indikation zum minimal-invasiven Vorgehen häufig zurückhaltend gestellt wird. Ein Umsteigen auf das konventionelle Verfahren muss jederzeit möglich sein.

9.2.15 Ambulante Traumatologie und Frakturbehandlung

9.2.15.1 Allgemeine Grundsätze

Ambulant werden bei Kindern vor allem die Wundversorgung von Haut- und Weichteilverletzungen und die konservative Frakturbehandlung durchgeführt. Adäquate Wundversorgungen sind bei (Klein-)Kindern nur in Allgemeinnarkose möglich, erst ab dem Teenageralter ist auch eine Wundversorgung in Lokalanästhesie sinnvoll möglich. Bei ausgedehnteren Verletzungen wie Verbrennungen und Verbrühungen müssen oft auch die Verbandwechsel in Narkose oder ausreichender Analgosedierung durchgeführt werden. Bei der Entscheidung, ob konservativ oder operativ behandelt wird, ist die Kenntnis der spontanen Korrekturmöglichkeiten des kindlichen Skelettes wichtig. Eine spontane Korrektur jenseits des Alters von zehn bis zwölf Jahren ist allerdings kaum noch zu erwarten.

Undislozierte Frakturen werden im Allgemeinen konservativ mit Ruhigstellung (Schiene, Gipsanlage) behandelt, auch tolerable Dislokationen können konservativ behandelt werden.

Bei nicht mehr tolerabler Dislokation einer Fraktur sind die Reposition und in vielen Fällen dann auch die Fixation bzw. die osteosynthetische Versorgung notwendig. Ambulant werden dabei allerdings meist nur unkomplizierte Frakturen behandelt.

Für die operative Frakturbehandlung ist bei Kindern eine Allgemeinanästhesie erforderlich. Gleiches gilt vom Alter des Kindes und vom Ausmaß sowie der Lokalisation abhängig bei der Versorgung von Weichteilverletzungen.

9.2.15.2 Besonderheiten im Kindesalter

Die Interpretation von Röntgenbildern setzt beim wachsenden Skelett auch Kenntnisse der Knochenkernentwicklung und des Knochenwachstums voraus.

Grünholzfraktur: Die Kortikalis ist auf der einen Seite einer Biegungsfraktur nicht vollständig gebrochen und stellt bei der Reposition ein mögliches Hindernis dar. Vor Ruhigstellung sollte daher die komplette Fraktur beider Kortikales mit anschließender korrekter Reposition und Ruhigstellung erfolgen. Bei der alleinigen Ruhigstellung kann es zu einer verlängerten Frakturheilung mit höherem Refraktur-Risiko kommen.

Wulstfraktur: Die Stauchungsfraktur zeigt sich in einer wulstförmigen Aufwerfung der Kortikalis ohne vollständige Unterbrechung, die Ruhigstellung reicht zur Behandlung aus.

Epiphysenfraktur: Die Epiphysenfuge ist die Wachstumszone des Knochens. Jede Fraktur, die diese Zone mitbetrifft, muss anatomisch exakt reponiert werden, um einem späteren Fehlwachstum und einer daraus reultierenden Fehlstellung vorzubeugen. Die Einteilung der Epiphysenverletzungen erfolgt nach Salter (I–IV) oder Aitken (0–III).

Klinik: Gerade bei Kleinkindern ist eine zuverlässige anamnestische Angabe zum Unfallhergang nicht immer erhebbar. Sichere Frakturzeichen umfassen die Fehlstellung und die tastbare Krepitation. Unsichere Zeichen sind die schmerzhafte Bewegungseinschränkung, die Schwellung und die Schonhaltung.

Diagnostik: Die Primärdiagnostik erfolgt mit konventionellem Röntgenbild. Die immer noch manchmal durchgeführte Röntgenaufnahme der Gegenseite ist nicht indiziert und zeugt meist von einer Unsicherheit in der Interpretation des kindlichen Skeletts. Aus Strahlenschutzgründen ist bei Kindern die Anwendung eines Kinderfilters vorgeschrieben. Bei Fissuren und Haarrissen ohne Dislokation kann jedoch die Interpretaton der mit Kinderfilter durchgeführten Röntgenaufnahmen schwierig sein. Neben der lokalen Befunderhebung sind auch die Erhebung und Dokumentation von Weichteil- und Begleitverletzungen bzw. das Fehlen derselben (Durchblutungsstatus, Nervenfunktionen) nicht zu versäumen.

Operationsmethoden: Im ambulanten Bereich können unkomplizierte Frakturen ohne Begleitverletzungen konservativ und operativ behandelt werden. Schon die Reposition erfordert bei Kindern eine Narkose. Sollte die reponierte Fraktur abrutschgefährdet sein, so muss die osteoynthetische Versorgung unmittelbar stattfinden, um dem Kind (und den Eltern!) eine weitere Narkose zu ersparen.

Die zur Verfügung stehenden Techniken sind die intramedulläre Schienung mit elastisch-stabilen Nägeln (ESIN), die Kirschner-Draht-Osteosynthese und die Schraubenosteosynthese.

Fazit: Wundversorgungen und Frakturbehandlungen sind Notfallbehandlungen. Wundversorgungen und Verbandwechsel z.B. nach Verbrennungen/Verbrühungen erfordern bei Kindern meist eine Allgemeinnarkose. Ambulant lassen sich bei Kindern nur unkomplizierte Frakturen behandeln. Kenntnisse der spontanen Korrekturpotenz des kindlichen Skelettes, der Knochenentwicklung (Knochenkerne, Epiphysenfugen) und der gängigen Operationsverfahren bei Kindern sind unabdingbar.
Die Reposition einer Fraktur bei Kindern erfordert eine Narkose. Gleichzeitig muss in Narkose dann die definitive osteosynthetische Versorgung, wenn erforderlich, erfolgen. Nach einer postoperativen Röntgenkontrolle sind weitere Röntgenkontrollen meist nicht erforderlich und daher sehr streng zu indizieren.
Metallentfernungen lassen sich ambulant geplant durchführen. Ein Bildwandler muss dazu im Operationssaal verfügbar sein, da sich auch einfache Metallentfernungen als durchaus schwierig erweisen und den Zeitplan durcheinander bringen können.

Literatur

[1] Bajaj P. What is the youngest age appropriate for outpatient surgery?. Indian J Anaesth. 2009 Feb, 53(1), 5–6.
[2] Pieper WM, Koltai I, Pistor G, Strube HD. Zur Differentialdiagnose des kindlichen Leistenbruches: die Schenkelhernie. Langenbeckes Arch Chir 361 (Kongressbericht 1983).
[3] Arbeitsgemeinschaft der Wissenschaftlichen Medizinischen Fachgesellschaften. S1-Leitlinie: Leistenhernie, Hydrozele 30.09.2014. URL: http://www.awmf.org/uploads/tx_szleitlinien/006-030l_S1_Leistenhernie_Hydrozele_2014-09.pdf
[4] Grob M. Lehrbuch der Kinderchirurgie, 1. Auflage, Thieme Stuttgart, 1957
[5] Schumpelick V, Arlt G, Steinau G. Hernienchirurgie: Leistenhernie bei Erwachsenen und Kindern. Dtsch Ärztebl 1997, 94(48).
[6] Schumpelick V, Arlt G, Klinge U. Hernienchirurgie: Versorgung von Nabelhernie und Narbenhernie. Dtsch Ärztebl 1997, 94(51–52).
[7] Arbeitsgemeinschaft der Wissenschaftlichen Medizinischen Fachgesellschaften. S2k-Leitlinie: Hodenhochstand – Maldeszensus testis 30.04. 2013. URL: http://www.awmf.org/uploads/tx_szleitlinien/006-030l_S1_Leistenhernie_Hydrozele_2014-09.pdf, http://www.awmf.org/uploads/tx_szleitlinien/006-022l_SS2k_Hodenhochstand_Maldescensus_testis_2013-04.pdf
[8] Bennek J, Gräfe G. Ambulante Chirurgie im Kindesalter. Lehrbuch und Atlas. Deutscher Ärzteverlag Köln, 2001. S. 194–197.
[9] Esterbauer B, Hauser W. Leitlinie Varikozele. Journal für Urologie und Urogynäkologie 2008; 15 (Sonderheft 6) 21
[10] Arbeitsgemeinschaft der Wissenschaftlichen Medizinischen Fachgesellschaften. S1-Leitlinie: Phimose und Paraphimose 01.08.2013. URL: http://www.awmf.org/uploads/tx_szleitlinien/006-052l_S1_Phimose_Paraphimose_2013-08.pdf
[11] Arbeitsgemeinschaft der Wissenschaftlichen Medizinischen Fachgesellschaften. S2k-Leitlinie: Hämangiome, infantil im Säuglings- und Kleinkindalter 28.02.2015. URL: http://www.awmf.org/uploads/tx_szleitlinien/006-100l_S2k_Hämangiome_Säuglinge_Kleinkinder_2015-02.pdf
[12] von Schweinitz D, Ure B. Kinderchirurgie. Viszerale und allgemeine Chirurgie des Kindesalters. Springer Verlag, 2009. S. 168, 171, 507.
[13] Hamm H, Höger PH. Hauttumoren im Kindesalter. Dtsch Arztebl 2011; 108(20): 347-53

[14] Arbeitsgemeinschaft der Wissenschaftlichen Medizinischen Fachgesellschaften. S3-Leitlinie: Sinus pilonidalis 30.04.2014. URL: http://www.awmf.org/uploads/tx_szleitlinien/081-009k_S3_Sinus_pilonidalis_2014-04.pdf
[15] Arbeitsgemeinschaft der Wissenschaftlichen Medizinischen Fachgesellschaften. S1-Leitlinie: Gynäkomastie 01.01.2011. URL: http://www.awmf.org/uploads/tx_szleitlinien/027-028l_S1_Gynaekomastie_01.pdf

Stefan Corvin

Kapitel 10 Urologie

10.1 Vasektomie

Definition: Mittels Vasektomie soll eine sichere und dauerhafte Sterilität des behandelten Mannes aufgrund der Durchtrennung der Samenleiter sichergestellt werden. Voraussetzung ist eine abgeschlossene Familienplanung, auch wenn der Eingriff mittels Vasovasostomie oder Tubulovasostomie prinzipiell rückgängig gemacht werden kann.

Diagnostik: Es genügen eine einfache Inspektion und Palpation des Skrotums. Vor allem ist darauf zu achten, dass der Ductus deferens beidseits sicher identifizierbar ist. In seltenen Fällen, wie beispielsweise bei Patienten mit zystischer Fibrose, kann eine Aplasie des Samenleiters vorliegen. Im Rahmen der präoperativen Anamnese sollte nach vorangegangenen Operationen, Verletzungen und Entzündungen im Urogenitalbereich gefragt werden.

OP-Methoden: Die Vasektomie über den „klassischen" skrotalen Zugang kann in Allgemein- oder Lokalanästhesie durchgeführt werden. Beim Eingriff in örtlicher Betäubung wird ein Lokalanästhetikum am Skrotalansatz zirkulär um den Funiculus spermaticus bzw. bei Bedarf zusätzlich im Bereich der Hautinzision injiziert. Anschließend wird der Samenleiter der zu operierenden Seite palpatorisch sicher identifiziert und transkutan mit einer Backhaus- oder Ringklemme fixiert (Abb. 10.1a). Jetzt kann der Ductus deferens über eine ca. 1,5 cm lange Hautinzision mit Spaltung der Samenleiterscheide freigelegt werden. Durch Nachsetzen einer weiteren Backhaus- oder Ringklemme wird der Samenleiter vollständig aus dem Skrotum herausluxiert (Abb. 9.1b). Über eine longitudinale Inzision mit dem Skalpell werden die noch verbliebenen Reste der Samenleiterscheide abgelöst und der Ductus auf eine Länge von ca. 1,5 cm komplett isoliert. Nun werden zwei Moskitoklemmen am proximalen und distalen Ende des isolierten Segments gesetzt und ein ca. 1 cm langes Samenleiterstück reseziert. Die beiden Stümpfe werden mit dem Elektrokauter koaguliert, umgeschlagen und mit einer resorbierbaren Naht (2-0) ligiert (Abb. 10.1c). Eine zusätzliche Sicherheit wird durch die Interposition von Weichteilgewebe zwischen die beiden Enden erzielt. Nach sorgfältiger Blutstillung wird der Samenleiter wieder im Skrotum versenkt und die Haut mit schnellresorbierbarem Nahtmaterial (4-0) verschlossen. Anschließend erfolgt die Operation der Gegenseite in gleicher Technik.

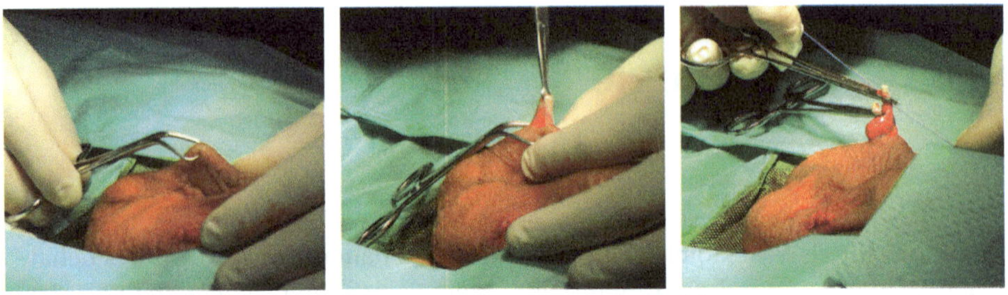

(a) (b) (c)

Abb. 10.1: Vasektomie.

Alternativ kann die Vasektomie auch über einen singulären longitudinalen Schnitt über der Raphe scroti erfolgen. Allerdings kann es gerade bei Patienten mit hypoplastischem Skrotum z. T. sehr schwierig sein, den Samenleiter über diesen Zugang bis zur Mittellinie zu mobilisieren.

Eine technische Modifikation des operativen Zugangs stellt die „no-scalpel vasectomy“ dar. Bei diesem Eingriff wird die Haut über dem Ductus deferens nicht mittels Schnitt, sondern durch Spreizen mit einer spitzen Spezialklemme eröffnet. Der weitere Verlauf der Operation gestaltet sich wie bei der klassischen Vasektomie. Allerdings wird die Haut abschließend nicht vernäht, so dass die Wundheilung im Sinne einer offenen Granulation erfolgt.

Gelegentlich besteht der Wunsch, eine Sterilisation im Rahmen einer geplanten laparoskopischen Leistenhernienoperation durchzuführen. Bei diesem Zugang wird der Samenleiter auf der Seite der Hernie obligatorisch präpariert. Auf der Gegenseite muss er durch Eröffnung des Peritoneums medial des inneren Leistenrings isoliert werden. Auch bei diesem Zugang wird ein ca. 1 cm langes Segment reseziert und die beiden Stümpfe werden koaguliert bzw. mit Clips verschlossen. Bei der laparoskopischen Vasektomie muss der Patient jedoch explizit darauf hingewiesen werden, dass im Falle eines späteren erneuten Kinderwunsches eine Samenleiterrekonstruktion auf dieser Höhe praktisch unmöglich ist.

Ergebnisse/Komplikationen: Im Regelfall kann die Vasektomie sicher und komplikationsfrei durchgeführt werden.

Gelegentlich zeigen sich oberflächliche Ekchymosen im Bereich der OP-Wunde, die den Patienten häufig beunruhigen, sich innerhalb weniger Tage jedoch wieder zurückbilden. Die seltenen größeren Skrotalhämatome müssen hingegen operativ ausgeräumt werden.

Wundinfektionen sind selten und können meist konservativ durch Gabe eines Antibiotikums beherrscht werden. Nur bei Ausbildung eines Abszesses muss eine operative Revision erfolgen.

Nicht selten entwickeln sich mehr oder weniger stark ausgebildete Spermagranulome im Bereich der Samenleiterstümpfe, die zu chronischen Schmerzen und in seltenen Fällen sogar zu einer Rekanalisation mit erneuter Fertilität führen können. In diesen Fällen ist eine bilaterale Reoperation mit Resektion des Granuloms und eines zusätzlichen Samenleitersegments indiziert. Im Fall einer Reoperation sollte zur besseren Übersicht der gesamte Skrotalinhalt über einen etwas größeren Zugang lateral am Skrotum freigelegt werden.

Ein häufig nur schwer lösbares Problem stellt das zwar seltene, aber meist nicht eindeutig ätiologisch zuzuordnende Postvasektomie-Schmerzsyndrom dar. Hier reicht das Spektrum therapeutischer Optionen von der konservativen Analgetika-/Antiphlogistika-Gabe über die operative Samenstrangdenervierung bzw. Epididymektomie bis hin zur Samenleiterrekonstruktion mittels Vasovasostomie.

Fazit und Tipps: Im Vorgespräch vor geplanter Vasektomie sollte der Patient eine definitiv abgeschlossene Familienplanung bekunden. Der Eingriff kann mittels mikrochirurgischer Rekonstruktion zwar prinzipiell rückgängig gemacht werden, bei vielen Männern ist die anschließende Fertilität trotz meist guter Durchgängigkeit der Samenleiter aufgrund verschiedener Faktoren wie der Bildung von Sperma-Autoantikörpern jedoch häufig eingeschränkt. Kritisch zu bewerten ist auch der Vasektomie-Wunsch bei sehr jungen Männern (unter 30 Jahren) ohne eigene Kinder, da Veränderungen der Lebensumstände häufig doch noch zu einem Kinderwunsch führen.

Der Patient muss ausdrücklich darauf hingewiesen werden, dass ab dem Zeitpunkt des Eingriffs noch keine sichere Infertilität besteht, da in Samenblasen und Prostata noch reichlich Spermien gespeichert sind. Erst wenn mindestens ein Ejakulat, das ca. drei Monate nach der Operation mikroskopisch untersucht wird, keine oder nur einzelne unbewegliche (< 100 000 pro ml) Spermien aufweist, kann auf eine anderweitige Kontrazeption verzichtet werden. Bei Nachweis beweglicher oder reichlich unbeweglicher Spermien sollten weitere Ejakulate in 6-wöchigen Abständen untersucht werden [1]. Eine Reoperation mit Nachresektion eines längeren Samenleitersegments ist indiziert, wenn bewegliche oder reichlich unbewegliche (> 100 000 pro ml) Spermien mehr als sechs Monate nach dem Eingriff nachgewiesen werden.

Bei Patienten mit hypoplastischem Skrotum bzw. nach vorangegangenen Operationen im Hodenbereich kann der Ductus deferens z. T. palpatorisch sehr schwer zu identifizieren sein. Hier kann eine Allgemeinanästhesie die Durchführung des Eingriffs durchaus erleichtern. Bei stark vernarbtem Funiculus spermaticus kann in Einzelfällen eine sichere Identifikation des Samenleiters gelegentlich sogar nur mit Hilfe eines histologischen Schnellschnitts möglich sein.

Im Regelfall genügt es, ein ca. 1 cm langes Segment des Ductus deferens zu resezieren. Bei Resektion längerer Segmente kann es im Falle eines erneuten Kinderwunsches schwierig bis unmöglich sein, den Samenleiter wieder zu rekonstruieren.

10.2 Hydrozelektomie (erworbene Hydrozele)

Definition: Die Hydrozele testis stellt eine vermehrte Ansammlung seröser Flüssigkeit um den Hoden dar. Im Gegensatz zur angeborenen Hydrozele bei offenem Processus vaginalis ist die Ätiologie der erworbenen Form häufig unklar. Die Hydrozele kann u. a. als Folge von Entzündungen, Verletzungen, Operationen oder Tumoren im Hoden-/Nebenhodenbereich auftreten, in den meisten Fällen ist eine auslösende Ursache jedoch nicht eruierbar. Eine operative Therapie sollte nur dann angeboten werden, wenn es infolge der Hydrozele zu Schmerzen oder einer subjektiven Beeinträchtigung des Patienten kommt.

Diagnostik: Eine Hydrozele äußert sich meist in Form einer prall-elastischen schmerzlosen Schwellung des Skrotums. Berichtet der Patient über wechselnde Füllungszustände, so besteht der Verdacht auf einen kongenital offenen Processus vaginalis, der eine gänzlich andere operative Strategie erfordert. Da aufgrund der prallen Füllung des Skrotums Hoden und Nebenhoden palpatorisch meist nicht sicher beurteilt werden können, sollte stets ein bildgebendes Verfahren zum Ausschluss von Tumoren, Hernien, Spermatozelen oder Varikozelen hinzugezogen werden. Mit Hilfe der Sonographie mit hochauflösendem Linearschallkopf (7,7–10 MHz) als diagnostische Methode der Wahl kann der Skrotalinhalt sicher beurteilt werden. Die Hydrozele stellt sich dabei als echofreie, gelegentlich septierte Raumforderung um den Hoden dar.

OP-Methoden: Im Regelfall erfolgt der Zugang über einen longitudinalen oder vertikalen Hautschnitt über dem betroffenen Skrotum. Bei beidseitiger Hydrozele bietet sich auch eine singuläre Inzision über der Raphe scroti an, über die beide Seiten problemlos versorgt werden können. Besteht der Verdacht auf einen offenen Processus vaginalis bzw. kann ein Tumor mittels Sonographie nicht sicher ausgeschlossen werden, dann muss ein inguinaler Zugang gewählt werden. Durch Hochdrücken der Hydrozele gegen die Vorderwand des Skrotums werden die Hodenhüllen gespannt und können nun schrittweise bis auf die Tunica vaginalis durchtrennt werden. Die Tunica vaginalis wird anschließend stumpf von den übrigen Hodenhüllen abgelöst und die Hydrozele mit dem Hoden aus dem Skrotum herausluxiert. Kommt es bei der Präparation zur Eröffnung der Hydrozele, so sollte die Öffnung mit einer Klemme oder Naht verschlossen werden, da bei komplett entleerter Hydrozele die Präparation deutlich erschwert ist. Bei sehr großer Hydrozele kann es hilfreich sein, etwas Hydrozelenflüssigkeit über eine gezielte Inzision der Tunica vaginalis abzulassen, Auf diese Weise kann selbst eine sehr voluminöse Hydozele über einen relativ kleinen Hautschnitt freigelegt werden. Allerdings sollte auch hier zur Erleichterung der weiteren Präparation die Öffnung vor dem vollständigen Auslaufen wieder verschlossen werden. Nach sicherer Identifikation von Hoden, Nebenhoden und Funiculus spermaticus bzw. Ductus deferens wird nun die Tunica vaginalis möglichst hodenfern eröffnet. Vor allem bei entzündlichen Verwachsungen mit unübersichtlichen Verhältnissen sollte dieser Schritt sehr vorsichtig erfolgen, um eine Verletzung dieser anatomischen Strukturen zu vermeiden. Zur weiteren Versorgung der Hydrozele stehen mehrere Techniken zur Verfügung:

Operation nach Winkelmann: Bei relativ kleiner Hydrozele wird die Tunica vaginalis allenfalls sparsam reseziert. Die Tunica wird umgeschlagen und hinter dem Nebenhoden mit resorbierender Naht (3-0 oder 4-0) fortlaufend vernäht (Abb. 10.2).

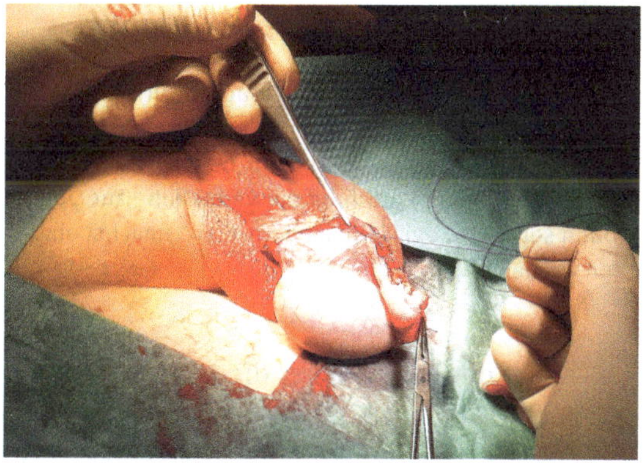

Abb. 10.2: Hydrozele.

Operation nach von Bergmann: Vor allem bei größeren Hydrozelen sollte die Tunica vaginalis bis auf einen ca. 1 cm breiten Rand subtotal reseziert werden. Zur besseren Blutstillung empfiehlt es sich, die Resektion mit dem Elektrokauter durchzuführen. Gerade bei unübersichtlichen anatomischen Verhältnissen ist bei diesem Operationsschritt sorgfältig darauf zu achten, Nebenhoden, Samenleiter und Hodengefäße nicht zu verletzen. Zur sicheren Blutstillung wird nun der verbliebene Rand der Hydrozelenwand mit einer fortlaufenden Rändelungsnaht versorgt.

Operation nach Lord: Bei der Modifikation nach Lord wird die eröffnete Hydrozelenwand nicht reseziert sondern durch Einzelknopfnähte mit resorbierbarem Nahtmaterial (3-0) unterhalb von Hoden und Nebenhoden lediglich zusammengerafft. Durch die Verkleinerung der Wundfläche im Vergleich zu den anderen Operationstechniken soll das Risiko einer Nachblutung reduziert werden.

Insbesondere bei großen Hydrozelen sollte eine Redondrainage am tiefsten Punkt des Skrotums eingelegt und am Skrotalansatz perkutan ausgeleitet werden. Nach sorgfältiger Blutstillung wird der Hoden ins Skrotum reponiert und die Subkutis mit resorbierbaren Einzelknopfnähten (2-0 oder 3-0) verschlossen werden. Der Hautverschluss erfolgt mit schnell resorbierbarem Nahtmaterial (4-0). Zur Kompression der Wundhöhle und Vermeidung von Nachblutungen sollte ein Druckverband bzw. ein mit Kompressen gepolstertes Suspensorium angelegt werden.

Ergebnisse und Komplikationen: Bei korrekt angewandter Operationstechnik sind Rezidive sehr selten [2]. Kommt es jedoch zu einer behandlungsbedürftigen erneuten Hydrozelenbildung, so erfolgt deren Versorgung wie bei einer Primäroperation. Allerdings gestaltet sich die Operation beim Rezidiv aufgrund narbiger Verwachsungen meist schwieriger als bei der Erstoperation. Gerade bei sehr voluminösen Hydrozelen besteht aufgrund der großen Wundfläche bzw. Wundhöhle ein signifikantes Nachblutungsrisiko. Es ist deshalb auf eine exakte Blutstillung zu achten, um das Auftreten revisionsbedürftiger Nachblutungen zu verhindern.

Fazit und Tipps: Häufig stellen sich Patienten mit Hydrozele wegen des Verdachts auf ein tumoröses Geschehen vor. Nach Tumorausschluss mittels Sonographie sollten diese Männer über die „Harmlosigkeit" des Befunds aufgeklärt werden. Eine Operationsindikation besteht nur dann, wenn eine tatsächliche Beeinträchtigung des Patienten vorliegt. Erfolgt die Vorstellung zur Operation wegen Schmerzen im Genitalbereich, dann sollte v. a. bei kleinen Hydrozelen zunächst eine anderweitige Schmerzursache ausgeschlossen werden.

Im Rahmen des Operationsvorgesprächs sollte der Patient über die typischen Komplikationen wie Nachblutungen oder das eher seltene Hydrozelenrezidiv aufgeklärt werden. Eine Aufklärung muss auch über den sehr seltenen Hodenverlust als Folge von Entzündungen oder Gefäßverletzungen erfolgen.

Bei Patienten mit hohem Operationsrisiko bzw. bei Ablehnung eines operativen Eingriffs kann alternativ eine Sklerosierungstherapie angeboten werden. Bei diesem minimal-invasiven Verfahren wird zunächst die Hydrozelenflüssigkeit über eine in Lokalanästhesie am tiefsten Punkt der Hydrozele eingelegte Venenverweilkanüle abgelassen. Die Sklerosierung erfolgt dann durch Injektion von 5 bis 20 ml Äthoxysklerol® abhängig vom Volumen der abpunktierten Flüssigkeit. Allerdings ist der Patient darüber aufzuklären, dass die Rezidivrate bei diesem Verfahren deutlich höher liegt als bei einer konventionellen Operation und dass eine später doch noch durchzuführende operative Therapie durch die entstehenden narbigen Verwachsungen deutlich erschwert sein kann.

Eine alleinige Punktion der Hydrozele bietet im Allgemeinen keinen längerfristigen Erfolg und sollte deshalb auch nicht angeboten werden.

10.3 Spermatozelenresektion

Definition: Eine Spermatozele ist eine zystische Raumforderung des Nebenhodens, die im Regelfall mit eiweiß- und spermienreicher Flüssigkeit gefüllt ist. Sie entsteht meist als Folge einer Abflussbehinderung der Samenwege aufgrund von Entzündungen oder Verletzungen. Eine Operationsindikation besteht lediglich bei schmerzhaften oder subjektiv störenden Befunden.

Diagnostik: Bei der körperlichen Untersuchung ist die Spermatozele als prallelastische Raumforderung meist im Bereich des Nebenhodenkopfes palpabel. Zum Ausschluss eines tumorösen Geschehens sollte eine Sonographie des Skrotums mit einem hochauflösendem Linearschallkopf (7,7–10 MHz) erfolgen. Dabei stellt sich die Spermatozele als echofreie zystische Struktur in Projektion auf den Nebenhoden dar.

OP-Methode: Im Regelfall erfolgt der Zugang über einen longitudinalen oder vertikalen Hautschnitt über dem betroffenen Skrotum. Bei beidseitiger Spermatozele bietet sich auch eine singuläre Inzision über der Raphe scroti an, über die beide Seiten problemlos versorgt werden können. Die Hodenhüllen werden schrittweise durchtrennt und Hoden und Nebenhoden nach Eröffnung der Tunica vaginalis sorgfältig inspiziert. Es wird nun die Spermatozele an ihrer Basis schrittweise vom Nebenhoden abpräpariert. Die Präparation sollte exakt an der Zystenwand erfolgen, um eine Verletzung des Nebenhodens zu vermeiden. Kleinere Gefäße können problemlos kauterisiert werden. Eine Verletzung der Zystenwand sollte möglichst vermieden werden, da bei entleerter Spermatozele das Ablösen vom Nebenhoden deutlich erschwert ist. Kommt es dennoch zur akzidentellen Eröffnung, so sollte diese sofort mit einer Klemme verschlossen werden, um ein vollständiges Leerlaufen zu vermeiden. Bei sorgfältiger Präparation kann schließlich der Spermatozelenstiel dargestellt und unter Ligaturen abgesetzt werden. Nach sorgfältiger Blutstillung und Reposition des Hodens wird die Tunica vaginalis mittels fortlaufender, resorbierbarer Naht (4-0) verschlossen. Die übrigen Hodenhüllen werden mit resorbierbaren Einzelknopfnähten (2-0 oder 3-0) verschlossen, die Haut möglichst mit schnell-resorbierbarem Nahtmaterial (4-0), wodurch die meist unangenehme Fadenextraktion entfällt. Zur Vermeidung von Nachblutungen sollte ein Druckverband bzw. ein mit Kompressen gepolstertes Suspensorium angelegt werden.

Ergebnisse und Komplikationen: Rezidive nach korrekt durchgeführter Spermatozelenresektion sind sehr selten. Bei unvollständiger Resektion kann es zur Ausbildung eines schmerzhaften Spermagranuloms kommen. Es ist deshalb wichtig, die Spermatozele sorgfältig bis zum Stiel zu präparieren und diesen selektiv zu ligieren. Selbst bei vorsichtiger Präparation besteht ein relativ hohes Risiko einer Verletzung und damit meist eines Verschlusses des Nebenhodengangs. Aus diesem Grund sollte die Operationsindikation bei Männern mit noch nicht abgeschlossener Familienplanung kritisch überdacht werden.

Fazit und Tipps: Ähnlich wie bei der Hydrozele stellen sich Patienten mit Spermatozele häufig wegen des Verdachts auf ein tumoröses Geschehen vor. Nach Tumorausschluss mittels Sonographie sollten die Patienten über die „Harmlosigkeit" des Befunds aufgeklärt werden. Vor allem jungen Männern mit Kinderwunsch sollte wegen des Risikos eines postoperativen Samenwegsverschlusses dringend von einer operativen Intervention abgeraten werden.

10.4 Epididymektomie

Definition: Die Indikation zur Epididymektomie besteht v. a. bei chronischer Schmerzsymptomatik meist als Folge rezidivierender Entzündungen, aber z. T. auch nach Sterilisationsvasektomie. Sehr viel seltener stellen sich Patienten mit tumorsuspekten Raumforderungen des Nebenhodens zur Operation vor.

Diagnostik: Im Regelfall reicht eine sonographische Untersuchung mit einem hochauflösenden Linearschallkopf (7,7–10 MHz). Bei Verdacht auf eine Nebenhodentuberkulose sollte eine entsprechende Labordiagnostik stattfinden.

OP-Methode: Der Zugang zur Epididymektomie erfolgt wie bei der Spermatozelenresektion. Nach Inspektion des Skrotalinhalts wird der Nebenhoden schrittweise vom Hoden abpräpariert. Die möglichst nebenhodennahe Präparation sollte im Corpus- bzw. Caudabereich begonnen werden, da hier der Nebenhoden z. T. sogar stumpf vom Hoden abgelöst werden kann. Der Ductus deferens wird am Übergang zum Nebenhodenschwanz unter Ligaturen durchtrennt. Nach Ablösen von Corpus und Cauda wird schließlich der Nebenhodenkopf präpariert. Die Ductuli efferentes werden unter Ligaturen durchtrennt. Die von kranial in den Nebenhoden eintretenden Gefäße werden ebenfalls unter Ligaturen abgesetzt. Dieser Präparationsschritt sollte sehr vorsichtig erfolgen, um eine Verletzung der Vasa testicularia mit nachfolgender Hodenatrophie zu vermeiden. Nach sorgfältiger Überprüfung auf Bluttrockenheit wird der Hoden ins Skrotum reponiert und die Wunde wie bei der Spermatozelenresektion verschlossen. Lediglich bei ausgedehnten entzündlichen Befunden sollte eine Drainage eingelegt werden.

Ergebnisse und Komplikationen: Da der Nebenhoden ein Fortpflanzungsorgan darstellt, in dem die Reifung der Spermien stattfindet, kann seine Entfernung zur Fertilitätseinschränkung führen. Eine beidseitige Epididymektomie führt zwangsläufig zur Infertilität. Gerade bei jungen Männern mit noch nicht abgeschlossener Familienplanung muss deshalb die Operationsindikation stets kritisch überdacht werden.

Fazit und Tipps: Meist stellen sich Patienten wegen einer chronischen Schmerzsymptomatik zur Nebenhodenresektion vor. Vor der Entscheidung zur Operation sollte stets eine anderweitige Schmerzursache sicher ausgeschlossen werden. Der Patient sollte präoperativ über eine Persistenz der Schmerzen trotz Operation aufgeklärt werden. Vor allem bei ausgedehnten entzündlichen Befunden muss auch eine Aufklärung über eine eventuell notwendige Ablatio testis erfolgen.

10.5 Varikozele

Definition: Die Varikozele stellt eine varizenförmige Erweiterung der V. spermatica dar. Die Inzidenz der Varikozele in der männlichen Bevölkerung fällt mit ca. 15 % relativ hoch aus, aufgrund anatomischer Besonderheiten ist in der Regel die linke Seite betroffen. In den meisten Fällen ist die Varikozele nicht therapiebedürftig. Eine Operationsindikation besteht nur bei nicht anderweitig begründeter Sub-/Infertilität, Schmerzen oder subjektiv störenden Befunden. Bei Kindern und Jugendlichen sollte operiert werden, wenn der betroffene Hoden im Wachstum zurückbleibt.

Diagnostik: Zur Beurteilung einer Varikozele sollte eine Untersuchung des Patienten im Liegen und Stehen sowie unter Valsalva-Manöver erfolgen. Mithilfe der Sonographie mit hochauflösendem Linearschallkopf (7,7–10 MHz) kann ein tumoröses Geschehen im Skrotum sicher ausgeschlossen werden. Eine zusätzliche Doppler- oder Duplexsonographie unter Valsalva-Manöver erlaubt den Nachweis eines Refluxes in der Hodenvene. Zum Ausschluss einer sekundären Varikozele, z. B. als Folge einer tumorösen Kompression der V. spermatica, muss v. a. bei den seltenen rechtsseitigen oder bilateralen Befunden obligatorisch eine Sonographie des Retroperitoneums erfolgen.

OP-Methoden: Vielfältige Operationsmethoden zur Behandlung der Varikozele sind beschrieben. Grundprinzip sämtlicher Verfahren ist ein Verschluss der varikös veränderten Hodenvene mit nachfolgender venöser Drainage über die intakten Venensysteme der Beckenstrombahn. Im Folgenden sollen drei gängige Techniken exemplarisch dargestellt werden:

10.5.1 Antegrade Varikozelensklerosierung nach Tauber

Die antegrade Varikozelensklerosierung wird im Regelfall in Lokalanästhesie durchgeführt. Zur besseren Darstellung der Varikozelengefäße wird der Patient in Anti-Trendelenburg-Position (ca. 10°–20° „Beintieflage") gelagert. Mit einer dünnen Nadel wird ein Lokalanästhetikum zirkulär um den Funiculus spermaticus etwas unterhalb des Eintritts in den äußeren Leistenring injiziert. Die Skrotalhaut im Bereich des Hautschnitts wird ebenfalls mit dem Lokalanästhetikum infiltriert. Der Hoden wird nach kaudal gezogen und der Funiculus spermaticus zwischen Daumen und Zeigefinger gefasst und gegen die Skrotalhaut hochgedrückt. Anschließend erfolgt eine ca. 2 cm lange Hautinzision hochskrotal über dem fixierten Samenstrang. Der Funiculus wird schrittweise aus dem umgebenden Weichteilgewebe freipräpariert und mit einem Vessel Loop angeschlungen. Die Faszie des Samenstrangs wird eröffnet, eine möglichst kaliberstarke Vene präpariert und am kaudalen Ende mit einer resorbierbaren Ligatur (Fadenstärke abhängig vom Kaliber der Vene) verschlossen. Im kranialen Anteil wird die Vene zunächst mit einer weiteren Ligatur angeschlungen. Unter Valsalva-Manöver des Patienten wird nun die Vene mit einer feinen Schere (evtl. Mikroschere) eröffnet und eine dünne Venenverweilkanüle (22 G oder 24 G) ohne Mandrin vorsichtig und ohne Widerstand nach inguinal vorgeschoben. Das Vorschieben kann durch Strecken der Vene mit Hilfe der kaudalen Ligatur bzw. durch vorsichtiges Vorspritzen physiologischer Kochsalzlösung über die Kanüle erleichtert werden. Ist die Kanüle sicher in der Vene platziert, wird sie mit der vorgelegten kranialen Ligatur fixiert. Anschließend wird das ipsilaterale Retroperitoneum unter dem Röntgengerät eingestellt und es werden 2–3 ml Kontrastmittel in die kanülierte Vene injiziert. Unter Durchleuchtung sollte nun ein sicherer Abfluss nach kranial über die V. spermatica dokumentiert werden. Im Falle eines Kontrastmittelextravasats oder eines Abflusses zur Beckenstrombahn muss die betroffene Vene ligiert und ein neues Gefäß präpariert werden [3]. Nach Vorspritzen von 2 ml Luft werden 3 ml des Verödungsmittels Äthoxysklerol unter erneutem Valsalva-Manöver in die Vene injiziert. Die Kanüle kann nun entfernt und das betroffene Gefäß auch nach kranial ligiert werden. Nach sorgfältiger Blutstillung wird der Funiculus spermaticus ins Skrotum reponiert und die Wunde zweischichtig verschlossen.

10.5.2 Laparoskopische Varikozelektomie

In Vollnarkose erfolgt die Anlage des Pneumoperitoneums entweder mit Hilfe der Verres-Nadel oder durch Einlage eines Hasson-Trokars mittels Minilaparotomie am Nabel. Zwei weitere Trokare zum Einführen der Instrumente werden im rechten und linken Unterbauch eingebracht. Durch Trendelenburg-Lagerung (ca. 30° Kopftieflage) kann der Darm nach kranial mobilisiert und der innere Leistenring sicher dargestellt werden. Im Regelfall sind Spermaticagefäße und Ductus deferens gut unter dem parietalen Peritoneum sichtbar. Das Peritoneum wird einige Zentimeter oberhalb des inneren Leistenrings längs inzidiert und die Gefäße werden aus dem umgebenden Weichteilgewebe freipräpariert. Eine Verletzung des Samenleiters ist gerade bei jüngeren Patienten unbedingt zu vermeiden Nach Möglichkeit sollte die Arterie identifiziert und von den venösen Gefäßen isoliert werden. Die Identifikation der Arterie wird durch Verwendung einer laparoskopischen Dopplersonde deutlich erleichtert. Es können nun die Spermaticavenen selektiv mit laparoskopischen Clips versorgt und durchtrennt werden (Abb. 10.3). Die meist nur sehr kleine Öffnung im Peritoneum kann offengelassen werden. Im Regelfall kann auf die Einlage einer Drainage verzichtet werden. Nach Kontrolle des Situs auf Bluttrockenheit werden die Trokare unter Sicht entfernt und die Zugänge mehrschichtig verschlossen.

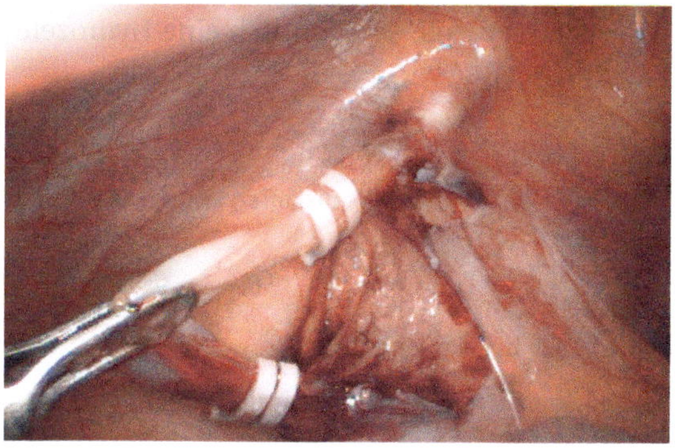

Abb. 10.3: Laparoskopische Varikozelen-OP.

10.5.3 Inguinale Varikozelenligatur

Die inguinale Varikozelenligatur kann in klassischer Technik nach Ivanessevich oder unter Verwendung eines OP-Mikroskops durchgeführt werden. Der Zugang erfolgt über einen ca. 5 cm langen Hautschnitt beginnend in Höhe des äußeren Leistenrings parallel zum Leistenband nach lateral. Nach Durchtrennung des subkutanen Fettgewebes und der Scarpaschen Faszie wird der äußere Leistenring dargestellt und die Vorderwand des Leistenkanals auf ca. 2–3 cm Inzidiert. Der Funiculus spermaticus wird mit einem Vessel Loop angeschlungen und mit einem Spatel unterlegt. Nach Eröffnung der Fascia cremasterica wird der Samenstrang schrittweise „aufgearbeitet". Der Ductus deferens wird von den Gefäßen abpräpariert und bedarfsmäßig angeschlungen, wobei darauf geachtet werden sollte, die zarten Begleitgefäße als spätere Kollateralkreisläufe nicht zu verletzen. Anschließend sollten die Äste der A. spermatica, die sich meist in direktem Kontakt zu den dilatierten Venen befinden, von diesen abgelöst werden. Die Identifikation der arteriellen Gefäße wird durch das Aufträufeln eines vasodilatatorisch wirkenden Lokalanästhestikums wie Lidocain erleichtert. Die mit dem Samenstrang verlaufenden Lymphgefäße und Nerven sollten ebenfalls geschont werden. Es können nun die varikös veränderten Venen selektiv ligiert und durchtrennt werden. Nach sorgfältiger Blutstillung und Rekonstruktion der Externusaponeurose mit Einzelknopfnähten erfolgt ein schichtweiser Wundverschluss.

Ergebnisse und Komplikationen: Varikozelenrezidive treten v. a. dann auf, wenn einer der Äste der V. spermatica intraoperativ nicht ligiert oder durch die Sklerosierung nicht erfasst wurde. Eine Verletzung der A. spermatica kann insbesondere beim inguinalen Zugang zur Hodenatrophie führen, beim laparoskopischen Verfahren hingegen verhindert die meist ausreichende Kollateralversorgung zu den Beckengefäßen eine Schädigung des Hodens. Kommt es im Rahmen der Venenligatur auch zum Verschluss von Lymphgefäßen des Funiculus spermaticus, so kann sich eine Hydrozele entwickeln.

Fazit und Tipps: Aufgrund einer z. T. sehr widersprüchlichen wissenschaftlichen Datenlage wird die Indikation zur operativen Therapie der Varikozele sehr kontrovers diskutiert. Eine eindeutige OP-Indikation besteht nur bei folgenden Problemen:
- unerfülltem Kinderwunsch bei eingeschränkter Spermaqualität,
- Schmerzsymptomatik, die anderweitig nicht erklärbar ist,
- verzögertem Hodenwachstum der betroffenen Seite beim Jugendlichen.

Der Patient sollte jedoch in Anbetracht der mangelnden Verfügbarkeit aussagekräftiger Studien über einen möglicherweise fehlenden Erfolg der Intervention aufgeklärt werden.
Der Patient ist auch darüber aufzuklären, dass bis zur Ausbildung suffizienter Kollateralkreisläufe und somit zum Verschwinden der Varikozele z. T. mehrere Monate vergehen können und die Varikozele in der Anfangsphase möglicherweise sogar an Größe zunehmen kann.

10.6 Suprapubische Zystostomie

Definition: Die suprapubische Zystostomie ist eine einfach anzulegende Harnableitung bei Blasenentleerungsstörung oder anderweitig nicht zu beherrschender Harninkontinenz. Eine Indikation besteht häufig auch im Rahmen operativer Eingriffe oder Verletzungen im unteren Harntrakt. Vor allem bei männlichen Patienten sollte bei längerfristig notwendiger Harnableitung der suprapubischen Zystostomie der Vorzug vor einer transurethralen Dauerkatheterversorgung gegeben werden. In Anbetracht der zwar seltenen, aber nicht unbeträchtlichen Komplikationen sollte die Indikation aber stets kritisch überdacht werden.

Diagnostik: Um Verletzungen abdomineller Strukturen zu vermeiden, sollten v. a. vorangegangene Operationen oder Infektionen im Bauchbereich evaluiert werden. Zu diesem Zweck sollte eine sorgfältige Inspektion ggf. mit Sonographie des Abdomens erfolgen. Da die betroffenen Patienten häufig pflegebedürftig und nicht mehr kommunikationsfähig sind, müssen ggf. Angehörige zur Erhebung einer Fremdanamnese hinzugezogen werden. Besteht der klinische Verdacht auf ein Blasenkarzinom als Kontraindikation für den geplanten Eingriff, so sollte präoperativ eine Zystoskopie durchgeführt werden. Da eine Zystostomie nur bei ausreichender Blasenkapazität angelegt werden kann, sollte v. a. bei einer Schrumpfblase, z. B. nach langdauernder Dauerkatheterableitung, eine Kapazitätsmessung mittels Sonographie oder ggf. Füllungsversuch durchgeführt werden. Zur Reduktion des Blutungsrisikos sollte eine hämorrhagische Diathese laborchemisch ausgeschlossen bzw. Antikoagulantien sollten, soweit möglich, passager abgesetzt werden.

OP-Methode: Der Eingriff erfolgt in Rückenlage. Im Regelfall wird die Blase über einen transurethralen Katheter auf ein Volumen von möglichst über 300 ml aufgefüllt. Bei sehr großen Restharnmengen kann auf ein Auffüllen der Blase verzichtet werden. Die Punktionsstelle sollte unter sonographischer oder radiologischer Kontrolle (nach Auffüllen mit Kontrastmittel) festgelegt werden. Im Regelfall erfolgt die Punktion ca. zwei Querfinger oberhalb der Symphyse. Insbesondere bei sehr großem Prostatamittellappen sollte darauf geachtet werden, die Punktionsstelle nicht zu weit kaudal zu wählen, um eine Verletzung der Prostata mit nachfolgender Blutung zu vermeiden. Nach Injektion von Lokalanästhetikum im Bereich der Punktionsstelle wird eine lange Punktionskanüle unter weiterem Vorspritzen von Lokalanästhetikum bis zur Blase vorgeschoben. Ist die Blase erreicht, so lässt sich Flüssigkeit über die Punktionskanüle aspirieren. Nach Stichinzision im Bereich der gewählten Stelle wird der Trokar mit dem einliegenden Katheter bis zur Blase vorgeschoben. Das Vorschieben des Trokars sollte nicht zu zaghaft erfolgen, da die Blase v. a. bei verdickter oder vernarbter Blasenwand nur vor der Trokarspitze hergeschoben wird. Der Trokar sollte aber auch nicht allzu forciert vorgeschoben werden, da ansonsten Blasenhinterwand oder Rektum verletzt werden können. Um möglichst viel Kontrolle über den Trokar zu erhalten, sollte der flügelförmige Handgriff mit der dominanten Hand, der Trokarschaft mit der nicht dominanten Hand auf Hautniveau fixiert werden. Sobald sich Urin über den Katheter entleert, wird dieser unter Fixation des Trokars weiter vorgeschoben und anschließend der Trokar zurückgezogen und durch Auseinanderbrechen an der Sollbruchstelle entfernt. Das Vorschieben des Katheters zur Blase kann durch vorheriges „Durchspülen“ des Trokarlumens z. B. mit Kathetergleitmittel deutlich erleichtert werden. Abschließend wird der Katheter durch Auffüllen des Katheterballons oder mittels Hautnaht fixiert.

Ergebnisse und Komplikationen: In den meisten Fällen zeigt sich nach Anlage der Zystostomie eine mehr oder weniger ausgeprägte Hämaturie, die aber im Regelfall spontan sistiert. Bei stärkeren Blutungen kann über den belassenen bzw. neu eingelegten transurethralen Katheter eine „Ringspülung“ angelegt werden, wobei der dünnere Zystostomiekatheter im Regelfall als Zulauf, der transurethrale Katheter als Ablauf genutzt wird. Eine stärker ausgeprägte Hämaturie kann auch durch Anlage eines „Zugs“ auf die Zystostomie gestillt werden. Hierbei wird der Katheter über das „Hypomochlion“ einer Kompressenrolle gelenkt und unter Zug mittels Klebestreifen fixiert. Bei Auftreten einer abdominellen Schmerzsymptomatik ist stets an eine transperitoneale Lage ggf. mit Verletzung von Bauchorganen zu denken. Ist lediglich das Peritoneum tangiert, dann genügt es im Regelfall, die Zystostomie zu entfernen. Im Zweifelsfall sollte aber stets eine Bildgebung möglichst in Form einer Computertomographie und bei Verdacht auf eine Darmläsion eine operative Exploration erfolgen. Deutlich seltener sind Rektumläsionen durch Perforation des Trokars durch die Blasenhinterwand, die ebenfalls eine operative Revision erfordern.

Fazit und Tipps: Da die Einlage einer suprapubischen Zystostomie eine ausreichende Blasenkapazität erfordert, sollte die Entscheidung zur Zystostomie möglichst frühzeitig, also bereits in den ersten Wochen nach Dauerableitung, erfolgen. Ist der Patient schon längere Zeit mit einem Katheter versorgt, so entwickelt sich häufig eine kleinkapazitäre Blase, die die Anlage einer Zystostomie sehr riskant oder sogar unmöglich macht. In diesen Fällen kann zur Risikoreduktion versucht werden, den Eingriff in Sedoanalgesie oder sogar in Narkose durchzuführen, da unter diesen Bedingungen die Harnblase meist besser aufzufüllen ist [4].

Literatur

[1] Dohle GR, Diemer T, Kopa Z, Krausz C, Giwercman A, Jungwirth A. European Association of Urology guidelines on vasectomy. EurUrol 2012, 61(1), 159–163.

[2] Emir L, Sunay M, Dadalı M, Karakaya Y, Erol D. Endoscopic versus open hydrocelectomy for the treatment of adult hydroceles: a randomized controlled clinical trial. Int Urol Nephrol 2011, 43(1), 55–59.

[3] Tauber R, Pfeiffer D. Antegrade sclerotherapy for varicocele testis – possible and avoidable complications. Urologe A 2003, 42(9),1238–1243.

[4] Harrison SC, Lawrence WT, Morley R, Pearce I, Taylor J. British Association of Urological Surgeons' suprapubic catheter practice guidelines. BJU Int. 2011, 107(1), 77–85.

Jan Kiefer, Jürgen Ußmüller und Sven Herkenhoff

Kapitel 11 Hals-Nasen-Ohren-Heilkunde

11.1 Hyperplastische Adenoide – Adenotomie

Definition: Die sogenannten hyperplastischen Adenoide (Synonym: Rachenmandeln) sind eine Hyperplasie des lymphatischen Gewebes im Nasenrachenraum. Häufig werden sie von den Eltern als „Polypen" bezeichnet, wobei dies medizinisch nicht korrekt ist.

Klinik: Hyperplastische Adenoide sind eine Erkrankung, die typischerweise im Kindesalter auftritt. Der Höhepunkt der Erkrankungshäufigkeit liegt zwischen dem 3. und 5. Lebensjahr, Symptome können jedoch bereits im 2. Lebensjahr auftreten. Adenoide können über das 6. und 7. Lebensjahr hinaus persistieren und noch im Jugend- und frühen Erwachsenenalter Beschwerden verursachen. Beschwerden entstehen zum einen durch eine Verlegung der Atemwege im Nasenrachenraum, zum anderen durch wiederholte Entzündungen der vergrößerten Adenoide. Bei einem Missverhältnis zwischen Größe des Nasenrachenraums und Volumen des lymphatischen Gewebes im Nasenrachenraum kommt es zu einer mechanischen Obstruktion im Bereich des Nasenrachenraums mit teilweiser oder vollständiger Verlegung der Choane, der hinteren Öffnung der Nasenhaupthöhle zum Nasenrachenraum. Diese Obstruktion bedingt eine behinderte Nasenatmung. Bei Kindern zeigt sie sich durch eine chronische Atmung durch den Mund, nächtliches Schnarchen und Symptome der obstruktiven Schlafapnoe. Kinder mit vergrößerten Adenoiden neigen jedoch auch zu häufigeren Infekten mit bakterieller Besiedlung der Adenoide und begleitender eitriger Rhinitis. Verursacht sowohl durch die mechanische Behinderung der Mittelohrbelüftung über die Eustachische Röhre als auch durch die rezidivierenden Infekte, treten vermehrt eitrige Mittelohrentzündungen auf, die sich zu einem chronischen Paukenerguss (Serotympanon oder Mucotympanon) entwickeln können.

Diagnostik: Richtungsweisend ist häufig schon die Schilderung der typischen Symptome. Die klinische Untersuchung mit der 70°-Winkel-Optik, mit der ein Einblick in den Nasenrachenraum möglich ist, erlaubt die Blickdiagnose der vergrößerten Adenoide. Die Zunge wird bei der Untersuchung vorsichtig mit einem Mundspatel heruntergehalten, sodann wird die Winkeloptik neben der Uvula am Gaumensegel vorbei nach dorsal eingeführt, bis der Einblick in den Nasenrachenraum möglich ist. Die Untersuchung gelingt bei den meisten Kindern, nachdem ein Vertrauen hergestellt ist und den Kindern die Instrumente gezeigt und erklärt wurden. Klinisch werden die Adenoide in drei Grade eingeteilt. Adenoide Grad I haben keine wesentliche obstruierende Wirkung, Adenoide Grad II verdecken die Choane etwa zur Hälfte, Adenoide Grad III verlegen die Choane nahezu vollständig. Eine ohrmikroskopische

Untersuchung erlaubt die Beurteilung der Trommelfelle. Häufig zeigen diese Zeichen einer begleitenden Funktionsstörung der Eustachischen Röhre (Tuba auditiva), z. B. ein eingezogenes Trommelfell bei Unterdruck im Bereich des Mittelohrs, eine mögliche Entzündung oder ein Serotympanon. Mit Hilfe der Tympanometrie, bei der die Schwingungsfähigkeit des Trommelfells gemessen wird, kann differenziert werden, ob ein Unterdruck im Bereich der Pauke besteht oder ein Mittelohrerguss vorliegt.

Differentialdiagnostisch muss bei behinderter Nasenatmung gerade bei Kindern unter zwei Jahren auch eine einseitige Choanalatresie ausgeschlossen werden. Dies kann durch eine transnasale Endoskopie mit dünnen flexiblen Optiken in Narkose erfolgen. Nächtliches Schnarchen kann auch durch deutlich vergrößerte Tonsillen (Gaumenmandeln) verursacht werden. Eine behinderte Nasenatmung kann ebenfalls durch eine Muschelhyperplasie oder eine ausgeprägte Septumdeviation verursacht werden. Bildgebende Verfahren, wie z. B. CT oder MRT, werden nur in Ausnahmefällen, z. B. zur differentialdiagnostischen Abgrenzung einer Choanalatresie, durchgeführt.

Indikationsstellung: Die Indikation zur operativen Entfernung hyperplastischer Adenoide berücksichtigt Dauer und Schwere der Symptome sowie die klinischen Untersuchungsbefunde. Eine ausgeprägte chronische Behinderung der Nasenatmung seit mehr als drei Monaten, die auf konservative Behandlungsmaßnahmen nicht anspricht, gehäufte eitrige Rhinitiden sowie Otitiden und persistierende Mittelohrergüsse über einen Zeitraum von mindestens zwei bis drei Monaten sind bei hyperplastischen Adenoiden Grad II oder III eine klare Indikation zur operativen Behandlung. Häufig wird in gleicher Operationssitzung zusätzlich zur Adenotomie eine Parazentese mit oder ohne Einlage von Paukendrainagen zur Behandlung der chronisch serösen oder mukösen Mittelohrentzündung durchgeführt.

OP-Methode der Adenotomie: Der Eingriff erfolgt in Allgemeinanästhesie, je nach Erfahrung des Operateurs und des Anästhesisten in Larynxmaskennarkose oder orotrachealer Intubation. Die Larynxmasken müssen einen geeigneten Woodbridge-Tubusansatz besitzen, um eine Kompression des Tubus durch den Mundsperrer zu vermeiden. Zur besseren Einsicht in den Nasenrachenraum sollte eine Velotractio durch Silikonkatheter durchgeführt werden, mit der das Gaumensegel nach anterior aufgespannt wird. Die Katheter werden in die Nase ein- und über den Oropharynx wieder ausgeführt und aufgespannt. Der Nasenrachenraum wird entweder durch Spiegel oder mit einer Winkeloptik beurteilt, danach werden die Adenoide mit dem Beckmann'schen Ringmesser ausgeschält und entfernt (Abb. 11.1).

Wichtig ist die Auswahl der geeigneten Größe des Ringmessers, um eine Verletzung der Tubenwülste zu vermeiden. Eventuell verbleibende Adenoidreste können mit Stanzen oder einer speziellen Fasszange entfernt werden. Um die Rezidivgefahr zu senken, sollten keine größeren Adenoidreste belassen werden [1]. Alternative Operationsmethoden, z. B. die Abtragung der Adenoide durch Coblation oder mit

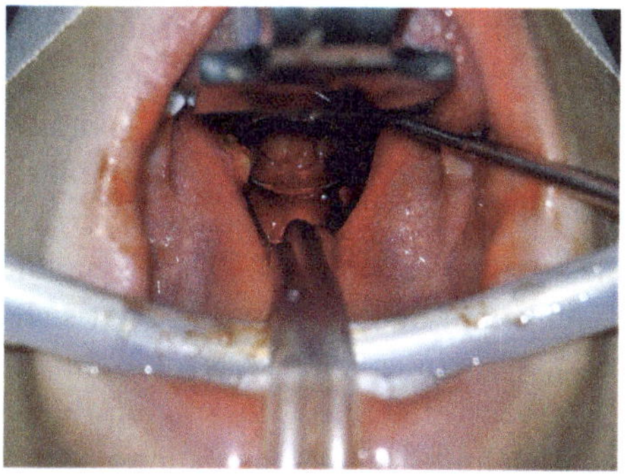

Abb. 11.1: Einstellung des Nasenrachenraums mit angehobenem Gaumensegel und Spiegel.

dem Shaver, haben sich bislang – auch aus Kostengründen – nicht durchgesetzt. Sie können in speziellen Situationen hilfreich sein, z. B. zur Abtragung lateral sitzender Adenoidreste in der Nähe der Tubenwülste. Die Blutstillung nach Adenotomie erfolgt durch temporäre Einlage von Tupfern, ggf. unterstützt durch eine gezielte bipolare Koagulation. Hierfür haben sich auch speziell geformte Instrumente zur Koagulation mit entsprechender Biegung und gleichzeitiger Möglichkeit zur Absaugung des Blutes bewährt. Abschließend wird der Nasenrachenraum nochmals inspiziert und die Anzahl der Tupfer sorgfältig kontrolliert.

Ergebnisse und mögliche Komplikationen: Die Abheilung der Wundfläche nach Adenotomie dauert abhängig von der Größe der Wundfläche ca. ein bis zwei Wochen. Postoperative Beschwerden sind gering, eine entsprechende orale Schmerztherapie für ein bis drei Tage erweist sich meist als ausreichend. Die Nasenatmung ist häufig schon unmittelbar nach dem Eingriff verbessert, manchmal jedoch erst nach ein bis zwei Wochen, nachdem die entzündlichen Veränderungen der Schleimhäute abgeklungen sind. Mögliche Komplikationen sind Nachblutungen, die meist innerhalb der ersten zwölf bis 24 Stunden postoperativ auftreten. Die Häufigkeit kann mit ca. 1 % geschätzt werden [2]. Ursache dafür sind neben der Belassung von größeren Adenoidresten oder einer unzureichenden intraoperativen Blutstillung auch Blutgerinnungsstörungen. Obgleich es sich meist um sickernde Nachblutungen aus kleineren Gefäßen im Nasenrachenraum handelt, können die Nachblutungen dennoch gefährlich sein. Insbesondere bei jüngeren Kindern können diese Nachblutungen unbemerkt bleiben, da das Kind das Blut herunterschluckt, so kann ein bedrohlicher Blutverlust entstehen. Eine sorgfältige postoperative Nachbeobachtung durch geschultes Personal für mindestens drei Stunden ist daher erforderlich. Die Eltern müssen bei ambulanter Durchführung des Eingriffs sorgfältig in die entsprechende Nachbeobachtung ihres Kindes und evtl. zu ergreifende Notfallmaßnahmen eingewiesen werden. Ärztlicherseits muss gewährleistet sein, dass innerhalb eines adäquaten Zeitrahmens eine operative Blutstillung in Narkose durchgeführt werden kann.

Muss wegen einer Nachblutung operativ revidiert werden, reichen häufig die Entfernung möglicher Adenoidreste sowie eine nochmalige sorgfältige Blutstillung durch Kompression und Koagulation aus, im Einzelfall ist die Einlage einer komprimierenden Nasenrachenraumtamponade erforderlich. Hierfür haben sich aufblasbare Ballonkatheter bewährt. Eine seltene, aber ernst zu nehmende Komplikation der Adenotomie ist das Grisel-Syndrom (Torticollis atlantoepistrophealis). Es beruht auf einer Gefügelockerung des atlanto-axialen Gelenks mit Subluxation und zeigt sich durch eine schmerzbedingte Schon- und Schiefhaltung des Kopfes. Es kann durch eine Verletzung der Fascia prävertebralis oder der prävertebralen Muskulatur durch direkte mechanische Einwirkung oder eine ausgedehnte Elektrokoagulation im Nasenrachenraum verursacht werden. Primär sollten eine Ruhigstellung des Kopfes, z. B. durch eine Schanz'sche Halskrause, sowie eine adäquate antibakterielle und antiinflammatorische Therapie erfolgen, unterstützend kann eine physiotherapeutische Behandlung stattfinden. In schwereren Fällen ist die Durchführung einer MRT erforderlich. Bei verspäteter Therapie können bleibende neurologische Schäden entstehen.

Operationstechnisch bedingt verbleiben meist kleinere Adenoidreste im Nasenrachenraum, daher sind Adenoidrezidive grundsätzlich möglich, bei adäquater Durchführung des Eingriffs jedoch selten (< 5 %). Bei klinisch relevanten Rezidiven erfolgt eine Re-Adenotomie in analoger Weise zum Primäreingriff.

Die Adenotomie kann in den meisten Fällen ambulant durchgeführt werden, jedoch sollte bei Kindern unter drei Jahren aufgrund des erhöhten Narkoserisikos und des Risikos unerkannter Nachblutungen der Eingriff stationär erfolgen. Das Gleiche gilt, wenn die Fahrtzeit zwischen Wohnort und dem Krankenhaus mit adäquater HNO- und kinderanästhesiologischer Versorgungsmöglichkeit mehr als 20 bis 25 Minuten beträgt oder wenn die häusliche Überwachung durch die Eltern nicht ausreichend gewährleistet werden kann. Die Entscheidung darüber, ob eine Adenotomie ambulant durchgeführt werden kann oder aus den o. g. Gründen stationär durchgeführt werden muss, obliegt in letzter Konsequenz den behandelnden Ärzten. Insbesondere bei einem Eingriff, bei dem potenziell gesundheits- und lebensbedrohliche Komplikationen auftreten können, ist diese Verantwortung nicht delegierbar, da nur die behandelnden Ärzte in unmittelbarer medizinischer und juristischer Verantwortung stehen.

Fazit und spezielle Tipps: Die Adenotomie führt rasch zu einer verbesserten Nasenatmung und verringerten Infektanfälligkeit. Um die Sicherheit zu gewähren, sind eine adäquate postoperative Überwachung und sorgfältige Information der Eltern erforderlich.

11.2 Chronisch seröse oder muköse Otitis media (Synonyme: Paukenerguss, Sero- oder Mukotympanon) – Parazentese, Paukendrainage

Definition: Besteht eine Ansammlung von Exsudat im Mittelohr über einen Zeitraum von mindestens sechs bis acht Wochen, so wird dies als chronisch seröse oder muköse Otitis bezeichnet. Das Konsistenz des Exsudats variiert von eher flüssig (serös) bis zu zähflüssig (mukös). Ein Paukenerguss entsteht meist in Folge einer Episode einer akuten Mittelohrentzündung bei gleichzeitig bestehender Tubenfunktionsstörung, die häufig durch vergrößerte und entzündete Adenoide verursacht wird. Die gestörte Funktion der Eustachischen Röhre verhindert, dass das entzündliche Sekret im Mittelohr über den natürlichen Drainageweg abtransportiert wird, es resultiert eine chronische Ansammlung von Flüssigkeit im Mittelohr. Begleitend tritt häufig ein Unterdruck im Mittelohr auf, da vorhandene restliche Luft über die Schleimhäute absorbiert wird und eine weitere Belüftung über die Eustachische Röhre nicht erfolgen kann.

Klinik: Die chronisch seröse oder muköse Otitis media tritt besonders häufig zwischen dem dritten und fünften Lebensjahr auf, es können jedoch auch jüngere oder ältere Kinder betroffen sein. Sie fallen durch eine Schwerhörigkeit auf, reagieren schlechter auf Ansprache, Radio oder Fernseher müssen lauter gedreht werden, bei längerem Bestehen zeigen sich Defizite in der Lautsprachentwicklung. Nicht selten sind rezidivierende Schübe einer akuten Mittelohrentzündung. Begleitend bestehen häufig die zuvor genannten Symptome von hyperplastischen Adenoiden.

Diagnostik und Differentialdiagnose: Das Trommelfell wird otoskopisch oder ohrmikroskopisch inspiziert. Häufig ist es bernsteinfarben, zum Teil auch matt. Bei gleichzeitigem Unterdruck ist es zudem eingezogen. Die Tympanometrie, bei der die Trommelfellschwingungsfähigkeit gemessen wird, zeigt einen flachen Kurvenverlauf bei aufgehobener Schwingungsfähigkeit. In der tonaudiometrischen Untersuchung findet sich ein eingeschränktes Hörvermögen in Folge einer Schallleitungsschwerhörigkeit. Diese beträgt ca. 10 dB bei leichten serösen Ergüssen, bei mukösen Ergüssen kann sie bis zu 30 dB ausmachen. Wichtig ist die zusätzliche Beurteilung des Nasenrachenraums, um vergrößerte oder entzündete adenoide Vegetationen zu erkennen. Differentialdiagnostisch sind andere Formen der mittelohrbedingten Schwerhörigkeit abzugrenzen, z. B. eine chronische mesotympanale oder epitympanale Otits media (Cholesteatom). Bei rezidivierendem Sero- oder Mukotympanon muss ursächlich an eine chronische Mastoiditis gedacht werden, die mittels bildgebenden Verfahren (MRT, CT oder DVT) nachgewiesen werden kann.

Indikationsstellung: Ein Paukenerguss sollte operativ behandelt werden, wenn er trotz konservativer Therapiemaßnahmen nach zwei bis drei Monaten weiter bestehen bleibt. Die betroffenen Kinder sind durch die Einschränkung ihres Hörvermögens in der sprachlichen und sozialen Entwicklung erheblich eingeschränkt. Bei längerem Bestehen des Paukenergusses werden strukturelle Schäden am Trommelfell wahrscheinlicher und es kann zu Folgeschäden, z. B. einer Paukenatelektase bei Verlust der Eigenspannung des Trommelfells oder zur Entstehung chronischer Mittelohrentzündungen, kommen. Abhängig von der Dauer und Konsistenz des Ergusses sowie der Beschaffenheit des Trommelfells wird entschieden, ob eine Parazentese allein ausreicht oder ob zusätzlich eine Paukendrainage erforderlich ist. Begleitend wird häufig die Indikation zur Adenotomie bestehen, um die Ursache der gestörten Mittelohrbelüftung dauerhaft zu beseitigen, da ansonsten mit einem Rezidiv gerechnet werden muss [3].

OP-Methode der Parazentese/Paukendrainage: Bei Kindern und Jugendlichen wird der Eingriff in Allgemeinanästhesie durchgeführt. Der Trommelfellschnitt sollte im vorderen unteren Quadranten unter mikroskopischer Sicht erfolgen. Soweit möglich wird der Paukenerguss abgesaugt. Bei stark mukösem Sekret ist dies häufig nur unvollständig möglich, hier empfiehlt sich die Einlage von Paukendrainagen, um eine Öffnung des Trommelfells über einen längeren Zeitraum sicherzustellen. Paukendrainagen aus Metalllegierungen (Titan oder Gold) weisen eine gute Gewebeverträglichkeit auf und neigen weniger zu entzündlichen Komplikationen als Drainagen aus Kunststoff. Die Paukendrainagen werden nach einigen Monaten spontan abgestoßen, im Mittel nach ca. einem halben Jahr. Das Trommelfell verheilt in der Regel ohne bleibende Schäden. Ist ein längerer Verbleib der Paukenröhrchen indiziert, z. B. bei Kindern mit Gaumenspalten, werden sogenannte T-Röhrchen aus Kunststoff verwendet. Sie besitzen flügelartige Fortsätze an der Innenseite, die die Paukendrainage, die sich unter dem Trommelfell befindet, fester verankern. Diese Paukendrainagen bleiben im Mittel ca. zwei Jahre in situ.

Ergebnisse und Komplikationen: Die Parazentese mit oder ohne Paukendrainage führt in der Regel zu einer sofortigen Verbesserung der Mittelohrbelüftung und einer Aufhebung der Schallleitungsschwerhörigkeit. Zur Vermeidung eines Rezidivs ist in den meisten Fällen die zusätzliche Sanierung der hyperplastischen Adenoide indiziert. Eine persistierende postoperative seröse oder eitrige Otorhoe ist häufig Hinweis auf eine begleitende Mastoiditis, die ein Ausheilen der Entzündung verhindert. Sie erfordert weitergehende Maßnahmen. Bei einfachen Paukendrainagen ist nach spontaner Abstoßung der Paukendrainage von einer spontanen Ausheilung des Trommelfells auszugehen, bleibende Perforationen sind äußerst selten und erfordern einen operativen Trommelfellverschluss durch Myringoplastik. Beim Einsatz von T-Röhrchen ist mit einer höheren Rate an entzündlichen Komplikationen und bleibenden Trommelfellperforationen zu rechnen.

Fazit und spezielle Tipps: Eine chronisch seröse oder muköse Otitis media, die länger als zwei bis drei Monate besteht und nicht auf konservative Therapiemaßnahmen anspricht, erfordert in der Regel eine operative Behandlung durch Parazentese mit oder ohne Einlage von Paukendrainagen, häufig in Kombination mit einer Adenotomie.

11.3 Tonsillenhyperplasie – Tonsillotomie

Definition: Die Tonsillenhyperplasie ist eine Vergrößerung der Gaumenmandeln (Tonsillae palatinae) mit Obstruktion des Oropharynx.

Klinik: Die Tonsillenhyperplasie tritt am häufigsten zwischen dem 3. und 5. Lebensjahr auf. Bei der Tonsillenhyperplasie kommt es zu einer Vergrößerung des Tonsillengewebes. Dies kann zu einer mechanischen Obstruktion des Oropharynx führen. Die klinische Symptomatik tritt insbesondere während des Schlafes auf. Durch die Entspannung der pharyngealen Muskulatur sowie die horizontale Lage während des Schlafs kommt es zu einem Verschluss der Atemwege in Höhe des Oropharynx mit nächtlichem Schnarchen, bei stärkerer Ausprägung auch mit obstruktiver Schlafapnoe, bei der Atemaussetzer mit Abfall der Sauerstoffsättigung im Blut auftreten. Dadurch wird der Schlafrhythmus beeinträchtigt, die Kinder sind häufig müde, unaufmerksam und neigen zu einer erhöhten Infektanfälligkeit. Es können auch Störungen bei der Nahrungsaufnahme auftreten, wenn der Oropharynx durch die Tonsillen nahezu vollständig verlegt ist. Die Gaumenmandeln als Teil des lymphatischen Gewebes im Rachenraum entwickeln sich häufig parallel zu den Adenoiden, die häufig gleichfalls vergrößert sind. Dies führt zu einer Akzentuierung der Symptomatik.

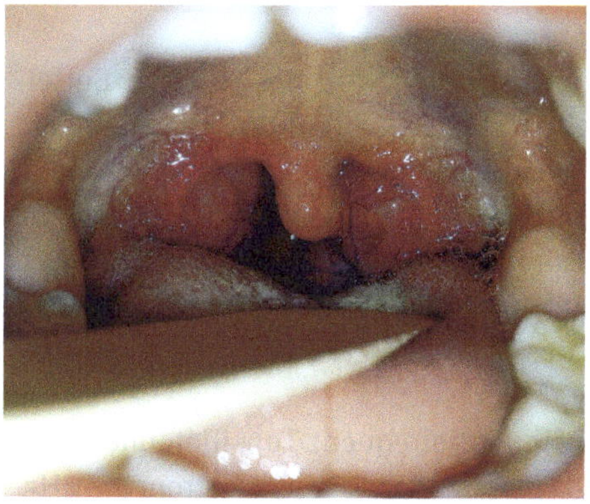

Abb. 11.2: Ausgeprägte Tonsillenhyperplasie.

Diagnose: Die klinische Untersuchung durch Inspektion der Tonsilleregion zeigt stark hyperplastische Tonsillen, im Extremfall als sog. „kissing tonsils“, wobei sich die Tonsillen in der Mittellinie berühren (Abb. 11.2).

Eine endoskopische Untersuchung des Nasenrachenraums ist erforderlich, um die häufig gleichzeitig auftretende Vergrößerung der Adenoide zu erkennen. Symptome der obstruktiven Schlafapnoe und des gestörten nächtlichen Schlafrhythmus müssen erfragt werden. Die Eltern sollten dazu angehalten werden, ihr Kind während des Schlafes zu beobachten und auf die Symptome der obstruktiven Schlafapnoe zu achten.

Differentialdiagnostisch abzugrenzen ist die Tonsillenhyperplasie von der chronisch rezidivierenden Tonsillitis, bei der die entzündlichen Veränderungen mit häufig wiederkehrenden eitrigen Tonsillitiden im Vordergrund stehen.

Indikationsstellung: Die Indikation zur Operation liegt bei entsprechendem klinischen Befund sowie dem typischen Beschwerdebild vor. Insbesondere eindeutige Symptome des gestörten Schlafs durch nächtliche Obstruktion der Atemwege stellen eine klare Indikation zur Tonsillotomie dar.

Den Tonsillen wird als Kontaktstelle zwischen Umweltkeimen und Immunsystem eine wichtige Rolle beim Aufbau des Immunsystems im Kindesalter zugesprochen. Die Vorteile der Tonsillotomie gegenüber der Tonsillektomie bestehen im Erhalt von funktionsfähigem tonsillären Gewebe. Gleichzeitig weist die Tonsilllotomie eine deutlich geringere Komplikationsrate im Vergleich zur konventionellen Tonsillektomie auf [4].

Eine operative Verkleinerung der Tonsillen (Tonsillotomie) unter Erhalt von tonsillärem Restgewebe ist jedoch nur dann möglich, wenn lediglich eine Hyperplasie vorliegt und die Tonsillen nicht durch chronisch rezidivierende eitrige Tonsillitiden in ihrer Struktur bereits zu stark geschädigt sind. In solchen Fällen besteht die Indikation zur vollständigen Entfernung der Mandeln (Tonsillektomie) [5].

OP-Methode der Tonsillotomie: Unter der Tonsillotomie wird die partielle Entfernung des hyperplastischen tonsillären Gewebes unter Erhalt von funktionsfähigem tonsillären Gewebe verstanden. Der Eingriff wird meistens als Laser-Tonsillotomie durchgeführt (Abb. 11.3). Zur Anwendung kommen leistungsfähige Diodenlaser oder CO_2-Laser. Der Vorteil der Laseranwendung besteht darin, dass das tonsilläre Gewebe blutarm durchtrennt werden kann und gleichzeitig die Koagulationszone schmal bleibt, so dass tiefergreifende Vernarbungen des tonsillären Restgewebes vermieden werden.

Alternativ zur Laser-Tonsillotomie kann die Radiofrequenz-Tonsillotomie angewendet werden. Bei dieser Form der Elektrochirurgie wird mit Wechselstrom im MHz-Bereich gearbeitet, der, ähnlich wie der o. g. Laser, eine exakte, blutarme Schnittführung bei geringer Breite der Koagulationszone ermöglicht. Ein weiteres schonendes Verfahren zur Abtragung von Tonsillengewebe stellt die Coblation dar. Dabei wird

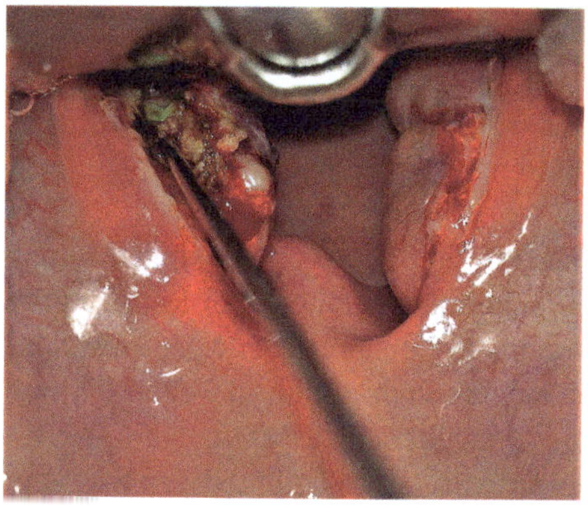

Abb. 11.3: Teilabtragung der Tonsillen mit dem Diodenlaser (Tonsillotomie).

das tonsilläre Gewebe mit Argon-Plasma abgetragen. Alle drei Methoden kommen heute zur Anwendung, eine eindeutige Überlegenheit einer der genannten Methoden konnte bislang nicht aufgezeigt werden.

Ergebnisse und Komplikationen: Die Laser-Tonsillotomie führt zu einer unmittelbaren Besserung des klinischen Beschwerdebildes. Unmittelbar postoperativ können Nachblutungen auftreten, diese fallen jedoch hinsichtlich Häufigkeit und Schwere deutlich geringer als bei einer konventionellen Tonsillektomie aus. Auch die Schmerzsymptomatik liegt niedriger als bei einer konventionellen Tonsillektomie, jedoch benötigen auch diese Kinder eine adäquate Schmerztherapie für mindestens eine Woche. Selten können postoperative Infektionen mit Fieber und erhöhten Entzündungsparametern auftreten, in diesem Fall ist eine antibiotische Therapie zu empfehlen.

Während in älteren Studien mit konventionell chirurgischen Verfahren der Tonsillektomie von einer erhöhten Rate an intra- oder peritonsillären Abszessen berichtet wurde, ist dies mit den heute verwendeten Verfahren bei korrekter Indikationsstellung nicht der Fall.

Rezidive einer Tonsillenhyperplasie können im Einzelfall bei starkem Wachstumsschub des lymphatischen Gewebes im Rachenraum auftreten, sind jedoch selten.

Die Tonsillotomie kann meist ambulant durchgeführt werden. Bei Kindern unter drei Jahren, bei längerem Anfahrtsweg zur Klinik (> 20 Minuten) oder wenn die häusliche Versorgungung nicht sichergestellt werden, kann empfiehlt sich die stationäre Durchführung des Eingriffs. Die Entscheidung hierüber obliegt den behandelnden Ärzten.

Fazit und spezielle Tipps: Die Laser-Tonsillotomie hat sich in der Behandlung der hyperplastischen Tonsillen bewährt und bietet gegenüber der Tonsillektomie die Vorteile der geringeren Komplikationrate, weniger postoperativer Beschwerden und des Erhalts von tonsillärem Rest-Gewebe.

11.4 Muschelhyperplasie – Laser-Turbinoplastik

Definition: Es handelt sich um übermäßig stark ausgebildete untere Nasenmuscheln, die zu einer Behinderung der Nasenatmung führen.

Diagnose und Differentialdiagnose: Die Diagnostik umfasst die endoskopische Inspektion der Nasenhaupthöhle und des Nasenrachenraums. Mittels der Rhinomanometrie werden die Durchflusswerte und Strömungswiderstände der Nase ermittelt. Die Rhinomanometrie sollte einmal vor und einmal nach der abschwellenden Behandlung der Nasenschleimhäute erfolgen. Dies ermöglicht eine Differenzierung zwischen dem Effekt der variablen Schwellkörper der Nasenmuscheln und den fixierten anatomischen Verhältnissen, z. B. einer begleitenden Septumdeviation, auf die Nasenatmung. Differentialdiagnostisch muss die Muschelhyperplasie abgegrenzt werden von reaktiven Schwellungszuständen der unteren Nasenmuscheln in Folge z. B. einer allergischen Erkrankung oder einer chronisch entzündlichen Rhinitis.

Indikationsstellung: Im Kindesalter sollte die OP-Indikation sehr zurückhaltend gestellt werden, da sich die Strukturen der Nase noch im Wachstum befinden. Bei ausgeprägter subjektiver und objektiver Behinderung der Nasenatmung und Ausschluss anderer Ursachen kann jedoch die vorsichtige Laser-Turbinoplastik indiziert sein und zu einer wesentlichen Verbesserung der Nasenatmung führen. Eine begleitende Septumdeviation sollte im Allgemeinen erst nach weitgehendem Abschluss des Gesichtsschädelwachstums erfolgen, da eine operative Schädigung im Bereich des Septumknorpels zu Wachstumsstörungen der Nase führen kann. Nur bei stark ausgeprägter Septumdeviation, die per se zu einem asymmetrischen Nasenwachstum führt, ist eine Operation schon im Kindesalter indiziert.

OP-Methode der Laser-Turbinoplastik: Mittels Laserturbinoplastik wird eine schonende Reduktion der Schwellkörper erreicht. Hierbei haben sich besonders Diodenlaser bewährt. Der Eingriff wird bei Kindern in Allgemeinanästhesie durchgeführt, bei kooperativen Jugendlichen ist auch eine örtliche Betäubung möglich. Unter endoskopischer Kontrolle werden die Schwellkörper der Nasenmuscheln mit der Faser des Diodenlasers partiell koaguliert, das Verfahren kann unter Einbeziehung der Schleimhaut (muköse Koagulation) oder rein submukös, d. h. nach Einstechen der Faser unter die Schleimhaut, erfolgen. Nach Applikation der Laserenergie kommt es zu einer thermischen Gewebeschädigung, die innerhalb von ein bis zwei Wochen durch Vernarbungen zu einer Reduktion der Schwellkörper führt. Alternativ zur Laseranwendung wird die Radiofrequenz-Koagulation mittels bipolarer Sonden angewendet. Resezierende Verfahren sollten im Kindesalter vermieden werden, da die Gefahr einer übermäßig weiten Nase besteht. Die Nase muss bis zur vollständigen Abheilung mit pflegenden Nasensalben behandelt werden.

Ergebnisse und Komplikationen: Die Verbesserung der Nasenatmung tritt nach etwa ein bis zwei Wochen ein. Bei einem kleinen Prozentsatz kann es nach ein bis zwei Jahren zu einem Rezidiv kommen, dann ist eine erneute Anwendung möglich. Unmittelbar postoperativ können Blutungen auftreten, die meist spontan sistieren und selten durch eine Tamponade gestillt werden müssen. Eine übermäßige Koagulation der Nasenmuscheln führt zu einer Schleimhautnekrose mit verzögerter Heilung und möglicherweise einer übermäßig weiten Nase mit nachfolgender Rhinitis sicca.

Fazit und spezielle Tipps: Die Laserturbinoplastik sollte im Kindesalter zurückhaltend indiziert werden, kann aber im Einzelfall eine erhebliche Verbesserung der Nasenatmung bewirken.

11.5 Abstehende Ohren-Anthelix- und Cavumplastik

Definition: Von abstehenden Ohren wird gesprochen, wenn der Winkel zwischen Kopf und Anthelix deutlich über das normale Maß (ca. 30°) hinausgeht. Meist wird dies durch eine unzureichend ausgebildete Anthelixfalte verursacht. Zusätzlich kann ein zu großes Cavum conchae das Abstehen der Ohrmuschel bedingen.

Klinik: Es handelt sich um eine angeborene Formstörung der Ohrmuschel, die je nach Ausbildungsgrad als ästhetisch störend empfunden wird. Abzugrenzen ist diese Formanomalie von anderen Formen der Ohrmuscheldysplasie, z. B. einem Tassenohr oder partiell fehlender Ausbildung der Ohrmuschel. Häufig suchen schon die Eltern im Vorschulalter ihrer Kinder Rat und wünschen ggf. eine operative Korrektur, manchmal kommen die Betroffenen auch erst im Jugend- oder Erwachsenenalter mit dem Wunsch einer plastisch-ästhetischen Ohrmuschelkorrektur.

Diagnose und Differentialdiagnose: Die Diagnostik einer Ohrmuschelanomalie erfordert die individuelle Analyse des Abweichungsgrades und der verursachenden Formanomalie. Hier sollte unterschieden werden zwischen einer mangelhaften Ausbildung der Anthelixfalte, einer Cavumhyperplasie und möglicherweise begleitenden Problemen, z. B. einer Ohrläppchen- (Lobulus) Anomalie. Für die Analyse und Dokumentation ist eine exakte Fotodokumentation erforderlich. Diese sollte in drei Ebenen von frontal, lateral und dorsal erfolgen. Winkelmessungen helfen bei der exakten Diagnostik und Operationsplanung.

Indikationsstellung: Die Indikation zur Ohrmuschelkorrektur erfolgt bei ästhetisch auffälligen Formanomalien, die die Normalvarianten deutlich überschreiten. Als Norm können ein Winkel zwischen Ohr und Planum mastoideum von ca. 30° sowie ein Abstand des Helixrands vom Planum mastoideum von maximal 20 mm gesehen werden. Die Operation sollte wenn möglich zwischen dem 5. und 7. Lebensjahr erfolgen, da der Knorpel zu diesem Zeitpunkt noch relativ weich und formbar ist und die betroffenen Kinder noch weniger Belastungen durch abwertende Bemerkungen des sozialen Umfelds ausgesetzt sind. Diese beginnen häufig in der Schulzeit.

OP-Methode der Anthelix-und Cavumplastik: Für diese Operationen sind zahlreiche operative Varianten beschrieben [6]. Es kann zwischen Operationstechniken unterschieden werden, die den Knorpel entweder durch Biegung oder durch durchtrennende Knorpelschnitte formen. Am häufigsten kommt die Technik nach Mustardé [7] oder eine ihrer zahlreichen Modifikationen zur Anwendung, die hier in ihren Grundzügen dargestellt werden soll. In Allgemeinanästhesie erfolgt unter sterilen OP-Bedingungen eine retroauriculäre Schnittführung, ggf. mit Exzision überschüssiger Hautanteile, sodann wird die Rückfläche des Knorpels freigelegt. Die nachzubildende Anthelixfalte, die auf der Vorderseite markiert wird (Abb. 11.4), wird mittels Nadeln auf die Rückseite übertragen.

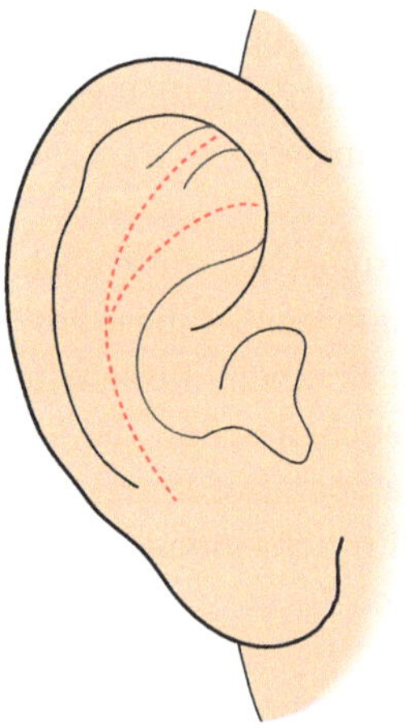

Abb. 11.4: Anzeichnen der nachzubildenden Anthelixfalte auf der Vorderseite der Ohrmuschel.

Die dazwischenliegenden knorpeligen Anteile können bei wenig flexiblem Knorpel ausgedünnt werden, um eine bessere Biegsamkeit zu erreichen. Sodann werden formende Haltenähte gesetzt, die nach Knüpfen der Fäden den Knorpel in die gewünschte Form biegen (Abb. 11.5).

Als Nahtmaterial haben sich hierfür Goretex oder Monocryl bewährt. Für die begleitende Cavumreduktion hat sich die Exzision eines sichelförmigen knorpeligen Anteils aus dem Cavum conchae unter sorgfältigem Erhalt der anterolateralen Haut als geeignet erwiesen. Nach Exzision der knorpeligen Anteile werden die freien Knorpelendigungen durch Nähte miteinander verbunden, es resultiert ein flacheres Cavum conchae. Dabei kann eine störende anteriore Hautfalte entstehen, die durch

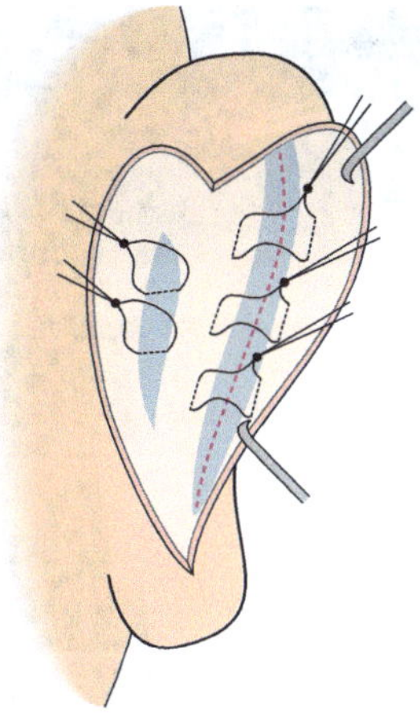

Abb. 11.5: Nach Freilegen der Knorpelrückseite wird die Anthelixfalte durch formende Nähte nachgebildet. Zusätzlich wird eine sichelförmige Knorpelresektion aus dem Cavum conchae durchgeführt.

Mobilisation der anterioren Hautanteile vom Knorpel vermieden werden kann. Gelegentlich steht das Ohrläppchen nach Korrektur der Anthelix und des Cavums relativ zu weit nach vorne ab. In diesen Fällen muss eine Lobulusplastik vorgenommen werden.

Nach sorgfältiger Blutstillung erfolgen die retroauriculäre Naht, z. B. als Intracutannaht mit Monocryl, eine Relieftamponade der Ohrmuschel sowie ein leicht komprimierender Wundverband. Der Verband sollte für ca. eine Woche belassen werden, um ein postoperatives Hämatom zu vermeiden, danach ist das weitere Tragen eines Stirnbandes, vor allem nachts, für eine weitere Woche zu empfehlen, um das Ergebnis zu stabilisieren.

Ergebnisse und Komplikationen: Die Anthelix-Cavumplastik führt in aller Regel zum gewünschten Ergebnis (Abb. 11.6 und 11.7).

Selten sind postoperativ noch störende Formanomalien, die ggf. einer Nachkorrektur bedürfen. Unmittelpar postoperativ können Hämatome auftreten, die evtl. entlastet werden müssen, wenn die Ernährung des Knorpels beeinträchtigt wird. Mögliche postoperative Infektionen müssen antibiotisch behandelt werden, um unschöne Narbenbildungen zu vermeiden. Gelegentlich kommen Keloidbildungen im Bereich der retroauriculären Schnittführung vor, besondere Vorsicht ist bei Patienten mit bekannter Neigung zur Keloidbildung geboten.

Bei den biegenden Techniken kann es unter Umständen durch elastische Kräfte des Knorpels zu einem partiellen Wiederaufrichten der Ohrmuschel kommen, in diesem Fall wäre eine operative Indikation zur Revision zu stellen, bei Techniken mit Knorpelschnitten können schärfere Kanten auf der Vorderseite der Ohrmuschel zum Vorschein treten.

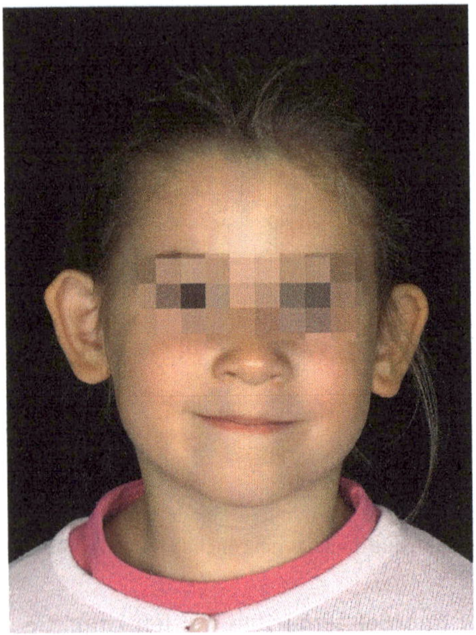

Abb. 11.6: präoperativ abstehende Ohrmuscheln.

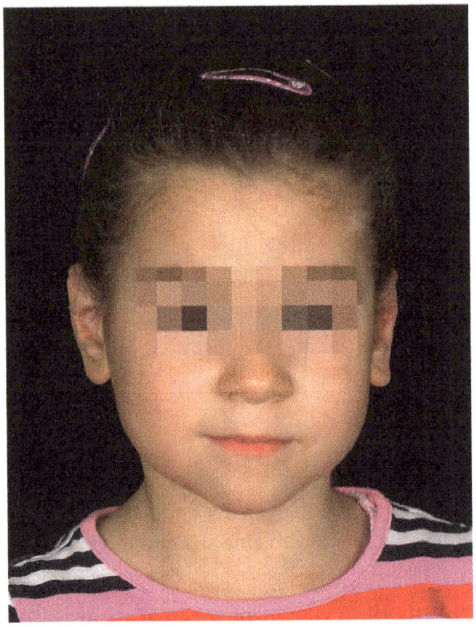

Abb. 11.7: postoperatives Ergebnis nach Anthelix- und Cavumplastik.

Fazit und spezielle Tipps: Bei plastisch-ästhetischen Operationen, speziell im Kindesalter, ist eine besonders sorgfältige Aufklärung über die Operation und mögliche Risiken erforderlich. Die Kinder sollten gemäß ihrem Alter in den Prozess der Entscheidung eingebunden werden und über den Ablauf der Operation sowie der Nachbehandlung informiert werden.

Literatur

[1] Wang T & Neel H (1995). Adenotomie. In H. Nauman, HJ, HC, J RA, K ER, P WR et al., *Kopf- und Halschirurgie* (S. 695–697). Stuttgart: Georg Thieme Verlag.

[2] Schwaab M, Hansen S, Gurr A & Dazert S (Feb; 87(2) 2008). Significance of blood tests prior to adenoidectomy. *Laryngorhinootologie*, S. 100–106.

[3] Wallace I, Berkman N, Lohr K, Harrison M, AJ, K, & MJ, S (Feb; 133(2) 2014). Surgical treatments for otitis media with effusion: a systematic review. *Pediatrics*, S. 296–311.

[4] Hultcrantz E, Linder A & Marktröm A (Dec 15; 51 (3) 1999). Tonsillectomy or tonsillotomy? – A randomized study comparing postoperative pain and long-term effects. *Int J Pediatr Otorhinolaryngol*, S. 171–176.

[5] Reichel, O, Mayr D, JW, de la Chaux R, Hagedorn H & Berghaus A (Mar; 264(3) 2007). Tonsillectomy or tonsillectomy? – a prospective study comparing histological an immunolgical findings in recurrent tonsillitis an tonsillar hyperplasia. *Eur Arch Otorhinolaryngol*, S. 277–284.

[6] Weerda, H. (2004). *Chirurgie der Ohrmuschel.* Stuttgart: Georg Thieme Verlag.

[7] Mustardé J (16 1963). The correction of prominent ears. Using simple mattress sutures. *Br J Plast Surg*, S. 170–176.

Stephan Wiens und Helge Martens

Kapitel 12 Mund-, Kiefer- und Gesichtschirurgie

Wir haben in dieser kurzen Fassung unseres Fachgebietes nur die häufigsten ambulanten Eingriffe bearbeiten können. Es sollte nicht unerwähnt bleiben, dass die ambulante MKG-Chirurgie in spezialisierten Praxen weitere Gebiete, z. B. der Dysgnathie- und plastisch-rekonstruktiven Chirurgie, umfasst.

Im Literaturverzeichnis wird in Hinblick auf die Zielgruppe dieses Buches auf die allgemeinen Lehrbücher verwiesen, ohne auf Einzelpublikationen einzugehen.

12.1 Osteotomien/Operative Zahnentfernung

Weisheitszähne, retinierte Zähne, nicht erhaltungswürdige Zähne, Wurzelreste

Die Entfernung der Weisheitszähne in verschiedenen Durchbruchsituationen ist eine der häufigsten Operationen des MKG-Chirurgen in der ambulanten Praxis. Diese erfolgt im Allgemeinen in Lokalanästhesie, teilweise in Sedierung oder auch in ITN.

Leitlinie: 007-003 SZK Stand 21.12.12, gültig bis 21.11.17 [18]

Indikation: akute oder chronische Infektion, dentitio difficilis, durchgebrochene, retinierte oder verlagerte Zähne, ebenso zerstörte Zähne mit bestehender apikaler Ostitis, kariöse Zähne, die nicht erhaltungswürdig sind. Zystenbildung an verlagerten Weisheitszähnen, die ansonsten symptomfrei sind bzw. die eine Gefahr für die Nachbarzähne darstellen, müssen operativ entfernt werden. Indikation bei geplanten operativen Eingriffen, wie z. B. Unterkieferverlagerung, präprothetischen Maßnahmen, bei denen ein verlagerter Zahn eine Gefahr für die operative oder prothetische Maßnahme darstellt. Ein retinierter Weisheitszahn kann als Transplantat zum Lückenschluss im Molarenbereich, z. B. nach frühzeitigem Verlust eines 6-Jahres-Molaren, dienen.

Diagnostik: allgemeine Anamnese, klinische Untersuchung, Röntgen-Panorama-Schicht-Aufnahme (PSA), in seltenen Fällen reicht auch ein Zahnfilm aus, in speziellen Fällen sollte, zur Darstellung des Nervverlaufes im Unterkiefer eine DVT oder CT angefertigt werden. Bestehen laut Anamnese gravierende Begleiterkrankungen, so erfolgt eine weitergehende Abklärung präoperativ beim Hausarzt.

Aufklärung: Wir verwenden standardisierte Aufklärungsbögen (z. B. Perimed®, Diomed®, proCompliance® u. a.), die im Gespräch mit dem Patienten individualisiert werden.

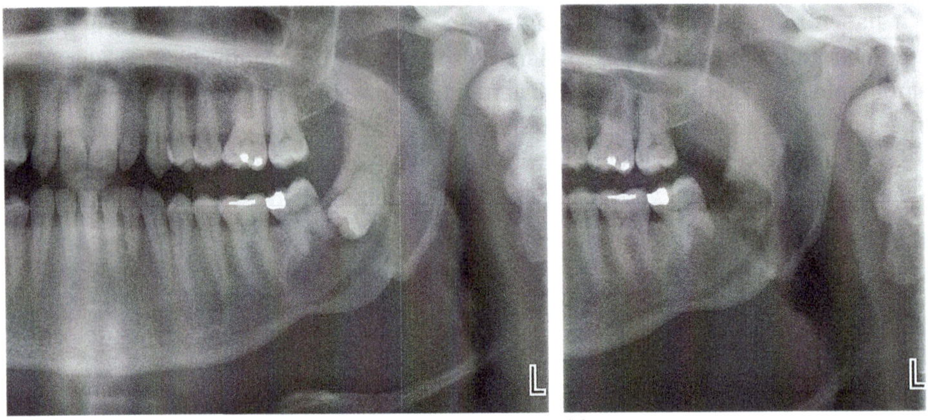
(a) (b)

Abb. 12.1: Panorama-Schicht-Aufnahme (PSA); 43-jähriger Patient. **(a)** Ret. verlagerter 48 mit großer Zyste; Therapie: Fensterung ca. vier Monate mit Opturator, Reduktion der Zyste, **(b)** Operative Entfernung 48, Zystektomie, keine Fraktur, keine Komplikationen.

OP-Vorbereitung: Laut Leitlinie sollte eine perioperative Antibiose erfolgen, direkt eine präoperativ intraorale Desinfektion mit Chlorhexidin-Lösung, eine Leitungsanästhesie des N. mandibularis und N. buccalis sowie im Oberkiefer N. alveolaris superior und vom Gaumen der N. palatinum majus.

12.1.1 Operatives Vorgehen

12.1.1.1 Unterkiefer

Im Unterkiefer erfolgt die bogenförmige Schnittführung am vestibulären, aufsteigenden Unterkieferast, sodann Weiterführung nach crestal und Verlängerung distal des Zahnes 37/47 nach vestibulär. Im Anschluss erfolgt die Aufklappung des Muko-Periost-Lappens sowie die Freilegung des Zahnes im kronalen Bereich mit einer Kugelfräse. Besonders wichtig ist hier die distale, koronare Abtragung des Knochens, um eine Luxationsbewegung zu ermöglichen. Es folgen die Freilegung bis zum Äquator und die Luxation mit dem Bein'schen Hebel. Sollte hier nach röntgenologischer Sicht und nach Luxation eine einfache Entfernung nicht möglich sein, sollte nie gezögert werden, den Zahn zu teilen. Zunächst findet die koronale Abtrennung und Separierung der einzelnen Wurzelsegmente mit der Lindemannfräse statt. Danach ist eine Entfernung der einzelnen Zahnteile ohne Beschädigung des Nerven möglich. Es erfolgt die sorgfältige Säuberung von bestehenden Zysten unter stumpf-scharfer Präparation, hier ist Vorsicht im Bereich der lingualen Lamelle geboten, da dort der subperiostal verlaufende N. lingualis beschädigt werden kann. Die Wundversorgung findet mittels Einzelknopfnaht statt. Die bogenförmige Schnittführung ermöglicht eine sehr gute Wundadaptation. In manchen Fällen ist eine Änderung des Schnittes bis mesial des Zahnes 37/47 erforderlich, hier ist auf die Schonung der Papille bei der Schnittführung zu achten.

12.1.1.2 Oberkiefer

Im Oberkiefer erfolgt der Schnitt auf dem Tuber mit vestibulärer Verlängerung distal der Zähne 17/27 sowie die Mobilisation des Mucoperiostlappens. Die Knochenstruktur im Oberkieferbereich ist weniger kompakt. Es lässt sich mitunter die deckende Knochenlamelle über den Weisheitszähnen mit dem Raspatorium mobilisieren, ansonsten findet die Freilegung ebenfalls mit der Kugelfräse statt. Eine Trennung der oberen Weisheitszähne ist selten notwendig. Bei der Luxation des Zahnes mit dem Bein'schen Hebel muss mit einem Raspatorium von distal das Abgleiten des Zahnes in die Kieferhöhle oder den pterygo-palatinalen Raum vermieden werden. Es erfolgt die sorgfältige Entfernung koronarer Zysten zur histologischen Untersuchung. Eine Kieferhöhlenverbindung wird durch vorsichtiges Sondieren überprüft, auch der Nasen-Blas-Versuch sollte negativ ausfallen. Bei eröffneter Kieferhöhle/MAV sollte ein sorgfältiger, dichter Wundverschluss, bei teilretinierten Zähnen auch ein Lappen mobilisiert werden, um die Schleimhautöffnung zu verschließen.

Bei eröffneter Kieferhöhle verordnen wir Transpulmin®/Pinementol® o. ä. und abschwellende Nasentropfen zur Inhalation für 10 Tage, besser noch Inhalationsgeräte mit Mikrozerstäuber, um einer Sinusitis vorzubeugen. Die Abdeckung der Wunde mittels Schutzplatte (Tiefziehschiene) kann den Wundverschluss beschleunigen.

12.1.1.3 Operative Entfernung anderer Zähne und Wurzelreste

Unter Beachtung der anatomischen Strukturen ist auch hier ein sehr schonendes Vorgehen innerhalb der Knochenstruktur angeraten. Die Separierung der Molaren und Prämolaren ermöglicht oft eine komplette Erhaltung der Alveolarstruktur, die besonders im Hinblick auf die weitergehende Versorgung mit Implantaten sehr wichtig ist. Die Wundversorgung sollte immer mittels Naht erfolgen. Je nach Gesamtsituation kann die Notwendigkeit einer Abdeckung der Wunde mit Muko-Periost-Lappen notwendig sein. Als weitere Maßnahme zur Blutstillung dient eine Schutzplatte (Tiefziehschiene) bei antikoagulierten Patienten.

12.1.1.4 OP – verlagerte Zähne zur Einstellung aus KFO-Gründen

Zähne, die auf Grund von Engständen nicht selbstständig in die Kauebene reichen, werden, wenn sinnvoll, freigelegt und mit einem Bracket beklebt, so dass der Zahn durch den Kieferorthopäden in seine Position eingeordnet werden kann. Am häufigsten sind die oberen Eckzähne betroffen, aber auch obere Prämolaren. Im Ober- und Unterkiefer können die 7er-Zähne durch Inklination der Weisheitszähne am Durchbruch gehindert werden. Eine Freilegung erfolgt mit Entfernung der Weisheitszähne, danach ist ein Durchbruch zur Okklusionsebene möglich.

12.1.2 Komplikation

Die Verletzung des N. lingualis oder des N. alveolaris inferior im Bereich der unteren Weisheitszähne stellt die schwerwiegendste Komplikation dar. Eine spätere Rekonstruktion der Nerven mit mikrochirurgischen Techniken ist auf Grund des schwierigen Zuganges und des Substanzverlustes ausgesprochen diffizil und selten erfolgreich.

Verbleiben bei der operativen Entfernung der Weisheitszähne Wurzelreste (infektfrei) nah am N. alveolaris inferior/N. mandibularis inferior, ist ein Belassen des nicht infizierten Wurzelrestes möglich. Der Patient ist über dieses Vorgehen aufzuklären. Je nach Länge der OP und Komplikation sollte die präoperative Antibiose postoperativ fortgesetzt werden.

Bei operativer Entfernung 38/48 legen wir für die folgenden zwei Tage eine Drainage. Die Nahtentfernung erfolgt nach einer Woche.

12.2 Wurzelspitzenresektion (WSR)

Die operative Entfernung der Wurzelspitze eines beherdeten Zahnes zählt mit zu den häufigsten ambulanten Operationen des niedergelassenen MKG-Chirurgen.

Definition: Die Wurzelspitzenresektion beinhaltet die operative Kürzung der Wurzelspitze (Osteotomie), zusätzlich kann eine retrograde Wurzelfüllung erfolgen.

Leitlinie: S 1-Leitlinie; ZZQ Feb. 2009 [14]

Indikationen: Als **harte Indikationen** für eine WSR gelten (1) eine persistierende apikale Parodontitis mit klinischer Symptomatik bzw. Zunahme radiologischer Osteolyse bzw. Revisionsbehandlung zum Erhalt einer bestehenden Prothetik, (2) eine nach Wurzelfüllung mit überpresstem Wurzelfüllmaterial und klinischer Symptomatik bzw. Beteiligung von Nachbarstrukturen wie Kieferhöhle oder Mandibularkanal nicht durchführbare bzw. erfolgversprechende Wurzelkanalbehandlung bei Zähnen mit obliteriertem Kanal bei klinischer Symptomatik und/oder radiologischer Symptomatik.

Mögliche Indikationen zur WSR bestehen (1) bei apikaler Parodontitis (aPA) als Alternative zur konservativ endodontischen Behandlung, insbesondere bei periapikalem Index > 3 bzw. einer Größe der apikalen Läsion ab ca. 4.5 mm, (2) bei persistierenden aPA als Alternative zur konservativ endodontischen Revision, (3) bei einem frakturierten Instrument in Apexnähe, das auf orthogradem Wege nicht entfernt werden kann, (4) bei einer Via falsa in Apexnähe, die auf orthogradem Wege nicht verschlossen werden kann, (5) bei einer Wurzelfraktur im apikalen Wurzeldrittel, wenn eine Infektion im apikalen Fragment vorliegt, (6) wenn eine Behandlung ausschließlich in Vollnarkose möglich ist, (7) bei persistierender Schmerzsymptomatik auch bei klinisch und radiologisch einwandfreier WF DD, wo eher eine Revision empfohlen wird, (8) bei einer Freilegung bzw. Verletzung von Wurzelspitzen im Rahmen chirurgischer Eingriffe (z. B. Zystenentfernung, PE), (9) bei einer persistierenden aPA bei bereits resezierten Zähnen.

Symptone: Als typische Symptome einer apikalen Parodontitis gelten klinische und radiologische Befunde wie 1. eine negative Sensibilitätstestung, 2. Schmerzen und/oder Druckgefühl lokal oder ausstrahlend, 3. eine Fistelbildung nach intra- oder extraoral, 4. eine akute Exazerbation mit lokaler oder regionärer Abszedierung, 5. eine erhöhte Perkussionsempfindlichkeit horizontal/vertikal, 6. eine Erweiterung des PA-Spaltes und/oder 7. eine periradikuläre Radioluzenz.

Diagnostik: allgemeine Anamnese, klinische Untersuchung mit einer Inspektion bzw. Sondierung zur klinischen Beurteilung der Erhaltungswürdigkeit des Zahnes, eines Perkussionstestes und einer Palpation der Periapikalregion, eines Sensibilitätstestes und radiologischer Aufnahmen in Form eines Einzelzahnfilmes oder eines Orthopantogrammes.

Als weiterführende Untersuchungen zählen die Bestimmung spezieller parodontaler Parameter, die Sensibilitätsprüfung des N. lingualis bzw. alveolaris inf., eine Biopsie bei pathologischen Veränderungen, eine Probetrepanation des Zahnes, spezielle Röntgen-Diagnostik in Form einer exzentrischen Röntgenaufnahme, einer zweiten Ebene oder einer drei-dimensionalen Darstellung in Form einer dentalen Computertomographie oder einer digitalen Volumentomographie.

12.2.1 Therapieoptionen

Mögliche Therapieoptionen beim Vorliegen einer periapikalen Läsion

Konservative endodontische Therapie:
- orthograde Wurzelkanalbehandlung,
- Revision einer vorhandenen WF.

Operative Therapie:
- WSR mit zusätzlichem Verschluss der Wurzelkanäle,
  - ein-/zweizeitig,
  - orthograd/retrograd/kombiniert,
- Hemisektion/Wurzelamputation,
- intentionelle Zahn-Re-Implantation,
- Knochentrepanation (Schröder'sche Lüftung).

Ergänzende Maßnahmen:
- bakteriendichte stabile Restauration der Zahnkrone,
- adjuvante Antibiotikatherapie.

Alternative Therapieformen
- Extraktion,
- Extraktion mit Sofortimplantation
- bei inoperablen Patienten antibiotische Behandlung als Minimaltherapie.

Aufklärung: Wir verwenden standardisierte Aufklärungsbögen (z. B. Perimed®, Diomed® etc.), die im Gespräch mit dem Patienten individualisiert werden.

12.2.2 Operatives Vorgehen

Das operative Vorgehen richtet sich nach der Lokalisation und der Wurzelanzahl des zu resezierenden Zahnes.

Der Eingriff wird in der Regel in Lokalanästhesie, im Oberkiefer durch Infiltrationsanästhesie des betreffenden Zahnes und im Unterkiefer durch eine Leitungsanästhesie in Kombination mit einer Infiltrationsanästhesie durchgeführt.

Der operative Zugang erfolgt, mit Ausnahme der palatinalen Wurzel der Molaren im Oberkiefer, von vestibulär. Es sind diverse Schnittführungen beschrieben, die alle für sich verschiedene Vor-, aber auch Nachteile aufweisen. In praxi haben sich der Zahnfleischrandschnitt (Trapezlappen) mit mesialer und/oder lateraler Entlastung ins Vestibulum, der Papillenbasisschnitt und der Winkelschnitt durchgesetzt. Zur Resektion der palatinalen Wurzel im Oberkiefer wird der Zahnfleischrandschnitt präferiert. Aber auch die anderen Schnittführungen, z. B. nach Partsch I und II etc., haben ihre Rechtfertigung.

Nach Abpräparation des Mukoperiostes mittels Raspatorium erfolgen die Darstellung des die Wurzel bedeckenden buccalen bzw. palatinalen Knochens und die Lokalisation der Wurzelspitze. Die Resektion des Knochens wird durch Osteotomie eines Rosenbohrers durchgeführt und die Zahnwurzel wird freigelegt. Alternativ kann die Zahnwurzel auch durch die Entnahme eines Knochendeckels mittels Trepan, der später wieder replantiert wird, freigelegt werden.

Die Wurzelspitze wird mit Lindemann-Fräse abgetrennt und die apikale Zyste mit einem scharfen Löffel entfernt. Danach erfolgt die Kontrolle der Wurzelfüllung, ob diese einen bakteriendichten Verschluss des Kanalsystems darstellt. Liegt kein bakteriendichter Verschluss des Kanalsystems vor, sollte eine orthograde oder eine retrograde Wurzelfüllung durchgeführt werden. Die orthograde Wurzelfüllung erfolgt nach den Regeln der Endodontie. Bei der retrograden Wurzelfüllung wird das Kanalsystem mittels maschineller Instrumente, z. B. Mikromotor oder Piezosurgery, mindestens 3 mm retrograd aufbereitet. Die Füllung kann mit verschiedenen Materialien, z. B. MTA (Mineral Trioxid Aggregat), erfolgen. Der knöcherne Resektionsdefekt bzw. die Knochenhöhle kann durch die Einlage zur Stabilisation des Blutkoagulums bzw. Stimulierung der Knochenneubildung, z. B. durch PRGF, verbessert werden.

Durch Reposition des Mukoperiostlappens und der Naht soll ein speicheldichter Wundverschluss hergestellt werden.

Adjuvante Therapie: Eine perioperative antibiotische oder antiphlogistische Prophylaxe kann bei der entsprechenden Indikation durchgeführt werden.

12.2.3 Mögliche Komplikationen

Mögliche Komplikationen sind neben den allgemeinen perioperativen Begleitfolgen eine persistierende Infektion mit klinischer und/oder radiologischer Symptomatik, eine postoperative Infektion, eine Kontinuität zwischen marginaler und apikaler Parodontitis, eine Fraktur der Wurzel, eine Schädigung der sensiblen Äste des N. Trigeminus, eine Schädigung der Nachbarzähne, eine Luxation der Wurzelspitze in die Kieferhöhle/Nasenhöhle/den Mundboden oder in den Nervenkanal, eine Knochennekrose oder ein belassener Wurzelrest.

12.3 Implantate

Aus einer Vielzahl von Implantatformen haben sich vor vielen Jahren Schrauben-Implantate aus Titan mit strukturierten Oberflächen durchgesetzt. Nach der Insertion in den Knochen werden sie sofort oder nach Einheilung (Osseointegration sechs Wochen bis sechs Monate) als Halteelement für Kronen, Brücken oder Prothesen verwendet.

Leitlinie: keine

Indikation: nach Zahnverlust und bei Nicht-Anlage von Zähnen zum Ersatz einzelner Zähne oder als Halteelement für Zahnersatz.

Es muss nicht jeder fehlende Zahn durch ein Implantat ersetzt werden. Es kommt auf die funktionellen und ästhetischen Konzepte zur Rehabilitation der oralen Situation an.

Implantate benötigen ein ausreichendes Knochenvolumen im Kiefer, um sie mit entsprechendem Durchmesser und Länge fixieren zu können. Nicht allein die Befestigung von Prothesen, sondern auch das Erreichen eines guten ästhetischen Ergebnisses ist anzustreben, so dass der Zahnersatz auf den Implantaten als solcher nicht erkannt wird.

Diagnostik allgemein: keine generelle Altersbeschränkung, auch bis ins hohe Alter Implantation möglich, Einschränkung bei Rauchern, schlechter Mundhygiene, Kortisoneinnahme, Bisphosphonattherapie, allgemeinen gesundheitlichen Einschränkungen.

Röntgendiagnostik
- zweidimensional: PSA/OPT als Kieferschichtaufnahme, Zahnfilme,
- dreidimensional: Digitaler Volumentomograph (DVT – cone beam CT) auch zur Herstellung von Bohrschablonen zur geführten Implantation.

Aufklärung: Verwendung standardisierter Bögen von Perimed® und andere, Individualisierung. Abwägung bei Rauchern und Patienten unter Bisphosphonattherapie, bei Kortisonbehandlung, Diabetes-mellitus-Patienten, sie haben ein erhöhtes Verlustrisiko. Hier gilt eine individuelle Abwägung, Behandlung unter Antibiose und sehr engmaschiger Kontrolle zur Verhinderung einer Infektion.

Vorbereitung: Die Möglichkeit der Implantatbehandlung ist vielfältig. Eine sorgfältige Planung der verschiedenen Möglichkeiten, ob herausnehmbarer oder fester Zahnersatz angestrebt werden soll, ist mit dem überweisenden Zahnarzt und mit dem Patienten zu besprechen. Implantologie ist fast immer eine Privatleistung. Ein exakter Kostenvoranschlag der chirurgischen und prothetischen Leistungen ist obligatorisch.

Therapie: Je älter der Patient, je weniger Zähne vorhanden sind, desto mehr neigen wir zur Versorgung mit herausnehmbarem Zahnersatz. Hierbei werden Knochendefizite über die Prothetik abgedeckt (cover denture) und es bedarf keiner aufwändigen Knochenaugmentation. Hygiene und Reparaturmöglichkeiten sind deutlich einfacher. Wir nennen es prospektive Rehabilitation mit Blick auf den alternden Patienten.

Der jüngere Patient hat den größeren ästhetischen Anspruch und ist häufig nicht bereit, einen herausnehmbaren Zahnersatz zu akzeptieren. In diesen Fällen müssen oft aufwändige Maßnahmen getroffen werden, da es nach Zahnverlusten an selbiger Stelle fast immer zu einem Knochenverlust kommt. Die Knochenaugmentation ist notwendig, um ausreichenden Halt und ein gutes ästhetische Ergebnis zu erzielen.

12.3.1 Operatives Vorgehen

Allgemeines

1. Implantation ohne Knochen-Augmentation, Sofortimplantation,
2. Implantation mit gleichzeitiger Knochen-Augmentation,
3. vorbereitende Knochen-Augmentation, spätere Implantation,
4. Weichgewebschirurgie.

Unter LA wird mit einen Schnitt die Schleimhaut eröffnet und der Knochen freigelegt, das Implantat wird nach Bohrung des Implantatlagers in den Knochen eingesetzt/geschraubt und die Schleimhaut wieder dicht verschlossen. Das Implantat kann submukös einheilen. Bleibt durch einen Aufsatz (Gingivaformer) die Verbindung zur Mundhöhle erhalten, wird von einer transgingivalen Einheilung gesprochen.

Die Sofortimplantation ist die 1. Wahl bei traumatischem Zahnverlust. Ein ausgeschlagener oder tieffrakturierter Zahn mit vollständig erhaltener Alveole kann sofort durch ein Implantat ersetzt werden. Bei hoher Primärstabilität des Implantates ist die Versorgung mit einer provisorischen Krone möglich. Der Erhalt des umgebenden Weichteilgewebes bietet die beste Chance zur Konservierung der roten Ästhetik.

Mehrere über eine Suprakonstruktion untereinander verblockte Implantate können sofort nach Insertion funktionell belastet werden. Durch die Verblockung wird eine Bewegung der Implantate vermieden, die sonst die Osseointegration verhindern und zur bindegewebigen Einheilung führen würde.

Mehr als 50 % der Implantate benötigen aus statischer oder ästhetischer Sicht einen Knochenaufbau. Kleinere, besonders laterale Defekte, die beim Bohren des Implantatlagers am vestibulären Teil des Kieferkammes entstehen, können mit Knochenersatzmaterial, Eigenkochen z. B. Bohrspänen und Membranen oder Kombination dieser Mittel, aufgefüllt werden. Das Spalten (splitting) oder Aufdehnen (expanding) des Alveolarkammes ermöglicht bei schmalem Knochen trotzdem ein gutes Implantatlager. Die Knochenringtechnik fixiert ein vorher gehobenes Knochentransplantat mit dem Implantat an dessen äußerem, oralem Anteil. Bei der submukösen Einheilung osseointegriert das Implantat mit dem Knochenring. Im Bereich der Kieferhöhle reicht eine Knochenhöhe von 4–5 mm aus, um ein Implantat der Länge 10–12 mm primär zu stabilisieren. Das in die Kieferhöhle reichende, nicht mit Knochen gefasste Implantat wird mittels offener oder geschlossener Sinusbodenaugmentation eingebettet.

Größere Knochendefizite müssen vor der Implantation durch geeignete Maßnahmen ausgeglichen werden. Die offene Sinusbodenaugmentation erfolgt nach i. o. Schleimhautmobilisation durch Zugang zur KH über ein vestibuläres Knochenfenster, die Mobilisation der Schneider'schen Membran nach kranial und Auffüllung des entstandenen Raumes mit Knochenchips, KEM, PRGF u. ä., um die Knochenneubildung und somit ein knöchernes Implantatlager zu schaffen.

Regionen der Knochenentnahme zur Augmentation sind z. B. Kieferwinkel, Kinn, lateraler Unterkiefer oder Beckenkamm. Große Kieferdefekte benötigen Beckenkammknochen. Zum Beispiel wird bei der Sandwichtechnik nach horizontaler Spaltung der Beckenkamm als Interponat eingeschoben und mittels Osteosynthese oder Implantaten fixiert.

Der Eigenknochen (autogener) gilt in der Augmentationschirurgie weitgehend als Goldstandard, wird aber zunehmend durch KEM (allogen, xenogen) oder autologen Knochen ersetzt. Es entfällt das sekundäre Trauma an der Entnahmestelle.

Postoperativer Verlauf und Kontrolle: Postoperativ wird ein Röntgenbild der gesetzten Implantate angefertigt, die Wundversorgung erfolgt wie bei anderen intraoralen Eingriffen, die Fadenentfernung findet nach ca. einer Woche statt. Die Implantateinheilung (Osseointegration) bedarf bei hoher Primärstabilität sechs bis acht Wochen, sonst drei bis sechs Monate. Es wird eine erneute Röntgenkontrolle zur Bestätigung der Einheilung durchgeführt. Weitere Kontrollmöglichkeiten bestehen über die Resonanzmessung an den Implantaten (Osstel®). Bei submuköser Einheilung wird das Implantat freigelegt, mit einem Gingivaformer zur Ausbildung des Gingivadurchtrittes versehen und kann nach ca. drei Wochen prothetisch versorgt werden.

Weichteilchirurgie: Die Stabilität und gute Ästhetik sind Erfolgskriterien der Implantologie. Die zirkuläre Struktur des Implantataustrittes muss frei von Zugkräften sein. Die Vestibulumplastik erhöht die Breite der fixierten Gingiva und verhindert Belastungen der periimplantären Struktur. Schleimhautplastiken und Bindegewebstransplantate können den Übergang zur Suprastruktur verbessern.

12.4 Knochen (Osteomyelitis, bisphosphonatassoziierte Kiefernekrose)

12.4.1 Osteomyelitis

Leitlinie: MWMF-Leitlinienregister Nr. 007/045 S2 (in Überarbeitung) [13]

Definition: Die Osteomyelitis der Kieferknochen ist eine pyogene, bakterielle Infektion meist des gesamten Knochens (Spongiosa und Cortikalis). Es werden drei Haupttypen der Osteomyelitis unterschieden: die akute und die sekundär-chronische Osteomyelitis sowie die primär-chronische Osteomyelitis.

Diagnostik: Anamnese, klinische Untersuchung einschließlich zahnärztlicher Untersuchung, radiologische Diagnostik: ZF, PSA, DVT, CT mit/ohne Kontrastmittel.

Therapieziele: Die Therapieziele der akuten und sekundär chronischen Osteomyelitis sind die Eradikation der Infektion und Entfernung des Infektfokus, die Verringerung der Schmerzen, eine Verhinderung des weiteren Fortschreitens/der Chronifizierung der Infektion, die Frakturprophylaxe und Stabilisierung möglicher infektbedingter pathologischer Frakturen, der Erhalt wichtiger anatomischer Strukturen (z. B. N. alveolaris inferior vitale Zähne etc.) und die Wiederherstellung der normalen Anatomie und Funktion.

Therapie: Hier steht die chirurgische Sanierung im Vordergrund. Dabei kommt dem chirurgischen Debridement der entzündeten Region mit Entfernung des Infektfokus (z. B. beherdete Zähne, Fremdkörper, infizierte Implantate, Knochensequester etc.), des nekrotischen Knochens und des Granulationsgewebes eine Schlüsselrolle zu. Dabei kann der Eingriff von einer lokalen Kürettage des infizierten Knochens mit Entfernung möglicher Infektherde über eine ausgedehnte Dekortikation mit Neurolyse und Periostresektion bis hin zur Teilresektion des betroffenen Kieferareals reichen. In der Regel wird die chirurgische Therapie mit einer antibiotischen Behandlung (sowohl oral wie intravenös) (ggf. präop, postoperativ ggf. längerfristig 3–6 Monate) kombiniert.

12.4.2 Bisphosphonatassoziierte Kiefernekrose (BRONJ/ONJ)

Leitlinie: AWMF Registernummer 007/091 S3 [15]

Definition: Eine Bisphosphonat-assoziierte Kiefernnekrose liegt vor, wenn die Trias
- mehr als acht Wochen freiliegende Kieferknochen,
- BP-Medikation in der Anamnese und
- keine Kopf-Hals-Radiation in der Anamnese

vorliegt.

Diagnostik einer ONJ: Neben der Anamnese und der oralen Inspektion steht die bildgebende Diagnostik im Vordergrund. Dabei wird die konventionelle Panoramaschichtaufnahme (PSA) als unzureichend bewertet, da sie das Ausmaß des geschädigten Kiefers unterschätzt. Es wird die dreidimensionale Darstellung mittels CT oder DVT zur Diagnostik und Therapieplanung empfohlen. Eine histologische Untersuchung des entnommenen Gewebes (ggf. ergänzt durch gezielte Probeentnahmen) dient einerseits dem Ausschluss eines malignen Geschehens (z. B. Metastase, multiple Myelom-Herd), andererseits der Sicherung der Diagnose ONJ. In der Frühphase der ONJ ist die Durchführung einer Knochenszintigraphie in Erwägung zu ziehen.

12.4.3 Prävention

Prophylaxe vor BP-Therapie: Eine Sanierung der Mundhöhle (z. B. Entfernung von beherdeten Zähnen/Implantaten, insuffizientem Zahnersatz, Parodontitisbehandlung etc.) von Infektionen und Keimeintrittspforten vor Beginn der BP-Therapie kann die ONJ-Ereignisrate senken.

Prävention unter und nach BP-Therapie: Operative Eingriffe und Zahnentfernungen sollen bei Patienten unter und nach einer BP-Therapie unter besonderen Kautelen erfolgen:
- 4 Wochen vor und nach BP-Gabe sollte ein chirug. Eingriff vermieden werden (Gefahr der vermehrten Anreicherung im Knochen)
- prolongierter perioperativer systemischer antibiotischer Abschirmung,
- atraumatischer Operation mit sparsamer Periost-Denudierung,
- sorgfältiger Abtragung scharfer Knochenkanten,
- primär plastischer Deckung.

Therapie: Im Vordergrund steht die operative Therapie. Dabei sind eine schonende, aber vollständige Nekroseentfernung (Kieferresektion) und eine sichere, gut vaskularisierte plastische Deckung anzustreben. Als obligatorische ergänzende Maßnahmen gelten eine systemische Antibiotikatherapie (bei ONJ meist intravenös) und eine ausreichende Anästhesie (bei ONJ oft Intubationsnarkose). Mögliche fakultativ ergänzende Maßnahmen wie der Einsatz einer Lasertherapie (Therapielaser) und/oder LLLT (Low-level-laser-therapy) und/oder die Fluoreszenzmarkierung sollten in Erwägung gezogen werden. Eine fakultativ perioperative Begleitmaßnahme besteht in der Änderung der Kostform in einem Stufenkonzept (orale flüssige oder passierte Kost) oder in der Ernährung über eine nasogastrale Ernährungsonde.

12.5 Extraorale Hautveränderungen/Hauttumore

Nicht alle Hautveränderungen können oder müssen chirurgisch entfernt werden. Pigmentstörungen, Nävi, Hämangiome, Xantelasmen oder Couperose lassen sich sehr gut z. B. durch chemisches Peeling oder verschiedene Laser beseitigen. Diese gutartigen Hautveränderungen benötigen im Allgemeinen keine Histologie vor der Therapie. Besteht allerdings Zweifel, es könne ein Malignom vorliegen, so ist entweder die Excision im Gesunden mit dem erforderlichen Sicherheitsabstand oder eine PE mit Histologie notwendig.

Leitlinien (DDG, DKG): Basalzellkarzinom d. Haut 032-021 S2K [19], Plattenepithel-Ca d. Haut 032-022 S2K [20], Merkelzell-Ca 032-023 S2K [21], Malignes Melanom 032-024OL S3 [22].

Basalzellkarzinom, Basaliom: Es tritt zu 70–80 % im Bereich lichtexponierter Stellen des Kopfes und Halses auf. Es handelt sich um den häufigsten malignen Tumor, er metastasiert selten, die Diagnose erfolgt klinisch und wird histologisch gesichert.

Therapie: Die Exzision wird mit einem Sicherheitsabstand von ca. 2 mm durchgeführt und histographisch bestimmt. Möglichst erfolgt die Entfernung des Tumors in toto, größere Defekte werden mit Epigard® o. Ä. abgedeckt, es kann so später nachreseziert werden, gleichzeitig wird der Defekt z. B. für eine Vollhauttransplantation konditioniert oder im 2. Schritt die plastische Deckung durchgeführt.

Weiter Therapiemöglichkeiten des BZK sind Radiatio, Photodynamische-Th., elektr. Desikkation, Kürettage, Laserth., Kryoth., Salben mit Imiquimod oder 5-Fluoruoracil u. a.

Eine Radiatio darf beim Basalzellsyndrom (Gorlin-Golz) nicht erfolgen. Hier bietet sich, wie auch bei großen, inoperablen Tumoren, die Therapie mit dem Hedgehog-Inhibitor (Vismodegip®) an. Eine regelmäßige Nachsorge ist notwendig, eine routinemäßige Suche nach Filiae ist nicht indiziert, da das BZK nur selten streut.

Plattenepithel-Ca, Spinaliome: Ätiologisch ist die UV-Exposition ein bestimmender Faktor, sowie heller Hauttyp und Alter (> 60). Der Tumor wächst lokal destruierend, eine Metastasierung ist nicht häufig.

Diagnostik und Therapie: Ab einer Größe > 2 mm sollte eine Sonographie der Abflusswege oder auch eine MRT- und CT-Kontrolle erfolgen. Klinisch ist immer eine manuelle Befundung der LK angezeigt.

Die chirurgische Therapie entspricht dem Vorgehen wie beim Basaliom, ca. 2 mm Sicherheitsabstand und histographische Kontrolle/3-D-Histologie. Wesentliche Unterschiede ergeben sich erst durch die histologische Typisierung und Ausbreitung, die beim desmoplastischen Typ eine Nachresektion mit ca. 5 mm Sicherheitsabstand notwendig machen. Weitere Schritte sind Wächterlymphknoten-Biopsie oder auch eine Lymphadenektomie, die jedoch nicht mehr ambulant erfolgen sollten.

12.6 Malignes Melanom (MM)

Bei stark steigender Inzidenz, aber gleichbleibender Mortalität des MM, liegt die Erkrankungshäufigkeit zurzeit in Deutschland bei etwa 1 : 500 mit einem Gipfel zwischen dem 50.–60. Lebensjahr. Besonders gefährdete Personen gehören zum Hauttyp I, zeigen multiple Pigment-Nävi, weisen eine familiäre Disposition auf oder stehen unter Immunsuppressiva. Das Erkrankungsrisiko steigt bei den meisten Formen des MM mit der Sonnenexposition; die Lokalisation bei Männern findet sich vorwiegend am Rücken, bei Frauen an den Unterschenkeln.

Ca. 90 % der MM gehören zu drei Typen: 1. superficiell spreitendes MM (SSM) – 60 %, 2. noduläres MM (NMM) – 20 %, 3. Lentigo maligna MM (LMM) – 10 %. Die restlichen 10–12 % betreffen a) das akrolentiginöse Melanom, b) das Schleimhautmelanom, c) Melanommetastasen ohne bekannten Primärtumor und d) sonstige Melanome, z. B. ausgehend von kongenitalen Naevus zellnaevus oder blauen Naevus. Im Gesicht findet sich vorwiegend das LMM, auf der Kopfhaut eher ein SSM. Das mucosale Melanom (i. o.) ist eher selten, mit schlechter Prognose, und tritt vermehrt bei dunkelpimentierten Menschen auf. MM-Filiae finden sich unserer Erfahrung nach eher im UK und sind eher selten.

Diagnostik: Auch bei erfahrenen Diagnostikern ist eine rein visuelle Beurteilung der Hautveränderung mit großer Fehlerquote behaftet. Allein der Verdacht auf ein MM sollte bei überschaubarem Eingriff eine sofortige chirurgische Entfernung rechtfertigen. Auflichtmikroskopie, elektr. Impedanz-Spektroskopie (EIS), Positronen-Emissions-Tomograpie (PET) oder Autofluoreszenz der Haut erhöhen präoperativ die Diagnosesicherheit.

Stadien des MM Ia–IV s. Kap. /Haut oder plastische Chirurgie

Therapie: Stadieneinteilung und Typologie des MM bestimmen nicht nur die Prognose, sondern auch das chirurgische Prozedere. Ambulant-operativ können die Typen Ia–IIb des MM behandelt werden. Generell gilt eine chirurgische Excision in toto mit entsprechendem Sicherheitsabstand: Typ Ia mit 1 cm Abstand, Typ Ib + IIb mit 2 cm Abstand, beide bis tief auf die Muskelfascie. Typ Ib + IIb sollten mit einem Sentinel LN-Piking ergänzt werden. Die histographische Markierung des Excidates ist obligatorisch. Eine prospektive OP-Planung beinhaltet auch die Sicht auf eine ansprechende definitive Versorgung. Die Wundversorgung erfolgt primär durch Naht oder temporären Wundverschluss, z. B. Epigard®, um eine zielgerichtete Nachresektion zu gewährleisten. Nach pathohistologisch gesicherter Entfernung ohne Notwendigkeit der Nachresektion sind ästhetische und funktionelle Gesichtspunkte bei der Rekonstruktion zu beachten. Die postoperative Kontrolle des MM muss engmaschig erfolgen.

Weitere Therapieoptionen bieten die Behandlung mit Interferon-α, Ipilimmunab® (Immun- Therapie), BRAF-Inhibitoren.

12.7 Mundschleimhautläsionen

Leitlinie: AWMF Register Nr. 007/092 S2k [16]

Vorläuferläsion (Squamous Intraepithelial Neoplasia (SIN)): (Synonyme: Präkanzerose, präkanzeröse Läsion, potenziell maligne Läsion etc.)

Als verdächtig gilt jede Vorläuferläsion, die nach einer Beobachtung oder Therapie über zwei Wochen keine Rückbildungstendenz zeigt und sich nicht eindeutig einer definierten Grundkrankheit oder Ursache zuordnen lässt.

Einteilung SIN: SIN Grad I, SIN Grad II, SIN Grad III (Carcinoma in situ)

Differenzialdiagnosen zu einer SIN: Gingivahyperplasie, Gingivaläsionen und Läsionen des zahnlosen Alveolarkammes in Verbindung mit einem Trauma, rez. orale Aphthen, sonstige Formen der Stomatitis, Wangen- und Lippenbisse, Leukoplakien und sonstige Affektionen des Mundhöhlenepithels, Haarleukoplakien, Granulome und granulomähnliche Läsionen der Mundschleimhaut, orale submuköse Fibrose, irritative Hyperplasie der Mundschleimhaut etc.

Klinische Symptome: Verlust des Oberflächenglanzes, Verhornungstendenz (Leukoplakien/weiße Läsionen), flächiger Verlust der Oberflächenintegrität (Erythroplakien/rote Läsionen), Erosion, Ulzeration, Blasenbildung/Desquamation, Induration, Atrophie, Pigmentierung, Schmerzsensation/Brennen etc.

Diagnostik

Klinische Untersuchung: Inspektion, Palpation

Weiterführende Untersuchungen
- ggf. Überprüfung auf Ursachen mechanischer Irritation,
- Vitalitätsprobe der benachbarten Zähne zur Erfassung odontogener entzündlicher Ursachen, – Bestimmung parodontaler Parameter zur Erfassung parodontaler entzündlicher Ursachen,
- Röntgenuntersuchung zur Erfassung ossärer entzündlicher Ursachen,
- Untersuchung des Lymphknotenstatus zur Bewertung entzündlicher Begleitreaktionen oder zur Erkennung einer Tumorausbreitung,
- Sensibilitätsprüfung (N. lingualis et mentalis) zur Bewertung der Schmerzempfindung oder zur Erkennung der Tumorausbreitung,
- ggf. Abstrich für mikrobiologische Diagnostik,
- virologische Diagnostik,
- (Intravitalfärbung mit Toluidinblau),
- (Autofluoreszenzdiagnostik).

Operative Dignostik
- Zytologie unter Gewinnung von mittleren und tiefen Zellschichten (z. B. Bürsten („Brush“)-Biopsie)
- Inzisionsbiopsie,
- Exzisionsbiopsie,

- Laserablation (Vaporisierung) nach histologischer Absicherung,
- laborchemische Untersuchungen bei Begleiterkrankungen.

Bei jeder klinisch malignomsuspekten Läsion stellt die histologische Untersuchung einer repräsentativen Biopsie den Goldstandard dar.

12.8 Entzündungen/Abszesse

Ursache für Entzündungen im Kopf-Hals-Bereich sind vielfältig, wir unterscheiden nach Lokalisation zwischen e. o. (extra-oral) und i. o. (intra-oral) sowie nach dem Ursprung odontogen (> 90 %) oder nichtodontogen (< 10 %).

Leitlinie: odontogene Inf. und Abszesse 007-006 S2 01.02.2008–31.12.2011
Infekt. Mundschleimhauterkrankungen 007-054 S2 01.02.2008–01.02.2013
Osteomyelitis 007-S2 01.03.2008–01.03.2013

Odontogene Entzündungen: Klinische Zeichen finden sich anfänglich vorwiegend i. o. Abszesse bilden sich an abgestorbenen Zähnen, besonders apikal, oder beim Durchbruch z. B. der Weisheitszähne. Je nach Lage und Ausbreitung ist eine Entlastung durch Inzision und Drainage häufig ambulant möglich. Eine begleitende Antibiotikagabe ist vor allem zur Verhinderung der Ausbreitung notwendig. Größere submandibuläre A., fossa canina A. und Logenabszesse müssen stationär und unter i. v. Antibiose und in ITN therapiert werden.

Diagnostik: Rö Zfm, PSA, DVT/CT, MRT, Ultraschall, Entzündungsparameter, klin. Parameter, z. B Vitalitätsprobe Zähne.

Therapie:
Dentitio difficilis der unteren Weisheitszähne 38/48: Anfänglich perikoronare Infektion, tendenziell Ausbreitung nach kaudal, Inzision in LA distal des 7er Molaren nach vestibulär, Unterminieren des Periostes, Drainage. Eine Entfernung des Weisheitszahnes kann in einem zweiten Eingriff erfolgen. Bei submandibulärer Ausbreitung wird von e. o., zwei bis drei Querfinger unterhalb des Corpus mandibulae inzidiert, bis auf den Unterkieferrand stumpf vorgegangen und das Periost angehoben. Zur Drainage werden mehrere Silikonrohre (Ch. 12) fixiert; ebenso bei Ausbreitung der Infektion nach lingual und. parapharyngeal Inzison von e. o. mit Drainage.

Dentitio difficilis der oberen Weisheitszähne 18/28 verläuft häufig blande, eine Inzision im Vestibulum entlastet die Entzündung oftmals. Allerdings ist eine Ausbreitung nach pterygomandibulär möglich und gefährlich, es sollte eine stationäre Therapie und Überwachung stattfinden.

Etwa die Hälfte aller Infektionen im Bereich der Weisheitszähne entsteht nach deren operativer Entfernung. (s. Empf. AB-Gabe Leitlinie)

Fossa canina Abszess: dentogener Ursprung von oberen Eckzähnen oder Prämolaren. Es wird im oberen Vestibulum die Schleimhaut inzidiert und stumpf mit Präparierschere oder Raspatorium unter Knochenkontakt bis nahe Orbitarand vorgegangen und drainiert.

Dentogene Abszesse ausgehend von zerstörten Zähnen, apicalen Herden, parodontalen Taschen u. Ä. werden in LA am Ort der stärksten Schwellung inzidiert, ein Textilstreifen zur Drainage reicht oft aus. Die Entfernung der zerstörten Zähne wird häufig gleichzeitig durchgeführt. Die Schnittführung berücksichtigt die Ästhetik und spätere Therapieoptionen wie Implantationen, Lappenbildung, WSR usw.

Nicht odontogene Entzündungen: i. o. Sialoadenitis, Sialolithiasis, Ranulae, Herpes simplex, Herpes zoster, Aphthen, Mykosen, allergische Reaktionen, infizierte Traumata, z. B. Frakturen, infiziertes Osteosynthesematerial, Mund-Antrum-Verbindungen (MAV), Osteomyelitis, Osteoradionekrose, aseptische Knochennekrose unter Bisphosphonaten (s. Kap. 12.4), Ulzera bei Neoplasmen wie Plattenepithel-Ca. (s. Kap. 12.5) u. ä. e. o. Atherome, dermale Abszesse bei Akne, Furunkel, infizierte Wunden, Lymphadenitis, Basaliom (s. Kap. 12.5).

Chirurgische Therapie intradermale Abszesse: Sie sollten nach LA entlang den Gesichtslinien/wrinkle-lines inzidiert werden. Die Entfernung eines infizierten Atheroms in toto ist schwierig, eine rechtzeitige Entfernung ohne Infekt ist anzustreben. Rezidive entstehen bei verbleibendem Drüsengewebe.

Vergrößerte Lymphknoten sollten entfernt werden, zwingend ist eine PE zur patho-histologischen Untersuchung (präoperative Diagnose).

Speichelsteine im Mundboden können im anterioren Drittel des Ductus glandulae durch Schlitzung des Speichelganges entfernt werden. Die Fixation des Ductus lateral mit Naht zum Offenhalten nennt sich Marsupialisation, Einlage und Fixation eines Katheters in den Ductus verringern die Gefahr der postoperativen Striktur. Parotisabszesse sind von i. o. unterhalb des Ductus und der Papille zu eröffnen.

Postoperativ: desinfizierende Spülungen, Streifen-/Drainagewechsel, AB, kausale Therapie.

12.9 Erkrankungen der Kieferhöhle/Sinusitis maxillaris

Leitlinie: AWMF-Leitlinien Register Nr. 007/086 S2 (derzeit in Überarbeitung) [17]

12.9.1 Definition und Einteilung

Odontogene Erkrankungen der Kieferhöhle: Odontogene Erkrankungen der Kieferhöhle können entzündlicher, zystischer oder neoplastische Natur sein. Ihre korrekte Einordnung erfordert neben der anamnestischen, klinischen und radiologischen Diagnostik eine histopathologische Beurteilung und Einordnung.

Entzündliche Kieferhöhlenerkrankungen
- unspezifische chronische Sinusitis maxillaris,
- fungale Infektion der Kieferhöhle, z. B. Aspergillose.

12.9.2 Zystische Erkrankungen der Kieferhöhle

Odontogene Zysten
- radikuläre Zyste, Residualzyste,
- follikuläre Zyste.

Nicht odontogene Zysten
- Pseudozysten,
- Schleimretentionszysten,
- Mucozele.

12.9.3 Odontogene Tumore

Benigne epitheliale odontogene Tumore
- keratozystische odontogene Tumore,
- Ameloblastom,
- weitere benigne epitheliale odontogene Tumore,
- plattenepitheliale odontogene Tumore,
- kalzifizierende epitheliale odontogene Tumore (Pindborg-Tumor),
- adenomatoide odontogene Tumore.

Benigne gemischte odontogene Tumore
- ameloblastisches Fibrom,
- komplexes Odontom,
- zusammengesetztes Odontom.

Benigne (ekto-)mesenchymale odontogene Tumore
- odontogenes Myxom/Myxofibrom,

Maligne odontogene Tumore
- ameloblastisches Karzinom.

Diagnostik: Die Diagnostik der Kieferhöhlenerkrankungen umfasst neben der Anamneseerhebung und klinischen Untersuchung mit Inspektion des vorderen Cavum nasi und der Mundhöhle mit zahnärztlicher Untersuchung der Zähne die radiologische Diagnostik. Weiterführende Untersuchungen wie die Endoskopie der Nase und des Nasopharynx, die diagnostische Punktion der Kieferhöhle, die Diaphanoskopie, ein Allergietest, eine Kieferhöhlenendoskopie und die interdisziplinäre konsiliarische Untersuchung mit Beurteilung (HNO, Augenheilkunde, Neurologie) sollten bei Bedarf durchgeführt werden.

Zur radiologischen Diagnostik der Kieferhöhle sollte primär das am besten geeignete Schnittbildverfahren gewählt werden, ohne ein Stufenschema mit primär 2- und danach 3-dimensionaler radiologischer Diagnostik zu verfolgen. Dies ist in der Regel eine axiale Spiral-CT mit koronaren Rekonstruktionen oder eine digitale Volumentomographie, wobei die CT den Vorteil einer möglichen Kontrastmittelgabe bietet. In der Tumordiagnostik wird die CT mit anderen dreidimensionalen Darstellungen wie einer MRT oder einer PET CT kombiniert. Die Sonographie spielt in der Diagnostik der Kieferhöhlenerkrankung nur noch eine untergeordnete Rolle. Mit der PSA/OPT ist die Beurteilung der Kieferhöhle nur im basalen Anteil eingeschränkt möglich. Jedoch können die PSA/OPt und die okzipito-mentale Schädelaufnahme mit Einschränkungen zur Diagnostik und Verlaufskontrolle der Sinusitis maxillaris eingesetzt werden.

Therapie: Ziele der Therapie sind die Sanierung der Entzündungsursache und die vollständige Ausheilung der Kieferhöhle mit Wiederherstellung der gestörten Ventilation und Drainage. Dabei sollte weitestgehend die auskleidende Schleimhaut erhalten und Engstellen im Bereich des Ostiums zur Sicherstellung der Drainage und Ventilation beseitigt werden.

Die Therapie einer Sinusitis umfasst neben abschwellenden Nasentropfen, Mukolytika, Antiphlogistika sowie einer antibiotischen Therapie die chirurgische Sanierung der Entzündungsursache. Dabei bedingt die Entzündungsursache (z. B. MAV, Fremdkörper, Aspergillose etc.) die Wahl des operativen Zugangsweges. Liegt die Indikation für einen osteoplastischen Zugang über die antrale Kieferhöhlenwand vor, wird die Entzündungsursache saniert und die Kieferhöhle endoskopisch assistiert temporär zum unteren Nasengang drainiert, gegebenenfalls, bei verlegtem Infundibulum, ist auch eine Infundibulotomie notwendig. Ist für die Sanierung der Entzündungsursache kein osteoplastischer Zugang erforderlich, wird analog vorgegangen.

12.10 Plastisch-rekonstrukive und kosmetische Eingriffe im Gesicht-, Kopf-, Halsbereich

Das chirurgische Vorgehen in unserem Arbeitsbereich wird bestimmt von dem Gedanken, sowohl ein kuratives als auch gutes ästhetisches Ergebnis zu erzielen. Schon bei der primären Versorgung von Verletzungen oder Entfernung von Hautveränderungen sind die Grundlagen der plastischen Chirurgie mit den Besonderheiten der Gesichtshaut zu berücksichtigen.

Die Vielzahl auch ambulant durchführbarer Eingriffe im Gesichts-/Kopf-/Halsbereich ist in der Kompaktheit des Buches nicht darstellbar. Wir beschränken uns deshalb stichpunktartig auf die in einer MKG-Praxis häufigsten Eingriffe.

Leitlinien: keine

Narbenkorrekturen: Posttraumatische oder postoperative störende Narben fallen durch Inkongruenz mit den Spannungslinien der Haut, Niveaubrüchen durch fehlerhafte kutane und subkutane Rekonstruktion (Muskulatur) oder Verschiebungen z. B. am Lippenrot auf. Neben der Rekonstruktion auch der tieferen Gewebeschicht, die die Korrektur der fehlerhaften Funktion in der Mimik behebt, wird die Narbe in der Cutis durch verschiedene Techniken an die "tension lines" angenähert. Resorbierbare subkutane Fäden adaptieren die Wunde so weit, dass die Hautnaht spannungsfrei erfolgt. Intrakutane oder Einzelknopfnähte sollten mit 5.0–7.0 Fadenstärke genäht werden. Bei Entfernung nach fünf bis sechs Tagen postoperativ bleiben keine störenden Stichkanal-/Fadenlinien. Eine Anhebung der epidermalen Wunde z. B. durch Rückstichnaht verhindert das Einziehen der späteren Narbe.

Eine Besonderheit der Narbe stellen Keloide dar. Ihre Häufigkeit hängt von Alter des Patienten, der Hautfarbe, dem Geschlecht, der Lokalisation und Veranlagung ab. Ein Abwarten (ca. ein Jahr) ist, wie bei vielen Narben, notwendig. Silikonpflaster, Druckverband, Injektionstherapie (Kortikoide, 5-Fl-Uracil), Röntgen-Bestrahlung sind Behandlungsoptionen vor der chirurgischen Therapie. Diese verbessern nicht immer das Ergebnis (cave Anamnese und Aufklärung).

Techniken: W-Plastiken, Broken-line-Plastik, Z-Plastiken, VY-Plastik.

Defektrekonstruktion: Nasen-/Nasenflügel-Defekte lassen sich mittels biloped flap, VY-Plastik, Insellappen oder Vollhauttransplantaten versorgen. Perforierende Defekte werden nach Sanvenero-Roselli mit einem Transpositionslappen aus der Naso-Labialfalte gedeckt. Die Lippen können bis zu einem Drittel der Mundspalte keilförmig ohne kosmetische oder funktionelle Einschränkung exzidiert werden. Defekte des Lippenrotes werden durch Schleimhautverschiebelappen aus dem Mundvorhof abgedeckt. In vielen Bereichen des Gesichtes lassen sich Defekte durch Verschiebeplastiken verschließen. Wird jedoch eine Vollhautabdeckung notwendig, eignet sich hierfür besonders die retroauriculäre Haut. Defektauffüllungen durch Eigenfettinjektion, Hyaluronsäureinjektion oder andere Füller ergeben weitere Therapieoptionen.

Blepharoplastik des Ober-/Unterlides: Sie erfolgt teils aus medizinischer Indikation bei Visuseinschränkung und rezidivierender Konjunktivitis oder aus rein kosmetischer Indikation. Neben der ausreichenden Excision überschüssiger Haut muss das prolabierte Fettgewebe entfernt werden. Der Verschluss der Bruchpforte verhindert das schnelle Rezidiv durch weiteres Vorquellen des periorbitalen Fettkörpers.

Weitere ambulante Operationen: Augmentationen mittels Eigenknochen oder Knochenersatzmaterialien an Wange oder Kinn. Umstellungsosteotomie am Kinn, Hautstraffung wie Gesichts-, Stirn- oder Halslifting, Defektrekonstruktion nach Piercing, Excision von Tattoos u. Ä.

Aufklärung: immer schriftlich, Perimed®-Bögen o. Ä. individualisiert.

Operative Vorbereitung: sorgfältige Hautdesinfektion, LA mit Vasokonstringens erleichtert durch Hypämie erheblich die Übersicht, sterile Abdeckung und Arbeitsweise, Lupenbrille oder OP-Mikroskop.

12.11 Traumataversorgung der Gesichtshaut, des Gesichtsknochens und der Mundhöhle

Bei Verletzungen im Gesichtsbereich unterscheiden wir zwischen reinen Weichteilverletzungen und Kombinationen mit Frakturen des Gesichtsschädels. Bei stumpfen Traumen können auch rein knöcherne Verletzungen auftreten. Die Ursachen reichen von Verkehrs- über Sportverletzungen bis zu Folgen von Rohheitsdelikten.

Diagnostik: CT, MRT, DVT, konventionelles Rö PSA, ZF, Schädel p. a., Henkeltopf, Ultraschall etc., klin. Diagnostik.

12.11.1 Therapie

Extraorale Weichteilverletzung: Unter Lokalanästhesie mit Vasokonstringens erfolgen die Wundsäuberung und mit besonderer Sorgfalt die Entfernung von Fremdkörpern. Die Excision von Gewebe sollte möglichst vermieden werden. Eine mehrschichtige Naht unter Adaptation der durchtrennten Muskulatur ist essenziell für die Erhaltung der Mimik. Die Hautnaht erfolgt möglichst spannungsfrei (Poliamid 6.0 oder 5.0).

Die Versorgung großer Wunden erfordert die Zuhilfenahme von Mikroskop oder Lupenbrille. Eine sorgfältige Rekonstruktion der tieferen Gewebeschichten als auch die sorgfältige Zusammenführung getrennter Hautteile zeigen im Nachhinein ein gutes Ergebnis. Die hier eingesetzte Sorgfalt kann mit keiner späteren korrektiven Maßnahme erreicht werden.

Intraorale Weichteilverletzung: Zungenbissverletzungen erfordern durchgreifende Nähte mit Mehrfachknoten, da sie durch die Bewegung der Zunge schnell gelöst werden. Verletzungen im Rachenbereich werden durch eine Naht versorgt, insbesondere ist auf die Entfernung von Fremdkörpern zu achten. Eine Fischgräte kann zur Abszedierung im Pharynx führen, mit der Folge einer Mediastenitis.

Weichteilverletzung mit Frakturen: Die Versorgung der Weichteilverletzung steht im Vordergrund. Frakturen des Gesichtes/Schädels und des Unterkiefers können auch verzögert versorgt werden. Die offene knöcherne Verletzung des Unterkiefers sollte allerdings unverzüglich mittels Osteosynthese fixiert und die Weichteile geschlossen werden.

Kieferfrakturen: Alveolarfortsatzfrakturen werden unter Lokalanästhesie reponiert und über einem Drahtbogen mit den noch festen Zähnen fixiert. Avulsierte und subluxierte Zähne werden reponiert und über eine Schiene an den festen Nachbarzähnen fixiert. Alternativ kommen Tiefziehschienen zur Stabilisierung von Zähnen und Fraktursegmenten in Frage. Avitale Zähne müssen baldmöglichst wurzelbehandelt werden. Die Schienungsdauer bei oben genannten Verletzungen beträgt ca. drei bis vier Wochen.

Unterkieferfrakturen: Eine nicht dislozierte Unterkieferfraktur kann über eine Drahtbogenschiene nach Schuchart im Unter- und Oberkiefer mittels intermaxillärer Fixierung stabilisiert werden. Eine Stabilisierung über Osteosyntheseplatten verkürzt die Behandlungsdauer erheblich und ermöglicht eine funktionsstabile Versorgung. Der Zugang erfolgt über eine Schnittführung im Bereich der Fraktur. Zunächst Darstellung nach Mucoperiostmobilisation im anterioren und distalen Bereich, sowie das Anpassen der Osteosyntheseplatten, danach die Fixierung mit Schrauben und speicheldichtem Wundverschluss.

Dislozierte Unterkiefer- oder UK-Stückfrakturen werden gegen den unverletzten, bezahnten Oberkiefer durch intermaxilläre Fixation (IMF) reponiert und stabilisiert, so dass eine präzise Reposition der Frakturenden gesichert ist. Erst dann erfolgt die Fixation durch Osteosynthese. Die Frakturversorgung wird normalerweise in ITN operiert.

Die intermaxilläre Fixation dient ebenso als Notfallmaßnahme zur provisorischen Unfallversorgung. Alternativ wird der frakt. UK durch eine Kinnschleuder gegen den OK ruhiggestellt.

Kollumfrakturen: In Abhängigkeit von Frakturverlauf und der Dislokation des Kapitulums wird entweder konservativ oder operativ behandelt. Die konservative Therapie erfordert für drei bis vier Wochen eine intermaxilläre Fixation (IMF), Tiefziehschienen über den Zahnreihen können zusätzlich eine Extension bei geringer Dislokation im Gelenkbereich erreichen.

Die operative Versorgung der Kollumfraktur bedient sich verschiedener Zugänge von prä-, retroaurikulär oder vom Kieferwinkel. Nach Darstellung des Frakturspaltes muss das dislozierte Gelenk reponiert und mittels Osteosynthese fixiert werden. Eine besondere Variante der Osteosynthese ist die durch den Kieferwinkel applizierte Zuggurtungsschraube.

Kiefergelenksluxation: Einseitige oder auch beidseitige Luxation der Kiefergelenke verhindern einen Mundschluss. Unter i. v. Sedierung erfolgt der Handgriff nach Hippokrates zur Reposition: Auflage beider Daumen auf die unteren Zahnreihen und Druck nach kaudal und distal zur Reposition.

Mittelgesichtsfraktur: Laterale oder zentrolaterale Mittelsgesichtsfrakturen werden bei uns stationär versorgt. Auch die Versorgung des Orbitabodens erfordert unserer Meinung nach eine postoperative, stationäre Überwachung.

Nasenbeinfrakturen: Die Reposition unter Lokalanästhesie ist mitunter sehr schmerzhaft, deshalb bevorzugen wir die Therapie unter ITN. Im Frühstadium ist die Reposition ohne zusätzliche Fixation möglich. Die Fragmente stellen sich unter einem leichten Knacken stabil ein. Ansonsten erfolgen die Schienung im Bereich des Septums und eine äußere Fixierung mit einer Aluschiene zum Schutz vor späterer Dislokation.

Isolierte Jochbogenfraktur: In Lokalanästhesie erfolgen ein kleiner Hautschnitt unter dem Arcus, ein stumpfes Eingehen mit dem Einzinker sowie die Reposition unter dem Bogen nach lateral, manchmal mit einem Klick. Auch hier sollte der Eingriff im ITN erfolgen.

Literatur

[1] Horch HH (Hrsg.). Mund-Kiefer-Gesichtschirurgie Urban u. Fischer 4., vollst. überarb. Aufl. 2007 Band 10 Praxis der Zahnheilkunde.

[2] Klammt, J. Praxis der Zahnentfernung JA Barth Verlagsges. 1993.

[3] Sclar AG. Weichgewebe u. Ästhetik in der Implantologie, Quintessence-Verlags GmbH 2004

[4] Buser D, Belser U, Wismeijer D (Hrsg.). ITI Treatment Guide, Vol. I Implant Therapy in the Esthetic Zone, Quintessence Publishing Co 2007.

[5] A new Approach to Bone Regeneration,Plasma rich in Growth Factors [P.R.G.F.], Anitua Aldecoa, E. Puesta al dia publicaciones, S. L. 2001.

[6] Mast G, Zuckschwedt W. Manual Kopf-Hals-Malignome, Tumorzentrum München LMU u. TU, Hrsg. Verlag 4. Aufl. 2009.

[7] Kastenbauer ER. Tardy (Hrsg.). Ästhet. u. plast. Chirurgie an Nase, Gesicht u. Ohrmuschel, M.E. Thieme Verlag 2. Auflage 2002.

[8] Epker BN. Ästhetische Gesichtschirurgie, Übers. Becker, C., Verlag Urban u. Schwarzenberg 1996.

[9] Kleinheinz J, Meyer C (Hrsg.). Fracture of the Mandibular Condyle, Quintessence Publishing 2009.

[10] Rassner G, Steinert U (Hrsg.). Dermatologie, Lehrbuch u. Atlas, Verlag Urban u. Schwarzenberg 4., überarb. Aufl. 1992.

[11] Haas EG. Plast. Gesichtschirurgie, Thieme Verlag 1991.

[12] Grötz KA, Haßfeld S, Schmidt-Westhausen A (Hrsg.). Handbuch MKG 2015, Verlag Med Publico 2015

[13] Leitlinie: Osteomyelitis MWMF-Leitlinienregister Nr. 007/045 S2 (in Überarbeitung).

[14] Leitlinie: Wurzelspitzenresektionen (S1-Leitlinie) Zahnärztliche Zentralstelle Qualitätssicherung (ZZQ) Feb. 2009.

[15] Leitlinie: Bisphosphonat-assozierte Kiefernekrosen AWMF Registernummer 007/091 S3.

[16] Leitlinie: Vorläuferläsionen des oralen Plattenepithelkarzinoms in der Zahn-, Mund- und Kieferheilkunde, Diagnostik und Management AWMF Register Nr. 007/092 S2k.

[17] Leitlinie: Sinusitis maxillaris AWMF-Leitlinien Register Nr. 007/086 S2 (derzeit in Überarbeitung).

[18] Leitlinie: Operative Entfernung von Weisheitszähnen 007-003 SZK Stand 21.12.12, gültig bis 21.11.17.

[19] Leitlinie: Basalzellkarzinom der Haut (DDG, DKG): 032-021 S2K

[20] Leitlinie: Plattenepithel-CA der Haut (DDG, DKG): 032-022 S2K.

[21] Leitlinie: Merkelzell-CA (DDG, DKG): 032-023 S2K.

[22] Leitlinie: Malignes Melanom (DDG, DKG): 032-024OL S3.

Horst Poimann

Kapitel 13 Ambulante Neurochirurgie

13.1 Einleitung

Die Neurochirurgie stellt ein relativ junges medizinisches Fach dar, das sich in der Mitte des 20. Jahrhunderts als eigenständige Disziplin etablieren konnte. Die erste Abteilung für Neurochirurgie wurde 1934 in Würzburg unter Wilhelm Tönnis eingerichtet [1].

Neurochirurgen sind für Erkrankungen des zentralen und peripheren Nervensystems zuständig, z. B. Verletzungen, Anomalien, Tumore, chronische Erkrankungen des ZNS und Engpasssyndrome des peripheren Nervensystems. Sie leisten Diagnostik, Behandlung, Nachsorge und Rehabilitation [4].

Die ambulante Neurochirurgie, d. h. die neurochirurgische Versorgung im ambulanten Bereich, findet erstmals in Deutschland, damals BRD, Mitte der 80er Jahre in Form von Einzelpraxen, z. B. Hamburg, Saarland, oder Gruppenpraxen, z. B. Osnabrück, Hannover, mit oder ohne Anschluss an eine operative Abteilung statt.

Zurzeit sind in Deutschland etwa 2500 Neurochirurgen tätig, ca. zwei Drittel in Kliniken und Krankenhäusern, ca. ein Drittel in Praxen und Medizinischen Versorgungszentren (MVZ).

Bis 2005 bestand eine nahezu strikte sektorale Trennung im Fach Neurochirurgie zwischen ambulanter und stationärer Patientenversorgung. Es gab jedoch belegärztliche Tätigkeiten von niedergelassenen Neurochirurgen und Ermächtigungsambulanzen an Kliniken. Das konsiliarärztliche neurochirurgische Wirken bildete eine klare Ausnahme. Mit dem Vertragsarztrechtsänderungsgesetz 2007 eröffneten sich Gelegenheiten für niedergelassene Neurochirurgen, bis zu zwei Zweigpraxen zu führen und sich zusätzlich auch an Krankenhäusern anstellen zu lassen. Mit der Möglichkeit, MVZ zu eröffnen, bot sich für Kliniken die Chance, den Zugang zur ambulanten Versorgung zu schaffen.

Zusammenfassend betrachtet bildet diese Entwicklung der neurochirurgischen Präsenz in der Gesundheitsversorgung eine Stärkung des Faches Neurochirurgie und vor allem eine Verbesserung der neurochirurgischen Patientenversorgung in Deutschland.

Die ambulante Neurochirurgie fordert in der Regel sowohl medizinisches/neurochirurgisches Wirken [4, 5, 6] als auch wirtschaftliche/organisatorische [2, 3, 31] Tätigkeiten in einer Personalunion. Etwas anders sind die Bedingungen in den MVZ für dort angestellte Neurochirurgen. Diese Gruppe stellt jedoch zurzeit nur einen geringen Anteil der aktiven Neurochirurgen im ambulanten Bereich.

Nach Statistiken der Kassenärztlichen Vereinigung und Erhebungen des BDNC aus 2012 sind im ambulanten Bereich von ca. 800 Neurochirurgen zwischen 20–40 % der Neurochirurgen in Einzelpraxen, 40–60 % in Gruppenpraxen, d. h. Berufsausübungsgemeinschaften, und zwischen 5–15 % in MVZ tätig. Im Jahr 2015 sind laut Statistischem Bundesamt über 1000 Neurochirurgen ganz oder teilweise in der ambulanten Versorgung tätig.

Die wirtschaftliche Basis bilden acht Möglichkeiten als Niedergelassener Erlöse durch neurochirurgische Tätigkeiten zu erzielen:
1. vertragsärztlich: EBM
2. privatärztlich: GÖÄ
3. konsiliarärztlich
4. honorarärztlich
5. Teilanstellung
6. Gutachten
7. Berufsgenossenschaft
8. Belegarzt [2]

In der Ambulanz sieht ein Neurochirurg nach Erhebungen des Berufsverbandes aus den Jahren 2004, 2008 und 2012 ca. 1200–2600 Patienten pro Jahr. Je nach Auslegung der Praxis, d. h. wenn die operative Tätigkeit einen großen Raum einnimmt, fällt die Anzahl der gesehenen Patienten etwas geringer aus. Wenn die schmerztherapeutische Tätigkeit und die ambulante Diagnostik im Vordergrund stehen, ist der Anteil der Patienten im höheren Bereich anzusiedeln [7].

Die operativen Leistungen werden entweder in eigenen ambulanten OPs oder ambulanten operativen Zentren, z. B. in Kooperation mit Anästhesisten, z. T. belegärztlich und z. T. konsiliar-honorar-ärztlich, umgesetzt. Ca. 60 % der Niedergelassenen führen eine Versorgung von Wirbelsäulenerkrankungen durch, 40 % sind eher konservativ schmerztherapeutisch ausgerichtet [8,9].

Während die Diagnostik in Teilen Elektrophysiologie, Ultraschall und Röntgen einschließt und damit relativ wenigen Einschränkungen unterliegt, sind in der ambulanten operativen Neurochirurgie intracranielle Eingriffe aus guten Gründen so gut wie nicht repräsentiert.

Die operative Tätigkeit findet hauptsächlich in drei großen Bereichen statt.
1. Elektive Versorgung degenerativer Wirbelsäulenveränderungen (WS) an der Lendenwirbelsäule (LWS), der Brustwirbelsäule (BWS) und Halswirbelsäule (HWS): Bandscheibenvorfälle, Stenosen und Instabilitäten stellen hier die wesentlichen Eingriffe dar, intraspinale Tumore sind in der Regel in der Versorgung einer neurochirurgischen Hauptabteilung zu finden [8,11].
2. Periphere Nerven bilden die zweitgrößte operative Gruppe mit Kompressionssyndrom an der oberen Extremität, im Wesentlichen mit einem Karpaltunnel- und Sulcus-ulnaris-Syndrom sowie an der unteren Extremität mit Tarsaltunnel und Morten-Neuralgie. Natürlich finden auch andere Engpasssyndrome neurochirurgische Beachtung und operative Behandlung [9,10].
3. Eine schmerztherapeutische Versorgung findet in Form von Facettenblockaden, periradikulären Therapien und Nervenumflutungen sowie Periduralanästhesien

im Bereich der Wirbelsäule sowie durch neuromodulatorische Eingriffe und Anlagen von Schmerzpumpen und Ports statt [12].

Die operative Behandlung in allen diesen drei Feldern, Wirbelsäule, periphere Nerven und schmerztherapeutische Eingriffe, wird nicht nur von Neurochirurgen alleine durchgeführt, sondern es finden sich hier auch andere Fachdisziplinen wie z. B. Unfallchirurgen, Orthopäden für die Versorgung der Wirbelsäule, Chirurgen, Orthopäden und plastische Chirurgen für die Versorgung der peripheren Nerven und schmerztherapeutisch Anästhesisten und Chirurgen.

Für alle neurochirurgischen Eingriffe an der WS ist eine besondere Aufmerksamkeit auf eine vorbestehende Koagulanzientherapie zu richten, die bei Patienten aus verschiedenen Gründen kontinuierlich hausärztlicherseits oder internistischerseits durchgeführt wird. In Abstimmung mit den Zuweisern ist immer eine entsprechende Anpassung der Antikoagulation aufgrund der geplanten OP durchzuführen, insbesondere neue und Kombinationspräparate erfordern diesbezüglich eine sorgfältige Berücksichtigung bei der Terminierung der OP.

Die ambulante Neurochirurgie ist darüber hinaus in der Lage, Patienten postoperativ nach intracranieller OP mit einer ambulanten Rehabilitation und Nachbehandlung adäquat zu versorgen. Dies führt zu einer Entlastung der klinischen stationären Einrichtungen und zu einer heimatnäheren Versorgung der Patienten.

13.1.1 Stand der Wissenschaft (2015)

Für die peripheren Nerven bestehen Leitlinien der AWMF durch die neurochirurgische Fachgesellschaft [13]. Für die Versorgung der Wirbelsäule findet sich für den unspezifischen Rückenschmerz eine nationale Leitlinie [14]. Für die Versorgung radikulärer Symptome gibt es eine interdisziplinäre Leitlinie unter Führung der neurologischen Fachgesellschaft [15]. Eine Leitlinie für spezifischen Rückenschmerz ist in Bearbeitung. Des Weiteren liegt eine Leitlinie für die epidurale Rückenmarksstimulation vor [16].

Nach aktuellem Stand der Wissenschaft bietet die Versorgung von reinen Schmerzsyndromen an der Lendenwirbelsäule durch eine operative Behandlung allenfalls einen geringen Vorteil gegenüber der konservativen Behandlung, in Fällen von neurologischen Ausfallerscheinungen findet sich ein Vorteil der operativen Versorgung gegenüber der konservativen Versorgung [18]. Konservative Behandlung beinhaltet z. B. Krankengymnastik, Medikamente, Akupunktur usw.

Bei Spinalkanalstenosen im Lenden- und im Halswirbelsäulenbereich ist die operative Behandlung der konservativen Behandlung überlegen [19,22,24].

Bei Spondylolisthesen ohne Instabilität finden sich im Lendenwirbelsäulenbereich keine entscheidenden Unterschiede im medizinischen Ergebnis durch Fusions-

OP mit Schraubenstab-Systemen und Cages (eine Art Dübel oder Abstandshalter) im Vergleich zur reinen Dekompression der neuronalen Strukturen [18,23].

Im Bereich der HWS bietet ein Prothesenersatz gegenüber einer Standardversorgung mit Interponaten zur Aufrichtung des Zwischenwirbelraumes und Stabilisierung des Segmentes über die Erhaltung der Beweglichkeit hinaus bessere Ergebnisse, insbesondere bei jüngeren und dynamischen Patienten mit Bandscheibenveränderungen auf einer Höhe [17,31].

In der peripheren Nervenversorgung sprechen die Ergebnisse bei nachgewiesenen Kompressionssyndromen eindeutig zu Gunsten der operativen Entlastung [9,13].

13.1.2 Versorgungsforschung

Prinzipiell ist der neurochirurgische Facharzt nicht der Primärversorgung zuzurechnen, sondern wird erst später in die weitere diagnostische oder therapeutische Behandlungskette integriert, wenn im Vorfeld erste diagnostische Maßnahmen und Behandlungsschritte zu keinem Erfolg geführt haben und in der Regel eine erste neurologische Ausfallsymptomatik aufgetreten ist. Das Aufsuchen des Neurochirurgen bei reiner Schmerzsymptomatik ist häufig nicht medizinisch motiviert, sondern erfolgt angetrieben durch das Leiden des Patienten selbst.

Im Folgenden werden die drei wichtigsten Handlungsfelder der ambulanten Neurochirurgie mit den häufigsten von Neurochirurgen durchgeführten Eingriffen dargestellt, welche 95 % der ambulanten neurochirurgischen Tätigkeiten darstellen. Spezielle Indikationen und spezielle Krankheitsbilder werden letztlich differenzialdiagnostisch individuell ausgewiesen, unterliegen der jeweiligen Expertise des einzelnen Neurochirurgen und sind normalerweise nicht in jeder neurochirurgischen Praxis oder MVZ anzutreffen.

13.2 Versorgung von degenerativen Veränderungen der Wirbelsäule

Im ambulanten Bereich obliegen alle Praxen und MVZ einer Richtlinie des Gesetzgebers (gemeinsamer Bundesausschuss) für Qualitätsmanagement, in der für ambulante Einrichtungen verpflichtend Qualitäts- und Risikopräventionsmaßnahmen vorgeschrieben sind und von der Kassenärztlichen Vereinigung auch auf ihre Einhaltung und Umsetzung hin überprüft werden müssen [27,28].

Bei Rückenbeschwerden und unspezifischen Beschweren ohne Radikulopathie sind entsprechend der nationalen Leitlinie für unspezifischen Kreuzschmerz konservative Behandlungen zunächst indiziert [14] und sollten über einen längeren Zeitraum von sechs bis acht Wochen konsequent umgesetzt werden, ggf. auch eine multimodale Schmerztherapie. Bei klinisch atypischen Verläufen oder zusätzlicher neurologischer Symptomatik mit Radikulopathie erfolgt ein spezifisches Vorgehen mit entspechener Indikationsstellung [15,21].

Die ambulante neurochirurgische Versorgung umfasst degenerative Veränderungen an der LWS mit Veränderungen der Bandscheiben, Veränderungen der Weite des Spinalkanales, z. B. Einengungen des Spinalkanals, sowie Instabilitäten durch übergroße Beweglichkeit der einzelnen Bewegungssegmente. Verletzungen und Unfälle sind seltener.

Diese Veränderungen führen in der Regel zu einer Beeinträchtigung neuronaler Strukturen und lösen Schmerzsymptome oder andere neurologische Ausfallerscheinungen aus.

Bei **Bandscheibenveränderungen** kommt es aufgrund langjähriger Prozesse zu Einrissen im äußeren Faserring und möglicherweise zum Riss des Faserrings und Austritt vom Gallertkern. Dadurch werden Nervenstrukturen verlagert und gedrückt, z. T. entstehen dadurch lokale Entzündungsreaktionen. Es kann dabei aufgrund muskulärer Ausfallerscheinungen zu deutlichen Gangstörungen kommen oder bei größeren Bandscheibenvorfällen auch zu Störungen der Blasen-/Mastdarmfunktion.

Diagnostik: Bei entsprechenden neurologischen Ausfallerscheinungen sollten konventionelle Röntgenbilder der LWS und ggf. Röntgenfunktionsaufnahmen durchgeführt werden, um degenerative Veränderungen der LWS, Frakturen oder andere Veränderungen der knöchernen Struktur, z. B. Osteolysen, zu erkennen. Computertomographie und Myelographie sind der kernspintomographischen Untersuchung nachrangig einzusetzen. Das Kernspintomogramm stellt die Methode der Wahl bei diskogenen Veränderungen dar. Eine weiterführende apparative Diagnostik umfasst elektrophysiologische Untersuchungen wie Elektromyographie, das Messen der Nervenleitgeschwindigkeit, sensibel und motorisch evozierte Potenziale. Eine Labordiagnostik ist bei Verdacht auf entzündliche oder infektiöse Abläufe indiziert.

Differenzialdiagnostisch sind degenerative Veränderungen der WS, Fehlbildungen, Osteoporose, entzündliche Veränderungen der Nerven, aber auch periphere Nervenkompressionssyndrome, tumoröse und paraneoplastische Syndrome zu berücksichtigen. Aber auch spinale Blutungen, ischämiebedingte Veränderungen der unteren Extremitäten, Kompartmentsyndrome sowie Polyneuropathien und Somatisierungsstörungen bei psychosomatischen Erkrankungen sollten ausgeschlossen werden.

Die **Indikation zur operativen Behandlung** im Lumbalbereich stellt sich als absolute und dringliche Notfallindikation bei einer Caudaläsion mit Störungen der Darm- und Blasenfunktion dar. Treten starke Wirbelsäulenbeschwerden trotz konservativer Therapie, eine frühzeitige Schmerzexazerbation, voranschreitende Lähmungen oder plötzlich hochgradige Lähmungen der Muskulatur vom Kraftgrad 3/5 oder geringer auf, so ist dies ebenfalls eine klare und dringliche OP-Indikation.

OP-Methoden: In aller Regel wird eine mikrochirurgische Dekompressions-OP von dorsal durchgeführt, mit Entlastung der neuronalen Strukturen, Entfernung von raumfordernden diskogenen Bandscheibengewebe, ggf. auch Entfernung von stark degenerativ verändertem Gewebe im BS-Fach. Dies kann in Abhängigkeit von der Erfahrung des Operateurs mit der mikrochirurgischen Methode und abhängig vom relativen Befund der diskogenen Veränderung auch durch perkutane Verfahren, z. B. endoskopisch, in wenigen Fällen auch durch ablative Verfahren wie perkutane Laser-Behandlung, Nukleoplastie und ähnliche Verfahren durchgeführt werden. Eine zusätzliche Versorgung mit Einsatz von Cages oder Prothesen ist die Ausnahme bei BS-Veränderungen.

Die endoskopischen Verfahren und sogenannten perkutanen Verfahren zeigen in der Regel ein schlechteres Ergebnis als die offenen mikrochirurgischen Eingriffe. Die operative Behandlung von degenerativen WS-Erkrankungen kann ambulant im tagesklinischen Verfahren durchgeführt werden. Dafür eignen sich ca. 20–30 % der Patienten mit BS-Vorfällen. Die Methode der Wahl ist eine kurzstationäre praxisklinische Behandlung von zwei bis vier Tagen oder aber eine stationäre Behandlung mit fünf bis sechs Tagen Aufenthalt [11].

Die Ergebnisse sprechen in der Literatur anhand verschiedener Sammelstatistiken von guten bis zufriedenstellenden OP-Ergebnissen, nach Angaben der Patienten und der Untersucher zwischen 75 und 90 %. 10 % der Ergebnisse verlaufen nicht zufriedenstellend [4,19,21].

Bei sorgfältiger Planung des perioperativen Managements ist mit einer geringen Komplikationsrate zu rechnen. Gleichwohl beläuft sich die Häufigkeit von Komplikationen auf 5–6 %, wobei es allgemeine Komplikationen zu berücksichtigen gilt sowie typisch wirbelsäulenbezogene intraoperative Komplikationen. So kann es zu Verletzungen neuronaler Strukturen kommen, Verletzungen der Dura mater sowie von Gefäßen und knöchernen Strukturen, sehr selten sogar zu Verletzungen der Harnleiters oder des Darmes. Auch postoperativ können Komplikationen wie neurologische Befundverschlechterungen, Wundheilungsstörungen, Infektionen, Nachblutungen und Liquorfisteln auftreten. Allgemeiner sind Thrombosen und Lungenembolie, spezifisch mögliche Instabilitäten und Rezidive. Die Rezidivquote, d. h. ein belassener Anteil noch funktionierenden BS-Gewebes wird erneut abgestoßen, wird in der Literatur zwischen 5 und 10 % angegeben [21,25].

Fazit: Die präoperative Aufklärung erfolgt nach allgemeinen Standards. Die Risiken sind durch die benannten Komplikationen benannt und werden dem Patienten in der Regel anhand standardisierter Aufklärungsbögen persönlich erläutert. Sehr selten bis extrem selten ist die Notwendigkeit einer Blutübertragung aufgrund verstärkter Blutungen mit den Möglichkeiten einer Infektion wie Hepatitis oder HIV oder anderen Erregern. Ebenfalls sehr selten treten die Verschlechterung der Beweglichkeit und Funktionsstörungen von Blase und Schließmuskel des Afters, extrem selten Störungen im Genitalbereich bis hin zu einer Querschnittsymptomatik auf. Ebenfalls sehr selten sind Verletzungen benachbarter Gewebe und Organe im Bauch- und Darmbereich. Gelegentlich finden Verletzungen an den Rückenmarkshäuten statt, die in der Regel folgenlos ausheilen. In

Extremfällen kann es zu weiteren Folgen kommen: Störungen an der Haut oder an Armen und Beinen aufgrund der Lagerung während der OP sowie Infektionen postoperativ. Auch allergische Reaktionen sowie Infekte der Lunge und der Harnwege und Thrombosen mit Folgen, z. B., Lungenembolie sind möglich. Weitere Risiken sind eine überschießende Narbenbildung. Rezidive sind ebenfalls zu besprechen. Diese werden in der Regel von der Indikationsstellung wie ein normaler erster Bandscheibenvorfall behandelt. Besondere Risiken der Rezidivoperationen stellen eine gering erhöhte Verletzungsgefährdung und Infektionsgefährdung durch das bestehende, weniger gut stoffwechselversorgte Narbengewebe dar. Bandscheibenprothesen werden lumbal zunehmend weniger implantiert.

Evidenzbasiert findet sich bei diskogen ausgelösten reinen Rückenschmerzen ein entscheidender Vorteil der operativen Behandlung gegenüber einer konservativen Behandlung nur bedingt. Bei klarer radikulärer Symptomatik ist die operative Behandlung der konservativen Behandlung gegenüber sofort im Vorteil [19].

LWS-Stenose: Verengungen des Wirbelkanales sind in der Regel örtlich auf ein oder zwei WS-Segmente begrenzt. Es werden aufgrund von Verschleiß und Anlagestörungen neuronale Strukturen wie die Nerven und die intraspinal verlaufenden Nervenbahnen durch z. B. vergrößerte Wirbelgelenke, Bandstrukturen und knöcherne Einengungen bedrängt und gedrückt. So kann es zu Funktionsbeeinträchtigungen der neuronalen Strukturen mit z. T. örtlichen Entzündungsreaktionen kommen. Es finden sich in beiden Beinen Schmerzen beim Gehen, im Laufe der Zeit sich verkürzende Gehstrecken sowie Schweregefühl in beiden Beinen, aber auch neurologische Ausfallerscheinungen wie Taubheitsgefühle, Kribbeln, Muskelschwächen, Blasen- und Mastdarmstörungen. Aus einer zu lang bestehenden neurologischen Symptomatik und Kompression der neuronalen Strukturen können dauerhafte Schäden und Funktionsausfälle resultieren. Bei fortschreitender Symptomatik trotz konservativer Behandlung sind die operative Behandlung und Entlastung der neuronalen Strukturen die indizierte Behandlung [20,26].

Diagnostisch sind Röntgenaufnahmen der LWS, zur Darstellung der knöchernen Strukturen eine CT notwendig. In speziellen Fällen kann eine myelographische Untersuchung mit Kontrastmitteldarstellung des intraspinalen Raumes und der Beeinträchtigung der eingeengten Segmente notwendig sein. Dabei ist nicht nur die Beurteilung des Durchmessers des Spinalkanals in absoluten Zahlen relevant, d. h. eine relative Spinalkanalstenose zwischen 10–14 mm, eine absolute mit weniger als 10 mm Durchmesser, sondern bedeutsam für die Radikulopathie sind auch die lateralen Stenosen im Rezessus und die tatsächlich konkrete Einengung der Neuroforamina.

Differenzialdiagnostisch sind entzündliche Erkrankungen der WS auszuschließen, aber auch spinale Tumore, WS-Frakturen, Facettengelenkssyndrom, Wirbelgleiten und BS-Vorfälle. Zusätzlich sind Stenosen mit Myelopathien im Zervikal- und Thorakalbereich zu berücksichtigen, Iliosakralgelenk und Coxarthrosen, Tendopathien, Neuropathien, und v. a. periphere arterielle Verschlusskrankheiten. Konservative Maßnahmen mit schmerzlindernden und entzündungshemmenden Medikamenten sowie entsprechenden medizinischen Trainingstherapien wirken bei chronischen, stagnierenden und langsam progredienten Beschwerden nur bedingt leidenslindernd. Eine ursächliche Behandlung, welche die Beengung beseitigt, ist alleine die operative Maßnahme.

Operationsmethode: Operativ steht je nach Ausmaß der Stenose die Möglichkeit zur Verfügung, den gesamten Wirbelbogen von dorsal zu entfernen, ebenso gute Ergebnisse zeigen beidseitige Fensterungs-OPs oder einseitige Zugänge mit ebenfalls Dekompression von beiden Seiten. Die Entscheidung, in welcher Art die OP durchgeführt wird, ist individuell zu treffen. Prinzipiell zeigen bei adäquater Dekompression mit mikrochirurger Technik alle Methoden eine deutliche Minderung der Beinschmerzkomponente und Verbesserung der Funktionalität. Rückenschmerzen sind häufig nicht komplett gebessert. Zusätzlich zur Dekompression sind möglicherweise Stabilisierungsmaßnahmen indiziert, wobei aufgrund der degenerativen Veränderungen in der Regel stabile WS-Verhältnisse bestehen, ohne dass eine operative Stabilisierung notwendig wird. Eine Progredienz ist bei Patienten mit ausgeprägten Symptomen, hochgradiger Stenose und zusätzlichem Wirbelgleiten zu erwarten.

Die Ergebnisse der Spinalkanalstenosen-OP mit Entlastung sind mit einer hohen Evidenz belegt: Über 60 % der Patienten zeigen eine signifikante Verbesserung im Vergleich zu konservativen Therapiemaßnahmen im Hinblick auf Gehfähigkeit, Beinschmerz und Rückenschmerz. Insbesondere führt die OP zu einer schnelleren und auch besseren Beschwerdelinderung als konservative Maßnahmen [18,19].

Die Komplikationen sind im Vergleich zur operativen Behandlung einer BS-Erkrankung nicht wesentlich verschieden, gleichwohl muss bei einer Spinalkanalstenose aufgrund des in der Regel höheren Alters der Patienten und damit bestehender Komorbidität das perioperative Management vor allem auch die Indikationsstellung sowie die Begleiterkrankungen mit berücksichtigen. Dies macht eine enge Kooperation zwischen den aktuell behandelnden Ärzten, z. B. Hausarzt, Internist, Anästhesist und Neurochirurg u. a., notwendig. Komplikationen bei Dekompressionen sind in Form von Liquorfisteln, Nervenwurzelverletzungen und Duraverletzungen bis hin zur Spondylodiszitis sehr selten, und zwar unter 1 %. Sekundäre Instabilitäten treten je nach Definition bei bis ca. 50 % der Patienten auf, wobei dies klinisch in der Regel nicht relevant ist. Das Risiko bei instrumentierten Eingriffen mit Schraubenstabsystemen und Interponaten ist höher. Hier liegen die Komplikationsraten im Bereich zwischen 5 und 20 % [23,25].

Instabilität der LWS: Unfallbedingte Instabilitäten infolge Frakturen sind in der Regel nicht in der ambulanten Neurochirurgie zu behandeln. Im Folgenden wird deswegen nur auf degenerative Erkrankungen mit Instabilitäten eingegangen. Bei Instabilitäten der LWS finden selten Stand-alone-Cages Einsatz, d. h. Abstandshalter ohne Schrauben. In der Regel erfolgt eine von dorsal instrumentierte Verschraubung mit einem Cage als Interponat zur Aufrichtung des Zwischenwirbelraumes und Pedikelschrauben mit Stabverbindung. Die Fusionsraten sind zwischen 80 % und 95 % beschrieben. Die Patienten mit Instabilität profitieren in hoher Zahl durch diesen Eingriff [23].

13.2.1 Halswirbelsäulenbeschwerden

Ähnliche wie im Lumbalbereich finden sich in der HWS die drei wesentlichen Elemente, die in der ambulanten Neurochirurgie versorgt werden, nämlich Bandscheibenvorfälle, knöcherne Stenosen und Instabilitäten. Klinisch treten auch hier je nach betroffenem Dermatom ausstrahlende Schmerzen, aber auch lokale Schmerzen im Bereich der Wirbelsäule und paravertebral in der Muskulatur auf, weiterhin sensible Defizite im betroffenen Dermatom mit Hypästhesien und Kribbelparästhesien und Kältegefühl sowie motorische Defizite. Dazu können auch Reflexausfälle gehören [17,22–24].

Zervikale Kompressionssyndrome machen ca. 10 % aller BSV aus, die vornehmlich in der unteren Hälfte der HWS auftreten.

Differentialdiagnostisch ist an eine Halsrippen- oder Schultergelenksaffektion zu denken, an Schleudertrauma, Amyotrophie, Pancoasttumor, Plexusläsion oder ein Thoracic-outlet-Syndrom.

Die **Diagnostik** der Wahl umfasst neben den klinischen Untersuchungen Nativaufnahmen der HWS, ggf. Funktionsaufnahmen, MRT und in seltenen Fällen auch CT und myelographische Untersuchungen. Zusätzlich sind elektrophysiologische Methoden gezielt einsetzbar. Eine Labordiagnostik erfolgt nur bei Verdacht auf klinische Entzündungen oder infektiöses Geschehen.

Die zunächst **konservativen Maßnahmen** sind ähnlich wie im Lumbalbereich mit frühzeitiger Mobilisation, physikalischer Therapie und Entspannungsverfahren, Schmerztherapie nach WHO-Stufenschema, ggf. Myotonolytika oder auch dem Versuch einer periradikulären Behandlung mit bildgebender Steuerung durchzuführen.

Die Zurverfügungstellung einer multimodalen Schmerztherapie zeigt ebenfalls einen multidisziplinären Behandlungsansatz.

Eine **Indikation zur Operation** besteht bei persistierenden Beschwerden nach acht bis zwölf Wochen oder progredienten motorischen und sonstigen neurologischen Ausfällen mit klar vorliegendem bildgebendem Korrelat und klinischer Symptomatik. Je nach Lokalisation gibt es Eingriffe von vorne, vorne seitlich oder von dorsal.

Eine dorsale Foraminotomie nach Frykholm bietet sich bei reinen intraforaminalen Einengungen und in der Regel lateralen Vorfällen an. Ein ventraler Zugangsweg bietet die Möglichkeit, die degenerativen Veränderungen und nicht mehr funktionsfähigen BS-Anteile mit vorliegenden knöchernen Einengungen zu entfernen. Das BS-Fach kann durch Interponate aus Kunststoff, Titan und nur noch selten durch körpereigenen Knochen aus dem z. B. Beckenkamm stabilisiert werden. Zusätzlich können von ventral zur Fixierung Platten Verwendung finden. Die Verplattung ist bei einem monosegmentalen Eingriff nicht zwingend notwendig, bei einem mehrsegmentalen ist sie empfohlen.

Der Ersatz der BS durch eine Bandscheibenprothese zeigt nach neueren Ergebnissen leichte Vorteile, insbesondere den Bewegungserhalt.

Als zusätzliche Komplikationen im Vergleich zur LWS finden sich bei HWS-Eingriffen sehr selten von ventral speziell mögliche Verletzungen von Halsstrukturen (Speiseröhre, Luftröhre, von Gefäßverletzungen) und ggf. Verletzungen nervaler Strukturen.

Beim dorsalen Eingriff gibt es ebenfalls sehr selten Gefäßverletzungen der Arteria vertebralis, Verletzungen nervaler Strukturen, z. B. Verletzungen des Myelons, der Nervenwurzel und Verletzungen der Dura mater [22].

Zervikale Spinalkanalstenose: Die Spinalkanalstenose an der HWS entsteht durch degenerative Veränderungen der WS mit ihren knöchernen Strukturen und Gelenken und den dazugehörigen Bandstrukturen. Bei hochgradiger Stenose kann es zu zunehmenden Symptomen aufgrund von Kompression des Rückenmarkes kommen. Diese Symptome treten in der Regel schleichend auf und werden von der betroffenen Gruppe mit dem Altersgipfel zwischen 50 und 60. Lebensjahr häufig sehr spät bemerkt. Es finden sich Muskelschwächen sowie gesteigerte Reflexe, Atrophien erst zu einem späteren Zeitpunkt. Häufig sind Gangstörungen.

Differentialdiagnostisch müssen eine Multiple Sklerose, amyotrophe Lateralsklerose, Polyradikulitis, Amyelotrophie, Borreliose, Syringomyelie, Rheumaerkrankung mit Beteiligung der HWS und letztlich auch psychosomatische Komponenten bedacht werden.

Zur **Diagnostik** dient als führendes Verfahren die Kernspintomographie, zur besseren Beurteilung der knöchernen Situation sind es computertomographische Untersuchungen. Elektrophysiologische Untersuchungen lassen eine weitere Ausdifferenzierung der betroffenen Komponenten der neuronalen Strukturen zu und sind für das Monitoring des Verlaufes geeignet. Dabei sind die SEPs (elektrophysiologische Messung der sensiblen Nervenbahnen im Rückenmark) empfindlicher und frühzeitiger verzögert als die MEPs (durch ein Magnetfeld stimulierte motorische Bahnen).

Bei einer **konservativen Maßnahme** kann bei einem Teil der Patienten mit einem Stillstand der Erkrankung gerechnet werden. Patienten mit geringen neurologischen Defiziten und einer verbleibenden Transversalfläche des zervikalen Spinalkanals von mehr als 70 mm^2 und einem höheren Lebensalter können gut konservativ behandelt werden.

Ziele der **operativen Behandlung** sind in der Regel eine Dekompression der neuronalen Strukturen, insbesondere des Rückenmarks und der Nervenwurzel, eine Fusion des häufig derangierten Segmentes sowie eine Rekonstruktion des sagittalen Profiles der HWS. Die operative Vorgehensweise ist individuell anzupassen. Auch dorsale Entlastung versus ventrale Zugänge mit entsprechenden Stellungskorrekturen und Stabilisierungsmöglichkeiten sind jeweils gegeneinander abzuwägen. Von einer prophylaktischen OP aufgrund bildgebender Verfahren bei symptomlosen Patienten ist abzuraten. Die Implantation einer zervikalen Prothese bei zervikaler Myelopathie muss sehr sorgfältig abgewogen werden und ist eher nicht zu empfehlen. Hinsichtlich der Auswahl des Verfahrens spielen gerade bei älteren Patienten die Erwartungen des Patienten und seine Komorbiditäten als Faktoren bei der Entscheidung für das jeweilige Verfahren eine wichtige Rolle. Die Erfolgsraten sind je nach Fortschritt der primären Symptome sowohl bei den dorsalen als auch bei den ventralen Eingriffen vergleichbar und es kann mit Erholungsraten um die 50 % gerechnet werden. In der Regel kann ein weiteres Fortschreiten durch den operativen Eingriff aufgehalten werden. Bei kurzfristigen Stenosen von einem oder zwei Segmenten kann in 60–80 % der Fälle mit einem zufriedenstellenden Ergebnis gerechnet werden, wenngleich die Patienten zu einem größeren Prozentsatz weiter über Nackenbeschwerden klagen werden [17,22,24].

Instabilitäten der HWS werden je nach Ursache mit ventralen Zugängen, Stenosekorrekturen, Implantaten und ventralen Verplattungen behandelt, ggf. auch noch durch dorsale Verschraubungen. In der ambulanten Neurochirurgie überwiegen im Wesentlichen die ventralen Zugänge. Größere Eingriffe werden in der Regel aufgrund der Gesamtsituation des Patienten in dafür speziell ausgerichteten Abteilungen am besten versorgt werden [23].

13.2.2 Brustwirbelsäulenbeschwerden

Frakturen von Wirbelkörpern der BWS und LWS, die aufgrund einer Osteoporose zustande kommen, aufgrund von Unfallverletzungen oder Tumorbefall können bei starken Schmerzen und Höhenverlust durch Vertebroplastie oder Kyphoplastie, d. h. Zementbefüllung eines Wirbelkörpers, z. B. durch einen perkutanen Zugang behandelt werden. Die Alternative dazu besteht in einer mehrwöchigen konservativen Therapie mit Ruhigstellung der WS und entsprechenden schmerztherapeutischen Maßnahmen. Für tumorbedingte Wirbelkörpereinbrüche gilt dieses konservative Regime nicht.

So lange dieser Bruch noch nicht komplett ausgeheilt ist und die Schmerzsymptomatik weiterbesteht, lässt sich auch eine Kypho- oder Vertebroplastie durchführen, entweder im Rahmen einer geplanten offenen instrumentierten OP oder auch in entsprechenden Fällen als perkutane alleinige Maßnahme. Die Durchführung erfolgt entweder in Vollnarkose oder in perkutanem Vorgehen auch in lokaler örtlicher Betäubung. Der Eingriff findet unter sterilen Bedingungen mittels Röntgenkontrolle statt.

Die Komplikationen sind mögliche Schädigungen von Nervenstrukturen im operativen Umfeld, Austritt von flüssigem Knochenzement, Verschleppung desselben über Venen bis hin zur Lungenembolie. Zusätzlich können Frakturen benachbarter Wirbelkörper entstehen sowie allgemeine OP-Risiken. Regionale Zugänge zeigen noch besondere Risiken, insbesondere im HWS-Bereich, Verletzungen der Speise- und Luftröhre oder entsprechender Blutgefäße, im BWS-Bereich zusätzliche Verletzung der Lunge.

Insgesamt ist die Methode nicht unumstritten, insbesondere werden die langfristigen Ergebnisse zurzeit kontrovers diskutiert.

Bei Fragen der **Stabilisierung** wird die WS aus biomechanischen Gründen in vier Abschnitte unterteilt:

1. cranio-spinaler Übergang vom Hinterhaupt bis zum 3. Halswirbel,
2. HWS vom 4.–7. Halswirbel,
3. BWS vom 1.–9. Brustwirbel,
4. thorakal-lumbaler Übergang und LWS vom 10. Brust- bis zum 5. Lendenwirbel.

Das Ziel der operativen Behandlung einer Stabilität an der WS ist eine Stabilisierung mittels Fusion oder Spondylodese, um eine Versteifung zu erreichen, die dauerhaft belastungsfähig im entsprechenden WS-Abschnitt ist. Dies wird in der Regel mit Schraubenstabsystemen und/oder Platten erreicht, wobei die Wirbelkörper miteinander durch körpereigenen Knochen verbunden werden oder aber durch Knochenersatzstoffe wie Metall, Keramik oder Kunststoff [23].

Bandscheibenvorfälle und Stenosen sind im Brustwirbelbereich aufgrund der prästabilisierten Fixierung der Wirbelsäulen durch die Rippen sehr selten. Die perkutane, endoskopische Behandlung der BWS erfolgt an wenigen ausgewiesenen Zentren. Offene mikrochirurgische Verfahren sind weiter verbreitet. Aktuelle Zahlen zu Erfolgsquoten und Komplikationsraten liegen nicht vor.

13.3 Neurochirurgische Behandlung peripherer Nervenerkrankungen

Im Bereich der ambulanten Neurochirurgie sind die Kompressionsneuropathien und Engpasssyndrome ein wesentlich anfallender Behandlungsbereich. Die Nervenverletzungen und Nerventumore spielen eine sehr geringe Rolle und werden in der Regel in dafür ausgerichteten Zentren behandelt [9,10].

13.3.1 Engpasssyndrome

An der oberen Extemität findet sich im Wesentlichen ein Karpaltunnelsyndrom als ein Engpasssyndrom des Nervus medianus, neben dem wesentlich selteneren Pronator-teres-Syndrom und N.-interosseus-Syndrom.

Beim Karpaltunnelsyndrom wird der Nervus medianus im Karpaltunnel durch das Retinaculum flexorum und ggf. zusätzlich durch Begleitentzündungen des Sehnengewebes eingeengt.

Differentialdiagnostisch sind zervikale Nervenwurzelkompressionen v. a. in Höhe HW 6/7, die amyotrophe Lateralsklerose, eine Syringomyelie und diverse Muskelerkrankungen zu berücksichtigen. Konservative Maßnahmen sind bei geringer Beschwerdeausprägung angezeigt und können durch das Tragen einer Handgelenksschiene und antiphlogistische Maßnahmen unterstützt werden. Bei neurologischen Ausfällen oder zunehmender Beschwerdesymptomatik ist eine offene oder endoskopische Spaltung des Retinaculum flexorum möglich. Dieses Vorgehen ist in Lokal- oder Leitungsanästhesie umsetzbar, in seltenen Fällen auch in Vollnarkose. Als Komplikationen können Nervenverletzungen vorkommen, auch Gefäßverletzungen im Hohlhandbereich. Das Ergebnis bei korrekt durchgeführter OP fällt in der Regel sehr gut aus. Rezidive treten extrem selten auf und deren Ursache ist meist eine inkomplette Dekompression.

Die neurochirurgische Fachgesellschaft hat eine entsprechende Leitlinie für die Behandlung des Karpaltunnelsyndroms publiziert. Beim Engpasssyndrom des Nervus ulnaris, Kubitaltunnelsyndrom, wird der Nerv im Sulcus ulnaris auf Höhe des Epicondylus medialis humeri und im Kubitaltunnel durch Bindegewebe eingeengt. Es gibt eine Reihe von Varianten. Auch eine posttraumatische Spätlähmung ist noch ein Jahr nach der Traumatisierung im Bereich des Ellenbogens möglich.

Differentialdiagnostisch ist an eine zervikale Radikulopathie HWK7/BWK1, die Einengung an der oberen Thoraxappertur, Muskeldystrophien, Syringomyelie und amyotrophe Lateralsklerose zu denken.

Diagnostisch lässt sich in fraktionierten Bestimmungen der motorischen Nervenleitgeschwindigkeit im Seitenvergleich eine deutliche Veränderung nachweisen. Auch Röntgenaufnahmen mit anatomischer Veränderung des Sulcus sind hilfreich.

Sonographische und radiologische Diagnostik können weiter Aufschluss bei unklaren Situationen erbringen. Operativ besteht die Möglichkeit einer einfachen Dekompression, in schwierigen Fällen kann auch eine Volarverlagerung angezeigt sein. Insbesondere bei Rezidiveingriffen sollte das überlegt werden. Erfolgsraten werden mit 80 % angegeben, diese fallen bei vorbestehenden Paresen etwas weniger günstig aus. Als Komplikation kann es zu Nervenverletzungen und zu einer vermehrten Beweglichkeit des Nervens kommen.

Als zweithäufigstes, aber relativ seltenes Kompressionssyndrom ist die Kompression des Nervus ulnaris in der Loge des Gyuon anzusehen, welche sich ebenfalls bei Resistenz gegenüber konservativen Maßnahmen durch eine operative Behandlung erfolgreich beseitigen lässt.

Zu berücksichtigen sind als noch genannte Kompressionssyndrome das neurogene Thoracic-outlet-Syndrom, das in Inzisura-Scapulae-Syndrom, die Meralgia paraesthetica, das Tarsaltunnelsyndrom und die Morten-Metatarsalgie.

13.3.2 Verletzungen

Traumatische Nervenläsionen, insbesondere auch Plexus-brachialis-Syndrome, werden in der Regel an den ausgerichteten Zentren entsprechend operativ behandelt.

13.3.3 Tumore

Gutartige Nerventumore wie Schwanome oder Neurofibrome sowie maligne Nervenscheidentumoren und Metastasen sind je nach Lage und Ausdehnung gegebenenfalls auch an speziellen Zentren zu behandeln.

13.4 Schmerztherapie

Ein großer Anteil der deutschen Bevölkerung, leidet an einer chronischen Schmerzerkrankung, ca. 12–19 % der Bevölkerung. Eine spezialisierte ärztliche Behandlungsform ist für diese besondere Patientengruppe sicher indiziert. Es geht dabei vor allem um die Differenzierung zwischen akuten und rezidivierenden Schmerzen, intermittierenden Schmerzphänomenen, chronischen Schmerzen, nozizeptorischen Schmerzen und neuropathischen Schmerzen. Auch die somatoforme oder psychogene Komponente sollte Berücksichtigung finden. Der ambulant tätige Neurochirurg, der die Zusatzqualifikation Schmerztherapie besitzt oder sich nur auf die schmerztherapeutische Behandlung spezialisiert hat, ist in der Lage, mit dem klassischen WHO-Stufenschema medikamentös adäquat zu therapieren. Beim Versagen dieser Verfahren können in Kombination mit Infiltrationstechniken, Physiotherapie und neuro- oder verhaltenspsychologischen Konzepten auch invasivere chirurgische Verfahren zum Einsatz kommen. Neuromodulierende Verfahren unterstützen mittels Implantaten körpereigene schmerzmodulierende Abläufe. Möglichkeiten sind Implantierung von rückenmarksnahen Sonden zur Rückenmarksstimulation (SCS), periphere Nervenstimulation (PNS), Stimulation des Ganglion gasseri und Tiefenhirnstimulation (THS). Im ambulanten Bereich werden im Wesentlichen die ersten beiden Verfahren angewendet [12,29].

13.5 Neuromodulation

Für die epidurale Rückenmarkstimulation (SCS) besteht die Indikation bei neurogenen Schmerzzuständen aufgrund neuronaler Läsionen, verschiedener Schmerzzustände nach operativer Behandlung, therapierefraktärer Angina pectoris, peripherer arterieller Verschlusskrankheit sowie eines komplexen regionalen Schmerzsyndroms (CRPS) [16].

Als Auswahlkriterien und Indikationskriterien zählen:

1. Versagen konservativer Therapieformen,
2. körperlich indizierter Schmerz, der auf andere Verfahren erwartungsgemäß nicht positiv reagiert,
3. Ausschluss psychiatrisch-psychischer Störungen,
4. Ausschluss eines sekundären oder tertiären Krankheitsgewinnes,
5. erfolgreiche Teststimulation.

Zur Behandlung durch Einbringen von Stab- oder Plattenelektroden muss bei einer probatorischen Teststimulation über drei bis zehn Tage ein positives Ergebnis notwendig sein, um eine dauerhafte Implantierung durchzuführen. Erst dann wird im zweiten Schritt ein programmierbarer Schrittmacher mit implantiert.

Insgesamt stellt die SCS einen relativ sicheren Eingriff dar, wenngleich es zu Komplikationen kommen kann, weniger durch chirurgische Probleme als durch das Material verursachte Komplikationen. Als Ergebnis zeigt sich bei ca. 86 % der Patienten ein zunächst zufriedenstellendes Ergebnis, nach zehn Jahren noch bei 54 %. Insbesondere bei schmerzhaften Lumboischialgien und bereits stattgehabten OPs ist die Methode erfolgversprechend, dies auch bei der komplex-regionalen Schmerzsymptomatik (CRPS) und bei anderen chronischen Schmerzsyndromen, z. B. Post-Zoster-Neuralgie und Plexusläsionen. Bei der Behandlung der Angina pectoris zeigen sich gute Ergebnisse. Sehr gute Ergebnisse gibt es auch bei einem mittelgradig ausgeprägten pAVK-Stadium II b bis III.

Bei peripheren Nervenschmerzen, deren Behandlung nicht zufriedenstellend mit konservativen Maßnahmen erreicht werden kann, z. B. bei umschriebenen Nervenläsionen, Okzipitalisneuralgie, Migräne, Cluster-Kopfschmerz, CRPS II sowie bei postoperativen Beschwerden, ist die periphere Nervenstimulation durch das Einsetzen von Elektroden in das umliegende Gewebe eine invasive Maßnahme. 40–80 % der Patienten profitieren mit einer deutlichen Schmerzlinderung durch die zielgerichtete Stimulation der peripheren Nerven. Komplikationen sind in diesem Fall weniger chirurgisch verursacht, sondern eher materialbedingt und in nur geringem Umfang vorhanden.

Beim Trigeminus-Schmerz gibt es sowohl die Möglichkeit einer Stimulation eines Ganglion gasseri als auch die Thermokoagulation oder Ballonkatheterbehandlung bei sonst nicht behandelbaren Trigeminusschmerzen [30].

Als ablatives Verfahren müssen in diesem Zusammenhang auch die Thermokoagulation und Kryotherapie der Facettengelenke an der WS bezeichnet werden. Die Kryotherapie ist dabei nicht gewebezerstörend, zeigt aber hinsichtlich Durchführung, Technik und Erfolg mit der Thermobehandlung vergleichbare Ergebnisse. Neuroablative Verfahren wie die Chordotomie sind nur noch in Ausnahmefällen bei malignen Grunderkrankungen und limitierter Lebenserwartung indiziert und gelten im Moment in Deutschland als Reserveverfahren, wenn alle anderen Maßnahmen versagt haben sollten.

Eine weitere schmerztherapeutische Maßnahme im ambulanten Bereich ist die intrathekale Gabe von Opiaten und dafür angelegte Implantierung von Morphinpumpen, die entweder gasdruck- oder batteriebetrieben, zum Teil auch transkutan gesteuert werden können. Nach einer Anlage eines intrathekalen Katheters wird dieser später mit einer Pumpe verbunden, die in der Regel subkutan abdominal implantiert werden kann. Auch hier findet sich eine relativ hohe Schmerzminderung von 60–80 %. Komplikationen in Bezug auf Katheterplatzierung und Materialverschleiß bewegen sich im einstelligen prozentualen Bereich.

Weiterführende neurochirurgische Maßnahmen wie die Motor-Cortex-Stimulation zur Behandlung des Differenzierungsschmerzes bei zentralen Läsionen oder die tiefe Hirnstimulation bei therapierefraktärem Cluster-Kopfschmerz und anderweitig nicht behandelbaren neuropathischen Schmerzsyndromen sind in der Regel Zentren zugeordnet und werden so gut wie nicht ambulant durchgeführt [29].

Zusammenfassung: Die ambulante Neurochirurgie bietet in Deutschland flächendeckend eine wohnortnahe Versorgung auf dem Gebiet der degenerativen Wirbelsäulenveränderungen, peripheren Nervenkompression und der Schmerztherapie. Darüber hinaus sind Diagnostik, Behandlung, Nachsorge und Rehabilitation aller neurochirurgischen Krankheitsbilder in Kooperation mit stationären Abteilungen durchführbar.

Literatur

[1] DGNC. Neurochirurgie in Deutschland. Geschichte und Gegenwart. 50 Jahre Deutsche Gesellschaft für Neurochirurgie. Berlin, Wien, Blackwell, 2011.

[2] Poimann H, Conzen M. Niederlassung und Praxismanagement als neurochirurgischer Facharzt. In: Moskopp D, Wassmann H. Neurochirurgie. 2. Auflage, Stuttgart, Schattauer, 2015, 1047–1057.

[3] Poimann H. Führen in Bereichen ambulanter Versorgung. In: Zeitschrift für Ambulante Neurochirurgie. 3/2008, Würzburg, Huttenscher Verlag 507, 2008, 4–9.

[4] Moskopp D, Wassmann H. Neurochirurgie. 2. Auflage, Stuttgart: Schattauer, 2015.

[5] Poimann H. Gesprächsführung in der Neurochirurgie. In: Bushe K-A, Klinger M. (Hrsg). Advancers in Neurosurgery 18, Berlin, Springer. 350–354.

[6] Poimann H. Gesprächsführung in der Neurochirurgie. In: Hax PM, Hax-Stoppenhorst, T. (Hrsg.) Kommunikation mit Patienten in der Chirurgie. Stuttgart: Kohlhammer, 2012, 136–152.

[7] Poimann H. Die Position der ambulant tätigen Neurochirurgen in Deutschland. In: Zeitschrift für Ambulante Neurochirurgie. Würzburg, Huttenscher Verlag 507, 2009, 12–15.

[8] Poimann H, Fröhlich H, Popp R. Results of Percutaneous Laser Disectomy with Neodym-YA6 Laser in 250 Patients. In: McCulloch G, Reilly P (Hrsg.), 2001.

[9] Assmus H. Operative Therapie bei Engpasssyndromen. In: Homan et al. Neuroorthopädie 3. Berlin, Springer, 1985.

[10] Kretschmer T, Heinen C, Richter HP. Erkrankungen peripherer Nerven. In: Moskopp D, Wassmann H. Neurochirurgie. 2. Auflage, Stuttgart, Schattauer, 2015, 851–881.

[11] Poimann H, Fröhlich H, Popp R . Out Patient Spine Surgery. In: Brock M, Schwarz W, Witte C (Hrsg.) Spinal Surgery and Related Disciplines. Berlin, Monduzzi, 2006, 571–575.

[12] Trost A. Schmerz und allgemeine Schmerztherapie. In: Moskopp D, Wassmann H. Neurochirurgie. 2. Auflage, Stuttgart, Schattauer, 2015, 909–914.

[13] AWMF-Register Nr. 005/003. Klasse S3: Leitlinie Karpaltunnelsyndrom vom 06/2012.

[14] BÄK, KBV, AWMF. Nationale Versorgungsleitlinie Kreuzschmerz. Langfassung. Version 4, 2013

[15] AWMF-Register Nr. 030/058. Klasse S2K: Leitlinie lumbale Radikulopathie vom 09/2012.

[16] AWMF-Register Nr. 041/002. Klasse S3: Leitlinie Epidurale Rückenmarkstimulation vom 07/2013.

[17] Müller O. Degenerative Wirbelsäulenerkrankungen (HWS). In: Vajkoczy P, Schaller K, Sure U (Hrsg). Neurochirurgie Up Date, 2014.

[18] Meyer B. Degenerative Wirbelsäulenerkrankungen (LWS). In: Vajkoczy P, Schaller K, Sure U (Hrsg). Neurochirurgie Up Date 2013.

[19] Meyer B. Degenerative Wirbelsäulenerkrankungen (LWS). In: Vajkoczy P, Schaller K, Sure U (Hrsg). Neurochirurgie Up Date, 2014.

[20] Thomé C, Meyer F, Böhm W. Die degenerative lumbale Spinalkanalstenose. In: Deutsches Ärzteblatt. Jrg. 105. Heft 20, 2008, 373–379.

[21] Obernauer J, Thomé C, Radikuläre Syndrome. In: Moskopp D, Wassmann H (Neurochirurgie. 2. Auflage, Stuttgart, Schattauer, 2015, 763–774.

[22] Meyer F, Klekamp J, Zervikale Spinalstenose mit zervikaler Myelopathie. In: Moskopp D, Wassmann H. Neurochirurgie. 2. Auflage, Stuttgart, Schattauer, 2015, 775–783.

[23] Winking M, Weidner A, Operative Therapie der instabilen Wirbelsäule. In: Moskopp D, Wassmann H. Neurochirurgie. 2. Auflage, Stuttgart, Schattauer, 2015, 837–850.

[24] Rohde V. Degenerative Wirbelsäulenerkrankungen (HWS). In: Vajkoczy P, Schaller K, Sure U (Hrsg). Neurochirurgie Up Date 2013.

[25] Grumme T, Kolodziejczyk D. Komplikationen in der Neurochirurgie 1, 2, Oxford: Blackwell, 1994.

[26] Kalff R, Ewald C, Claucatio spinalis. In: Moskopp D, Wassmann H. Neurochirurgie. 2. Auflage, Stuttgart, Schattauer, 2015, 784–790.
[27] Poimann H, Schuster G. Qualitätssicherung, Qualitätsmanagement und klinisches Risikomanagement. In: Moskopp D, Wassmann H. Neurochirurgie. 2. Auflage. Stuttgart, Schattauer, 2015, 1058–1064.
[28] Qualitätsmanagement-Richtlinie vertragsärztlicher Versorgung – ÄQM- RL. Zuletzt geändert am 23.01.2014.
[29] Tronnier V. (Hrsg.). Neuromodulation bei chronischen Schmerzzuständen. Bremen, London, 0 Boston, Unimed, 2005.
[30] Tronnier VM., Rasche D. Hammer J. et al. Treatment of Idiopathic trigeminal neuralgia, Neurosurgery 48, 2001, 1261–1267.
[31] Rohde V. Degenerative Wirbelsäulenerkrankung (HWS). In: Vajkoczy P, Meyer B, Schaller K. Sure U. (Hrsg). Neurochirurgie Up Date. 2015.

Teil III: Gesundheitsökonomie und Gesundheitspolitik

Jochen Baierlein und Anke Priestersbach

Kapitel 14 Gesundheitsökonomische Betrachtungen des ambulanten Operierens

14.1 Derzeitige Strukturen und Situation des ambulanten Operierens

14.1.1 Ambulantes Operieren in Deutschland

Krankenhäuser in Deutschland haben seit dem Jahr 1993 die Möglichkeit, ambulante Operationen (AOP), also Operationen und medizinische Eingriffe ohne eine Hospitalisation des Patienten, anzubieten und durchzuführen. Der GKV-Spitzenverband, die Deutsche Krankenhausgesellschaft sowie die Kassenärztliche Bundesvereinigung vereinbaren hierzu nach § 115b SGB V jährlich den AOP-Vertrag. Dieser beinhaltet neben dem Katalog der ambulant durchführbaren Operationen als Anlage 1 des Vertrags eine einheitliche Vergütung für Krankenhäuser und Vertragsätze, welche die ambulanten Operationen durchführen [1].

Die stationären Operationsfälle nach dem OPS-Katalog im Kapitel 5 haben sich seit dem Jahr 2005 unwesentlich verändert. Auswertungen, basierend auf den DRG-Statistiken 2005–2013 des Statistischen Bundesamtes, zeigen ein jährliches Wachstum von etwa 0,9 %. Im Jahr 2005 wurden demnach rund 6,5 Millionen (Mio.) stationäre Operationsfälle durchgeführt. Diese Fallzahl ist bis zum Jahr 2013 auf nahezu 7 Mio. Fälle angewachsen [2].

Seit der Etablierung des ambulanten Operationsangebotes ist ein stetiges Wachstum der durchgeführten ambulanten Operationen in den Krankenhäusern zu verzeichnen. Basierend auf den Daten des Statistischen Bundesamtes ist die Anzahl der ambulanten Operationen seit 2003 jährlich um rund 10 % gestiegen. Wurden 2003 noch 724 Tausend Operationen ohne Krankenhausaufenthalt durchgeführt, waren es 2004 bereits knapp 1,2 Mio. und in dem Jahr 2013 insgesamt nahezu 1,9 Mio. ambulante Operationen. Eine Wachstumssteigerung war insbesondere in den Jahren 2002 bis 2008 zu registrieren. Die Berechnung des jährlichen Wachstums weist hier eine Steigerung um jährlich 20,5 % aus, wohingegen die Operationszahlen zwischen 2008 und 2013 nur noch um jährlich 1,5 % gesteigert werden konnten [3].

Neben den sich erhöhenden ambulanten Operationszahlen ist auch eine Steigerung des Anteils der Patienten der Gesetzlichen Krankenversicherung (GKV) zu ver-

---

Anmerkung: In Gedenken an unseren akademischen Lehrer und väterlichen Freund Professor Peter Oberender, einen großen Mann, der das deutsche Gesundheitswesen und die junge Wissenschaft der Gesundheitsökonomie nachhaltig geprägt und gleichzeitig voller Lebensfreude und Herzenswärme unzähligen Studenten, Mitarbeitern und Freunden auf ihrem Lebensweg geholfen hat.

zeichnen. Die Bereinigung der insgesamt stattgefundenen ambulanten Operationen im Krankenhaus durch die ambulanten Operationsfälle der GKV-Versicherten lässt auf die Fallzahl der privat krankenversicherten (PKV-)Patienten schließen. Entfiel im Jahr 2005 noch über ein Viertel aller ambulant durchgeführten Operationen auf PKV-Patienten, waren es im Jahr 2013 nur etwa 11,5 %. Auf Grund mangelnder Dokumentations- und Statistikdaten variieren in der Literatur die Daten und Fallzahlen bezüglich der PKV-Patienten, als Basis werden meist die 10 % des Bevölkerungsanteils der PKV-Patienten angenommen [4].

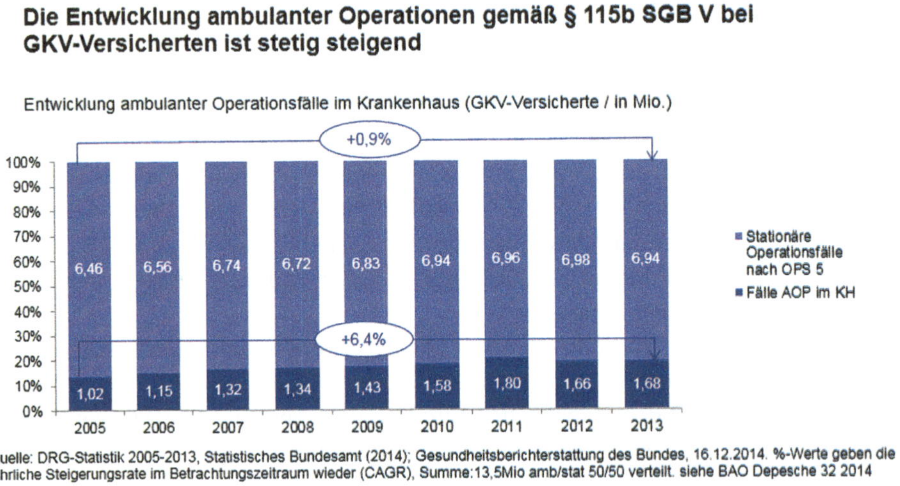

Abb. 14.1: Fallzahlvergleich. Eigene Darstellung [2].

14.1.2 Ambulantes Operieren im internationalen Vergleich

Alle zwei Jahre werden von der Association for Ambulatory Sugery (IAAS) 37 ambulante Operationen zusammengestellt und als sogenannter IAAS-Korb definiert [5]. Die Zusammenstellung erfolgt nach folgenden zwei Kriterien: Verfahren, die als Tagesfälle zusammengefasst werden können, und Verfahren, die auf dem neusten technischen Stand beruhen, sodass die neuesten technischen Möglichkeiten berücksichtigt und aufgezeigt werden können [6]. Die definierten ambulanten Operationen können im internationalen Vergleich als Grundlage herangezogen werden.

Im Vergleich zu anderen Industrienationen erreicht Deutschland eine auffallend niedrige Rate von ambulanten Operationen. Bedingt durch die zum Teil mangelhaft dokumentierten Daten und Fallzahlen im ambulanten Sektor, kann jedoch keine exakte AOP-Fallzahl generiert werden. So lässt sich die Rate der ambulanten Operationen in Deutschland auf unter 50 % einschätzen, in anderen vergleichbaren Ländern hingegen liegen diese Raten deutlich höher und erreichen einen Anteil von über 80 % an den definierten Operationen im IAAS-Korb. Werden hingegen die Fallzahlen aller durchgeführten Operationen betrachtet, nimmt Deutschland im internationalen Vergleich eine führende Position ein [6,7].

Ein zentrales Ergebnis der Umfrage war zudem, dass eine Überarbeitung des definierten IAAS-Korbes in Betracht gezogen werden muss, um die aktuelle Situation der IAAS-Mitgliedsländer widerspiegeln zu können. Des Weiteren fehlen einheitliche Definitionen sowie standardisierte Datenerhebungen. Daraus resultiert im Sinne einer besseren Vergleichbarkeit der Bedarf einer neuen systematischen Erfassung in vielen Ländern [5].

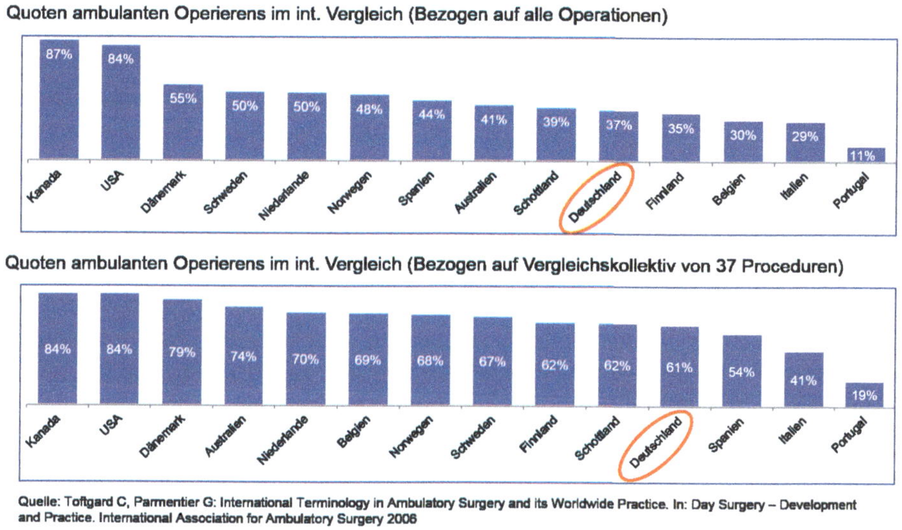

Abb. 14.2: Internationaler Vergleich. Eigene Darstellung [5].

14.2 Ökonomische Strukturen und Rahmenbedingungen des ambulanten Operierens

14.2.1 Vergütungsstrukturen von ambulanten Operationen

Die Vergütung der stationären Behandlung eines Patienten wird seit dem Jahr 2003 mittels Diagonsis Related Groups (DRG) bestimmt und kalkuliert. Einflussnehmend auf die DRG-Fallpauschale sind neben der Diagnose das Verfahren beziehungsweise die durchgeführte Operation und der Schweregrad der vorliegenden Erkrankung. Die DRGs sind mit sogenannten Bewertungsrelationen hinterlegt und werden mit den Basisfallwerten des jeweiligen Krankenhauses multipliziert. Daraus ergeben sich die Euro-Werte, die an den Leistungserbringer als Vergütung gezahlt werden. Die Fallpauschale orientiert sich an einer durchschnittlichen Verweildauer, darüber hinaus wird eine untere und obere Grenzverweildauer definiert. Daran bemessen sich die Abschläge bei Unterschreiten sowie die Zuschläge bei Überschreiten der Grenzverweildauern. Stationär durchgeführte Operationen werden mittels DRG klassifiziert und abgerechnet [8].

Wird ein Patient hingegen nicht stationär aufgenommen, kann keine DRG zugeteilt werden. Eine Abrechnung anhand der DRG-Fallpauschalen ist damit nicht möglich. Ambulant durchgeführte Operationen orientieren sich an den im AOP-Vertrag definierten Regelungen zur Honorierung der Leistungserbringung. Als Basis der Berechnung wird der einheitliche Bewertungsmaßstab (EBM) herangezogen (§ 7 Abs.1 AOP-Vertrag). Darüber hinaus dient bei Privatpatienten und Selbstzahlern die Gebührenordnung für Ärzte (GOÄ) als Berechnungsgrundlage. Der einheitliche Bewertungsmaßstab wird vom Bewertungsausschuss, sich zusammensetzend aus der Kassenärztlichen Bundesvereinigung (KBV) sowie dem GKV-Spitzenverband, bundesweit geltend definiert und bildet die Grundlage aller Abrechnungen der vertragsärztlichen Leistungen. Der Wert einer festgelegten Leistung wird anhand einer Punktzahl definiert, welche den kalkulierten ökonomischen Aufwand widerspiegeln soll. Der Euro-Wert der Leistung ergibt sich aus der Multiplikation des jährlich regional vereinbarten Punktewerts. Der Orientierungswert als Basis für die Verhandlungen wurde im Jahr 2014 auf 10,14 Eurocent fixiert [9].

Werden die Vergütungsstrukturen der stationären und ambulanten Operationen verglichen, fällt auf, dass die ambulant erbrachten Leistungen im Durchschnitt nur 25 % des DRG-Werts entsprechen [10]. Das bedeutet, dass eine Operation beziehungsweise ein Verfahren mit dem für den Patienten gleichwertigen Outcome bei stationärer Versorgung um das Vierfache vergütet wird als bei ambulanter Durchführung. Diese Berechnung der Leistung wird sowohl bei einer Behandlung im Krankenhaus als auch bei einer ambulanten Behandlung in der Praxis oder Tagesklinik angewandt [10]. Somit ist für die Krankenhäuser, aber auch zum Teil für die ambulanten Leistungserbringer, kein Anreiz gegeben, Operationen ambulant durchzuführen. Folglich kann davon ausgegangen werden, dass in Zeiten wirtschaftlichen Drucks die medizinische Leistung bevorzugt stationär erfolgt und die stationären Operationszahlen weiterhin steigen werden. Die internationale Betrachtung kann auch hier die vergleichsweise niedrigen Fallzahlen der ambulanten Operationen begründen.

Das Bundessozialgericht in Deutschland hat im Februar 2014 durch einen Richterspruch die Anreize der ambulanten Behandlung weiter gemindert. Nach dem veröffentlichten Urteil ist es Krankenhäusern erlaubt, ausgehend vom Gesundheitszustand des Patienten, den stationären Aufenthalt abzubrechen, selbst wenn der Patient weniger als 24 Stunden im Krankenhaus aufgenommen war. Dennoch kann das Krankenhaus die vollstationäre Behandlung geltend machen. Laut dem Urteil ist die geplante und nicht die tatsächliche Aufenthaltsdauer entscheidend. Eine vollstationäre Krankenhausbehandlung läge demnach vor, wenn der Patient mindestens einen Tag und eine Nacht im Krankenhaus versorgt werden soll und die Eingliederung in das Versorgungssystem des Krankenhauses nachvollziehbar sei [11].

14.2.2 Ökonomische Situation im Gesundheitswesen

Dem deutschen Gesundheitswesen stehen gegenwärtig, aber insbesondere in Zukunft, einige Herausforderungen gegenüber. So lagen die Gesundheitsausgaben im Jahr 2012 erstmals knapp über 300 Milliarden (Mrd.) Euro [2]. Die zentralen Herausforderungen stellen die steigenden Gesundheitsausgaben und die daraus resultierende drohende Finanzierungsproblematik der GKV dar. Das GKV-Finanzierungssystem ist nach dem Umlageverfahren organisiert und folgt dem Solidarprinzip, was mitunter die Umverteilung zwischen den Generationen bedeutet. Das anhaltend niedrige Geburtenniveau sowie die steigende Zahl der älteren Versicherten im Rentenalter führen zu einer Zunahme des Altersquotienten. Dieser beschreibt das Verhältnis zwischen den Versicherten im Rentenalter zu denen im Erwerbsalter, welche auch aufgrund veränderter Erwerbsbiographien abnehmen. Je höher der Altersquotient ausfällt, desto größer ist die Differenz zwischen Beitragseinnahmen und -ausgaben. Weitere Faktoren, die auf die Ausgaben wirken, sind der medizinisch-technische Fortschritt, der Lebensstil der Bevölkerung sowie die vorgehaltenen Kapazitäten im Gesundheitssystem. Während die gesamten Gesundheitsausgaben nach Angaben der Gesundheitsberichterstattung des Bundes seit 2005 um etwa 3 % jährlich ansteigen, entwickelt sich die Grundlohnsumme, welche als Budget für Versicherungsbeitrage angesehen werden kann, seit 2009 um durchschnittlich rund 2 %. Ebenfalls gestiegen sind die Ausgaben der gesetzlichen Krankenversicherungen, hier errechnete sich eine jährliche Steigerungsrate von 3,5 % in den Jahren 2005 bis 2012 (Abb. 14.1). Die Kosten steigen demnach stärker als die gehaltsabhängigen Einnahmen, was zu einer Mittelknappheit und sich erhöhenden Defiziten führt. Hinzu kommen strukturelle Herausforderungen, um eine hohe Versorgungsqualität gewährleisten zu können [12]. Ausgehend von der Ausgabenentwicklung und den im Verhältnis geringer steigenden Einnahmen ist es unumgänglich, Einsparpotenziale zu identifizieren und diese zu realisieren.

Die Ausgaben für ambulante Operationen der GKV entwickeln sich ebenfalls steigend (Abb. 14.2). Die finanziellen Belastungen zwischen 2005 und 2012 für ambulante Operationen im Krankenhaus weisen eine jährliche Steigerung von rund 6 % und im ärztlich-niedergelassenen Sektor von 8,5 % aus. Im Jahr 2012 verursachten die Kosten der ambulanten Operationen jedoch lediglich einen Anteil von 1,4 % an den Gesamtausgaben.

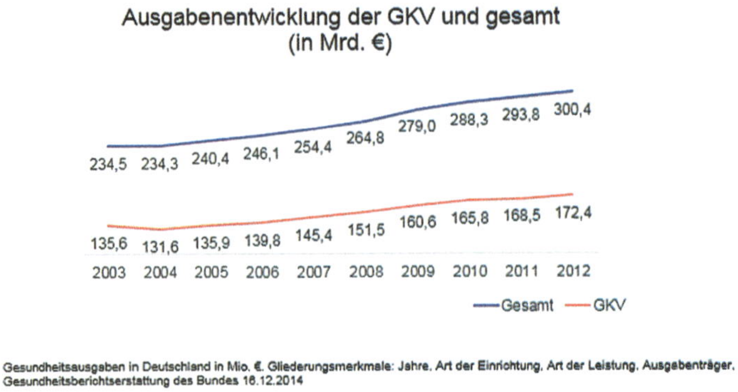

Abb. 14.3: Ausgabenentwicklung GKV und gesamt. Eigene Darstellung [2].

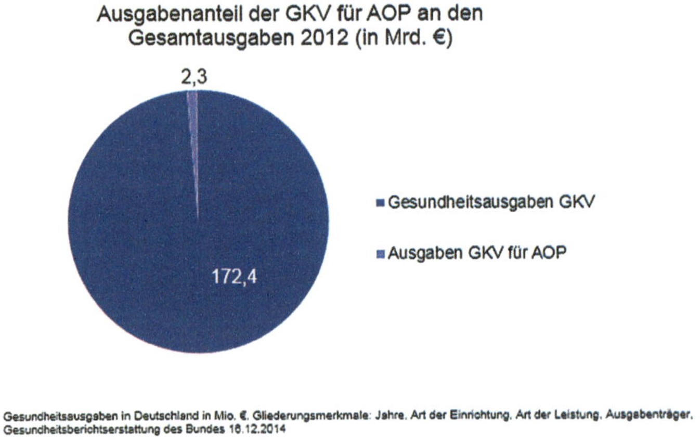

Abb. 14.4: Ausgabenanteil der GKV für AOP in 2012. Eigene Darstellung [2].

14.3 Einsparpotenziale durch ambulantes Operieren

Das deutsche Gesundheitswesen wird von verschiedenen Faktoren beeinflusst. Zu den Herausforderungen gehören aus diesem Grund neben der Ausgabenentwicklung und der Finanzierbarkeit des Gesundheitssystems auch strukturelle Aspekte, um eine hohe Versorgungsqualität gewährleisten zu können [12]. Die Entwicklungen in der Medizintechnologie nehmen einen bedeutenden Einfluss auf das Angebot von Gesundheitsleistungen. Der medizinisch-technische Fortschritt ermöglicht nicht nur einen Verweildauerrückgang, beispielsweise durch den Einsatz schonender Operationsverfahren, sondern zudem die Verlagerung stationärer Leistungen in den ambulanten Versorgungssektor. Dies wird durch neue Behandlungsverfahren und stationsersetzende Maßnahmen möglich [13].

Ein zu beobachtender Trend der Ambulantisierung ist das ambulante Operieren gemäß § 115b SGB V. Ambulantes Operieren weist nach Umfragen des Bundesverbandes für Ambulantes Operieren nicht nur eine hohe Patientenzufriedenheit, beispielsweise durch geringere körperliche Belastungen, auf, sondern birgt im Vergleich zu stationär erbrachten Operationen auch ein nicht unerhebliches Potenzial an Kosteneinsparungen im Gesundheitswesen. Allerdings kann nach aktueller Studienlage nicht abschließend beurteilt werden, ob durch ambulantes Operieren herkömmliche stationäre Aufenthalte vermieden werden oder die ambulanten Operationsfälle additiv hinzukommen. Aus der Verlagerung stationärer Leistungen in den ambulanten Versorgungssektor resultiert ein sinkender Bedarf an Krankenhausleistungen, wenn dies nicht nur additiv, sondern substituierend erfolgt, und dies führt somit zur Hebung von Effizienzreserven [14].

Das ambulante Operieren bietet dem Gesundheitssystem Einsparpotenziale, was die Effizienzanalyse des IBM Institute for Business Value weiter verdeutlicht (Abb. 14.3). Das Gesundheitswesen, das als einer der größten Wirtschaftszweige gilt, weist im Vergleich zu anderen Bereichen der Wirtschaft mit rund 42 % die höchste Systemineffizienz anteilig am wirtschaftlichen Gesamtwert des Systems sowie mit knapp 35 % das größte Verbesserungspotenzial anteilig an der Systemineffizienz auf. Die Analyse zeigt damit, dass nennenswerte Ineffizienzen in der Gesundheitswirtschaft existieren. Auf der anderen Seite wird allerdings deutlich, dass ein hohes Potenzial zur Senkung dieser Ineffizienzen besteht [15]. Auch entsprechend der Auffassung des Sachverständigenrates zur Begutachtung der Entwicklung im Gesundheitswesen sind in der Gesundheitsversorgung aufgrund bisher ungenutzter Substitutions- bzw. Verlagerungspotenziale vom stationären in den ambulanten Leistungssektor erhebliche Effizienzverluste zu vermuten. Unter anderem durch ambulantes Operieren sind jedoch erste Ansätze erkennbar, um dieses Potenzial besser ausschöpfen und die Leistungserbringung effizienter gestalten zu können [14].

Durch die Verlagerung von Operationen aus dem stationären Setting in den ambulanten Sektor entstehen Kostenvorteile für das Gesundheitssystem. Daraus lassen sich Einsparungen generieren. Dies belegt auch ein Gutachten zur ökomischen Betrachtung des ambulanten Operierens in Deutschland der Unternehmensberatung Oberender & Partner aus dem Jahr 2010, welches im Auftrag des Bundesverbandes für Ambulantes Operieren e.V. erstellt wurde. Das Ziel bestand in der vergleichenden Darstellung der für das Gesundheitssystem anfallenden Kosten bei stationären sowie ambulanten Operationen mit einer abschließenden Bewertung der Ergebnisse und der Ermittlung des Einsparpotenzials in drei Szenarien. Dazu erfolgte zunächst eine Auswahl geeigneter Operationen aus den verschiedenen Fachgebieten auf Basis der OPS. Anschließend wurden auf dieser Basis die Operationen identifiziert, die im AOP-Katalog aufgeführt werden. Hierbei handelt es sich demnach um Operationen, die sowohl stationär als auch ambulant erbracht werden können, so dass somit sowohl

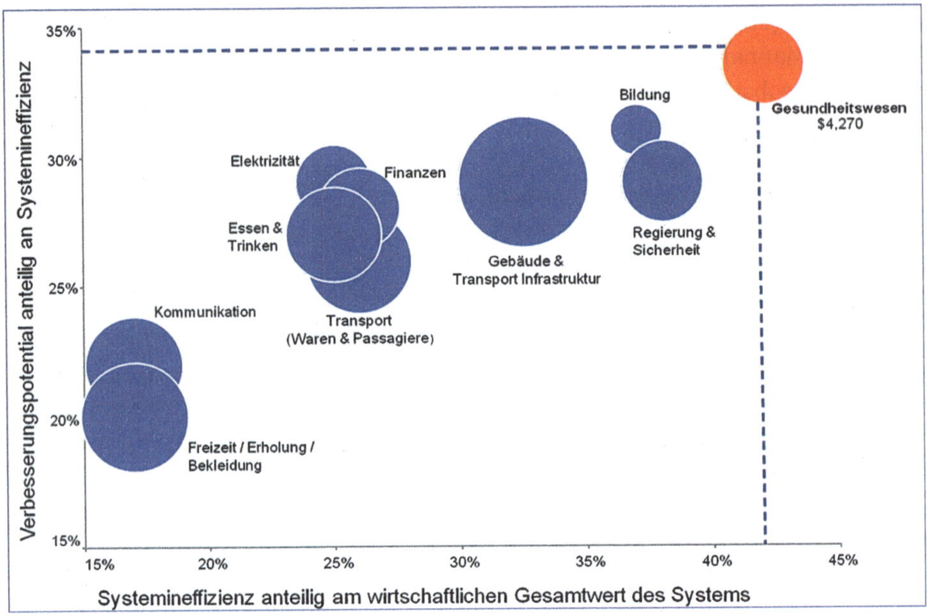

Abb. 14.5: Effizienzanalyse [15].

eine ambulante Vergütung nach EBM als auch eine stationäre Vergütung über die DRG möglich ist. Nach dieser Methodik wurden 25 OPS-Codes ausgewählt, denen für die Ermittlung der durchschnittlichen Kosten einer stationären Leistungserbringung die entsprechenden DRGs auf Basis des DRG-Kataloges 2009 zugeordnet wurden. Zur Ermittlung der durchschnittlichen Kosten bei ambulanter Durchführung der Operationen wurde für jeden OPS-Code ein ambulanter Modellfall nach den Vorgaben des EBM entwickelt. Hierbei wurden nicht nur die Personalkosten, sondern auch Sach- und Materialkosten berücksichtigt. Abschließend wurden die ökonomischen Effekte des ambulanten Operierens analysiert, indem die Differenz der entstehenden Kosten im stationären und im ambulanten Setting miteinander verglichen wurde. Dabei wurde in drei Szenarien gerechnet, welche sich anhand von Kriterien zur ambulanten Substitution bei Patienten im Alter von 25 bis 60 Jahren bilden. Das erste Szenario berücksichtigt alle Kurzlieger gemäß DRG-Browser, im zweiten Szenario finden sich 70 % der Patienten mit einem Schweregrad (PCCL) von 0, während im dritten Szenario eine Substitution von 100 % der Patienten mit einem PCCL von 0 angenommen wird. Die ökonomische Bewertung führt über alle Operationen hinweg zu einem Kostenvorteil des ambulanten Operierens für die Kostenträger zwischen 25 Mio. Euro beim ersten Szenario und 515 Mio. Euro beim dritten Szenario (Abb. 14.4). Hierbei ist das erste Szenario als konservativ und realistisch einzuschätzen. Durch die Umsetzung struktureller Maßnahmen scheinen auch die Kostenvorteile des zweiten Szenarios in Höhe von 361 Mio. Euro erreichbar. In diesem Ergebnis wird das Einsparpotenzial durch ambulantes Operieren für das Gesundheitssystem deutlich. Ambulante Operationen können damit wesentlich dazu beitragen, Systemausgaben zu senken und Effizienzreserven zu heben sowie gleichzeitig eine qualitativ hochwerte Versorgung anzubieten. Neben dem Bedeutungszuwachs von Qualität in der Gesundheitsversorgung gilt es, künftig Einsparpotenziale zu realisieren und Wirtschaftlichkeitsreserven zu heben, um die Finanzierbarkeit des Gesundheitswesens sichern zu können [16].

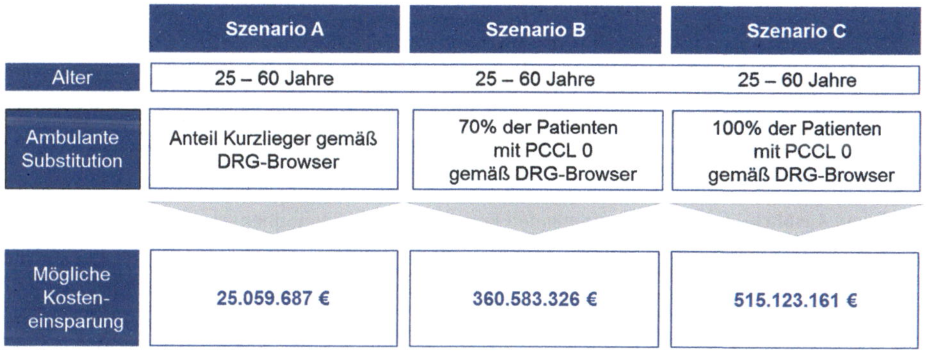

Abb. 14.6: Kostenvorteile des ambulanten Operierens [16].

Zudem ist das Innovationspotenzial von ambulanten Operationen aufgrund des medizinisch-technischen Fortschritts als hoch einzuschätzen. Immer mehr stationäre Leistungen können durch Innovationen in der Medizintechnik künftig ambulant erbracht werden. Der Markt für ambulantes Operieren wird somit voraussichtlich wachsen. Hochentwickelte Technologien ermöglichen es, ursprünglich komplexe und teure Lösungen zu vereinfachen [17]. Allerdings dominieren in der Realität derzeit Fehlanreize, welche die Substitution stationärer durch ambulante Operationen hemmen und dazu führen, dass die Effizienzpotenziale nicht optimal gehoben werden können.

Unter Beteiligung des GKV-Spitzenverbandes, der Deutschen Krankenhausgesellschaft sowie der Kassenärztlichen Bundesvereinigung wird ein Katalog über ambulant durchführbare Operationen und sonstige stationsersetzende Eingriffe inklusive Regelungen zu einheitlichen Vergütungen über den EBM sowohl für Krankenhäuser als auch Vertragsärzte erstellt [18]. Insbesondere aus Sicht der Krankenhäuser sind diese Vergütungsstrukturen nicht als attraktiv zu bewerten. Immerhin liegt die stationäre Vergütung über die DRG im Durchschnitt viermal höher als die Vergütung von ambulanten Operationen über den EBM. Hinzu kommen steigende Kosten, die durch den Personaleinsatz von Ärzten, aber auch zum Teil durch sachkostenintensive Eingriffe entstehen. Maßnahmen zum Patientenschutz und zu Hygieneverordnungen verstärken diesen steigenden Kosteneffekt weiter. Diese Entwicklungen finden in der derzeitigen Vergütung keine adäquate Berücksichtigung, was dazu führt, dass die über den aktuellen Punktwert berechneten Erlöse die Kosten nicht ausreichend decken können. Die Existenz der zwei Vergütungsmodelle für das stationäre und für das ambulante Setting sowie die Unterfinanzierung des ambulanten Operierens hemmen somit das Innovationspotenzial und werden als Hauptgründe für die niedrige Rate ambulanter Operationen angesehen. Dies begründet die anhaltende Diskussion im Hinblick auf die Anpassung der Vergütungsstrukturen. So kann nur eine Vergütung nach wirtschaftlich berechneten Gebühren, welche die entstandenen Personal- und Sachkosten decken, Effizienz und Qualität bei ambulanten Operationen gewährleisten [6]. Es ist zwar erkennbar, dass der Einspareffekt durch die Verlagerung stationärer Operationen in das ambulante Setting eintritt, jedoch sind bislang keine strukturellen Veränderungen erfolgt, die den ambulanten Operateuren eine effiziente Leistungserbringung ermöglichen.

Fazit und Ausblick: Aufgrund der steigenden Entwicklung der Gesundheitsausgaben müssen Lösungen entwickelt werden, die Antworten auf die Fragen der Finanzierbarkeit liefern. Dazu kann unter anderem das ambulante Operieren einen Beitrag leisten. Die Bedeutung des ambulanten Operierens nimmt im Hinblick auf diesen Aspekt stetig zu und verfügt zudem über eine hohe Patientenzufriedenheit. Das Entwicklungspotenzial ist derzeit jedoch noch nicht vollständig gehoben. Um die Kostenvorteile realisieren zu können, gilt es, die entsprechenden Rahmenbedingungen und Strukturen zu schaffen. Dazu müssen die Sektorengrenzen weiter reduziert, die Finanzierung und Vergütungsstrukturen des ambulanten Operierens hinterfragt und modifiziert sowie das Patientenwohl in den Mittelpunkt der Betrachtung gestellt werden. Zukünftige Modelle der Gesundheitsversorgung müssen zunehmend in Wertschöpfungsketten betrachtet werden. Optionen, wie beispielsweise das ambulante Operieren, die zur Kostensenkung und Hebung von Wirtschaftlichkeitsreserven beitragen können, sollten demnach gezielt gefördert werden. Insbesondere müssen Anreizstrukturen im Rahmen des gesamten Behandlungsprozesses und vor allem durch eine kostendeckende Vergütung geschaffen werden, um eine effiziente Leistungserbringung, auch für die Leistungserbringer, zu ermöglichen. Dies stellt eine wichtige Voraussetzung dar, um das Potenzial ambulanter Operationen optimal ausschöpfen und die im vorgestellten Gutachten ermittelten Kostenvorteile realisieren zu können.
Die zunehmende Bedeutung des ambulanten Operierens sowie der Handlungsbedarf zu dessen Förderung lassen sich in folgenden zehn wesentlichen Punkten zusammenfassen:
- Es ist ein steigender Trend der ambulanten Operationen erkennbar, dennoch führt Deutschland im internationalen Vergleich noch sehr wenige ambulante Operationen durch.
- Mögliche Gründe für die niedrige AOP-Rate gegenüber den Vergleichsländern sind unter anderem nicht kostendeckende Vergütungsstrukturen ambulanter Operationen.
- Der Punktwert zur Vergütung von ambulanten Operationen hat sich im Vergleich zu den Kosten für die Leistungserbringung nicht ausreichend entwickelt, die Leistungserbringer erreichen somit keine Kostendeckung.
- Ambulante Operationen sind bei gleichbleibendem Leistungsniveau kostengünstiger und bergen ein hohes Einsparpotenzial, welches durch die Verlagerung der Operationen aus dem stationären in das ambulante Setting möglich wird.
- Das Entwicklungspotenzial ist noch nicht vollständig gehoben.
- Aus diesem Grund sollten Kostenträger Anreize für mehr ambulantes Operieren setzen.
- Die steigenden Gesundheitsausgaben zeigen den dringenden Handlungsbedarf auf und begründen die Notwendigkeit, Einsparpotenziale zu identifizieren und zu nutzen.

- **Die hohe Patientenzufriedenheit bei ambulanten Operationen ist ein weiterer zentraler Grund, diese künftig stärker zu fördern.**
- **Die gegenwärtigen Strukturen im Gesundheitswesen mit dem Problem der starren Sektorentrennung sowie mangelnde Dokumentationsmöglichkeiten und Transparenz der Kostenerfassung hemmen die Entwicklung des ambulanten Operierens.**
- **Es sind neben kostendeckenden Vergütungsstrukturen auch strukturelle Änderungen zur Förderung des ambulanten Operierens und zur Hebung wichtiger Effizienzpotenziale notwendig.**

Literatur

[1] Sozialgesetzbuch (2013). Bücher I–XII, SGB V § 115b, 5. Buch. Gesetzl. Versicherung, 4. Kapitel. Beziehungen der Krankenkassen. 42. Auflage. München: dtv Verlag.

[2] Statistisches Bundesamt (2014). Fallpauschalenbezogene Krankenhausstatistik (DRG-Statistik). Operationen und Prozeduren der vollstationären Patientinnen und Patienten in Krankenhäusern 2005–2013. Wiesbaden: Destatis.

[3] Gesundheitsberichterstattung des Bundes (2014b). Operationen und Prozeduren der vollstationären Patientinnen und Patienten in Krankenhäusern. URL: www.gbe-bund.de (Thematische Recherche: Gesundheitsversorgung – Medizinische Verfahren, Medizinische Untersuchungen und Behandlungen – Operationen und Prozeduren in Krankenhäusern). Zugriff: 22.12.2014. Bonn: Destatis, GBE Bund.

[4] Gesundheitsberichterstattung des Bundes (2014a). Ambulante Operationen im Krankenhaus bei Versicherten der gesetzlichen Krankenversicherung. URL: www.gbe-bund.de (Thematische Recherche: Gesundheitsversorgung – Medizinische Verfahren, Medizinische Untersuchungen und Behandlungen – Ambulantes Operieren). Zugriff: 22.12.2014. Bonn: Destatis, GBE Bund.

[5] Toftgaard C (2012). Day Surgery Activities 2009 International Survey on Ambulatory Surgery conducted 2011. In: Ambulatory Surgery 17.3, Januar 2012, (S. 53–63).

[6] Brökelmann J (2014). Vergleich von OECD-Daten durch die IAAS: Deutschlands OP-Statistik ist mangelhaft. In: Bundesverband ambulantes Operieren (Hrsg.) 2014: BAO Depesche Ausgabe 32. (S. 1–6). Elmshorn: VMK Verlag für Medizinkommunikation GmbH.

[7] OECD (2013). Health at a glance 2013: OECD Indicators. URL: http://dx.doi.org/10.1787/health_glance-2013-en. Zugriff: 26.02.2014. OECD Publishing.

[8] Simon M (2013). Das Gesundheitssystem in Deutschland; Eine Einführung in Struktur und Funktionsweise. 4. Auflage. Bern: Verlag Hans Huber.

[9] Bundesministerium für Gesundheit (2014). URL: http://www.bmg.bund.de. Zugriff: 17.12.2014. Berlin: Bundesministerium für Gesundheit.

[10] Vescia F (2008). Vergütung ambulant und stationär durchgeführter Operationen in Bayern. Angleichung an die Fallpauschalen der DRG erstrebenswert. In: ambulant operieren 4/2008: (S. 184–186). Stuttgart: Thieme Verlag.

[11] Deutsche Ärzte Zeitung (2014). Auch 16 Stunden sind „vollstationär“. In: Ärzte Zeitung online. URL: http://www.aerztezeitung.de/praxis_wirtschaft/recht/article/854905/klinik-abrechnung-16-stunden-vollstationaer.html. Erschienen: 11.02.2014. Neu-Isenburg: Ärzte Zeitung Verlags-GmbH.

[12] Schulenburg J-M Graf von der (2006). Reformnotwendigkeiten und Reformbedarf: Wo stehen die Leuchttürme? In: Rebscher H (Hrsg.) 2006: Gesundheitsökonomie und Gesundheitspolitik im Spannungsfeld zwischen Wissenschaft und Politikberatung. (S. 127–140). Heidelberg: Economica Verlag.

[13] Robert Bosch Stiftung (2007). Zukunft für das Krankenhaus. Szenarien zur mittelfristigen Entwicklung der Krankenhausorganisation. 1. Auflage. Stuttgart: HWP Planungsgesellschaft mbH.
[14] Sachverständigenrat zur Begutachtung der Entwicklung im Gesundheitswesen (2012). Wettbewerb an der Schnittstelle zwischen ambulanter und stationärer Gesundheitsversorgung. Sondergutachten 2012. Kurzfassung. Bonn: Sachverständigenrat zur Begutachtung der Entwicklung im Gesundheitswesen.
[15] IBM Institute for Business Value (2010). The world's 4 trillion dollar challenge: Using a system-of-systems approach to build a smarter planet. IBM Global Business Services, Somers, NY, USA, S. 6 f.
[16] Oberender P (2010). Ökonomische Betrachtung des ambulanten Operierens. Gutachten, Stand: 09.04.2010. Bayreuth: Oberender & Partner. Unternehmensberatung im Gesundheitswesen.
[17] Hildebrandt H (2013). Schlägt die Ökonomie die Politik? Weshalb regionalen Systemanbietern die Zukunft gehört. In: IMPLICONplus – Gesundheitspolitische Analysen. Ausgabe 08/2013. Berlin: albring & albring pharmaceutical relations GmbH.
[18] GKV Spitzenverband (2014). Ambulantes Operieren nach § 115b SGB V. URL: http://www.gkvspitzenverband.de/krankenversicherung/krankenhaeuser/ambulante_kh_leistungen/ambulantes_operieren_115_b/ambulantes_operieren_115_b.jsp. Zugriff: 14.04.2014. Berlin: GKV Spitzenverband.

Christian Deindl

Kapitel 15 Kritische Anmerkungen zur allgemeinen gesundheitspolitischen Entwicklung und den Folgen für ambulantes Operieren

15.1 Einleitung

Mag es früher unvorstellbar gewesen sein, sich in einem medizinischen Fachbuch – gerade mit chirurgisch-operativem Schwerpunkt – mit dem Thema der gesundheitspolitischen und ökonomischen Rahmenbedingungen auseinanderzusetzen, so gilt in der Gegenwart die Nichtbeachtung des paramedizinischen Umfeldes geradezu als fahrlässig. Nicht wenige Dauerprobleme im Gesundheitswesen mit konkreten negativen Folgen für Patienten und Ärzte resultieren aus diesen früheren Versäumnissen.

Bewusst wurde in den einzelnen Kapiteln auf gezielte ökonomische Einlassungen und gesundheitspolitische Kommentare verzichtet, so angebracht sie jeweils auch waren. Beides wird im Schlusskapitel dieses Manuals nachgeholt, um nach dem gewonnenen medizinischen und fachlichen Überblick hinsichtlich Möglichkeiten und Potenzial des ambulanten Operierens die suboptimale Realität gegenüber-

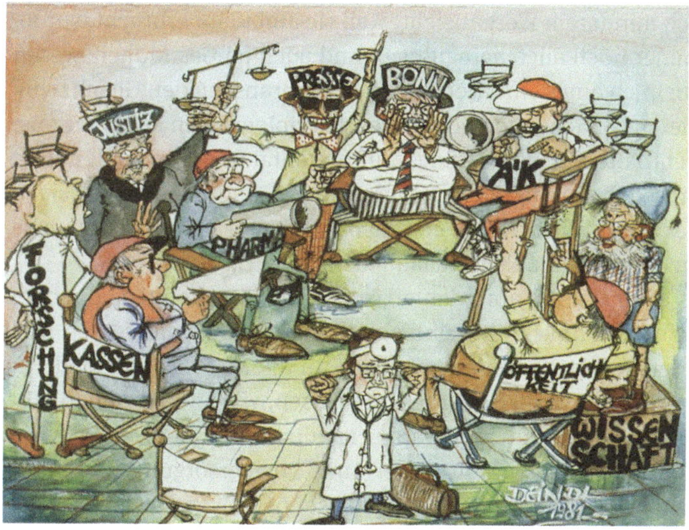

Abb. 15.1: Diese Karikatur wurde 1981 vom Medizinstudenten C. Deindl auf Anregung seines Doktorvaters Prof. Dr. med. H. Lydtin, Starnberg, angefertigt, um die vielfältigen Einflüsse darzustellen, denen bereits vor über 30 Jahren ein aktiver Arzt ausgesetzt war.

zustellen, unter der ambulante Operateure und Anästhesisten täglich ihre Arbeit zu leisten haben.

15.2 Historischer Rückblick

Ambulantes Operieren entstand primär aus eigenständigem und eigenverantwortlichem ärztlichen Handeln ganz im Sinne des Patientenwohls. Dies trifft besonders für Kinder und ihre besondere psychologische Situation zu [4]. So erstellte die Deutsche Gesellschaft für Kinderchirurgie bereits 1994 einen umfangreichen Katalog für ambulante Operationen, der bis heute unveränderte Gültigkeit besitzt [7]. Von fachspezifischem Vorteil war dabei, dass zu diesem Zeitpunkt bereits seit Jahren niedergelassene ambulante Kinderchirurgen erfolgreich operativ tätig waren und ihre Erfahrungen und Ergebnisse publizierten [1–3]. Zum Teil haben auch kinderchirurgische Kliniken und Abteilungen regelmäßig ambulant operiert [5,6]. Dazu sei die Bemerkung gestattet, dass diese Patienten im Rahmen der am Anfang dieser Entwicklung stehenden tageschirurgischen Eingriffe an Kliniken in der vormals für die Abrechnungsstatistik relevanten Mitternachtsstatistik fehlten. Daraus wird erkennbar, dass Politik und Bürokratie von Anfang an das Potenzial des ambulanten nicht vollstationären Operierens nicht erkannt haben und erst gar nicht verstehen wollten. Seither wird tageschirurgisches und das daraus hervorgegangene ambulante Operieren von einer chronischen Unterfinanzierung begleitet. Wer als gesundheitspolitisch und gesundheitsökonomisch Verantwortlicher eine medizinisch-chirurgische Leistung nur deshalb als von ökonomisch minderem Wert ansieht, weil sie ambulant erbracht wurde, der hat sich von den immer noch allgemeingültigen und auch im Gesundheitswesen zu respektierenden Prinzipien eines ehrbaren Kaufmanns verabschiedet. Gleichzeitig werden ambulant operierende Fachärzte und ihre anästhesiologischen Kooperationspartner durch das Vorenthalten eines leistungs- und qualitätsbezogenen Honorars diskriminiert, ungeachtet der umfangreichen Kompetenzen und des zuverlässigen Könnens, die sie in ihrer ambulanten Tätigkeit transparent unter Beweis stellen, wie in den Autorenbeiträgen dieses Manuals anschaulich dargelegt wird.

Statt bei Zeiten das Potenzial des ambulanten Operierens zu erkennen, glaubten verantwortliche Gesundheitspolitiker vermeintlichen Finanzierungsproblemen und der damit einhergehenden Ressourcenknappheit im Gesundheitswesen mit apodiktischen kassenärztlichen Bedarfsplänen begegnen zu müssen, wie jeweils zu den Jahresbeginnen 1987, 1989 und 1993 geschehen. Daraus resultieren bis in die Gegenwart eine bundesweite und regionale ambulante Unter- und Überversorgung. Die dafür maßgeblich Verantwortlichen bekleiden ungeachtet dieser negativen Langzeiterfolge weiterhin einflussreiche Ämter und Funktionen inner- und außerhalb der Politik.

Eingeleitet wurde diese Entwicklung 1985 durch eine so genannte konzertierte Aktion im Gesundheitswesen nach dem Vorbild der 20 Jahre zuvor installierten Aktion für die Gesamtwirtschaft. Obwohl bereits diese, wie am Beispiel der Ölkrise verdeutlicht, nicht im Sinne ihrer Erfinder den erhofften Erfolg erbrachte, wiederholen sich seither identische Fehleinschätzungen auf dem Gebiet der Kassenmedizin in bewundernswerter Regelmäßigkeit durch das alle zwei Jahre verfasste Gutachten des Sachverständigenrates. Dessen Versuche, die Realität des Alltags der Versorgung von Patienten den eigenen ökonomischen Modellen anzupassen, enden in dem retrospektiven Eingeständnis, bei Vorwegnahme des Endresultates die diesem zugrundeliegende(n) Fehlentscheidung(en) so nicht mehr treffen zu wollen. Somit halten Fiktionen und unbewiesene Annahmen Einzug in den Versorgungsalltag von Ärzten und Patienten und in die Qualitätswissenschaft Medizin.

1993 gab das Gesundheitsstrukturgesetz den Startschuss zur Verlagerung stationärer Leistungen in den ambulanten Bereich, aber ohne jegliche Bedarfsermittlung, ohne jegliche nachhaltige Struktur bzw. Qualitätsstandards und ohne jemals die Frage der Finanzierung gelöst zu haben. Alle genannten Punkte wurden von den jeweils betroffenen niedergelassenen, freiberuflich und somit selbsthaftend tätigen Fachärzten selbst abgearbeitet. In der Folge entstanden als logische Konsequenz entsprechende Arbeitsgemeinschaften, Qualitätszirkel und Berufsverbände als regulatives Gegengewicht zu diesen gesundheitspolitischen Fehlentscheidungen und Fehlentwicklungen.

Das nicht unerwartete Ausbleiben eines erkennbaren Erfolges führte 1996 zur Verabschiedung des Gesetzes zur Stabilisierung der Krankenhausausgaben mit dem Obergrenzen-Limit, gemessen am Stand 1995. Erneut erfolgten keine Strukturdebatte und keinerlei am wirklichen Bedarf orientierte Bedarfsplanung; mögliche alltagstaugliche Rationalisierungspotenziale und die Implementierung von (Sub-)Spezialisierung unterblieben. Die dafür zur Verfügung stehenden finanziellen Ressourcen wurden stattdessen für kurzfristige Ziele und Anreize ohne Nachhaltigkeit verwendet. Bis in die Gegenwart haben medizinische Leistungen dem Honorar zu folgen, statt die Kausalität in umgekehrter Richtung zu präferieren.

1997 wurde das Jahr des Krankenhaus-Neuordnungsgesetzes und 1999 das Jahr des GKV- Solidaritätsstärkungsgesetzes ausgerufen und Ende 2000 wurde der Milleniumswechsel mit der GKV- Gesundheitsreform eingeleitet, die unverändert andauert und wie bereits ihre Vorgängermodelle bisher verlässliche Ziele und Rahmenbedingungen vermissen lässt. Ein Ende ist nicht in Sicht, dafür werden bekannte Tatsachen als neue gesundheitspolitische Errungenschaften angepriesen und dem Wähler als solche verkauft, wie das ambulante Operationen am Krankenhaus, obwohl dort bei entsprechender Expertise bereits Tradition. Die vom Gesetzgeber bis Jahresende 2000 eingeforderte Erstellung eines Kataloges für stationsersetzende operative Leistungen entpuppt sich als weitere gesundheitspolitische Pseudoinnovation, da ein solcher OP-Katalog als notwendige und bewährte Basis für das ambulante Operieren zu diesem Zeitpunkt bereits existierte und von der vielbeschäftigten (Gesundheits-)Politik unbemerkt blieb.

Die zeitlichen Abstände in der Abfolge weiterer Gesundheitsgesetze werden immer kürzer und geraten so zu einer regelrechten Reformspirale. Die Namensgebung dieses Gesetzesfeuerwerks erfordert ein hohes Maß an Fantasie und Realitätsferne. Je mehr dadurch Ernsthaftigkeit und realistische Aussicht auf Erfolg in Zweifel zu ziehen sind, umso medienwirksamer wird das Gelingen eingefordert und die unvermeidlichen Nachfolgegesetze werden bereits vorangekündigt, da einige wenige – in Wirklichkeit meist die wichtigsten – Details in der gebotenen Eile noch nicht vollständig geklärt werden konnten. Fragen der Finanzierung bleiben bei diesem Gesetzestourismus einfach außen vor.

Aus einer falsch verstandenen, aber als konsequenter Folgefehler beharrlich vorangetriebenen Ökonomisierung erwuchsen Politisierung, Polemisierung und Polarisierung innerhalb des deutschen Sozial- und Gesundheitssystems und seiner solidarischen und einkommensabhängigen Finanzierung. Das Ergebnis dieser Bemühungen besteht im Zusammenspiel einer von Lobbyismus geprägten Gesundheitspolitik und Gesundheitswirtschaft. Der Faktor Mensch wird ohne jegliche Lobby in diesem System manipulierbar und vermeintlich ersetzbar, ohne es aber zu sein. Aus einem hinreichend bekannten Pflegemissstand wurde ein regelrechter Notstand, trotz konstant hoher Medizinstudentenzahlen zeichnet sich in ähnlicher Weise ein zunehmender Fächer und Sektoren übergreifender Ärztemangel ab. Dabei ist in diesem Zusammenhang vorerst von Quantität die Rede, von den drohenden qualitativen Defiziten ganz zu schweigen.

Ehemals regionale Steuerungsmodelle der Finanzierung des Gesundheitswesens wurden inzwischen vom Berliner zentralistischen Fondsmodell abgelöst. Diese Negativentwicklung nahm ihren Anfang mit dem Ende 1999 geschaffenen Risikostrukturausgleich (RSA), der von ursprünglich vorgesehenen 2,5 Milliarden auf inzwischen 17 Milliarden Euro an fiskalischer Manövriermasse angewachsen ist, um intransparent und nach politischem Kalkül (um)verteilt zu werden. Sozial- und somit Gesundheitsleistungen werden zu Wahlkampfversprechen und bestenfalls zu Wahlkampfgeschenken, eine ehemals flächendeckende hoch qualitative Medizin mutiert zunehmend zu einer unter Qualitätsverlusten leidenden staatlich bestimmten Gesamtminimalversorgung mit hohen Kollateralkosten für Ineffizienzen.

Im Gegenzug werden Gesundheitsleistungen ständigen Rationalierungsmaßnahmen unterzogen, weil vermeintliche Knappheit an finanziellen, personellen und strukturellen Ressourcen Gesundheit zu einem Wirtschaftsgut werden ließ. Dabei waren Gesundheit und der Zugang zu individuell notwendigen Gesundheitsleistungen ebenso wie Bildung bisher, wenn nicht bereits vormals, ein freies Allgemeingut und Garant von Lebensqualität und demokratischem Zusammenleben. Diese Kernkompetenzen eines funktionierenden und gerechten Sozialstaates sind in Frage gestellt, wenn täglich in Kliniken und Praxen die spürbaren Folgen eines erschwerten bzw. versperrten Zugangs zu medizinischen Leistungen, die flächendeckende Kostenunterdeckung medizinischer Leistungen und nicht zuletzt die sinkende berufliche Perspektive in Gesundheitsberufen und der daraus resultierende Mangel an Fachkräften für Patienten und deren Angehörige spürbar werden. Die Medien weisen regelmäßig darauf hin, dass es bereits konkrete Qualitätsmängel und Engpässe in der Patientenversorgung gibt – mit konkreten benennbaren Auswirkungen. Die bisher bewusste Weigerung, Hygienekosten im ambulanten Bereich zu übernehmen, ist die Fortführung der bisherigen „Qualitätspolitik" von zuständigen und in der Verantwortung stehenden Bundes- und Landesgesundheitsministerien.

Dabei bleibt die undankbare Aufgabe an Ärzten hängen, Patienten diesen politisch verordneten und gewollten Mangel als medizinischen Standard und Fortschritt verkaufen zu müssen. Eine typische politische Umkehrreaktionen in diesem Zusammenhang verkörpert die Tatsache, dass ambulante Operationen über zwei Jahrzehnte nicht angemessen vergütet und gewürdigt wurden und aus gesundheitspolitischem Zweckopportunismus nun wieder vermehrt in den klinischen Bereich zurückverlagert und dort ungeachtet der Dauerrisikoproblematik mit Krankernhauskeimen durchgeführt werden sollen. Dieser Sinneswandel geschieht unter zweierlei pekuniären Aspekten:

1. Im ambulanten Bereich besteht eine chronische und den Verantwortlichen bekannte Kostenunterdeckung, die sich spätestens seit der Umsetzung der neuesten Hygienegesetze nicht mehr vollständig kompensieren lässt. Deshalb werden von Niedergelassenen Operationen z. T. wieder belegärztlich in Kliniken durchgeführt. Einer den steigenden Qualitätskosten angemessenen Vergütung kann sich kein verantwortungsbewusster Gesundheitspolitiker mehr entziehen.
2. Den ebenfalls chronisch unzureichend finanzierten Krankenhäusern wird politisch suggeriert, durch ambulante Mehrerlöse ihre Haushaltsdefizite ausgleichen zu können oder gleich die Variante stationäre Operation mit deutlich höherem DRG-Honorar zu wählen. Somit erhoffen sich die Entscheidungsträger, den milliardenschweren Investitionsstau an deutschen Kliniken weiter vor sich herschieben zu können. Angesichts solcher staatstragenden Planspiele besitzen Patienteninteressen nur marginale Bedeutung.

Nur lässt sich das hochkomplexe Medizin- und Gesundheitssystem nicht mit dem Vergleich zu einer Modelleisenbahn simplifizieren, wo es nur einen Schalter umzulegen oder im Bedarfsfall gleich den Stecker zu ziehen gilt.

15.3 Ökonomie und Qualität in der ambulanten Chirurgie

Der etablierte und von ambulanten Operateuren und Anästhesisten aus Eigenmitteln vorfinanzierte Qualitätsstandard des ambulanten Operierens ist Teil einer hochwertigen spezialärztlichen ambulanten Versorgung und muss daher im Patienteninteresse kostendeckend finanziert werden. Dabei dient ein nicht unerheblicher Teil der erwirtschafteten Erlöse der Refinanzierung hochwertiger Qualitätsstrukturen wie Hygienemanagement und konstanter Mitarbeiterschulung, um nur einige zu nennen. Für die Teilhabe und Umsetzung des medizinischen Fortschrittes müssen Rücklagen gebildet werden. Ein solide Eigenkapitaldecke muss auch dem niedergelassenen Arzt als selbstständigem, freiberuflichem und persönlich haftendem Arzt-Unternehmer gestattet sein und nicht nur börsennotierten pharmazeutischen und medizin-technischen Konzernen sowie privaten Klinikketten mit ihren entsprechenden politischen Netzwerken vorbehalten bleiben.

Fehlende und mangelnde Qualität muss auch im Gesundheitswesen wie in anderen Bereichen unserer Gesellschaft ökonomisch defizitär bewertet werden, damit jeglicher positiver wirtschaftlicher Anreiz dafür fehlt. Diese Systematik lässt das bisher bestehende und politisch favorisierte kassenärztliche Kollektiv-Vergütungssystem vermissen. Diese Form von Qualitätsfehlmanagement verhindert den Wettbewerb um beste Qualität und faire Bedingungen zu gleichen Chancen aller ambulant operativ und anästhesiologisch tätigen Mediziner, da ein hohes und kostenintensives fachspezifisches Qualitätsverständnis nach den Gesetzen des bestehenden Gesundheitsmarktes zu negativen betriebswirtschaftlichen Ergebnissen bis in die Insolvenz führen muss.

Ebenso kontraproduktiv für eine kontinuierliche Qualitätsverbesserung beim ambulanten Operieren im Sinne einer wohnortnahen regionalen Patientenversorgung wirkt sich neben dem qualitätsmindernden kollektiven Verständnis gesundheitspolitischer Zentralismus in Gestalt des in Berlin angesiedelten Gesundheitsfonds aus. Auch wenn rein hypothetisch KV und/oder GKV bestimmte Qualitätsprogramme in der Patientenversorgung – wie in der Vergangenheit vereinzelt und nur kurzfristig geschehen – gezielt im Sinne der Schaffung nachhaltiger verlässlicher ambulanter Versorgungsstrukturen fördern möchten, es fehlen ihnen schlicht die notwendigen finanziellen Ressourcen aus dem gutsherrenartig geführten Gesundheitsfonds, dessen politische Umsetzung im Übrigen auf die Initiative von drei Parteivorsitzenden zurückzuführen ist und der alles andere als das Ergebnis aus Expertise und aktiver Erfahrung im Gesundheitswesen darstellt.

Da aber die medizinische Behandlung und Betreuung von Patienten weiterhin vor Ort, regional und dezentral stattfinden, bedarf es folglich einer ebenfalls dezentralen regionalen Honorar- und Erlösregelung, wie sie sich über Jahrzehnte bewährt hat. Ungeprüft und ohne Beweis eingeführte gesundheitspolitische Schlagwörter wie Kostenexplosion, doppelte Facharztschiene oder exorbitant lange Wartezeiten für Facharzttermine sollen populistisch die im realen Gesundheitssystem fehlenden politischen Argumente für staatliche Eingriffe liefern, die sich von den beschriebenen staatlichen Aufgaben und Pflichten zur Daseinsfürsorge deutlich unterscheiden. Sie haben im Zeitalter der „schwarzen Null“ den Vorteil, keine Kosten zu erzeugen und dennoch den Eindruck von staatsmännischem Aktivismus im Sinne eines politischen Perpetuum mobile zu erzeugen. Die langfristigen und im Vergleich zu den Qualitätskosten der Gegenwart teuren gesellschaftlichen Fehlerkosten einer solchen im Entstehen begriffenen Gesundheitsmangelwirtschaft werden ausgeblendet. Denn die aus der bisherigen Gesundheitspolitik der vergangenen zwei Jahrzehnte hervorgegangenen Fehlentwicklungen und durch staatliche Eingriffe entstandenen unübersehbaren Mängel lehren, dass immer wieder vermeintlich neue, zentral gesteuerte und diesmal mit Erfolgsgarantie ausgestattete staatliche Interventionen, die jenen für diesen Negativtrend ursprünglich verantwortlichen nicht unähnlich sind, als alleinige Ultima ratio im Sinne einer sich selbst erfüllenden Prophezeiung zu helfen vorgeben.

Es wird dabei völlig außer Acht gelassen, dass seit über 25 Jahren ambulante Operationen im weltweiten Vergleich in Deutschland konkurrenzlos am „kostengünstigsten" – weil unterfinanziert – erbracht werden. Und dennoch wird permanent versucht Arzthonorare und Sachkosten zu vermengen und weiter zu drücken. Gleichzeitig wird der dazu notwendige bürokratische Überwachungsapparat ausgebaut, ohne selbst einer wirksamen Kontrolle zu unterstehen.

Was dem Projekt ambulantes Operieren seit seinen Anfängen als Makel anhängt, sind nicht etwa übermäßig hohe Komplikationsraten oder überdurchschnittliche Unzufriedenheit von Patienten und Angehörigen, wie in diesem Manual überzeugend dargestellt. Es sind alleine die ökonomische Mindereinschätzung und nicht ausreichend kostendeckenden Bezahlungen. Beides gilt für Kliniken und Praxen im gleichen Maße und verkörpert ein gehöriges Maß an Respektlosigkeit gegenüber Pflegeberufen, Ärzten und allen an der Patientenversorgung aktiv beteiligten und engagierten Menschen.

In ihren Anfangsjahren konnten ambulant operierende Praxen dieses Missverhältnis von kassenärztlichen Erlösen zu dem zeitlich-organisatorischen, personellen und kostenmäßigen Aufwand durch eine Mischkalkulation aus den in der Sprechstunde generierten Einnahmen quersubventionieren. Inflationsbereinigt entsprach bis 1996 der Punktwert für jede dieser ärztlich erbrachten Einzelleistungen dem betriebswirtschaftlich erforderlichen Kalkulationswert. Andere sogenannte EBM-Reformen hatten weitere erhebliche Einschnitte in der Vergütung aller ambulant erbrachten ärztlichen Leistungen einschließlich des ambulanten Operierens zur Folge.

Da Kliniken eine (nachweisbare) Quersubventionierung untersagt ist, werden in diesen Einrichtungen z. T. ambulante Operationen unter dem Begriff Marketing durchgeführt, in der vagen Hoffnung, der Patient möge sich in Zukunft in derselben Klinik stationär behandeln und ggf. operieren lassen. Damit erhöht sich die Dunkelziffer an zum Nulltarif ambulant erbrachter hochwertiger operativ-chirurgischer Behandlungsleistungen nochmals erheblich. Es wird in Deutschland nicht in erster Linie zu viel ambulant operiert, sondern es wird im internationalen Vergleich zu wenig ambulant und dafür zu billig und folglich kostenunterdeckend operiert. Qualitätsstillstand und Qualitätsverluste werden von den verantwortlichen Stellen billigend in Kauf genommen.

In dem zurückliegenden Vierteljahrhundert kann somit von einer milliardenhohen Summe an nicht bezahlten Honoraren und Kosten für hoch qualifiziert erbrachte ambulante operative Leistungen ausgegangen werden. Im gleichen Zeitraum nahmen die Kosten für den pharmazeutischen und medizinisch-technischen Komplex sowie in der Gesundheitsbürokratie ständig zu. Den Verantwortlichen war vielleicht nicht zum rechten Zweitpunkt bewusst, dass der deutsche Gesundheitsmarkt weltweit als Referenzmarkt für Arzneimittel gilt. Die Risiken steigender Arzneimittelkosten hatten und haben immer noch Ärzte zu tragen und sie werden deshalb zum gefundenen Objekt für Regresse, die weit über die wirtschaftlich bedrohliche Situation hinaus an die physischen und psychischen Grenzen der Betroffenen gehen.

Statt eine medizinisch sowie gesundheits- und sozialpolitisch nutzenstiftende und leistungsgerechte Allokation der vorhandenen Ressourcen ordnungspolitisch zu begleiten, glaubt die Gesundheitspolitik beratungsresistent weiterhin an die Unfehlbarkeit ihres Handelns:

- Statt Ausbildungskosten auf den Weg zum Facharzt als gesamtgesellschaftliche Aufgabe zu verstehen und als Gesundheitskosten zu finanzieren, werden Mittelabflüsse zu internationalen Investoren und Konzernen gefördert.
- Statt Pflegeberufen und medizinischen Assistenzberufen wegen ihrer Patientennähe eine leistungsangemessene und menschenwürdige Bezahlung zu gewähren, wird der Attraktivität bürokratienaher Beschäftigungsverhältnisse und deren beruflichen Diskontinuität das Wort geredet.
- Die Vorenthaltung vorhandener finanzieller Ressourcen als Missachtung und Respektlosigkeit gegen die Ärzteschaft und alle mit der täglichen Patientenversorgung aktiv beschäftigten Menschen wird ergänzt durch das ständige Regressrisiko für verordnete Arzneimittel, Heil- und Hilfsmittel sowie indizierte therapeutische Maßnahmen wie Physio-, Logo- oder Ergotherapie.

Die logische Folge sind Ärztemangel und Pflegenotstand, wenn die wichtigste Ressource Mensch im Gesundheitswesen zu einer lästigen Position einer gesundheitspolitischen Kostenrechnung wird. Selbsternannter Gesundheitsexperte wird man im Medienzeitalter schnell, die Expertise in einem Pflegeberuf oder als Arzt in Klinik und Praxis bedarf hingegen einer jahrelangen Entwicklung. Die Patientenbetreuung umfasst die Dauer eines 24-Stunden-Arbeitstages bzw. einer 7-Tage-Woche und liegt damit weit über Bürozeiten und Sachbearbeiter-Niveau.

Parallel zu dem budgetären und finanziellen Missmanagement des ambulanten Operierens kommt erschwerend hinzu, dass durch den bundesweiten 20%igen Bettenabbau und eine 10%ige Klinikschließung sowie mit Einführung des DRG-Systems in den verbliebenen Kliniken die flächendeckende wohnortnahe Versorgung durch Krankenhäuser gerade in der Peripherie und im ländlichen Bereich instabil geworden ist, inklusive Lücken in der Notarztversorgung.

Durch die politisch gewollte Zurückverlagerung des ambulanten Operierens in den Klinikbereich wird ein weiterer medizinischer Leuchtturm in der modernen und patientenorientierten Krankenversorgung grundlos eingerissen. Aus den bereits genannten Gründen erwächst den Krankenhäusern aus dieser Entwicklung kein nachhaltiger Mehrerlös. Vielmehr werden damit Teile der bereits im Normalbetrieb im unteren Bedarfsbereich liegenden Ressourcenkapazitäten an das leistungs-, qualitäts- und serviceorientierte ambulante Operieren abgegeben, ohne jedoch mit den bewährten, effektiven und effizienten ambulanten inhabergeführten Praxiskliniken und OP-Zentren gleichzuziehen. Abgesehen davon gilt ein Krankenhausaufenthalt aus Sicht der Hygiene anamnestisch inzwischen als Risikofaktor.

Da ambulante chirurgisch-operative OP-Zentren und Praxiskliniken nicht nur operativ tätig sind, sondern auch im großen Umfang die konservativ-chirurgische und nicht operative fachärztliche Patientenversorgung zuverlässig und mit konstant hohem Facharztstandard anbieten, wird bei Wegfall dieser operativen Einheiten auch deren hoher Versorgungsgrad zum Erliegen kommen.

Zwangsverpflichtungen aus anderen Fachgebieten oder zur temporären Niederlassung in der Peripherie werden dann auch nicht darüber hinwegtäuschen können, dass hier eine erhebliche Lücke zwischen zukunftsnaher Realität und medienwirksamen Wahlkampfversprechungen mit bester medizinischer Versorgung klafft, wie aktuell im Koalitionsvertrag niedergeschrieben. Im Versorgungsalltag allerdings gelten für Patient und Arzt die Paragraphen im Sozialgesetzbuch V mit seinem Passus „... ausreichend, zweckmäßig und wirtschaftlich". Übersetzt bedeuten diese Begriffe Durchschnitt bis Unterdurchschnittlichkeit. Wer als Patient mehr erwartet, muss klagen, wer als Arzt darüber hinaus mehr im Interesse seiner Patienten tut, wird verklagt durch die (Sich-)Selbstverwaltung und Krankenkassen.

Da die davon überwiegend betroffene Bevölkerungsmehrheit von 90 % als gesetzlich Krankenversicherte ihre gesellschaftliche Sozialisation nicht mehr in der Nachkriegs- und/oder Vorwende-Mangelwirtschaft erleben musste, sind solche in einem Gesetzestext gefassten Beschränkungen und Einschnitte in ein freiheitlich-demokratisches Gesundheitswesen weder für Patienten noch für deren Ärzte akzeptabel. Sie stoßen an die Grundprinzipien unserer Verfassung mit dem verbrieften Schutz der Würde des Individuums, der Rechtsstaatlichkeit und des Gleichheitsprinzips.

Wie in vielen anderen Lebensbereichen ist auch im Bereich der Medizin und des Gesundheitswesens innerhalb eines Jahrhunderts ein enormer positiver Fortschritt zu verzeichnen. Auf diesen ist die bisher höchste kollektive Lebenserwartung zurückzuführen. Statt diese zivilisatorische Errungenschaft als positive Entwicklung anzuerkennen, wird sie von Politik und Kostenträgern geradezu in das Gegenteil verwandelt und mit dem Schlagwort "demographischer Wandel" als weiteres Finanzierungsrisiko unseres solidarisch finanzierten Gesundheitswesens beschuldigt. Nicht die individuellen und statistischen Lebenserwartungen haben sich den ordnungspolitischen Rahmenbedingungen anzupassen, sondern die umgekehrte Reihenfolge ist das Maß der Dinge.

15.4 Geändertes Anforderungsprofil für Ärzte und ambulante Operateure: Operieren alleine reicht nicht mehr

Ärzte als solche stehen ungeachtet ihres jeweiligen Fachgebietes seit Jahrzehnten unangefochten bei Umfragen an einer der obersten Stellen, weil sie zuverlässig und mehrheitlich dem Patienten- und Gemeinwohl verpflichtet sind. Beliebtheit korreliert mit Zufriedenheit und diese wiederum mit der ärztlichen Qualität.

Patientenferne Beschäftigungsverhältnisse nehmen hingegen hintere Plätze ein, weil mehrheitlich eigene Ziele oberste Priorität genießen. Diese populärwissenschaftliche Wahrheit stellt allerdings keinen Hinderungsgrund dar, sich erheblich und ohne jegliches Gespür für Risiken und Nebenwirkungen in das komplexe Gesundheitswesen einzumischen und dieses den eigenen Verhaltenskodizes anzupassen und z. T. medienwirksam zu manipulieren

Dieser abwegigen Entwicklung gilt es, zukünftig und zeitnah energischer als bisher entgegenzutreten. Nicht die Nähe zu Politik und Mehrheitsverhältnissen, sondern ausschließlich die zum Patienten hat Vorrang. Wer von und durch die Qualität ärztlicher Arbeit nicht zu überzeugen ist und dafür bevorzugt Kontakte zu Lobbyisten im und außerhalb des Gesundheitswesens pflegt, muss auf den Boden eines fairen, transparenten und freiheitlich demokratischen Gesundheitswesens zurückgeholt werden.

Wenn schon von einem – einseitig – wachsenden Gesundheitsmarkt gesprochen wird, dann sollte auch marktkonform in einen wachsenden Markt investiert und nicht der Mittelzufluss anderweitig zweckentfremdet werden. Denn es zeugt nicht nur von ökonomischem, sondern auch von gesundheitspolitischem Unwissen, wenn benötigte sowie bereits vorhandene Ressourcen aus einem Wachstumsmarkt bewusst abgezogen werden, der mit seiner aktuellen demographischen Zusammensetzung sichere Arbeitsplätze und Einkommen vor allem durch eine hochwertige und v. a. menschenwürdige Patientenversorgung bietet.

Allerdings handelt es sich dabei um hochqualifizierte Arbeitsplätze des ersten Arbeitsmarktes mit fachlicher und sozialer Kompetenz. Umschulungsmaßnahmen reichen allenfalls für zuarbeitende und unterstützende Bereiche, nicht aber für Eigenverantwortung und Selbstständigkeit. In den Medien immer wieder aufgezeigte Hygieneskandale beweisen den Zusammenhang zwischen Lohndumping im Gesundheitsbereich und den direkten negativen Folgen für Patienten, aber auch für die Reputation einer davon betroffenen medizinischen Einrichtung. Dafür verantwortliche Politiker, Kassenvorstände und die Führungsetagen der Verwaltung exkulpieren sich gegenseitig oder wechseln einfach das Ressort.

Es ergibt wenig Sinn, durch quantitativ verstärkte Kontrollen und den Mittelzufluss in eine kostspielige Bürokratie zur Überwachung der eigentlichen Abwicklung des Gesundheitssystems das Wort zu reden, statt gezielt Anreize und die Förderung bewährter Qualitätsmessinstrumente wie das weltweit bewährte Peer-Review, externe Audits und Zertifizierung zu schaffen.

Es handelt sich geradezu um eine grobe Fahrlässigkeit der verantwortlichen Gesundheitspolitik, wenn bewährte und validierte Instrumente der Qualitätssicherung wie der AQS1- Patientensicherheitsfragebogen trotz seiner peniblen, bundesweiten und fachübergreifenden versorgungswissenschaftlichen Aufarbeitung inklusive Publikation mit größtmöglicher Ignoranz negiert werden. Im angloamerikanischen Ausland hingegen werden darüber vortragenden deutschen Ärzten Preise (Awards) verliehen!

Dafür werden in Deutschland immer neue staatliche „Qualitätsinstitute“ und Kostenstellen geschaffen, deren wissenschaftliche Leitung bisweilen an simplen abrechnungstechnischen Alltagsproblemen scheitern kann.

Nur vor diesem Hintergrund wird verständlich, wieso das von Professor Oberender und Kollegen verfasste wissenschaftliche Gutachten, von niedergelassenen ambulanten Operateuren und Anästhesisten selbst initiiert, in Auftrag gegeben und finanziert, erstmals die Vorteile des ambulanten Operierens aus gesundheitsökonomischer Sicht darlegt, um dann von den politisch Verantwortlichen und den in einer regelrecht patientenfernen Parallelwelt lebenden Kostenträgern schlicht nicht gelesen oder verstanden zu werden. Statt die im Gutachten dargelegten Empfehlungen zu berücksichtigen, ist ein weiteres Stagnieren der Honorare für Ärzte und der Unverhältnismäßigkeit auf Seiten der Verwaltungskosten zu verzeichnen, begleitet von milliardenschweren Beitragsentnahmen aus dem Gesundheitsfonds zur Sanierung der Staatsfinanzen.

15.5 Aktueller und zukünftiger Stellenwert des ambulanten Operierens im gesundheitspolitischen Wandel

15.5.1 Ambulante Operationen aus Qualitätssicht – Fortsetzung einer Erfolgsgeschichte ausdrücklich erwünscht

Ambulantes Operieren ist seit 25 Jahren zunehmend fester Bestandteil einer wohnortnahen, aber auch überregionalen chirurgischen operativen Patientenversorgung. Wie in diesem Manual Kapitel für Kapitel dargelegt, ist dieser wichtige Teil unseres Gesundheitssystems aus diesem nicht mehr wegzudenken und die bisherige im Sinne eines positiven medizinischen Fortschrittes erfolgte Entwicklung bleibt unumkehrbar, aber durchaus verbesserungswürdig. Eine politisch gewollte und erzwungene Rücknahme dieser Entwicklung bedeutet eindeutig einen erheblichen Qualitätsverlust auf Kosten der betroffenen Patienten und ihrer Angehörigen und kommt einem staatlich verordneten Ausbau von Airbags aus PKWs gleich.

Ambulantes Operieren bedarf wie alle Teilbereiche der Medizin eines ständigen, aber fairen Wettbewerbes, um entsprechende Qualitätsverbesserungen zu erzielen. Dieser kontinuierliche Verbesserungsprozess ist ausdrücklich von den ambulanten Operateuren erwünscht und wird transparent umgesetzt.

„Qualität aus einer Hand mit Herz und Verstand" war, ist und bleibt das bundesweite Erfolgscredo des ambulanten Operierens aus medizinischer Sicht. Die ökonomische Seite befindet sich in erheblicher Schräglage und bedarf einer umgehenden Kurskorrektur. Die dazu erforderlichen Daten müssen verlässlich sein und können nur von dem aus dem Kreis der für das ambulante Operieren befähigten Mediziner stammen. Denn nicht alle der indirekt Beteiligten haben ein uneigennütziges Interesse an der angemahnten Kurskorrektur. So beruht die aktuelle Rechtslage für das ambulante Operieren auf dem jüngsten 3-seitigen Vertrag zwischen dem Spitzenverband der GKV, der Deutschen Krankenhausgesellschaft und der Kassenärztlichen Bundesvereinigung. Dabei ist zu beachten, dass jede der drei aufgeführten Parteien ihre eigenen Interessen vertritt:

– So beabsichtigt die gesetzliche Krankenversicherung, die Ausgaben für ihre Patienten in allen Bereichen so niedrig wie möglich zu halten. Ausgenommen sind davon allerdings die eigenen Verwaltungskosten. Von diesen Bestrebungen sind weder ambulante noch stationäre Bereiche oder Fachgebiete ausgeschlossen, zum Teil muss geradezu von Dumpingpreisen gesprochen werden. Ambulantes Operieren als hochspezialisierte fachärztliche Spezialbehandlung erfordert einen sehr hohen Qualitätsstandard und somit ein nicht zu unterschreitendes Mindestmaß an finanziellen Ressourcen. Es sind bereits eindeutig Qualitätsminderungen und -mängel in unserem Gesundheitswesen festzustellen. Dies geschieht nicht ohne die entsprechende politische Rückendeckung, zumal eine Personalfluktuation zwischen den genannten Institutionen nachweislich besteht.

In diesem Zusammenhang muss fairer Weise ebenfalls darauf hingewiesen werden, dass sich die PKV identisch verhält und an einer seit 20 Jahren bestehenden Gebührenordnung (GOÄ) festhält, obwohl zwischenzeitlich, wie in allen Lebensbereichen so auch beim ambulanten Operieren, ein Anstieg der medizinischen Qualitätskosten zu verzeichnen und akzeptiert ist.

– Die deutsche Krankenhausgesellschaft sieht im ambulanten Operieren nach anfänglichem Desinteresse eine Chance für den Erlös von Mehreinnahmen [8], nachdem sich der stationäre Bereich nach Einführung der DRG-Regelung in weiten Teilen als defizitär erweist. Eventuelle Quersubventionen sind zwar untersagt, aber nicht immer lückenlos überprüfbar. Ferner dient eine erfolgreiche Teilnahme beim ambulanten Operieren, wie im niedergelassenen Bereich auch, für die daran beteiligten Krankenhäuser als Marketing-Faktor jenseits der finanziellen Betrachtungsweise.

– Die KBV steht für ein Kollektivsystem, welches immer schon den unteren Durchschnitt und die Mittelmäßigkeit vertrat. In einer qualitätsbewussten Gesellschaft und in einem auf medizinische Qualität bedachten Gesundheitssystem ist diese Philosophie nicht mehr zeitgemäß. Spätestens mit der Einführung des EBM 2000 plus vor einem Jahrzehnt und der damit verbundenen handwerklich falschen Kostenberechnung ist der Beweis für die weniger als übersichtliche Kompetenz der KV-Führungsgremien erbracht. Zum besseren Verständnis sei angeführt, dass dabei "vergessen" wurde, bei der Berechnung des Punktwertes und somit des daraus resultierenden Arzthonorars zu berücksichtigen, dass aus dem versteuerten Einkommen erst die Tilgungen der Investitionen getätigt werden. Wenn man zudem weiß, dass die Investitionen in einer den aktuellen Ansprüchen hinsichtlich einer bestmöglichen Patientensicherheit genügenden ambulant operativ tätigen chirurgischen Praxis(klinik) respektive eines ambulanten OP-Zentrums je nach Ausstattung und Leistungsspektrum einige Hunderttausend Euro betragen, so war die Unterfinanzierung des ambulanten Operierens bereits vorprogrammiert. Die gelegentlichen Honorarerhöhungen werden in einem Kollektivsystem in der Breite verteilt, versickern somit und tragen nicht dazu bei, zukunftsträchtige und für den Patienten und die Gesellschaft nützliche ambulante Versorgungsstrukturen und -projekte und nachhaltige Standorte gezielt zu fördern. Immer noch folgt im KV-System die Leistung dem zu erwartenden Honorar und nicht umgekehrt. Dieses Prinzip fördert geradezu Schwankungen im Leistungsangebot und schwächt somit die ärztliche Kernkompetenz Zuverlässigkeit in den Augen der Patienten. Im Übrigen wirkt eine Institution des öffentlichen Rechts, die sich zunehmend mit den leistungsunabhängigen Honoraren ihrer Vorstände zu beschäftigen scheint, nicht mehr im vollen und notwendigen Umfang handlungsfähig und glaubhaft.

Bereits 1993 bestand mit der Einführung des § 115 b im SGB V die einmalige Chance, mit der Verlagerung des ambulanten Operierens bzw. von stationsersetzenden Leistungen in den ambulanten Bereich strukturelle und finanzielle Ressourcen zu erschließen und nachhaltig zu implementieren. Die Politik aber wollte lediglich Kosten auf dem stationären Sektor einsparen und in den ambulanten Bereich auslagern, dies ohne jegliche Gegenfinanzierung. Überforderte KV-Funktionäre ließen sich bzw. vielmehr den niedergelassenen Fachärzten die daraus resultierenden Kosten und Lasten aufbürden und lassen Gegenmaßnahmen vermissen. Denn wenn auch seit 2009 das ambulante Operieren extrabudgetär vergütet wird, liegt der Punktwert unverändert immer noch bei 50 % des betriebswirtschaftlich nachweisbar erforderlichen Wertes. Damit bleibt ambulantes Operieren weiterhin ungeachtet oder gerade wegen der vielen gesetzlichen Maßnahmen unterfinanziert und wird aus den eigenen persönlichen finanziellen Ressourcen der jeweiligen ambulanten Operateure und Anästhesisten mitgetragen. Somit hat der Staat die im Grundgesetz verankerte Pflicht zur Daseinsfürsorge wie in manchen andern Bereichen ausgelagert und privatisiert. Nur sind

Medizin und somit ambulantes Operieren nicht nur annähernd mit dem staatlichen Straßenbau und seinem desolaten Straßennetz vergleichbar – oder nur noch nicht?

Über all den genannten Punkten steht die Politik als Hauptakteur und Hauptverantwortlicher. Parteienübergreifend wird der Begriff der Beitragsstabilität verwendet, einschließlich Arbeitsplatzsicherung. Diese Bekenntnisse verhindern trotzdem nicht ständige Manipulationen an den Beitragssätzen im Promillebereich und stellen nichts anderes dar als einen politischen Pseudo-Aktivismus. Wenn man bedenkt, dass eine Veränderung von 0,1 % des gesetzlichen Krankenkassenbeitrages für das Kollektivsystem ein Mehr bzw. ein Minus von einer Milliarde Euro bedeutet, dann kann auch der wirtschaftliche Nutzen bzw. Schaden durch solche Manipulationen verstanden werden. Für den einzelnen Beitragszahler erscheint auf der Lohnabrechnung nur eine marginale Veränderung. Dennoch wird der Bevölkerung suggeriert, man würde Kosten sparen bzw. diese würden explodieren. Was allerdings erkennbar wird, das sind medizinische Defizite aufgrund einer Unterfinanzierung des stationären und ambulanten Bereiches in Milliardenhöhe trotz jahrelanger konsequenter oder gerade wegen der hinreichend beschriebenen gesundheitspolitischen Gesetzesspirale. Gesundheitskosten werden inzwischen politisch als lästig statt als wichtiger Beitrag zur Lebensqualität und als eine Kernkompetenz unseres demokratischen und sozialen Staates gesehen. Indem vernünftige und die Lebensqualität verbessernde Maßnahmen verweigert oder der Zugang dazu erheblich erschwert wird, stellt sich die Frage, inwieweit diese Entwicklung noch mit dem Grundgesetz und den in diesem verbürgten Grundrechten wie Würde, Gleichheit, Daseinsfürsorge usw. vertretbar ist. Ein Blick in die Ausführungen des Ethikrates gibt darüber Auskunft (Deutscher Ethikrat, Berlin 2011: Nutzen und Kosten im Gesundheitswesen. Zur normativen Funktion ihrer Bewertung. Stellungnahme).

Der derzeitige Trend geht hin zu einer Staatsmedizin und weg vom bisherigen relativ freiheitlich-demokratischen weil eigenverantwortlichen Gesundheitswesen. Letzteres wird inzwischen dazu verwendet, durch Mittelabzug in Milliardenhöhe den Staatshaushalt mitzufinanzieren und durch eine immer stärker überbordende Bürokratie Stellen für den zweiten und dritten Arbeitsmarkt zu schaffen. Dabei herrscht eindeutig ein Mangel an gut bis bestens qualifiziertem Personal mit Tätigkeiten in unmittelbarer Patientennähe. Hier stellt sich eindeutig die Frage, ob es politisch ausreicht, Verantwortung zu übernehmen mit bereits abgeschlossener Sozialisation, stark subjektiver Empathie und politischer Sympathie für Mangelwirtschaft nebst Zentralismus und einem entsprechend reduzierten Qualitätsverständnis. Ähnliche Struktur- und Ergebnisdefizite sind im Schul- und Bildungswesen erkennbar, wo auch die eigene Bildungsferne kein Ausschlusskriterium für ordnungspolitische Entscheidungsträger zu sein scheint.

15.5.2 Ausblick und Zukunftsperspektive des ambulanten Operierens

15.5.2.1 Notwendige Veränderungen beginnen beim Medizinstudium ...

Um aus fachärztlicher Perspektive den Beruf des Chirurgen bzw. eines operativ tätigen Facharztes in naher Zukunft weiterhin in ganz Deutschland flächendeckend ausüben und anbieten zu können, muss an erster Stelle das bisherige ebenfalls defizitäre und uneinheitliche sowie streckenweise unstrukturierte Ausbildungsmodell für angehende Fachärzte reformiert werden. Dabei beginnt die Zukunft des aktiven Arztberufes mit seiner späteren Spezialisierung bereits beim Zugang zum Medizinstudium, der in Deutschland in seiner derzeitig praktizierten Form als suboptimal zu bezeichnen ist. Die bisherige Praxis der Studienplatzvergabe konnte sich nicht als langfristig nachhaltig und positiv durchsetzen. Ein Einser-Abitur alleine ersetzt nicht das Fehlen sozialer Kompetenz. Gerade beim ambulanten Operieren entwickelt sich ein enger und intensiver Arzt-Patienten-Kontakt, da aus organisatorischen Gründen in der Regel keine weiteren Ärzte zwischengeschaltet werden. Der ambulante Operateur ist verantwortlich für die Anamnese, er führt die präoperative Untersuchung des Patienten durch, er stellt die Indikation zur Operation und bespricht diese sowie die Einzelheiten des Eingriffes, er klärt den Patienten über damit verbundene Risiken und Komplikationen ebenso detailliert auf sowie über die Option einer qualifizierten Zweitmeinung (second opinion). Am Ende steht die Planung des OP-Termins. Postoperativ übernimmt der Operateur die Nachbehandlung und Betreuung des Patienten sowie die Verantwortung für die Heilung. Diese Art der Patientenversorgung geschieht in der Regel wohnortnah und in Kooperation und in Absprache mit Haus-, Kinderärzten oder anderen Fachärzten und in bewährter Teamarbeit mit dem verantwortlichen Anästhesisten.

An erster Stelle für den Fortbestand und Ausbau dieses bewährten und erfolgreichen Versorgungsmodells steht dabei weiterhin die bisher völlig ungeklärte Finanzierung der angemessenen Leistungshonorierung, aber auch der Weiterbildung in entsprechend dazu ermächtigten ambulanten Einrichtungen. Einzig und allein bei den etablierten und angehenden allgemeinmedizinischen Hausärzten sind diese Fragen – wenn auch beim Honorar immer nur kurzfristig – geregelt und werden von den kassenärztlichen Vereinigungen bzw. den gesetzlichen Kostenträgern vergütet. Trotzdem versuchen Kostenträger immer wieder, sich auf dem Klageweg ihrer nicht unerheblichen gesellschaftlichen Verantwortung zu entziehen.

Die bewährte Regelung für eine Hälfte der Vertragsärzteschaft ist uneingeschränkt zu befürworten und alternativlos richtig, zumal sie erst langwierig erstritten werden musste und nicht etwa einem (sozial)staatstragenden und zukunftsorientierten politischen Gedankengut entsprang. Wollen also politisch Verantwortliche weiterhin eine patientenorientierte, komplikationsarme ambulante chirurgische-operative Betreuung und Versorgung, und dies flächendeckend, dann müssen ohne die bisherigen

Hinhaltetaktiken und Ausreden strukturelle Veränderungen einschließlich in Fragen der Vergütung umgesetzt werden. Geeignete und nicht (nur) der (Sich)Selbstverwaltung verpflichtete Ansprechpartner aus dem Kreis der beruflich aktiv tätigen Kompetenz- und Leistungsträger sind hinreichend bekannt, ebenso bewährte und gelebte Versorgungsmodelle. Es bedarf keiner weiteren ministeriellen Arbeits- und sonstiger diverser Untergruppierungen, es bedarf einzig und allein der politischen Einsicht und Bereitschaft zur ordnungspolitischen Umsetzung.

Gesundheitspolitisch muss das ambulante Operieren weiterhin fester Bestandteil der wohnortnahen, aber auch überregionalen chirurgisch-operativen Patientenversorgung bleiben. Diese Entwicklung hat sich aus Sicht der Patienten und der Ärzte, wie in diesem Buch überzeugend und engagiert dargestellt, bundesweit bestens bewährt und beruht auf einer jahrzehntelang dokumentierten Erfahrung. Dieser Qualitätsprozess in unserem Gesundheitssystem ist nicht mehr umkehrbar. Medizinischer Wettbewerb ist dabei erwünscht und notwendig, da zielführend im Hinblick auf eine kontinuierliche weitere Qualitätsverbesserung organisatorischer, struktureller und medizinischer sowie operativ-technischer Natur.

15.5.2.2 ... und setzen sich berufsbegleitend fort in der fachärztlichen Perspektive

Ambulantes Operieren muss zeitnah fester Bestandteil der chirurgischen Facharztausbildung bzw. der Facharztweiterbildung in jedem operativen Fachgebiet werden. Dieser Ausbildungsteil muss in Kliniken, klinischen Abteilungen und niedergelassenen, freiberuflichen Facharztpraxen und Praxiskliniken sowie in ambulanten OP-Zentren und MVZ aus öffentlichen Mitteln transparent finanziert werden. Es besteht hierzu ein allgemeines übergeordnetes gesellschaftliches sowie gesundheits- und sozialpolitisches Interesse. Denn die Facharztausbildung stellt einen festen Bestandteil des staatlichen Versorgungsauftrages und der zukünftigen Daseinsvorsorge dar und ist somit nicht wie bisher unentgeltlich und aus den dafür gar nicht ausgerichteten Erlösen der Kliniken und Praxen weiter zu finanzieren. Dadurch verschärft sich die bereits bestehende finanzielle Schieflage beider Sektoren mit den fortbestehenden Lasten der unentgeltlichen Weiterbildungssituation zusätzlich.

Des Weiteren bedarf es dringlich einer Verkürzung der Ausbildungszeiten zum Facharzt eines operativen Fachgebietes, soweit dies von den Ausbildungsinhalten und geforderten OP-Katalogen möglich ist. Eine sich immer noch auf insgesamt neun Jahre belaufende Weiterbildungsdauer zum in der Niederlassung bewährten Facharzt für Allgemeinchirurgie ist der Lebensplanung nachfolgender Ärztegenerationen nicht mehr kritiklos vermittelbar. Dies gilt um so mehr, wenn wie bisher ein nicht unerheblicher Prozentsatz der Weiterbildungszeit für völlig Arzt fremde und anderen Berufsgruppen vorbehaltenen Tätigkeiten bürokratischer Art ver(sch)wendet wird.

Wo schließlich Einsicht und Kompromissbereitschaft fehlen und das Regelwerk der Sozialgesetzgebung nicht mehr ausreicht, bedarf es höchstrichterlicher Entscheidungen, weshalb Verfassungsklagen, wie jüngst mehrfach im Bereich der Missstände im Pflegebereich geschehen, nur zu begrüßen sind. Generell fehlende Empathie gegenüber Schutzbefohlenen, aber auch Beratungsresistenz gepaart mit dem Missbrauch parteipolitischer Mehrheitsverhältnisse können existenzbedrohende Risiken für die Gemeinschaft der Pflichtversicherten, aber auch für jeden einzelnen Mitmenschen und Patienten bedeuten. Und auf Risiken und Nebenwirkungen hinzuweisen ist immer noch eine der obersten Ärztepflichten!

Literatur

[1] Angerpointner Th A. Ambulante Kinderchirurgie – Indikationen, Ergebnisse und Grenzen, Chirurg 31, 1992, S. 122–125

[2] Angerpointner Th A. Ambulantes Operieren in einer kinderchirurgischen Praxis. Erfahrungen über einen Fünf-Jahres-Zeitraum. Ambulant Operieren 4, 1994, S. 156

[3] Angerpointner Th A. Besonderheiten ambulanter Kinderchirurgie in der Praxis. In: Manual Ambulante Chirurgie II, Hrsg.: Bauch J, Halsband H, Hampel K, Rehner M, Schreiber HW, Ulm, Stuttgart, Jena, Lübeck, 1998, S. 906–908.

[4] Biermann G. Kind und Operationstrauma, Anästhesist 5, 1956, S. 184.

[5] Hecker WCh. Ambulantes Operieren in der Kinderchirurgie, Kinderarzt 10, 1979, S. 1513–1519.

[6] Meißner F. Geleitwort. In: Benneck J, Gräfe G.(Hrsg.). Ambulante Chirurgie im Kindesalter, Köln, 2001.

[7] Pompino H J Ambulantes Operieren. Dtsch. Ges. Kinderchirurgie 1,1994, S. 21

[8] Schmidt M. Ambulantes Operieren im Krankenhaus – Nach schwerer Geburt, noch leicht kränkelnd, nun zum Erfolg. In: Kölking H: DRG und Strukturwandel in der Gesundheitswirtschaft, 2007, S. 159–181.

Index

I

Printed and bound by CPI Group (UK) Ltd, Croydon, CR0 4YY
30/09/2026
14973062-0006